——瞭解藥性，對症防病——

藥食同源

蔡宛如 主編

王會仍 主審

中醫傳承千年「寓醫於食」的養生智慧

破解八十八味中藥食療密碼

八十八味入藥食材，依補益類、溫熱類、寒涼類詳細介紹其食性及藥效。

★連年高居中國醫學書暢銷榜，當當網五星好評！

楓書坊

主審　王會仍

主編　蔡宛如

副主編　駱仙芳、何飛、周忠輝

核校　朱詩乒、沈逸鯤

編委　朱詩乒、徐儷穎、楊德威、李曉娟、李敏靜

序

中醫養生學源遠流長，在幾千年前的醫學經典《黃帝內經》中就有關於中醫養生的精闢論述，其內容非常廣泛。當今我們所推崇的健康「四大基石」為合理飲食、戒菸限酒、適當運動、心理平衡；而《黃帝內經》中雖然用詞不同，其意義卻無兩樣：「其知道者，法於陰陽，和於術數，食飲有節，起居有常，不妄作勞」、「虛賊邪風，避之有時」、「恬淡虛無」、「精神內守」，而且不要「以酒為漿，以妄為常」。這些觀念中，除了當時因沒有菸草而無菸草之害一說外，其論述比「四大基石」更為全面，告誡人們要順乎自然規律，順應自然界的變化，起居有節律，飲食有節制，不過度勞累，注意勞逸結合，達到形體和精神協調一致，若能如此，則健康會無時不在。

中醫養生最講究的就是食療。所謂食療，就是通過食用營養豐富的食物或藥食同源的中藥藥膳來養生保健、防病治病。特別是食療藥膳，它以可食中藥為膳，兼顧中華民族特有的藥療、烹飪文化。這種文化不同於現代營養學界追求的單純以化學物質為基礎的「藥片」文化，而食療藥膳是有多個靶點、多種化學物質和多種營養成分的綜合性美餐。它色、香、味、形俱全，理應受到人們歡迎。但可惜的是，我們這一食養兼優、營養豐富的健康食療法還未能完全為世人所知。

縱觀當今世界，美國以肯德基橫掃天下，以麥當勞填滿人們的肚子，以可口可樂飲譽海內外；義大利人以披薩走遍東西方。想來慚愧，幾十年前的創新飲品娃哈哈飲料、王老吉涼茶，據說含有中藥成分，雖然享譽海內，卻未能廣發天下。多數廠家一味開發礦泉水，卻未能用中藥創新中國獨具魅力的飲品。所有這些，都應該引人關注和深思。

健康和長壽是人類永恆的追求。為了推廣和普及中醫食療、食養文化，蔡宛如教授會同其學生和同仁，利用半年多的時間完成了《藥食同源》約50萬字的撰寫任務。本書內容注重普及與提高相結合、古今名家觀點與實踐相結合、中西醫養生保健知識相結合，努力將食療養生向國際化推進。

「悟以往之不諫」，知來者之可追。食療藥膳是藥材與食材相配合做成的色、香、味、形俱全的美餐，是中國傳統的醫學知識與烹調經驗相結合的產物。「寓醫於食」、「食寓於醫」，既將藥物作為食物，又將食物賦以藥用，藥借食力，食助藥威，兩者相輔相成，相得益彰。在推進食療養生的過程中，我們既要傳承，也要創新，以期符合世界衛生組織（WHO）的要求：安全、有效、穩定、均一。我們中醫人一定要與時俱進，講究科學飲食，更好地發揮食療藥膳的作用。

「欲窮千里目，更上一層樓。」但願這本書能讓讀者對食療藥膳養生產生新的認識！

王會仍　2018年2月於杭州

前言

生命屬於我們，只有一次。健康和長壽，是人類永恆的追求。中醫養生，歷史悠久，內容廣泛，不但追求健康和長壽，而且涉及人文哲理、科學內涵，而食療養生則是其首要內容。

民以食為天。食物為人體提供了生長發育、健康生活所必須的各種營養物質，食療養生則利用「藥食同源」的中藥，通過中國傳統的飲食烹飪技術和現代科學方法製作出具有一定色、香、味、形的美味佳餚。簡而言之，食療藥膳是藥物與食材相配伍而做成的美食，是中國傳統醫學知識與烹飪經驗相結合的產物。這些美食，有藥粥、湯羹、汁飲、糊類、膏滋、茶飲、藥酒等多種形式。中醫很早就認識到食療不但能強身健體，還能防病治病，不論是過去、現在還是未來，都是中華民族原創飲食文化對人類的一大貢獻。積極推進中醫食療養生，對人類的健康會發揮更大的作用。

人民健康是社會文明進步的基礎，擁有健康的人民意味著擁有更強大的綜合國力和可持續發展動力。中國總書記習近平指出：「沒有全民健康，就沒有全面小康。」因此，中醫人應努力打造好中醫食療文化這一「中國品牌」，並利用其服務於人類健康福祉，貢獻出中國的智慧。食療養生作為中醫飲食文化的一部分，其傳播將影響各國人民的健康觀念；作為生命科學的一部分，其推廣將影響各國人民的健康方式。

值得關注的是，隨著中國社會由溫飽向小康轉型，慢性病也接踵而來，嚴重威脅著人民群眾的健康。中國人民物質生活水平的提高、生活方式的改變，也使「富貴病」日漸增多，高血壓、糖尿病、心腦血管疾病、腫瘤及慢性呼吸道疾病出現爆發式增長，成為中國人民奔向健康路上的「攔路虎」。放眼全球，雖然人們曾興奮於現代醫學的興起，以為找到了開啟健康大門的鑰匙，然而更多的人已經看到現代醫學的侷限。在當前的大背景下，人們開始寄望於中國古老的傳統中醫藥及其食療養生方法，期待這種獨具特色的食療藥膳能讓人們獲得更好的健康效益。

本書的編寫工作得到了中國老中醫藥專家學術經驗，繼承工作指導老師王會仍教授的親自指導及同行們的鼎力支持，在半年多的時間內，完成了撰寫任務。全書分總論和各論進行介紹，各論以簡馭繁、由博返約，按中藥補益、溫熱及寒涼三類分述。全書共50餘萬字，內容注重普及與提高相結合、中西醫知識的、理論與實踐相結合、古今中醫食療養生學家與現代營養學家的觀點相結合，根據中國頒布的幾批《既是食品又是藥品的物品名單》中列出的中藥，選擇一些具有實用價值的「藥食同源」者進行闡述，力求做到通俗易懂，讓大眾能更好地理解和應用。

海納百川，有容乃大。在健康的洪流中，傳統中醫藥學以食療養生的原創優勢，突顯「中國創造」的魅力，與現代主流醫學一起啟航，為人類更加絢麗多彩的幸福生活提供服務！

我們都是一群中醫食療養生的追隨者，雖然在浩瀚的中醫藥食療文獻資料中領會到了一些養生保健知識，但還是非常有限。掛一漏萬，曲解誤用，定存不足之處，謹望中西醫學名家、營養學家和廣大讀者給予批評指正！

總論

第一章 什麼是藥食同源

第二章 藥食同源飲食的安全和保健

第三章 食療養生藥膳的分類

第四章 食療藥膳「治未病」

第五章 中醫養生食療藥膳的國際化

各論

第一章 補益類

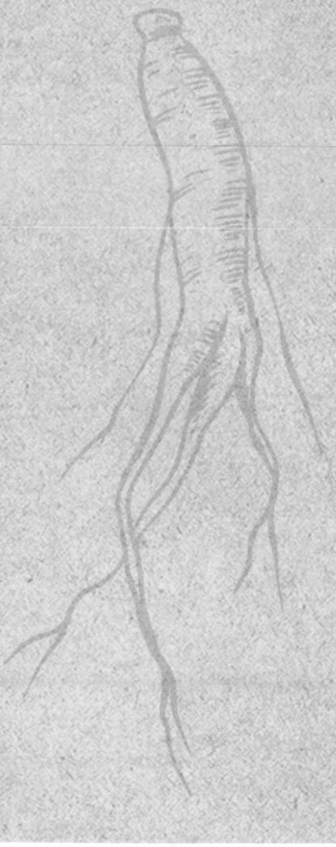

第二章

溫熱類

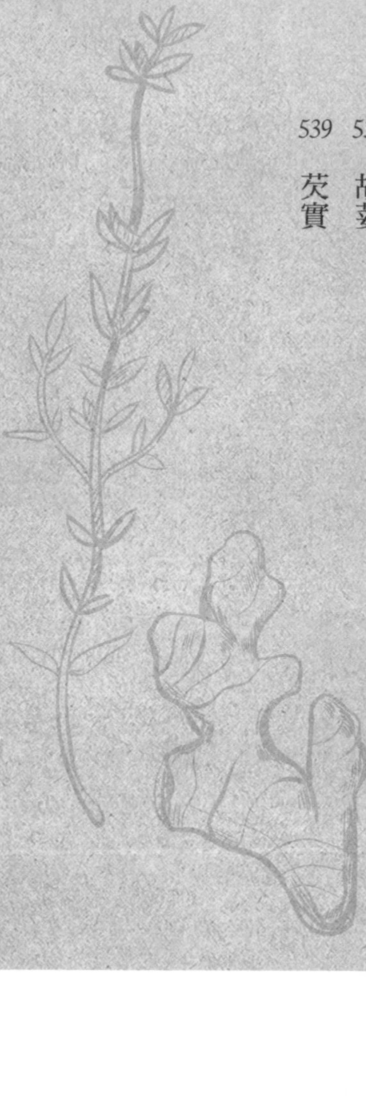

第三章 寒涼類

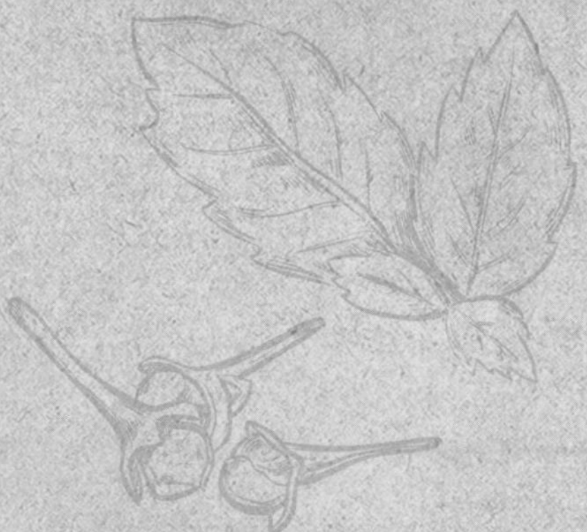

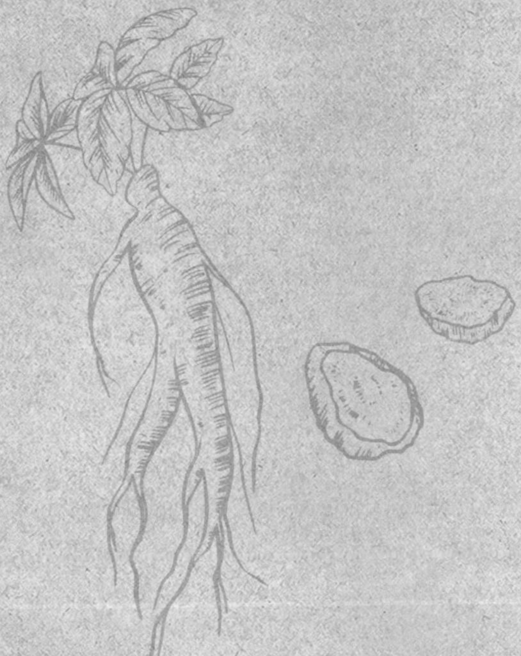

什麼是藥食同源

總論

第一章

第一節 藥食同源與食療養生

近幾年來，隨著人們生活水平的不斷提高和營養、食療保健知識的逐漸普及，人們愈來愈關注藥食兩用中藥強身健體、防病治病的作用。「藥食同源」或「藥食兩用」目前還沒有一個統一的概念，一般認為藥物和食物沒有明顯的界限，兩者之間也存在著很多的異同點。一些藥物本身就是食物，如生薑、紅棗、百合、山藥等；而一些食物卻有某些治療功能，如大蒜、薏苡仁、松子、核桃等。中國原衛生部（現為國家衛生健康委員會）頒布的幾批《既是食品又是藥品的物品名單》，就是當前藥食同源或藥食兩用中藥發展的標桿。這給今後「藥食兩用」的發展提供了一個堅實的基礎。簡言之，藥食同源或藥食兩用就是指許多食物本身即是藥物，既可藥用又可食用，按照現在的說法，即「寓醫於食」或「寓食於醫」。

有人認為，「藥食同源」或「藥食兩用」的說法流行於當代，但誰也無法說清楚此名稱源於何時。中國最著名且至今仍有重大影響力的古典醫書《黃帝內經》就已指出：「空腹食之為食物，患者食之為藥物。」這應該就是最早反映「藥食同源」的思想。《淮南子》稱神農「嘗百草之滋味，水泉之甘苦，令民知所避就，當此之時，一日而遇七十毒」。由此可見，神農時期藥與食是不分的，無毒者可就，有毒者當避。隨著時代的進步和經驗的不斷積累，藥和食才開始分化。人們在使用火後，開始熟食，懂得和掌握了烹調加工技術並逐漸區分了藥和食在功能上的差異。

中醫治病防病的方式包括中藥、針灸、推拿、按摩、拔罐、刮痧等方面，但中藥和針灸是最主要的方式。所謂中藥，絕大多數是取自於自然界的天然藥物，包括植物、動物和礦物。因此，中藥和食物的來源是相同的。有些東西只能用來治病，被稱為藥物；有些東西則只能作為飲食之用，被稱為食物；有許多東西，既可治病，又可食用，即「藥食同源」或「藥食兩用」。

不論是「藥食同源」，還是「藥食兩用」，歸根結底，統稱為「食療」。食療，現代的說法就是食用具有營養的食物以補充人體所需的蛋白質、脂肪、醣類、維生素及微量元素等營養成分，既可強身健體，又有助於疾病的康復，或防患於未然。

中醫的食療，絕大多數都發源於「藥食同源」或「藥食兩用」的藥膳。中國在商朝時期就已出現食醫，而且位居諸醫之首。其後的歷代名醫對食療的作用均有精闢的論述，戰國時期的名醫扁鵲說：「君子有病，期先食以療之，食療不癒，然後用藥。」漢代名家張仲景的《傷寒論》、《金匱要略》在治療上均採用大量的飲食調養方法，在食療上不僅發展了《黃帝內經》的理念，突出了飲食調養和預防的作用，還開創了藥物與食物相結合以治療重症的先例，為中醫藥學的食療理論奠定了堅實的基礎。唐代的著名醫家孫思邈則指出：「安身之本，必資於食，不知食療者，不足以全生。」其後，更有食療養生的專著問世，最早出現的為孫氏學生孟詵所著的《食療本草》。元代更是出現了由名家忽思慧所著的最具有食療參考價值、堪稱中國第一部營養學專著的《飲膳正要》。該書蒐集食物203種，不僅闡述了各種疾病的治療方法，而且還首次從營養學觀點出發，強調正常人應加強飲食營養的攝取及疾病的預防，並詳細介紹了飲食衛生、藥食禁忌及食物中毒的表現。明、清時期，中醫食療學進入更加完善的階段，幾乎所有食療專著都注意到了本草與食療的關係，食療藥膳的烹調和製作方法也達到了很高的水準，如朱橚的《救荒本草》、盧和的《食物本草》、賈銘的《飲食須知》和王孟英的《隨息居飲食譜》等。所有這些食療專著，至今仍然在臨床和生活中具有重要的實用價值。

第二節 食療的營養特性

中醫藥學歷來認為「藥食同源，藥補不如食補」、「藥療不如食療」。在這一觀點上，西方公認的現代醫學之父希波克拉底曾同樣說過：「我們應該以食物為藥，飲食就是你首選的醫療方式。」這與中醫的「食療養生」有異曲同工之妙。現代醫學一般認為營養為營養，藥物歸藥物，兩者不能混同。其營養用品多為工業化製成的單一產品，如維生素類，即使是複合的也多是各種維生素和微量元素所組成的複合藥片，講究的是化學成分，所以有些現代營養學家將這種現象稱為「藥片文化」，不同於中醫的「食療」和「食養」。

食物是最好的藥品。食療用食物替代藥物而使疾病得到治療，使人體內細胞的功能得以恢復，使人更快地恢復健康。食療藥膳富含均衡的營養物質，能增強細胞的營養代謝功能，使其獲得強大的能量；同時能激活細胞健康免疫基因，增強細胞免疫活性；增加免疫細胞數量，使其有能力釋放大量的特異性免疫球蛋白，直接殺滅侵入細胞的病原微生物，直接中和、清除被細胞吸收的理化物質。增強的免疫細胞可直接吞噬病死的細胞和廢棄的代謝產物，幫助受損的細胞恢復功能，以達到治療疾病的目的。近代中西匯通派名醫張錫純在所著的《醫學衷中參西錄》中明確指出：「食物病人服之，不但療病，並可充飢；不但充飢，更可適口，用之對症，病自漸癒，即不對症，亦無他患。」可見，食物本身就具有「養」和「療」兩方面作用。目前，中醫食療作為比較理想而有效的醫療保健綜合措施中的一個重要組成部分，愈來愈受到當代醫藥學家和營養學家的重視。

現代醫學近幾年來的研究也認為，食物除了提供人體營養外，還有防病治病的效果。美國學者的一項調查統計發現，吸菸且患慢性氣管炎的人中有31.7％為從來不喝牛奶的人，而每天喝牛奶的吸菸者中患慢性支氣管炎的人卻低於20%。因為牛奶中的維生素A可保護氣管和支氣管壁，降低發生炎症的概率。英國科學家對200名關節炎患者進行治療研究後得出一個新結論，就是每天服用一次蜂王漿的關節炎患者，其疼痛減輕程度高達50％，關節靈活度的改善也達到17％。美國婦產科專家研究認為，易患尿道感染者，每天喝300毫升橘子汁，有助於防治尿道感染。因為橘子汁不僅能幫助人體將細菌排出體外，而且可防止細菌依附於尿道壁上。美國研究人員的一篇報導認為，每天吃50克左右的南瓜子，可治療前列腺肥大，並使第二期症狀恢復至初期階段，且能改善第三期病情。因為南瓜子中的活性成分可消除前列腺肥大初期的腫脹，同時還有預防前列腺癌的作用。英國劍橋大學的一項研究發現，澳洲結腸癌發生率是中國人的4倍，其主要原因之一就是前者攝入的澱粉每天少於100克以下，而後者則多至每天370克以上。並指出，香蕉、馬鈴薯、豌豆等富含澱粉類的食物中的丁酸鹽能直接抑制大腸細菌繁殖，是癌細胞生長的強效抑制物質。美國哈佛大學的一項報導表明，每週吃2～4次菠菜，可降低視網膜退化的風險。據稱菠菜保護視力的關鍵是類胡蘿蔔素，此成分存在於綠色蔬菜中，可防止太陽光對視網膜的損害。所有這些都說明食物既可以食用，又可以預防和治療相關疾病。

第三節
食療的保健優勢

人體每分鐘有近50萬個細胞死亡，對於健康成年人來講，產生的新細胞與死亡的老細胞在數量上應該是相等的。如果每天所需的營養沒有得到補充，那麼每天該死亡的細胞照樣死亡，而每天新生的細胞則因沒有得到補充而會減少，久而久之，細胞會愈來愈少，人體器官的功能也會愈來愈衰弱，各種疾病就會隨之而來。如果沒有得到治療，不但無法保證人的健康，壽命也會因此縮短。所以，從營養角度而言，真正能讓人體康復的絕不是藥物，因為藥物的成分不是細胞修復所需要的成分。通過食療補充足量營養物質，如蛋白質、維生素、無機鹽和醣類等，人體就會啟動自我修復的機制，使每天死亡的細胞數量等同於每天新生的細胞數量，從而保證自我修復能力和完善的自癒系統，抵禦自然界各種嚴酷環境的傷害，使種族得以生存與繁衍。

中國傳統的飲食結構是非常合理的，但當今國人的飲食結構愈來愈西化，特別是西式快餐對青少年的影響愈來愈大，後果尤為嚴重。近年來的相關訊息顯示，中國居民的十大消費食物中，一向處於主導地位的糧食和豆製品的消費量分別下降了12.6%和6.8%；醣類食品增長了42.1%，植物油類、肉類、禽類和蛋類的消費量都上升了20%以上。不能不說，這種局面的出現與西式快餐等食品泛濫直接相關。西式快餐大多為油炸、烘烤加工的食品，肉類比例極高。而實際上，食物的熱量60%左右來自醣類，25%來自脂肪，12%～15%來自蛋白質，才是人類理想的飲食結構。西式快餐的特點是三高、三低，即高熱量、高脂肪和高蛋白質，及低無機鹽、低維生素和低膳食纖維。由於營養物質嚴重失衡，所以國際營養學界將西式快餐比喻為能量炸彈和垃圾。

在一些中國人熱衷於西式飲食方式的同時，以中國傳統飲食結構為代表的東方膳食結構，則日益為世人所矚目。1989年，美國參議院史無前例地召開了有關膳食營養的聽證會，聽取了美國康乃爾大學、英國牛津大學、中國預防醫學科學院在中國6年的合作研究結果，認為中國的傳統膳食結構是非常有利於健康的飲食結構。

中國的主流中藥大致可分為兩大類，一類是對症或可治病的中藥，如白頭翁治痢疾、麻黃平喘等；另一類是不侷限於某種病或某種症狀的中藥，例如人參、黃芪、熟地、當歸等，這類藥物不治療特異性的「病」，但有相應虛損狀態者都可以使用，氣虛用人參、黃芪，血虛則用熟地、當歸，而且用之都能助效。因為這類藥物主要是用來調整狀態的，即使無病，只要存在虛弱狀態，就可使用。現代觀點認為，中藥分治病的一類及調整機體功能的一類，後一類多屬於藥食兩用的中藥，可用於食療或食養的藥膳。從發展的角度看，理想的現代醫學應同時兼顧治病和調整狀態兩大方面。確定是病，自應調動一切必要措施以治療疾病，修復受損組織的病理狀態；病後處於虛弱、失調等偏離健康的狀態，則須採用各種方式，特別是借鑑中藥學中一系列的有效經驗，加上糾正和調整，使之能盡快恢復健康。可以認為，治病和調整狀態將成為未來醫學的重要雙翼。

中國的傳統食療膳食結構有四大優勢。第一是主副食品分明，非常注重穀物的健康價值；第二是關注新鮮蔬菜的健康價值；第三是強調「可一日無肉，不可一日無豆」、「青菜豆腐保平安」的膳食原則；第四是堅持低溫烹飪方法，不僅有益於保持蔬菜的營養成分，也能給菜餚表面殺菌，同時也減少了油脂的氧化。所以，應堅持中華民族的傳統飲食結構，學會食療養生的方法，多食用天然食物，少食用加工食品。

食療之所以為人們所歡迎，主要因為其還具有以下幾個明顯的特點：

1. 長期使用藥物治療往往會產生各種有毒副作用和依賴性，而且還可能對人體造成損害，而食療相對安全、有效，而且副作用較少。
2. 食療使用的都是人們日常生活中常見的食物，價格低廉，讓人在日常用膳時便可達到調理的目的。這是昂貴的醫療與藥物無法達到的。
3. 食療具有無痛的優點，讓人在享受美食的過程中祛除病痛，避免了打針、吃藥甚至手術的痛苦，是人們樂於接受的方式。

研究表明，醫藥在健康這件事情上只起8%的作用，而合理的膳食卻能起到13%的作用，因此必須正確對待食療與藥物的關係。藥物是治病救急的，見效快，重在治病；食療多用於養身防病，見效慢，重在養與防。食療不能替代藥物治療，但是食療在保健、養生、康復中占有重要的地位。

（蔡宛如　王會仍）

藥食同源飲食的安全和保健

總論

第二章

第一節 安全藥食是食療的金科玉律

「藥食同源」表明藥物和食物來自同一起源。所謂「民以食為天」，古人最先尋找的是能飽腹生存的食物，因此飲食文化的歷史要比醫藥的歷史早得多。但經過長期的生活實踐，發現光是食物還不能滿足生存的需要，在尋找食物的同時，古人也逐漸發現了能治病的藥物。

一、歷代對藥食兩用中藥雙向作用的認識

中醫藥學中「藥食同源」或「藥食兩用」之說，揭示了中國醫藥學發展的軌跡。古人歷經漫長的艱苦過程，積累了歷代千百萬人豐富的實踐經驗，在長期「嘗百草」的經驗總結中，認識了百草中那些有營養價值的食物，用於供給生存和日常生活所需；而把另一些能改善症狀、有一定治療效果的藥物用於治病和防病。前者為五穀、五畜、五菜、五果，後者則是中藥。

古人區分食物和藥物主要基於其主要功能的不同，而首要原則是安全性。藥物主要用於治療疾病，食物則須安全並能提供人體營養。兩者界限模糊，一些食物又具有治療作用，且大多性味平和，常用於食療，即「藥食同源」或「藥食兩用」的食材。

古代對食療品種的記載主要體現在主流本草和食物類本草上。主流本草記載了大量的藥食同源食材，

食物類本草的出現則體現了古人對「藥食兩用」食材在食療或食養中作用的重視。古代的食物類本草記載了大量食物類藥物，而且隨著認識的深入所載品種逐漸增多，說明了藥食同源理念的廣泛性和實用性。所有這些都為現代研究和開發提供了極其豐富的資料。

古人對「藥食同源」或「藥食兩用」的認識主要體現在藥食兩用物品的4個主要特徵上：安全、營養、保健和治療作用。這些既是古人對藥物與食物的共性的認識，又反映了藥物與食物的區別。雖然有藥食同源一說，但是出於安全和健康考慮，必須加以限定。

現代法定標準明確了藥物和食物的概念界限，並因為一些食材具有保健功能而產生了保健食品類型。「藥食兩用物品」是中國中醫藥「藥食同源」思想中「食療」理念的體現，而保健食品則體現了「藥食同源」思想中「食養」的理念。保健食品是指具有特定保健功能或者以補充維生素、無機鹽為目的的食品，即適宜特定人群食用，可調節機體功能，不以治療疾病為目的，並且對人體不產生急性、亞急性或慢性危害的食品。因此，保健食品必須是安全的，且只能用於特定人群。

歷代以來，藥食兩用物品的作用主要體現在食療或食養兩個方面，尤其是食養，很好地體現了現代保健思想。隨著人們對健康的重視，具有補益和疾病預防作用的功能性食物愈來愈受到人們的推崇和喜愛，從而促進了中醫保健事業的發展。中醫藥上的「藥食同源」或「藥食兩用」物品正因其強身健體及預防疾病的重要作用而愈來愈受到關注。中國衛生部門幾次頒布了「藥食兩用物品」的名單，對這一類型中藥的應用進行了規範化管理。

二、歷代對藥食兩用中藥安全性的認識

食物和藥物雖然同源，但有界限。食物主要提供營養且無毒，而藥物則主要用於治病。食物性味平和，藥物則性味相對厚重猛烈，因而食物的「治療」作用主要體現在「食養」和「食療」兩個方面。既是藥物又是食物的物品常具有補益作用，尤其適合應用於保健和疾病預防。基於古人對藥食兩用物品的4點主要特徵認識（安全、營養、保健和治療作用），現代將食品和藥品的相關概念區分，將其分為藥品、食品、保健食品和藥食兩用物品等。古代本草，尤其是食物類本草，不但記載了大量食物類藥物，還對服食方法和禁忌等進行了大量的論述，反映了古人對藥食兩用物品的安全性和功能性的重視，給當今的食療、保健研究提供了寶貴的參考資料。

中國歷代對「藥食同源」、「藥食兩用」物品界限的認識，可以說是從模糊到清晰的過程。最初的認識是無毒且能食用，能提供基本營養的需求；然後，逐漸發現食物還具有其他治療、保健功能，從而開始了對食物治療之「理」的探索。在積累實踐經驗的基礎上，古人得出一個結論：食物與藥物一樣有性味之分，包括四氣五味、歸經和升降浮沉。

安全性是古人對藥食區分的第一點認識。可以認為，這個理念超前而科學。美國食品藥品監督管理局（FDA）第一期臨床試驗的要求就是以安全為首要標準。中國神農氏也是「嘗百草，一日而遇七十毒」，體現了古人判斷食物的一個重要標準就是其安全性。因此，《神農本草經》一開始就將藥物按是否有毒和毒性強弱分為上、中、下三品，並制定了一個重要標準：「上藥一百二十種為食，主養命以應天，無毒，多服久服不傷人，欲輕身益氣，不老延年者，本上經。」說明上品藥物是安全的食物。《周禮》一書也有記述：「醫師掌醫之政令，聚毒藥以供醫事。」而中醫藥學一直以來就認為：「是藥三分毒。」別小看這五

個字，它是幾千年來許多代人努力實踐的結果，也是最能說明藥物真實屬性和作用的至理名言。

古人對藥食區分的第二點認識，基於藥食是否能維持人體生命活動的基本功能，如《黃帝內經》云：「毒藥攻邪，五穀為養，五果為助，五畜為益，五菜為充，氣味合而服之，以補精益氣。」認為藥和毒主要用於治病，而食物則主要用於補益精氣，《千金要方》記載：「安身之本，必資於食；救疾之速，必憑於藥。」更明確指出了穀果主要用於提供營養，藥物則主要用於治療疾病。

古人對藥食區分的第三點認識，基於其性味強弱和厚薄的不同。《千金要方》一書中記載：「夫為醫者，當須先洞曉病源，知其所犯，以食治之，食療不癒，然後命藥，藥性剛烈，猶若御兵。」特別強調了藥物性味猛烈，食物性味平緩。古人認為食物對人體的調節功能和藥物不同，藥物性質強烈，而食物性味平和，並常具有補益作用，主要體現在「食療」和「食養」方面。中醫食療，往往既有營養作用又有防病治病的效果，常常是一食或一藥有多種功能，通過藥膳的形式達到保健、治病的雙重作用。

三、如何確保藥食兩用中藥的安全性

（一）確保綠色中藥的推廣和使用

顧名思義，綠色中藥指無汙染、無公害、安全性好，具有保健作用，符合國家標準的優質中藥材。「綠色中藥認證」是《藥用植物及製劑外經貿綠色行業標準》的簡稱。該標準的使用範圍為：用於醫療、保健目的的植物；經初步加工以及提取純化植物原料而成的製劑（藥品、保健品、日化品）。「綠色中藥認證」是唯一一個針對中藥的認證，也是唯一一個中藥標準。其唯一認證機構為中國醫藥保健品進出口商會。通過此認證可獲得綠色標誌，並可將其印在外包裝上。此認證對提升藥物品牌有很大的幫助，也可以說是一個高品質的認證。

隨著人們生活水平的不斷提高，綠色概念在中國正逐步深入人心。消費者對於重金屬、農藥殘留等危害的認識愈來愈深入。汙染日益嚴重，特別是追求短期中藥材效益的供應商普遍使用化學肥料、殺蟲劑、除草劑、農藥、生長激素等有害汙染物，不僅給水體帶來了汙染，而且嚴重影響了中藥材的品質。這種不符合國家品質標準的低劣中藥，會對人們的生命健康造成巨大的危害。一些農藥長期殘留在人體內，還會導致內分泌系統疾病和生殖系統疾病的發生，這正是「藥不治病，反而致病」的例證。而消費者是不可能獲得所服中藥是否殘留超標農藥的相關訊息的，因此中國各地政府必須按照國家規定的標準進行嚴格監管，從事中藥材供應的商家應嚴格把品質關。

不論現在還是將來，綠色中藥都與生命健康密切相關。藥物是特殊的商品，今後應該全面推廣綠色中藥認證化，提高透明度，使中藥或藥食同源物品的品質得到更好的保證。

(二) 規範中藥炮製

中藥炮製是指包括植物、動物、礦物藥材在內的原藥材，根據醫療、調劑、製劑的需要而進行的加工處理過程，包括對藥材的整形、雜質去除、加熱處理、加入輔料和精製等方法，製成可供臨床和飲食使用的中藥。炮製的目的在於增效減毒，保證食養、食療藥膳的安全服用。

傳統的炮製，一般採用淨選、浸潤、漂製、燴製、切製、炒製、煮製、蒸製、炙製等方法，而藥膳所用的特殊液體原料，一般採用提取、過濾、濃縮等製備方法。自古「醫藥一體」，但當今中醫中藥分治現象嚴重。

炮製的好壞是影響療效和安全性的重要因素之一。如延胡索經醋炙後，其所含的鹼可與醋酸發生反應，生成易溶於水的醋酸鹽，能夠大大提高延胡索在水煎液中的溶解度，使鎮痛作用增強50％；又如炒萊菔子、炒棗仁等都應臨方搗碎以增效；還有砂仁、豆蔻等富含揮發油的芳香類藥材，經破碎後如使用不當，也會使有效成分丟失而無法保證藥物的治療效果。炮製還可以減低或消除一些藥物的毒副作用，如甘遂、大戟、常山、南星、半夏等炮製後，可在無損或少損固有療效的前提下，抑制其偏性，使臨床使用或藥膳食養更安全而有效。另外，中藥有其固有的性味歸經，炮製則可加強某一方面的作用；而有些藥物經炮製後走向改變，引藥入經，使藥物作用直達病所，如淫羊藿味辛、甘，性溫，歸腎、肝經，用羊脂油炙可降低辛味，減輕其入肝祛風除痺的作用，使其專入腎經，增強其溫腎助陽的效果；又如三稜性味辛苦，歸肝、脾經，醋炙後可引藥入肝，增強其活血止痛作用；再如知母、黃柏，兩藥均無鹹味，經鹽炒後能增強入腎經的作用，從而更好地發揮功效。同時，有些特殊中藥，炮製後還可達到緩和藥性、減少刺激、便於服用的目的，使人易於接受。

目前，中藥炮製的應用和發展面臨缺少科學化監管等問題，品質往往難以得到保障。其原因是多方面的，但目前最基本的原因，一是缺少經驗豐富的老藥師和老藥工的傳承和指導，二是缺乏現代科技手段和開展創新的必備條件。直到現在，絕大多數醫療單位的中藥師和藥工基本只會按方抓藥，這種低技能的配藥方式，既無法保證量效在療效上的重要作用，也很難符合品質要求，顯然也存在用藥安全隱患。當務之急，應著手研究建立或引進有利於提高中藥品質的相關設備並進行規範管理。

（三）培養和提高中藥調劑人員的技術水平

一直以來，中國中醫藥學的一個最重要的特色就是醫藥緊密結合，醫藥不分家。但在當前，由於嚴重西化，「醫不識藥，藥離於醫」的狀況日益嚴重。

中藥材的生產，即中藥材的種植、採集和養殖活動，明顯不同於一般藥品的生產活動。一般藥品的生產活動屬於工業化生產，品質可控性強；而中藥材的生產一般屬於農業生產活動，與工業化生產相比，中藥材的生產方式不同，影響因素也較多，品質控制起來顯然更為困難。同時，中藥材要真正成為安全產品，必須經過傳統的炒、炙、燙、煅、燎、煨、泡、烘、燒炭、煅灰等方式，包括以炒為主的清炒、麩炒、土炒以及藥物通炒等，以炙為主的酒炙、醋炙、蜜炙、薑汁炙，還有去頭足、搗、打粉、研等炮製方法。

顯而易見，要保障治病防病、食養食療的良好效果，保證用藥安全，中醫藥的調劑不能缺少。因此，中醫藥醫療機構要滿足廣大群眾的需求，重視中藥師的培養和培訓，提高其業務技術和學術水平。特別是一些掌握一定中醫藥基本理論的高級中藥師，應使他們參與到中醫臨床用藥的指導、協調工作中。

（四）應重視中藥的毒性及用量標準

對於中藥的毒性及其毒性強弱的認識，早在兩千多年前的《神農本草經》中就有記述。其中，被列為下品的、主要用於治療疾病的中藥都具有一定的毒性；被列為中品的中藥，大多屬於可防治疾病並能養生保健的「藥食同源」或「藥食兩用」中藥；被列為上品的中藥，絕大多數都是有益健康的食養、食療性中藥。其後的歷代中醫藥名家都有不少論著，特別是元代忽思慧的《飲膳正要》和明代李時珍的《本草綱目》，更對有毒中藥作了詳細記載，並對使用範圍及標準進行了記錄。中華人民共和國成立後，幾次改版的《中華人民共和國藥典》（以下簡稱《中國藥典》）均就有毒中藥進行了修訂和補充。

但是，隨著中醫藥的開發、發展以及國際化，以往由於缺乏檢測方法而未被測知的一些中藥的毒性正逐步被人發現。最具影響力的當屬馬兜鈴屬植物，如木通、馬兜鈴、天仙藤、青木香、廣防己、細辛等都有明顯的腎毒性，可導致腎功能衰竭的嚴重後果（被稱為「馬兜鈴酸腎病」）。近年也發現，此類中藥還可導致泌尿系統腫瘤。雖然這類中藥並不屬於「藥食同源」的範疇，但應該引以為戒。隨著現代科技的快速發展，在用於藥膳的中藥中也有可能檢出有礙健康的「隱患」；同時，由於中藥來源於自然界，其生產又多通過種植和養殖，當前環境的汙染及農藥、化肥的使用，或多或少會導致中藥汙染的問題，從而出現對中藥的不良反應。

應予指出的是，使用「藥食同源」或「藥食兩用」中藥進行食療養生保健時，劑量的大小與安全也同樣重要。自從我們的祖先發現了食物和藥物，就一直在研究其食用是否適宜，用量是否適當，這在用於食療藥膳的中藥上尤為講究。從先秦至今，中藥始終用於治病與養生保健，由此形成了長達幾千年對於用藥劑量及量效關係的探索，為人們服食中藥提供了極其重要的參考。

關於中藥的用量，在張仲景之前，記載的文獻資料較為罕見。所以在用量的問題上，歷來多以張仲景的藥物用量為參考。在中國歷史上，度量衡制度曾出現過多次較大的變化，對中藥的用量也產生了直接的影響。一般來說，三國晉唐時期醫家的用藥劑量與張仲景基本上持相同標準；唐末至五代，連年的戰亂導致交通不便、生產受阻，藥材短缺嚴重，用量也不可避免地明顯下降。宋代因多採用煮散劑，致使用藥劑量進一步縮減，其特點是「小劑量、窄範圍」，並一直延續至金元時期的醫家。明代醫藥學家李時珍對之前的度量衡標準提出了修改意見，認為「古方一兩，今用一錢可矣」，給後代多數醫家提供了一個可供參考的用量尺度。民國時期，醫家的中藥用量一般都延續著明清時期的醫家特色。1928年國民政府出台了《中華民國權度標準方案》，改用了萬國公制，實行1標準制斤為1000克，1市用制斤為二分之一標準制斤，即500克。這樣，過去沿用了千年的以約600克為1斤的制度，改為以500克為1斤。但當時並沒有澈底改為十進制，依舊採用16兩制，1兩之重由過去的37.5克變為31克，1錢之重由過去的3.75克變為3.1克。但在中醫臨床上，醫家仍然像明清時期那樣開方，用藥劑量採用錢、兩方式。

當前中藥處方藥量值已改為克制，但常以一兩為30克，一錢為3克，比過去實際克制的一兩少了7.5克，一錢少了0.75克，但實際用量則有逐漸增大的趨勢。究其原因，可能與當前使用的藥材品質下降有關；另一個重要原因可能與現代中藥藥理學和毒理學的研究進展有關。中醫藥學界對中藥的藥理、毒性比以往有了更為深刻的了解，因而對安全用量範圍有了更新的認識。不可否認，歷史上也有一些名家對某些藥物的用量具有個人的特色，近代京城名醫陸仲安慣用大劑量黃芪，有「陸大黃芪」之譽；中西匯通派的名家張錫純喜好大劑量使用生石膏；當代的名家，如江蘇的國醫大師朱良春善用大劑量蟲藥，廣東的國醫大師鄧鐵濤教授善用大劑量黃芪治療重症肌無力。這些具有明顯特色的個人用藥經驗雖然有重要的參考作用，但沒有一個規範標準以供管理。

中藥用量的隨意性和品質的不穩定性是一個很大的隱患。以前，政府對醫生的臨床藥物用量管理較少，藥量的大小往往是醫生的事，很少問責。《唐本草》被認為是中國醫史上第一部國家藥典，但遺憾的是它並沒有關於藥量的規定。中華人民共和國成立後，於1953年頒布了第一部《中華人民共和國藥典》（以下簡稱《中國藥典》）；1958年，國家藥典委員會增聘中醫藥專家，組成中醫藥專門委員會，根據傳統中醫藥理論和經驗，起草中藥及中成藥標準，由此開啟了政府管理醫生臨床處方中藥用量的歷史。《中國藥典》是保證用藥安全性和有效性的指導性法規，且經過多次改版，但臨床上用藥劑量仍存在分歧，例如臨床常用的甘草，很多中醫師以為甘草解毒，能調和諸藥，無須限量，且這種觀點十分普遍。其實，古人早就指出，甘草雖能和中及解諸毒，但同時充滿副作用。現代藥理研究也表明，甘草有類似類固醇藥物的作用，有致水鈉瀦留及低鉀血症的風險，量不可大，不可長期使用。在日本漢方醫學中，甘草在長服的方劑中，其劑量應限在5克以內，但《中國藥典》對此卻未見補充和限制。還有附子一藥，其臨床使用量被無節制擴大，有的甚至用至100克以上，更特別的是，有人認為附子用於重危症患者的搶救，效果突出，但翻盡古書，並未有這方面的記載，目前只知道附子、烏頭的有效劑量與中毒劑量相近。當然附子的效果不可否定，關鍵在於因人、因地用藥，用量必須安全，不能忽視中毒的後果。又如麻黃，用量也要因人而異，現在有人甚至用至30克以上，這種用量對於老幼體弱或有心腦血管疾病的患者顯然是弊多利少。所有這些超出《中國藥典》標準數倍的用量，不論是用來治病還是保健，今後都應該有所監控。

（五）重視中藥互相作用與食用安全

中藥的互相作用是指兩種以上的中藥或食物配伍食用產生增效、減毒、無效或出現不良反應的現象。古代醫家把這種互相作用概括為相須、相使、相畏、相殺、相惡、相反六個方面。恰當地利用藥物之間的互相作用以發揮藥物多種成分的複合功效，可產生藥理學的最佳效果。現將這六種互相作用關係簡述於下：

相須：是指兩種性能、功效相似的藥物，合用後能互相助長療效。

相使：是指兩種性能、功效不同的藥物，合用後能互相促進、互相協同，從而提高療效。

相畏：是指兩種藥物合用後互相制約，能減低或消除藥物的峻烈性或毒性。

相殺：是指一種藥物能抑制或消除另一種藥物的毒性或不良反應。

相惡：是指兩種藥物合用後，因互相牽制而使作用降低或藥效消失。

相反：是指兩種藥物合用後，可能產生不良反應或劇毒。

由此可見，相須、相使者，在藥效上發揮了協同作用；相畏、相殺者，有消除毒性或減輕毒性的效果；相惡者，在藥效上起到了不同程度的拮抗作用；相反者，則增強毒性或出現較多的不良反應。因此，在應用時要充分了解藥物作用機理，做到合理用藥，保證藥物合用後能起到治病、保健的良好功效，保證食療藥膳的安全性。

（六）藥食禁忌和注意事項

早在漢代，《金匱要略》就指出：「所食之味，有與病相宜，有與身為害，若得宜則宜體，害則成疾。」這說明生病時對飲食要有所選擇，疾病和症候不同，飲食宜忌也不同。脾胃虛寒而出現腹瀉、腹痛者，宜食易於消化、能補脾溫中之物，忌食寒涼或滋膩之物；陰虛內熱而見發熱心煩、口渴欲飲者，宜食養陰清熱之物，忌食溫燥、辛辣刺激之物。一般來說，患病期間，都宜食用性質溫和、易於消化、營養合理的食物，忌食堅硬、黏滯、腥臭味重和過於油膩之物。在疾病初癒時，宜食糜粥調養，不宜驟進日常飯菜或肉食之類的厚味之物，要視患者疾病康復情況而定，避免不加選擇、速而不達的飲食方式。

食療的原則是必須有利於人體健康和疾病防治，並有助於病後的康復。不認真遵守食療原則不但達不到預期的目的，而且不利於人體的健康，甚至有害。因此，應注意以下事項：

食不偏嗜：合理食療用膳，首先要求飲食要多樣化。中醫認為，既然「藥食同源」，食物也同樣存在四性五味。各種食物的攝取不能有偏，如果長期偏食，就會引起正常生理功能失調，損害健康，甚至發生疾病。《神農本草經》認為「藥有酸、鹹、甘、苦、辛五味，又有寒、熱、溫、涼四性」，不論藥還是食，都有四性五味的不同，因而作用也有差異。《黃帝內經》指出：「寒者熱之，熱者寒之」、「療寒以熱藥，療熱以寒藥」。而五味則與五臟相聯繫，謂：「酸入肝，辛入肺，苦入心，鹹入腎，甘入脾。」同時，《黃帝內經》又告誡說：「味過於酸，肝氣以津，脾氣乃絕；味過於鹹，大骨氣勞，短肌，心氣抑；味過於甘，心氣喘滿，色黑，腎氣不衡；味過於苦，脾氣不濡，胃氣乃厚；味過於辛，筋脈沮弛，精神乃央。」又說：「多食鹹，則脈凝泣而變色；多食苦，則皮槁而毛拔；多食辛，則筋急而爪枯……」此外，《黃帝內經》也指出了四性對飲食的影響：「飲食者，熱無灼灼，寒無滄滄。」《金匱要略》也說：「服食節其寒熱。」由此可見，飲食不能偏嗜，偏則有礙健康。

飲食有節：飲食要求適度，不能過少也不能過多，這是保證合理食療用膳不可或缺的重要內容。一般而言，當食慾得到滿足時，熱量也已足夠。只有如此，人體健康標準之一的體重才可以維持正常。進食少一則缺乏能量，二則營養出現障礙，讓人消瘦乏力；進食過多，多致形體肥胖，健康難以維繫，甚至疾病纏身。古人對因飲食過量而致的危害十分重視，《黃帝內經》告誡人們：飲食「勿使過之，傷其正也」，「飲食自倍，脾胃乃傷」。元代的忽思慧在其《飲膳正要》一書中，明確指出飲食有節的要點：「故善養性者，先飢而食，食勿令飽；先渴而飲，飲勿令過。食欲數而少，不欲頓而多。」這種飲食適度的理念，至今仍有重要的參考價值。除飲食有節外，當代食療，要辨證用膳，因時、因地、因人而異，一日三餐，要定時、定量，早餐宜精、中餐宜多、晚餐宜少。

注意妊娠、產後飲食宜忌：妊娠及產後因孕育胎兒或哺乳等特殊生理需求，要選用適宜的飲食，避免不宜的飲食。總體來看，孕婦要從穀物糧食、動物性食物中獲得足夠的熱量，飲食要求多樣化，按妊娠不同階段擬定食譜。如妊娠早期出現孕吐，飲食要依據孕婦喜好少吃多餐。妊娠2～3月，孕吐消失，應多食富含蛋白質的動物性食物、大豆、乾果以及富含維生素、膳食纖維的蔬菜、水果，忌食過鹹的食物，如鹹魚、臘肉之類。妊娠後期出現水腫時，飲食宜清淡，要少吃鹽，宜食具有健脾、化溼功能的鯉魚、赤小豆之類，同時還應食富含鐵、鈣的動物肝臟、肉鬆、豆製品。此期由於胎兒逐漸長大，影響孕婦脾胃運化功能，故應少吃芋艿、番薯、蠶豆、豌豆等易引起腹脹的食物。此外，妊娠期因臟腑經絡之血皆注於衝任以養胎，機體相對處於陰血偏虛、陽氣偏盛的狀態，故一般都應忌食辛辣、刺激、溫燥之物，如薑、辣椒、桂皮、酒、羊肉、狗肉等。

產婦因生產時的體力消耗與出血，處於虛弱狀態，又有哺乳的需求，因此應多食富含脂肪、蛋白質且能補養氣血的食物，如動物性食物、豆類、乾果等，也可在膳食中添加黃芪、黨參、當歸、紅棗等食物。產後大便祕結者，可多食蔬菜、芝麻、核桃等食物。食物的量要根據產婦的食慾逐漸增加，飲食要容易消化，勿食生冷堅硬和過於肥膩味厚之物，以免損傷胃氣。

古代對於藥物的配伍和妊娠禁忌有嚴格的規定，即眾所周知的十八反、十九畏及妊娠禁忌歌。十八反具體指：貝母、半夏、白及、白蘞、瓜蔞反烏頭；細辛、芍藥（赤芍、白芍）、人參、沙參、丹參、玄參反藜蘆；大戟、芫花、甘遂、海藻反甘草。十九畏的藥物是：硫磺畏朴硝，水銀畏砒霜，狼毒畏密陀僧，巴豆畏牽牛，丁香畏鬱金，牙硝畏荊三稜，川烏、草烏畏犀角，人參畏五靈脂，官桂畏赤石脂。這都是前人總結的經驗和教訓，雖然目前臨床對此尚有一些爭議，但在未有統一的標準前，仍然需要在此藥學理論的指導下進行規範管理。至於妊娠禁用的藥，是指具有損胎、墮胎作用的藥物，禁用的大都是毒性較強或藥性峻猛的藥，如巴豆、牽牛、大戟、斑蝥、商陸、麝香、三稜、莪朮、虻蟲、水蛭等，這類藥物必須嚴格禁用；還有祛瘀通經、行氣破滯以及辛熱、滑利的藥物，如桃仁、紅花、大黃、枳實、附子、乾薑、肉桂、冬葵子等應慎用，如果根據病情確屬必要，也應徵得家屬簽字同意，方可謹慎選藥。

第二節　食療藥膳應重視養生保健功效

一、藥物品質是保障藥效的關鍵

中藥用於防病治病和養生保健，一是必須安全，二是必須具有養生保健功效，兩者相輔相成，密切相關，不可或缺。優質的藥物是保證食療藥膳養生保健功效的前提，因此用於食療藥膳的藥物必須講究品質。

（一）優質的前提是來源道地

中醫藥學選擇藥物非常強調因地制宜。眾所周知，臨床處方藥物名稱中經常含地方名，如北黃芪、潞黨參、浙貝母、川貝母、海沉香、雲茯苓、杭白芷、川椒目、懷山藥等，因為這些都是歷代醫家公認的上等中藥材，藥材的產地與藥效的好壞直接相關。當前的中藥材，別說道地，魚目混珠、以次充好，甚至造假、售假也並不少見。例如常用的補氣藥黃芪，也稱黃耆，耆者，顧名思義即為「老」與「長」之意，此藥有令人健康長壽的功效，但產地不同，其藥效也顯然有別。醫界公認道地者為山西產的綿黃芪，內蒙古產的黃芪亦屬上品，而湖北產的則屬下品，缺貨時可充用，藥效當然不及正品；而其他地區所產的被稱為木黃芪和山岩黃芪，品質不佳，不堪藥用。

（二）藥材炮製和製藥要規範

炮製和製藥的好壞不但關係到中藥的安全性，也與中藥的養生保健效果密切相關。中藥的炮製和製藥，首先要求藥性優良，品質上乘，藥效充分，技術操作規範。必須深入研究創新技能，鼓勵採用製藥新工藝，但在中藥炮製新方法出現前，仍應嚴格遵循傳統工藝加工炮製。炮製的核心問題，歸根究底還在於人才，老一輩的製藥人員正在逐漸減少，傳統工藝已後繼乏人，不少具有特色的炮製工藝已面臨失傳危險。即使有新的製作方法，也是杯水車薪，還無法替代傳統的工藝技術。當前應該認真思考如何才能使中藥炮製後繼有人，這已成為當務之急。

（三）藥材種植、採集時間應適宜

2017年，中國開始施行《中華人民共和國中醫藥法》，對中藥材的種植、養殖提出了明確規定，這不但為中藥材的發展創造了良好的條件，而且對中藥材種植、養殖的品質要求也作了非常嚴格的規定，對提高中藥材的藥效無疑是如虎添翼。其中，第二十二條明確規定，要求中藥材規範化種植、養殖，禁止在中藥材的種植過程中使用劇毒、高毒農藥，支持中藥材良種繁育，提高中藥品質。這條規定對保障人民群眾的生命安全和健康極為重要。中藥材的品質與種植、養殖方式相關密切，由於中藥材絕大多數都收購自藥農，如果沒有這條規定，中藥的藥效就難以獲得可靠的保證。

除講究種植、養殖的規範化外，中藥的採集時機也極為重要。歷代名家都十分強調採集時間對藥效的影響。北宋科學家沈括在其所著的《夢溪筆談》中指出：「古法採草藥多用二月、八月，此殊未當。」認為此時採藥雖然便於識別，但並非最佳的採藥時間，因藥用部位為根的植物，如果有隔年老根，必須在沒有莖葉時採摘，這樣精華都集中於根部；沒有隔年的老根藥物，要等到植株長成而尚未開花時採摘，則根部已生長充足又還未衰老。同時，又指出用花的藥物應在開花時採摘、用果實的藥物應在果實長成時採摘，採摘時間應恰當，不能受限於固定時間進行採集，因為地氣有早晚，天時有變化，應適時而行，這樣藥物有效成分含量才能較高。為了說明草藥採集的科學性，沈括還特地考察了植物生長規律、地勢、氣溫、土壤及人工管理等各方面的因素，論證了因時、因地採藥的道理。其後的明代著名醫藥學家李時珍在《本草綱目》一書中，也寫到了中藥的採集時間對藥效的影響，且論證更為詳盡。

（四）藥材包裝、儲藏應規範

眾所周知，中藥材採集加工後，必須及時包裝、儲藏才能保證藥物的品質和藥效，如不經處理或處理不當，則容易造成蟲蛀、霉變、走油、變味等現象，不但會失去藥效，而且會產生毒副作用。因此，藥物必須根據各自特性進行分類、包裝和儲存。

含有澱粉、蛋白質、胺基酸等多種成分的中藥材：通常用雙層無毒食用型塑膠袋密封，然後放入石灰缸、罐或壇內儲藏。

含有糖分的中藥材：易受潮而糖化發黏，容易遭受霉菌感染而發生霉爛變質。因此，這類藥材應先進行充分乾燥，然後裝入雙層無毒食用型塑膠袋內，放置於密封的缸、瓶、罐、壇中儲藏，也可以將塑膠袋密封後放置在冰櫃內冷藏。

含有揮發性物質的中藥材：不宜長期暴露在空氣中，否則易受溫度、溼度和光線等因素的影響而變色、滲氣、滲油，變得質脆易碎。因此，這類藥材宜選用無毒食用型塑膠袋包裝，袋中放入少量木炭，置於避光、乾燥處儲藏；也可置於容器內密封儲藏，以防潮，防滲油，防蟲蛀霉變。

果實、種子類中藥材：多含有澱粉、脂肪、醣類、蛋白質等成分，在溫度較高的環境下，其油分容易滲出，使藥材表面出現油斑汙跡，引起變質、腐敗或滲油。因此，這類藥材不宜儲藏在高溫場所，更不宜用火烘烤，應置於陶瓷罐、金屬盒、玻璃瓶內儲藏。

二、食療養生的關鍵在於辨證施膳

中醫食療藥膳是中華民族特有的傳統養生保健手法。毛澤東早就指出，中國對世界最大的貢獻，一是烹飪，一是中藥。孫中山先生也有相似的說法。食療藥膳恰好結合了這兩者的優勢，它既有防病治病的一面，又有營養保健、強身壯體的一面。因此，我們應該為古代先賢們開創的這份寶貴遺產而自豪，而要發揮其良好作用，關鍵是要在中醫藥學理論的指導下辨證施膳。

藥膳既能食療又能食養，在施膳時須遵循其應用原則：其一是講究性味歸經和升降浮沉理論；其二是要因人、因地、因時用藥。總之，藥膳應講求實效。

(一) 性味歸經應適宜

中醫藥學認為，藥有四性，即寒、熱、溫、涼。因藥與食物同源，故食物同樣具有四性，一般分為寒涼、溫熱兩大類。

寒涼類藥食宜忌：寒、涼均屬陰性之類，兩者性質相近，只是程度輕重不同。這類藥食兩用的中藥或食物具有生津止渴、清熱瀉火、解毒除煩等功效，適於在夏季氣候炎熱中暑發熱、汗多口渴時，或陽熱偏亢而出現身熱煩躁、大便乾結、失眠易怒時食用，也可用於急性熱病、熱毒熾盛、瘡瘍膿腫等感染性疾病患者，治療則按「熱者寒之」、「治陽以陰」的治療法則進行配膳。應強調的是，對於急性邪熱實證，藥膳一般不適用。

溫熱類藥食宜忌：溫、熱均屬於陽，具有振奮陽氣、驅散陰寒、通脈止痛等功效。適用於秋冬季節氣候寒涼而致的關節痺痛、脘腹冷痛、因飲食不調而出現的腹脹、腹痛、腹瀉，或因陽虛陰盛而出現的肢涼怕冷、婦女痛經閉經、男子陽痿不育等症狀，可按「寒者熱之」、「治陰以陽」的治療法則進行食療配膳。

此外，還存在屬於平性的中藥和食物，其性質平和，大多數人都可使用，這裡就不細述了。

中藥有辛、甘、鹹、苦、酸五味，食物因與藥物同源，同樣存在五味，其歸經也由味之不同而異。辛、甘、鹹、苦、酸五種味道不僅是人們的味覺感受，而且還與五臟息息相關。

辛味藥食宜忌：辛入肺，在很多人的觀念中，辛就是辣，是指辣椒等食物。其實在中醫藥中，辛是指辣、腥等味道比較衝的食物或藥物，如日常食用的蔥、薑、蒜、韭菜、辣椒之類。

但須強調的是，《黃帝內經》記載：「多食辛，則筋急而爪枯。」因此，適當吃些辛辣食物或藥物，夏可除溼，冬可禦寒，但長期或過量食辛，容易耗散正氣，且易上火。尤其是秋天，燥氣當令，長期或過量食辛不僅易傷肺氣，而且易灼津耗液。同時，患有肺結核、支氣管擴張等肺部疾病者，患有肝臟疾病、便祕、痔瘡、瘡癤癰腫者也不宜食辛。

甘味藥食宜忌：甘味為百味之王，對人體的補益作用最強。甘入脾，常吃甘味中藥或食物，具有補脾健胃、益氣養血的功效，但應食之有度。長期過量食用甘味，為人體提供超量的營養能量，就會變生痰溼而為患，滯留體內導致肥胖症、脂肪肝、糖尿病、高血壓、動脈硬化、冠心病、腦血管疾病、高脂血症、阻塞性睡眠呼吸中止和通氣量低下症候群等疾病。凡患有這類疾病的患者應控制甘味食物的攝入量。

鹹味藥食宜忌：鹹味軟堅散結作用最強，且能泄下。鹹入腎，具有補益陰血的功效。不過中醫所說的以鹹補腎，並不是指多吃鹽。其實，鹹包括鹹涼、鹹溫、鹹平等味。古典醫籍《黃帝內經》指出：「多食鹹，則脈凝泣而變色。」過量食用鹽分不但不能補腎，反會加重腎臟負擔，增加患腎臟疾病的風險。此外，過量食用鹽分還會阻礙血液循環，誘發哮喘，增加高血壓、糖尿病和心臟病的發病風險。因此，凡有這類疾病的患者，都應控制鹹味食物的攝取。

苦味藥食宜忌：苦味食物不但能除燥溼、清熱解毒、瀉火通便、利尿消腫，還能調節體內酸鹼平衡。苦入心，常吃味苦的食物或藥食同源的中藥，具有清心養心、鎮靜安神的功效。

但是過量食用苦味也會損害健康。《黃帝內經》指出：「多食苦，則皮槁而毛拔。」此外，苦屬陰，骨也屬陰，氣同則入，所以苦走骨，骨得苦則陰更盛，故過食苦味，會使骨重而行動不便，加重病情。因此，老年人如果平時形體消瘦、手足心熱、午後低熱、夜間盜汗或身患骨病等，要避免過度食用清苦降火的食品或藥食同源的中藥。

酸味藥食宜忌：酸味食物或藥物，適當吃點，可以達到滋陰潤肺、開胃健脾的功效。酸入肝，酸能促進食慾，並有保護肝臟的作用，也可緩解酒精對肝臟的損傷。

不過，過量食酸反而傷及脾胃。因此，凡有反流性食管炎、胃潰瘍等疾病的患者，應少食酸，以免加重病情，不利於健康。

唐代著名醫學家孫思邈十分講究日常飲食的五味調和，在其所著的《千金要方》一書中提出「五味動病法」，即「酸走筋，筋病勿食酸；苦走骨，骨病勿食苦；甘走肉，肉病勿吃甘；辛走氣，氣病勿食辛；鹹走血，血病勿食鹹」。他認為，飲食結構合理、五味調和無所偏頗就對健康有利，可享天年；若五味過偏，則易引起疾病。

(二)重視順時而食和因人、因地制宜

中醫認為，人生活在自然環境中，並與自然環境息息相關，這就是「天人合一」的整體思想。隨著自然界季節、氣候、環境的變化，人體也必然要進行相應的調整以順應自然環境的這種變化，食療養生也不例外。

春季食療宜忌：春季萬物復甦，樹木條達，一派生機益然，此為陽氣生發之象。中醫認為，春季符合肝之特性，是肝氣當令的季節，因此應當注意養護肝氣，防止肝陽偏沖，宜多吃甘、緩的食物，少吃酸澀、收斂性食物，以免妨礙肝氣的生發和疏泄。

夏季食療宜忌：夏季氣候炎熱，暑熱火氣當令。中醫認為，夏季與心的關係十分密切，因此要注意養心，以防心火過旺，宜多吃清熱解暑的食物，少吃辛熱燥火的食物。

秋季食療宜忌：秋季是豐收的季節，一片金黃之色，但氣候乾燥。中醫認為，秋天是肺氣當令的季節，因此應該注意養肺，宜多吃滋陰潤燥的食物，少吃香燥辛辣的食物。

冬季食療宜忌：冬季寒冷蕭條，陽氣閉藏。中醫認為，冬季腎氣當令，因此應注意養腎，固護腎之精氣，一是多吃補腎益精的食物，二是多吃辛熱散寒的食物，少吃寒涼的食物。

人的性別、年齡、體質、生活習慣不同，食療施膳也有差別。如胖人多痰溼，宜食健脾化溼、清淡化痰類食物或藥物；瘦人多氣陰兩虛，宜食益氣養陰、生津潤燥之藥膳；女性因生理功能與男性有別，往往易氣血兩虛、衝任失調、肝失疏泄，故宜多食用健脾補腎、益氣養血、疏肝理氣的藥膳；老年人氣血虛衰，生理機能低下，消化功能往往欠佳，食物宜軟宜緩，應食用易消化吸收的食療、食養藥膳；小兒臟腑嬌嫩，氣血未充，脾胃虛弱，但生機旺盛，應以調養後天為主，宜多吃具有健脾養胃、益氣生血、健全運化功能的食品，促進其生長發育。

中國地域遼闊，不同地區氣候條件和人的生活習慣不同，人的生理需求也有所差異，故施膳也不盡相同。東南地區潮溼炎熱，人體多溼熱內蘊，宜多吃清淡、滲溼類的食療藥膳；西北地區地高氣寒，常多燥寒，宜多吃辛潤之品。順於自然，是人們飲食的最佳選擇。

（蔡宛如　王會仍）

食療養生藥膳的分類

總論

第三章

第一節 概述

食療養生藥膳是中國原創的飲食形式，是在中醫藥學、烹飪和營養學理論的指導下，嚴格地進行科學配方，將藥食同源的中藥與具有藥用價值的食物相配伍，採用中國獨具特色的烹調技術和現代科學方法製作而成的具有一定色、香、味、形的美味食品。簡而言之，就是藥材與食材相搭配而做成的美味佳餚。它是中國傳統的醫學知識與烹調經驗相結合的產物，起著「寓醫於食」或「食寓於醫」的作用。食療養生藥膳將藥物當食物，又將食物賦以藥用，藥借食力，食助藥威，達到既有較高營養價值，又可防病治病、保健強身的效果，應該是較為完善的醫療養生方法之一。

中華民族傳統的食療藥膳講究平衡，提出了「五穀宜為養，失豆則不良；五畜適為益，過則害匪淺；五菜常為充，新鮮綠黃紅；五果當為助，力求少而數」的配方原則。用現代的語言表達就是，重點在於保持食物來源的多樣性，以穀類食物為主；要多吃蔬菜、水果和薯類；每天要攝入足夠的豆類及其製品；魚、禽、肉、蛋、奶等動物性食物雖必須但要適量。其實，近年來國外也相繼提出，有些食物不僅能提供必須的能量，還具有獨特的保健養生和輔助治療功效。美國《預防》雜誌曾載文刊出多位醫學和營養專家總結的經過科學證實的「16種具有食療功能的常見食物」，認為只要吃對這些食物，就可遠離某些疾病的侵擾。由此可見，關於食療的防病、保健作用，當代中西學界的認識已漸趨一致。

一般而言，中國食療藥膳有按形態分類的，有按製作工藝分類的，也有按醫療作用分類的。本書重點介紹了形態分類中最常見的流體類及半流體類，其中最為流行的是粥類、湯類、羹類、茶飲類和酒類等，特別是粥類，更為人們所習用。

除了上述流行的類型外，還有流體性的汁類，半流體性的膏類和糊類，固體性的糕餅、飯食類和糖果等類型。其中的汁類，是將新鮮並含有豐富汁液的植物果實、莖、葉和根塊搗爛、壓榨後所得的汁液，可供飲用。汁類與湯飲頗相似，時下家庭、酒樓、飯店、茶樓等隨處都可見現榨現用的汁類，而且品種繁多。另一種是膏類，亦稱膏滋，是將藥材和食物加水一同煎煮，過濾，去渣，留汁，濃縮後加糖或煉蜜製成的半流體稠膏，具有滋補、潤燥的功效，適合久病體虛、病後調養、養生保健者長期調理服用。這種膏劑多年來深受廣大消費者的喜愛，但缺點是眾人一膏，不符合中醫藥學辨證施治的原則。時下最受歡迎的是由中醫師根據患者的體質或病情，辨證施膏，改以往之眾人一方為一人一方，以充分發揮其治病和保健的作用。

第二節
粥膳

粥，又稱為糜、酏，是指以米為主要原料熬煮成的稀飯，是中國飲食文化的精粹之一，也是中國獨有的歷史、地理、人文環境的特定產物。

一、粥膳的兩種類型

眾所周知，萬物生長，營養是首要因素。營養是生命之根本，健康之基石，力量之源泉。說到有營養，首選粥膳。粥膳養生在中國歷史悠久。早在《周書》中就有「黃帝始烹穀為粥」之說，這可以認為是現存最早的記載。粥有兩種類型，一種是單純用米煮成的粥，即人們直至現在還在吃的不加任何輔料的粥，另一種是用藥食兩用的中藥和米煮成的粥。這兩種粥基本上都是營養粥，如者偏重食養，後者偏重食療，所以後者又稱為藥粥。

二、粥膳是養生保健的佳品

粥膳可促進食慾，補充身體所需要的水分。粥味鮮美，潤澤易吃，富含營養且易消化、吸收，確實是養生保健的佳品。粥膳妙不可言，它介於飯、菜和湯三者之間，既有充飢飽腹之功，又有菜的美味可口，也不乏湯之營養開胃。因此，米粥一向被視為最養人的食物，不但是日常家庭餐桌上的必須品，也是病後調養的好膳食。清代名醫王士雄將之稱為「天下第一補物」；早在漢代，醫聖張仲景就已指出，體虛外感患者應用桂枝湯治療後加熱稀粥以助邪從汗解，補而無閉門留寇之弊。

粥膳的優點是熱量較低，物美價廉，營養豐富，具有補脾、和胃、潤肺的功效。我們的祖先很早就從現實生活中認識到了它的營養價值。現代研究證明，米粥中含有人體所需要的蛋白質、脂肪、維生素B群、胡蘿蔔素、醣類及磷、鐵等，是老幼咸宜的健康食物，具有延緩衰老、益智健腦的作用。歷代文人墨客對粥食也頗加讚譽，如南宋著名詩人、詩壇四大家之一的陸游，也是一位精於中醫養生術的大家，對粥食特別推崇，寫了一首著名的《食粥》：「世人個個學長年，不悟長年在目前。我得宛丘平易法，只將食粥致神仙。」他還在這首詩後寫下題解：「張文潛有食粥說，謂食粥可以延年，予竊愛之。」詩中所提的宛丘，就是張文潛，即「蘇門四學士」之一的張耒。他自號柯山，因晚年居陳（今河南淮陽），陳地古時名宛丘，故又自稱宛丘居士，時人亦稱其為宛丘先生。他深得莊子學說之真諦，認為養生並不是深遠難知之事，食粥亦是簡便易行的方法，可以暢胃氣而生津液。所以，張氏說：「粥極柔膩，與腸胃相得，最為飲食之良。」明代李時珍在《本草綱目》中說得更具體：「糯米、秫米、黍米粥，甘溫無毒，能益氣，利小便，止煩渴，養脾胃。」可見食粥確實於人有益。

粥膳製作一般有煮和燜兩種方法。煮粥時，首先要選好米，歷代養生家和醫家都認為粳米為煮粥佳品，王士雄所著的《隨息居飲食譜》中說：「粳米甘平，宜煮粥食。」《粥譜》早就記載：「以香稻為最，晚稻性軟，亦可取；早稻次之，陳廩米則欠膩滑矣。」對於秋穀，應現吃現舂，才能香氣十足。因為新米富有膠質，具有黏性，煮出來的粥質地優良，芳香可口，故煮粥宜用新米。其次，煮粥的水以活水或泉水為好，慎用死水。現在人們一般都選用自來水或礦泉水煮粥。

熬粥的方法隨各地習俗的不同，差異頗大。《隨園食單》稱：「水米融洽，柔膩如一，而後謂之粥。」說明水、米要煮到「融洽」的程度。所謂「融洽」，應該是水米交融，米不但爛透，而且應均勻地懸於粥中。這要求水和米的比例合適，煮的時間合適，煮沸後應以文火慢煮，中間不再加冷水，也不應加鹼，以防維生素遭到破壞。

三、藥粥既能食養又能食療

藥粥由在米粥中加入某些藥食同源的中藥烹製而成，既可將中藥研末和米煮粥，也可把中藥搗汁或煎成汁代水煮粥，也可在粥中兌入中藥汁，這些均稱為藥粥。歷代醫學家的實踐經驗表明，中藥久服、常服可能會戕傷胃氣，但如果與米、麥、粟等穀物一起烹調製成糜粥，則「峻厲者可緩其力」，無戕傷胃氣之弊，使中藥與穀物相輔相成，適用範圍擴大，功效增強。煮粥多用穀類，常用的有粳米、糯米、粟米、玉米、秫米、秈米及小麥等，可配合豆類、水果、蔬菜、魚肉、蛋、奶和中藥等煮製。

藥粥不僅能食養，而且具有食療的作用，能起到防病治病和養生保健的雙重作用。由於選用中藥性味歸經、升降出入不同，其功效也有差異，更須在中醫藥學辨證論治的理論指導下施膳，做到藥粥組成有法、有方、有理、有據，強調「天人合一」，順應自然。這樣的藥粥才能滿足人體的需求，達到養生保健、防病治病的目的。

古往今來，中醫飲食文化都得到歷代醫家和名人的推崇和肯定。漢代大史學家司馬遷著的《史記・扁鵲倉公列傳》中就有粥食治病的記述，東漢名醫張仲景著的《傷寒論》中也有很多米藥同用或藥後食粥的記載，如白虎湯、竹葉石膏湯等方中都用粳米以鼓胃氣助長藥力。唐宋以後，歷代醫家對藥粥的應用日漸廣泛，藥粥品種也逐漸增多，唐代的孫思邈在其《千金要方》中蒐集了民間穀皮糠粥防治腳氣病、防風粥去四肢風的案例；孟詵在《食療本草》中記載有茗粥、秦椒粥、蜀椒粥、柿粥；昝殷在《食醫心鑒》中記載了57種藥粥；宋代官編醫書《太平聖惠方》中蒐集的藥粥多至129方，《聖濟總錄》收錄的藥粥有113方，這些都是藥粥食療的實踐經驗。

之後元代飲膳太醫忽思慧在其《飲膳正要》中記載了不少為宮廷皇室製作的食療藥粥；中國中醫藥學史上頗負盛名的金元四大家之一的李東垣對藥粥也情有獨鍾，他在《食物本草》中專門記載的28個最常用的藥粥方，如綠豆粥、茯苓粥、竹葉粥等，至今仍被人沿用；還有鄒鉉的《壽親養老新書》，收錄了藥粥77方，為後人食療藥粥提供了一份寶貴的參考資料。到了明代，醫藥學家李時珍的《本草綱目》一書記載了藥粥62方；朱橚等三人共著的《普濟方》蒐集了藥粥180方，並對每一個粥方作了詳盡的論述。清代以後，藥粥之風盛行，當時影響最大的有王士雄的《隨息居飲食譜》、曹庭棟的《老老恆言》及黃雲鶴的《粥譜》、黃宮繡的《本草求真》、費伯雄的《食鑒本草》、張璐的《本經逢原》、汪昂的《醫方集解》等。這些著作對藥粥的應用都作了精闢的論述。近代，張錫純喜好山藥粥，岳美中獨崇黃芪粥，沉仲圭喜用神仙粥治療感冒，鄒雲翔創制荷葉粥治療老年人高血壓和高脂血症等。

歷代文學家、詩詞名人中也有不少人對藥粥甚為推崇，比如宋代文豪蘇東坡喜愛薺糝，陸游喜食枸杞粥，范成大吟詠口數粥，楊萬里還有一詩《梅粥》：「才看臘後得春饒，愁見風前作雪飄。脫蕊收將熬粥吃，落英仍好當香燒。」

中醫服用藥粥講究因人、因時、因地而異，而人有男、女、老、幼，時有春、夏、秋、冬，地有東、西、南、北、中。一般來說，男女之間基本相似，從補益而言，男多偏用益氣壯陽之品，女則多偏用補血滋陰之品；老幼補益多進緩和之品，以健脾養胃為主，老偏溫補，幼偏清補或平補；一年四季因有「春生、夏長、秋收、冬藏」的季節特點，人生於自然，就應該順應自然的規律，才有可能盡享天年。因此，不同的季節，服用藥粥也有所偏。春季「乍暖還寒時，最難將息。」，故此時應以養陽為主，可吃菜粥或核桃仁粥；夏季酷暑難熬，炎熱多汗，食用的藥粥應偏清補以消除暑熱；長夏多挾溼，往往有疰夏之說，故宜選用清暑化溼之品，可用綠豆粥、薏苡仁粥或兩者同用的米仁綠豆粥；秋季肺氣當令，氣候乾燥，容易傷肺，應予滋陰養肺、生津潤燥之品，可吃百合粥、桑葚粥；冬季寒氣襲人，易傷陽氣，而腎主封藏，所以應食用補腎溫陽、益氣健脾、祛寒保暖之品，可適當服用人參粥、羊肉粥。中國地域遼闊，資源豐富，山河燦爛，風景秀麗，民族眾多，民俗文化及地理位置各有不同，古代很多詩詞名家描寫西北，是「大漠孤煙直，長河落日圓」；描繪江南，則是「落霞與孤鶩齊飛，秋水共長天一色」。也正因為如此，藥粥品種也因地而異，如北部地區多偏用溫補、散寒的藥粥，張仲景的《傷寒雜病論》就很充分地體現了這一特點；江南和南方地區氣候多溼熱，多偏用清補或與淡滲利溼藥並用的藥粥，體現了王孟英、葉天士等溫病學派醫家的特點。南北兩派各有千秋，使中醫藥學理論更趨完善，藥粥也不例外。

藥粥不但具有食療養生的良好功效，而且也便於服食。千百年來，中藥的劑型一般都為湯、丸、散、丹，近代發展出針劑和片劑。從劑型看，藥粥可以說是一種獨特的劑型，其優點有三：第一，藥粥具有湯劑流質、半流質的特點，不僅容易消化、吸收，而且可養胃健脾，粥與藥相得益彰，對「厭於藥，喜於食」的老年人尤為適宜；第二，與丸、散、膏、丹相比，藥粥既宜長久服用，又無副作用，還可根據病情靈活加減藥物；第三，藥粥多以單味中藥與米穀同煮，有些藥粥甚至可將藥汁與粳米同入熱水瓶中泡製，操作方便，花費較少，不論城鄉都易推廣。

第三節 湯羹

湯羹為漢族原創的傳統食物，係指五味調和的濃湯，廣泛用於中國各地。而今由於華人廣布世界各地，湯羹也因其鮮美的味道、獨特的風味而逐漸被推向全球。「羹」之義，從羔、從美而成羹，古人的主要肉食是羊肉，所以用「羔」和「美」會意。上古時期，羹一般是指用肉或菜蔬調和五味做成的帶有汁的食物，與湯略有區別。中古時期之後，羹與湯的概念幾乎已混用。以現在的觀點而言，湯比較偏向流質食物，而羹則偏向半流質食物。

一、湯羹食療歷史悠久

中華民族飲食文化中，湯羹占有重要一席。一說羹湯，首先想到的是養生，有句諺語就是：「飯前喝湯，苗條健康。」湯與羹的區別主要在於是否勾芡，勾芡者為羹，未勾芡者為湯。現載最早的食療湯是張仲景的《金匱要略》中所記載的當歸生薑羊肉湯。中醫藥學講究君臣佐使，食療藥膳也要按此進行配製。現代研究認為羊肉含有左旋肉鹼成分，能促進損害人體的長鏈脂肪酸燃燒。該湯以羊肉作為君藥，以當歸為臣藥，再以生薑為佐使，使食材發揮應有的食療功效，配置合理，則效果顯著。

中國第一個羹為彭祖所創制。史傳上古時期，堯帝因治水積勞成疾而得厭食症，日久身體虛弱不堪，生命垂危，彭祖聞之心憂不已，於是憑自己的養生經驗，向堯帝毛遂自薦，將以野雞為主料精心烹調出的味道鮮美的雉羹獻給堯帝。堯帝吃後精神大振，氣血好轉，身體日益康復。此後，堯帝每日必食雉羹，雖日理萬機，卻百病不生。堯帝認為彭祖對飲食頗有研究，也一定能將政事管理得井井有條，故封他到大彭（即今徐州地區的彭城）建功立業。從此彭祖在其封地帶頭挖井，發明了烹調術，並將之發揚光大，為世人留下了寶貴的烹飪遺產。雉羹是中國典籍中記載的最早的湯羹，所以被稱為「天下第一羹」。

二、湯羹的製作及營養特色

民諺常說：「寧可食無肉，不可飯無湯。」湯在食養和食療中的作用極為重要，且應用非常廣泛。湯的製作有煮、燴等方式。所謂煮，就是將原料放入鍋內，加適量水，先用武火煮沸，然後改文火燒熟即可；燴是將原料用湯和調料混合烹製湯汁菜。湯的最大特色一是清透見底，二是鹹鮮，三是回味甘甜。只有這樣的湯才算達標，才能受到廣大人民群眾的歡迎。

羹的食料多為肉、蛋、牛奶等，製作過程中也可加入所需的藥食兩用藥物。羹的烹調工序比湯略為複雜，一般採用蒸、燉、燜、熬等方式烹製。所謂蒸，就是將食物、藥物等與調料拌勻後，放入碗中，利用水蒸氣加熱烹煮製作。燉有隔水燉和不隔水燉之分，隔水燉是指將裝有原料的容器封口，放入鍋中，武火燉3小時左右；不隔水燉為直接用武火煮沸，撇去浮渣，再用文火燉至原料酥爛。熬是指先在鍋內加底油，燒熱後放入主料稍炒，加入湯及調味品後用文火將原料煮爛。燜是指在鍋內放油後，同時放入食物和藥食同源中藥，炒成半成品後，加入薑、蔥、花椒、水或調味品，蓋上蓋，用文火將原料煮爛，要求低溫烹調，使成品味鮮可口。

美國哈佛大學著名的華裔科學家、營養學權威康景軒教授指出，不同的烹調方式對食物營養的影響也不同。他對中國傳統烹飪方法蒸、煮、燉等製成的湯羹頗為推崇，認為蒸是能最有效保存食物營養物質的方法，不論是食物的顏色還是營養結構，都會得到最完善的保留；煮也能較好地保全食物的顏色，不會給食物增加太多的自由基；燉結合了煮的方式，使很多營養物質進入湯裡，同時蛋白質等營養物質會被分解，使食材容易消化。但是，他同時也強調，煮的時間過長也會破壞維生素B群和維生素C。因此，宜選擇慢火燉湯，避免高溫燉煮。中國著名營養學家趙霖教授認為，中國古代流傳下來的湯羹及其烹調方法集大地體現了中華民族優秀的傳統文化，為中華民族的繁榮昌盛作出了卓越的貢獻。湯羹不同於西餐，西餐是燒烤出來的「西式快餐」，含有大量丙烯醯胺等物質，可導致基因突變，損害中樞和周圍神經系統，誘發良性或惡性腫瘤。WHO規定，每千克食品中所含的丙烯醯胺不得超過一毫克，但炸薯條中的丙烯醯胺含量卻高出該數值約100倍。用中國的傳統方法烹調出來的湯羹，則幾乎不含這種物質，而且正好相反，它是「三低三高」食品，即低熱量、低脂肪、低蛋白質；高微量元素、高維生素、高膳食纖維。

三、湯羹文化應從小普及

湯羹一直是中國傳統的佳餚，也是一種食療養生的重要藥膳。古代有一個廚藝高手名叫伊尹，他是製湯的高手，也是商朝初年著名政治家、思想家，用「以鼎調羹」、「調和五味」等理念來治理天下。他為中華民族傳統飲食文化的傳承和發揚立下了汗馬功勞。我們的祖先早在幾千年前提出的合理飲食結構，已被WHO所推崇和認可，我們應該為此而自豪！

在中國長達幾千年的封建社會裡，下廚的多為女性，因此人們特別看重女性下廚做飯的能力。這種情況一直延續了很長時間。其中，流傳最廣的當屬卓文君和司馬相如的故事。貧困的辭賦家司馬相如，僅憑一曲《鳳求凰》就得到了卓文君的喜愛並與其私奔，而且還讓卓文君心甘情願地寫下了：「自此長裙當壚笑，為君洗手做羹湯。」這是中國目前已知的最早的關於羹湯的詩。

唐代詩人王建的《新嫁娘》也形象地描述了一個關於湯羹的故事：「三日入廚下，洗手做羹湯。未諳姑食性，先遣小姑嘗。」當時，新娘嫁到夫家，有「三看」的習俗，就是要求新娘下嫁的第三天，要下廚房做菜餚，婆家要考驗新娘是否能製作羹湯佳餚。如果新娘的廚藝得到婆婆的青睞，則日後婆媳關係和諧，一家喜樂滿堂。但這首詩有趣的是，新娘很聰明，她懂得要先知道婆婆喜歡吃的東西是什麼。她想出了一個妥當的辦法，不是直接問夫君，而是先讓小姑嘗試，因為小姑是婆婆撫養大的，兩人的口味一般會相似，小姑的口味多少能代表婆婆的口味，以此為標準做出的羹湯一定不會出錯。這是一種推理的過程，所以這首詩也是一首推理詩。

由此可見，湯羹自古以來就是一種主要的食療美膳。當前的年輕一代，一直依賴父母甚至祖父輩，不少還喜歡吃「西式快餐」或「中式快餐」，不僅不會做湯羹，甚至連吃湯羹都不多，這是多年來缺少教育課程的結果。據悉，英國就規定，凡7～12歲的青少年，都必須學會做20道菜餚，這點值得我們學習。機不可失，時不我待，在傳播科普知識的同時，我們必須大力呼籲傳中國的國粹：「入廚是好手，學會做湯羹。」

第四節 茶飲

中國是世界茶飲的發源地，種茶、製茶、飲茶的歷史最悠久。早在五千多年前，中國人就已經認識到茶飲的保健作用，從最初的膚淺認識到系統地研究、利用茶飲，並逐步形成茶文化、茶藝術、茶習俗，和茶醫藥，經過了數千年漫長歷程。茶飲不但為人們的生活增添了無限的情趣，而且還具有顯著的保健功效。

一、茶飲的源流及藥茶兩用

據史料記載，茶起源於神農時期，茶聖陸羽在其所著的《茶經》中，闡述了茶飲起源：「茶之為飲，發乎神農氏，聞之於魯周公。」相傳神農氏為尋找治病的藥物，親自試嘗多種天然植物，而中毒後都得茶解，因此歷代都認為茶有解毒作用。所以，這種說法不僅解釋了茶的起源，而且也是中醫藥傳奇式起源的最早記載。

對於茶的醫藥功效，《神農本草經》認為：「飲之使人益思、少臥、輕身、明目。」認為茶飲能興奮中樞神經，能延緩衰老和提升視力，這充分體現了古人的智慧。東漢時期的醫聖張仲景用茶治療膿血便，並取得了很好的效果，這是目前已知的將茶用於治病的最早案例。三國魏時張揖在《廣雅》中最早敘述了藥用茶方和烹茶方法，同時指出茶不但能提振精神，還可解酒毒。人們在發現茶飲具有醫療保健的作用後，就一直將之視為珍品。但開始茶飲只供神事、皇族社交活動之用，後來人們將野生的茶進行移植、人工栽培，茶才從皇宮走向民間。根據相關史料記載，最早種茶及傳播飲茶技藝的地區是古巴蜀地區，至西漢時期飲茶之風始興。

民間廣泛流行茶飲是在兩晉南北朝時期。此時原來被視為奢侈珍品的茶飲開始真正成為人們的普通消費品，在人們的日常社交活動中開始出現以茶待客的禮儀，「客來敬茶」已逐漸演變為司空見慣的常事。同時，民間開始出現茶攤、茶館，繼而又出現了商業性店鋪茶寮，提供人們飲茶和住宿的場地。當時，著名的醫藥學家陶弘景堅信「久喝茶可以輕身換骨」，給茶飲以很高的評價。

中國唐之前只有「荼」而無「茶」字。以「茶」替「荼」是在唐代之後。唐代是茶飲發展史上最為重要的時期之一，這個時期最令人興奮的事就是出現了世界上第一部茶著，即茶聖陸羽的《茶經》。此書對茶的起源、名稱、品嚐、種植、栽培、加工製作、品茶用具、水質及飲茶習俗等茶藝知識，進行了較為系統的研究和闡述。至此茶飲才開始成為一門專門的技藝和學科，對全世界茶業的發展產生了重大的影響。

此外，唐代還有一項創舉，就是將單純的茶與其他藥用原料結合應用，使茶的用途更加廣泛，同時也增強了茶飲的醫療保健功能。由此開始了藥茶的萌芽時期。唐代著名醫藥學家王燾在《外台祕要》中詳述了藥茶的製作、飲用及適應證，開創了藥茶製作的先河。唐時名家孫思邈、陳藏器、孟詵對茶的治病、保健作用的研究更加深入，他們精闢地總結出茶飲能「令人有力、悅志」、「諸藥為各病之藥，茶為萬病之藥」，能治「腰痛難轉」及「熱毒下痢」。甚至連唐代大詩人白居易都認為：「驅愁知酒力，破睡見茶功。」大書法家顏真卿則讚揚茶飲有「流華淨肌骨」之效。茶飲在當時已向外輸出至日本、印度、斯里蘭卡、俄羅斯、阿拉伯等國家，中外茶文化和科技得到了很好的交流。

其後的宋、元、明、清各代，茶文化均有較大的發展，茶葉產地得以擴大，製茶方法得以更新，尤其是茶藥配合應用更加普遍。宋時由官方主編的《太平惠民和劑局方》錄有「藥茶」專篇，並詳述了配方、用法、主治等知識，這是「藥茶」兩字第一次進入被官方認可的醫學文獻之中。明代《普濟方》及李時珍的《本草綱目》問世，這些藥學巨著都記載了茶藥合用的研究成果。朱權的《茶譜》、許次紓的《茶疏》等專著都各自敘述了茶飲研究的學術觀點，總結了明代及明以前的茶學成就。清代藥茶研究進入了一個新的發展時期，各家研究成果頗豐，而且出現了以中藥為主的代茶飲。這種全新的茶飲模式的興起，更加擴大了茶飲的應用範圍，更新了茶飲的概念，使其在醫療保健中的地位得到了空前的提高。

二、茶飲與代茶飲的食療價值

(一) 茶飲習俗及功效

眾所周知，中國是茶飲的發源地，世界各國最初接受的茶飲及茶藝知識，無不是直接或間接地來自中國。因此，其飲茶習俗皆與中國漢族的飲茶習俗有著千絲萬縷的聯繫，茶飲的推廣是中華民族對人類健康和精神生活的一大貢獻。

漢族的飲茶習俗由來已久，茶品多樣，方式各異。一般來說，漢族人多喜清飲，認為只有清飲才能體現品茶的幽雅神韻。但飲藥茶則不以「品」為目的，而是追求其醫療保健的效果，當然也不能忽略「品」中的恰趣。藏族人精通茶飲的營養調配，其最愛飲用的酥油茶鹹中溢香。他們視茶為珍貴佳品，尤其在男女婚慶時，茶是婚姻美滿幸福的象徵。維吾爾族人酷愛飲茶，認為茶飲同米飯一樣重要，當地民間曾流行「寧可一日無米，不可一日無茶」的諺語。

他們最愛飲的是奶茶和香茶。蒙古族人喜歡喝用茶、奶、鹽調配成的鹹奶茶。這種茶的煮製方法看似簡單，其實是有製作技巧的。為顯示出身手不凡、家教有方，蒙古族姑娘一懂事就要向母親學習茶技，以便在出嫁時當眾展示煮茶功夫，向來賓敬茶。

「千里不同風，百里不同俗。」中國是一個多民族的國家，各民族自有自己的茶飲習俗，雲南傣族的竹筒香茶、納西族的鹽巴茶、傈僳族的雷響茶、布朗族的酸茶、白族的三道茶、土家族的擂茶、苗族的油茶等，都各有千秋，各具特色。

現代研究表明，茶有減肥、降血脂、抗動脈硬化、降血壓、降血糖、抗癌、抗氧化、抗衰老及抗輻射等良好功效。茶葉含有約500種物質（其中有機物450種以上），是現代綠色藥物中最具有研究價值的藥食兩用之物。

現已證明，茶中含有對血管具有軟化作用的兒茶素、可防治壞血病的茶黃酮、可消火止渴的茶單寧等一系列茶提取物。其中兒茶素的氧化產物茶色素是茶葉中最重要的強效藥物。但茶色素在天然茶葉中的含量極低，且活性高，結構極不穩定，要提取到大量高純度的茶色素難度很高。因非常稀有，茶色素曾被醫學界譽為「茶葉中的綠色黃金」。多年來，研發茶色素已成為研究熱點中的焦點。

目前，根據茶色素的藥理作用，其臨床應用可用16個字來概括，即「防治結合、標本兼治、療效確切、安全無毒。」茶在以下幾方面有廣闊的應用前景。

防治高脂血症：茶色素能顯著發揮「三降一升」、平衡血脂功能，對高脂血症患者的血脂水平具有雙相調節的作用，可防治冠心病、腦動脈硬化。

替代阿司匹林：茶色素與阿司匹林一樣具有抗血小板聚集、減少血栓素A_2生成的作用，可達到預防冠心病的目的。但茶色素沒有阿司匹林的副作用，可以長期服用。

治療腦血管疾病：中國科學院上海放射性藥物聯合研究開發中心進行的試驗證明，茶色素能通過血腦屏障。治療腦動脈硬化、腦梗死的關鍵是改善微循環，茶色素分子能進入血腦屏障，發揮抗凝、促纖溶作用，能降低血液的流變性，改善腦組織血液和氧氣的供應，從而提高臨床的治癒率。

治療糖尿病：茶色素具有降血糖、降血脂的雙重功效，能改善糖尿病患者的血液流變性，降低患者的血液黏稠度，發揮「治本」作用，防止或減少糖尿病併發症的發生。

抗腫瘤作用：茶色素在提高白血球數的同時，還能提高IgG、IgA和IgM的水平，臨床研究表明，茶色素配合腫瘤的放、化療確有明顯效果。

（二）代茶飲的概念及其食療作用

所謂代茶飲，即以藥代茶。一般採用1～2味或數味中草藥（常研成粗末後用）煎湯或以沸水沖泡數分鐘後，代茶徐徐飲之，故名。歷代藥茶所採用的中藥都是藥食同源的藥物，多為一些芳香類中藥。

中藥代茶飲是中醫治病調理、強身健體、延年益壽的特殊中藥劑型，在醫療保健事業中發揮了重要作用，具有以下幾個優勢：

飲服方便、調理性強：中藥代茶飲可根據病情需要辨證組方，隨症加減，並按其藥性特點等選擇恰當的使用方法，程序簡單，調配方便，針對性強，既體現了中醫湯劑辨治靈活、療效顯著的優勢，又克服了傳統湯劑煎煮繁瑣、攜帶不便等缺點，與現代生活節奏加快的發展趨勢相適應。同時，代茶飲便於儲存，易於攜帶，可隨時多次飲用，且吸收完全，便於特殊情況或某些急症時應用，有著良好的治療輔助作用。

起效迅速、發揮充分：中藥材粉碎成粗末或切製成細絲、小段後，表面積增大，與溶媒接觸面增加，藥物的有效成分經煎煮後容易溶出。研究表明，這些藥物經粉碎後藥液濃度較未粉碎藥材的藥液濃度高，藥效發揮更充分，且取效更快。其優點是，沸水沖泡或稍加煎煮後即可飲避免了湯劑因加工、久煎久煮造成某些藥物，特別是芳香類藥物有效成分的損失；以沸水沖泡藥物，可將其中的酶迅速降解滅活，避免了有效成分的破壞。實踐證明，解表類藥多含有揮發性油，常溫下就可揮發，故不宜久煎；同時，當其藥液溫度在30～40℃時，藥物所含酶活性很強，藥物的有效成分，尤其是苷類成分在酶作用下容易分解，使其含量降低而影響療效。又如阿膠、鹿角膠等膠質類藥入煎劑易黏鍋、煮焦，並常會黏附其他藥物，影響藥效成分溶出。因此，用代茶飲則可避免因久煎而喪失藥物的有效成分。

輕靈精巧、甘淡平和：代茶飲的組方除注重辨證及配伍嚴謹外，其突出的特點是選藥精當，用藥量輕，比湯劑節省藥材，有助於保護自然生態環境。且所用之藥藥性平和，無伐胃之弊，味多甘淡，無味苦難咽之虞，老幼皆宜。此類代茶飲所用之藥，一般多具有解表、清熱、止咳、除溼、和胃、清導、通便、祛暑、安神、補益等作用，屬於藥食同源之物，安全性好。

有病治病、無病調理：代茶飲藥效平緩，多可長用，可以調和臟腑陰陽、氣血盛衰，既可治病，又有調理之功效，尤其有助於病後的康復。

三、保健茶飲的選擇

中醫認為，茶飲的選擇應符合「天人合一」的原則。人生活在大自然中，必須順應一年四季氣候變化的規律，才能達到防病治病、養生保健的目的。茶飲除了適合人們一年四季飲用外，還應注意根據不同年齡、體質特點辨證施飲。中國地域遼闊，東西南北氣候有別，人們對茶飲的喜好也有所差異。

(一) 四季茶飲原則

茶飲用於食養和食療，中醫藥學的觀點認為應因時施飲。

春季茶飲：春回大地，天氣溫和，陽氣上升。宜首選能興奮器官、芳香濃郁類的花瓣茶材，可以幫助散發冬季積存在體內的寒邪，生發人體的陽氣，養肝利膽，疏通經脈，如玫瑰花茶、茉莉花茶、菊花茶之類的輕揚散發的茶品。

夏季茶飲：夏季天氣炎熱，陽氣旺盛，常暑而挾溼。宜選用茶性沉降、茶氣清苦，能清涼祛暑、理氣利溼的花草類茶材，以除煩解渴、清熱解暑、化滯利溼、補益腸胃，如綠茶、薄荷茶、竹葉茶等茶品。

秋季茶飲：秋季氣候乾燥，餘熱未淨，陽氣漸弱，陰氣漸升。宜選性質收斂、生津潤燥的果類入茶，以利於消除體內餘熱、化痰止咳、養陰潤肺，如烏龍茶及鮮鐵皮石斛、沙參、麥門冬之類的代茶飲。

冬季茶飲：冬季氣候寒冷，氣溫較低，陽氣不足，陰氣較盛。宜選茶質溫熱、茶氣辛散的根莖類茶材，重在驅寒保暖、溫腎補陽，如紅茶、鐵觀音等茶品。

（二）因人施飲原則

不同年齡人群的茶飲：少年兒童處於生長發育期，生機勃勃，臟腑嬌嫩，一般可選具有消暑解渴、養胃益智作用的茶飲，不宜選用具有滋補作用的茶飲。個別先天不足、發育遲緩的兒童，可在醫生的指導下選用適宜的滋補助生長類茶飲；青壯年已發育成熟，血氣方剛，精力充沛，一般不提倡過度滋補，如因工作勞累或受病所傷，可適當選用滋補類茶飲，但宜辨證而施；人至老年，臟腑功能逐漸衰退，腎氣虧虛，氣血不足，形神俱弱，智力漸低，可選擇一些較有針對性的滋補類茶飲，但宜少量多次飲用，發揮藥力緩和的效果。

不同性別的茶飲：因男女生理功能有別，故選擇茶飲亦有所不同。因腎精易損，男性往往易出現腎陽偏虛或肝腎不足的現象，且隨年齡增長而日漸加重，宜選用菟絲子、杜仲、枸杞子等具有滋補肝腎、強筋壯骨功能的茶材；女性因有經、帶、孕、產的生理功能，易衝任失調、氣血不足，宜選用當歸茶、益母草茶等具有養血調經功能的茶品。

（三）茶飲配料的選擇原則

茶飲品種成百上千，名目繁多，但常用的茶材主要為下列四大類。

綠茶：綠茶是將新鮮的芽葉直接進行高溫殺青、揉捻，以或炒或烘或曬的方式乾燥後製成的不發酵茶，其品種居各類茶葉之冠，是世界上貿易量最大的茶品，也是中國最主要的茶類。綠茶一般可加入具有清熱、消暑、利尿、止渴作用的藥茶中，適合夏季飲用。

紅茶：紅茶是經過萎凋、揉捻、發酵、乾燥後製成的發酵茶，品種頗多，最著名的為功夫茶，其中的祁門紅茶品質超群。紅茶一般可加入具有溫熱、散寒、補益作用的藥茶中，適合冬季飲用。

花茶：花茶是以精製茶為原料，利用各種天然花香窨製而成的再加工茶。主要品種為茉莉花茶、玫瑰花茶、玳玳花茶、珠蘭花茶、桂花茶等。花茶的香氣高醇馥郁、芬芳撲鼻，茶色幽黃微綠，滋味鮮美，滿口生香。花茶一般可加入具有疏肝、解鬱、理氣、活血作用的藥茶中，適合春季飲用。

烏龍茶：烏龍茶又叫青茶，是一種經過搖青工藝製成的半發酵茶，葉片大部分保持綠色，邊緣呈紅色，素有「綠葉紅鑲邊」的美稱。烏龍茶條索粗壯，茶湯金黃清澈，香氣濃郁，滋味醇厚。烏龍茶一般加入具有調理脾胃、理氣和中等功效之性味較為平和的藥茶中，適合秋季飲用。

第五節
酒及藥酒

酒在中國歷史悠久，品種多樣。歷代以來，中國人對酒的研究與運用，可以毫不誇張地說，已達到爐火純青的境界。自從有了酒，人們就借用這杯中物演繹出無數精彩的民間傳奇，也有人借酒消愁而演繹了悲觀的人生，也有人在酒色中迷茫地過著灰色的人生，如此種種，或可歌可泣，或可悲可嘆，不一而足。

古代帝王貴族及文人雅士對酒極為推崇，三國時期的梟雄曹操嘆道：「對酒當歌，人生幾何……何以解憂，唯有杜康。」而唐代號稱「酒中仙」的詩人李白則寫出了極豪放的《將進酒》而流傳後世，這不能不令人感嘆酒的力量。古往今來，世界上沒有一個國家能像中國一樣有如此多「詩酒同家」的名人學者，其因酒而出現的酒文化，堪稱世上一絕。在中國，飲酒不僅僅是習俗、怡情養性的需求，也是食療保健的需要。中國人常常以酒做藥或以藥做酒，歷代流傳，至今仍盛行，是中醫藥學重要的特色之一。

藥酒根據所含的成分，分為酒、醴、醪三類。酒，主要含普通藥材成分；醴，除含有藥材成分外，尚含有糖分，包括含有較高糖分的藥材；醪，除含有以上兩種成分外，還有釀酒所產生的酒糟。《黃帝內經》一書又告誡人們，要保持健康長壽，就不要「以酒為漿，以妄為常」。

一、酒的興起及作用

從發現酒到釀酒、飲酒，其間經歷了漫長的過程，這一過程中酒慢慢成為人們普遍喜愛的飲品。《戰國策》曰：「儀狄造酒，進之於禹。」《說文》云：「少康造酒。」少康即杜康，所以文人常將酒稱為杜康。其實，酒應是廣大人民群眾共同實踐的成果。所以，《酒誥》一文認為酒是「有飯不盡，委之空桑，鬱積成味，久蓄氣芳，本出於此，不由奇方」。這種觀點應該是比較客觀的，其斷定酒是自然發酵的產物，被人們認識而飲用。

中國釀酒的歷史非常悠久，據《尚書》記載，西元前12世紀，我們的祖先創造了一項新技術，就是用麴釀酒術，使中國成為世界上獨一無二製麴釀酒的國家。由於麴產生了多種微生物，增加了酒的風味成分，故中國的酒酒體豐富、優美，其風格在世界上獨樹一幟。夏、周時期出現了獨立而具有規模的手工釀酒作坊，在周代還建立了專門的官職，管理有關酒的政令，並直接組織和監督酒的釀造。而國外直到1897年才發現磨碎的酵母菌濾液可使醣類發酵。

隨著時代的發展，人們發現酒不僅能通血脈、興奮精神，而且還有養脾氣、厚腸胃、潤皮膚、去寒氣等多種功效。早在《黃帝內經》一書中就載有「邪氣時至，服之萬全」、「疾在腸胃，酒醪所及」之說，而在《周禮》中還有「用酒浴屍」的記述，所以人們稱讚：「酒為百藥之長。」

二、藥酒的食療價值

將作為飲料的酒與治病強身的藥食兩用中藥「溶」為一體後製成的藥酒，不僅具有配製簡易、飲用方便、藥性穩定、安全有效的優點，而且還利用了酒精作為一種良好的半極性有機溶劑的優點，使中藥的各種有效成分都能輕易溶於其中，從而藥借酒力、酒助藥勢，使發揮出來的藥力更加充分，這對提高臨床療效無疑有很大的幫助。

現代研究表明，酒的主要成分乙醇（即酒精）是一種良好的溶媒，大部分水溶性物質及不溶於水的多種中藥成分，如生物鹼、鹽類、鞣質、揮發油、有機酸、樹脂、醣類及部分色素（如葉綠素、葉黃素）等均較易溶解於乙醇。乙醇不但有良好的穿透性，易進入藥材組織細胞內，發揮溶解作用，促進物質置換、擴散，有利於提高浸出速度和效果，還能防腐，延緩許多藥物的水解，增強藥劑的穩定性。

藥酒在中醫藥學中作為一種劑型，又稱為酒劑，是中國歷代醫學家在長期的醫療實踐中總結出來的經驗結晶。古人認為，酒性溫，味辛而苦甘，有溫通血脈、宣散藥力、溫暖脾胃、消食養肌、祛散風寒、振奮陽氣、消除疲勞的功效。適量飲用，可以怡情助興，但過飲則亂性，酗酒則耗損元氣，甚至殞命。東漢著名醫學家張仲景的《傷寒論》及《金匱要略》中涉及用酒的方劑共有21個，包括炙甘草湯、當歸四逆加吳茱萸生薑湯、大承氣湯、小承氣湯、抵當湯、瓜蔞薤白白酒湯、鱉甲煎丸、薯蕷丸等。其中酒的藥用價值是多方面的，綜觀眾方，概括言之，有祛風散寒、活血化瘀、溫陽通經、行藥勢、糾藥勢之偏等作用，因病情不同，用酒的目的及產生的作用也各異。

由於藥酒能長期保存藥質，不添加任何防腐劑，飲用方便，味香爽口，有提神作用，所以飲用藥酒不僅成為風俗時尚，而且為歷代醫家所推崇。他們在防病治病和養生保健的過程中，又創制了大量的藥酒方，流傳於民間的單驗方更是不計其數。隨後藥酒的應用範圍不斷擴大，至唐代，藥酒這一劑型的使用已很廣泛。《千金要方》一書中，藥酒方就有60餘個。其中有治療月經不調，結成症瘕的；有治崩中去血，產後餘疾的；有治虛羸陽道不舉的；有治骨髓疼痛，祛風通絡的；有補氣養血，延年益壽的；有治虛損勞傷，健脾養胃的。藥酒配方眾多，中藥也由兩味發展至十幾味，甚至幾十味，如「登仙酒」，就有多至64味的中藥。這個時期，藥酒的製作和應用範圍都達到了新的水平。這些藥酒，不僅能治療內、婦、兒、傷等多科疾病，而且治療外科疾病也頗具特色，王燾的《外台祕要》一書中就有「治下部痔瘡方」的記載。

在中國古代民間，藥酒在季節性疾病預防中的應用非常廣泛。據歷代相關文獻記載，除夕飲屠蘇酒、椒柏酒，端午節飲雄黃酒、艾葉酒，重陽節飲茱萸酒等，都能預防傳染性、流行性瘟疫。唐代名醫孫思邈的《千金要方》就有「一人飲，一家無疫；一家飲，一里無疫」之說，可見古人非常重視通過飲用藥酒來預防疾病。直到現在，中國南方一些地區的人還保留著這些風俗。不過，藥酒成分已有所改變。如屠蘇酒，現在已改用薄荷、紫蘇等中藥浸糯米酒釀製而成，一般都在正月初七飲用，以避瘴氣。而相傳，屠蘇酒由酒浸泡大黃、白朮、桂枝、桔梗、防風、山椒、烏頭、附子製成，由三國時期名醫華佗所創，後隨唐時揚州名僧鑑真大師東渡而傳入日本，並為日本人民所推崇，這是藥酒向國外傳播和推廣的最早記載。此外，藥酒也用於延年益壽。壽星酒、周公百歲酒等，經實踐證明，對老年人具有一定的延緩衰老、補虛健體的作用。

三、藥酒的製作

藥酒是一種浸出製劑。歷代醫家製作藥酒的方法頗多，歸納起來主要有冷浸法、熱浸法和釀製法。

冷浸法：將藥物適當切製或粉碎，置瓦壇或其他適宜容器中，按照處方加入白酒或黃酒，密封浸泡一定時間後，取上清液，並壓榨藥渣，將壓榨液與上清液混合，靜置過濾即可。

熱浸法：將藥物切碎或搗為粗末，置於適宜容器內，按照配方規定加入適量白酒，封閉容器，隔水加熱至沸時取出，繼續浸泡至規定時間，取上清液，並壓榨藥渣，壓出餘液，再將餘液與上清液混合，靜置、沉澱後過濾即可；或在適宜容器內注入適量白酒，將適度粉碎的藥物用紗布袋裝好，置於酒中，封閉容器，然後浸漬在一定溫度的水浴中，取液同前法。

釀製法：將藥物直接加入米穀、高粱、酒麴中，蒸煮發酵成酒。

現代藥酒的製作已與以往不同，多選用50°～60°的白酒。如果酒精濃度過低，則不利於中藥材中有效成分的溶出，而酒精濃度過高，有時候反而會吸收中藥材中的少量水分而使藥材質地堅硬，有效成分也同樣難以溶出。不善飲酒者如病情需要，也可以採用低度白酒、黃酒、米酒或果酒等作為基質酒，但浸泡的時間要適當延長。一般來說，家用藥酒的製作，常常是將中藥材浸泡在酒中，經過一段時間後，中藥材中的有效成分溶解在酒中，此時濾去藥渣，即可飲用。

應予指出的是，藥酒有兩種類型，一種是保健酒，另一種就是名副其實治病用的藥酒。兩者共同的特點是藥中有酒，酒中有藥，均能起到強身健體的功效，但也有明顯的差異：

1.保健酒是一種食品飲料酒，具有食品的基本特徵；藥酒則以藥物為主，具有藥物的基本特徵。

2.保健酒以滋補、強壯、調節、改善、補充為主要目的，可為人體提供營養物質和功能性成分，效果是緩慢而潛移默化的；藥酒則以治病救人為主要目的，是為了治療患者的病理狀態或促進其康復。

3.保健酒適合健康者、亞健康者或有特殊需要者飲用；藥酒則僅限於患病人群飲用，必須由醫生開處方，有明確的適應證、禁忌證，應限量、限期，並在醫師指導下飲用。

4.保健酒講究色、香、味，注重藥香、酒香的協調；藥酒則不必做到藥香、酒香的協調。

5.保健酒中的原料藥材選用傳統食物、藥食兩用的藥材，且中藥材、飲片必須經過食品加工，功能強大，有毒者概不可用；藥酒中的原料，首選安全有效的中藥，以滋補為主，也可適當配伍其他中藥，包括具有清、溫、消、補、下、和等作用的中藥，以藥物為主。

另外要注意的是，所用工具應遵循中醫藥的傳統方式，選用砂鍋煎煮，一些金屬器具，如鐵、銅、錫、鉛之類的器具，煎煮藥物時容易出現沉澱，降低溶解度，甚至器皿本身與藥物及酒有可能發生化學反應，影響藥性的正常發揮。所以，配製藥酒要選用非金屬器皿，諸如砂鍋、瓦壇、瓷甕、玻璃器皿等。當然，有特殊要求者則另當別論。

四、藥酒的雙向作用

古人早就指出：「酒能益人，亦能損人。」適量飲酒，可以宣通血脈，散寒消瘦，提神助興，但如過飲，則傷脾胃，重則亂人神志。因此，《黃帝內經》又告誡人們，要保持健康長壽，就不要「以酒為漿，以妄為常」。所以，歷代醫家對酒的認識非常科學，不論是酒還是藥酒，飲之都要有節，過則為害匪淺。現代認為，限酒是健康的四大基石之一。顯而易見，現代並不否定飲酒，因為飲酒在當代已是再平常不過的事了，而且飲酒並非有害，但須控制飲量，這種觀點與傳統醫家不謀而合。現代營養學家對紅葡萄酒的飲用甚是推崇，認為此酒中含有豐富的白藜蘆醇，對心腦血管有益無害。

人是否飲酒而醉，取決於血液中乙醇（即酒精）的濃度。當血液中乙醇濃度在0.05%～0.1%時，人開始微醉；而達到0.3%時，人就會口齒不清，步態蹣跚，這就是人們常說的酒醉狀態；如果達到0.7%，就會致命。對於乙醇的耐受力，人與人之間的差異很大，但酗酒是絕對不行的。

現代醫學研究證明，酒中的酒精95%由肝臟代謝。肝內分解酒精的酶有兩種，一種是乙醇脫氫酶，另一種是乙醛脫氫酶。人體內若具備這兩種酶，就能很快地分解酒精，中樞神經就較少受到酒精的影響。每個人體內都存在乙醇脫氫酶，而且數量基本是相等的，但缺少乙醛脫氫酶的人並非罕見。這種酶缺少時，酒精不能被完全分解為水和二氧化碳，體內乙醛繼續存留，人飲酒後會產生噁心、嘔吐等消化道反應，甚至出現昏迷。因此，不善飲酒的人往往是乙醛脫氫酶數量不足或完全缺乏的人，而善於飲酒的人若飲酒過快，也同樣會發生醉酒。為了避免發生醉酒事件或飲酒成癮，一般需注意以下事項：

應因人而異：一些既往有慢性疾病，諸如潰瘍病、肝病、高血壓、高脂血症、動脈硬化、肥胖、糖尿病等的患者，均需戒酒。

不空腹飲酒：因空腹時酒精吸收快，容易喝醉，而且對胃腸道傷害較大，所以最好在喝酒前先吃些油脂食物，如肥肉、蹄膀等脂肪含量高的食物或飲用牛奶等，利用脂肪不易消化的特性以保護胃部，防止酒精「滲透」胃黏膜。

不宜同時飲用碳酸飲料：雪碧、可樂、汽水等碳酸飲料中的成分能加快人體對酒精的吸收。

酒後可吃一些水果汁：水果和果汁中的酸性成分可以中和酒精。水果中含有大量的果糖，可使乙醇氧化，加快乙醇的代謝分解，又能保護胃黏膜。

酒後不宜喝茶：因酒精入肝後通過酶分解成為水和二氧化碳，再經腎排出，而茶中含有較多有利尿作用的茶鹼，會促進尚未分解的酒精產物過早地進入腎臟，日積月累，極易發生隱匿性腎損傷，後果堪憂。

目前，尚無理想的解酒方法和解酒藥物。歷代流傳的解酒藥，諸如菊花、決明子、山楂、麥芽、葛根、葛花、刺五加、桑葚、枳椇子等均可參考使用，但最重要的還是應該限酒，控制酒精的攝入量。專家指出，每週酒精的攝入量，男性應在140克以內，女性應在70克以內，超過這個數量，就會有患酒精肝的危險。140克酒精相當於50°白酒3～4兩，也就是說成年男性每週飲用50°白酒不能超過4兩，女性減半，而紅葡萄酒則要求控制在每天1～2兩。

讀過《三國演義》的都應知道「煮酒論英雄」。當時，曹操和劉備在一起喝酒，忽然間，曹操對劉備試探說：「今天下英雄，惟使君與操耳。」此話一出，劉備以為曹操知其稱霸的野心，一時手忙腳亂，不知如何應付，巧在此時，忽然一聲雷響，為劉備解了圍。還有一句民諺：「酒後吐真言。」酒總能使人得意忘形。記住了，酗酒往往會使你洩露隱私！

（駱仙芳　王會仍）

食療藥膳「治未病」

總論

第四章

第一節 概述

中醫古老的醫典巨著《黃帝內經》早就提出：「聖人不治已病治未病。」中醫將病分為未病、欲病、已病三個層次，而針對這三個層次採取的對策就是未病先防、既病防變和病後防復三大方面。所謂「未病」不僅是指機體處於尚未發生疾病時段的狀態，而且包括疾病在動態變化中可能出現的趨向和未來時段可能表現出來的狀態，以及病微而未顯（顯而未現）、顯而未成（有輕微表現）、成而未發（有明顯表現）、發而未傳（有典型表現）、傳而未變（有惡化表現）、變而未果（具有雙向性質，表現出向癒或趨向預後不良）的全過程。

中醫「治未病」理論將醫生也分為上工、中工、下工三個等級。名醫扁鵲上見魏文侯，被問道：「你兄弟三人，誰的醫術最好？」扁鵲回道：「大兄最好，二兄次之，我最差。」魏文侯又問：「為什麼？」扁鵲再回答：「我大兄治病，從人的神態上就能預先看到疾病將要發生，在疾病未生成之前就把它祛除了，但是一般人不知道他有此本領，所以他的聲名無法外傳，只有我們家人知道；我二兄治病，是治於病患初起之時，疾病剛剛顯露出小小苗頭時就被他治好了，但一般人認為他只能治小病，所以他的名氣也只限於本鄉里；而我治病，都治於病情嚴重之時，人們只看到我在經脈上扎針放血，給病人灌湯服藥，在皮膚上敷藥，做大手術等，認為我的醫術高超，所以我名聞全國。」魏文侯聽了扁鵲的回答，感嘆不已。在這個傳說中，扁鵲三兄弟的醫術高下立判，他的大兄、二兄都是典型的「治未病」者，而他自己則是「治已病」的醫生。

「治未病」所體現的「防病重於治」的觀點，正是21世紀提倡的醫學原則。WHO經過近半個世紀的研究，將「健康」定義為「不僅身體沒有疾病和虛弱現象，而且還有完好的生理、心理狀態和社會適應能力」，而將機體無器質性病變，但是有一些功能改變的狀態，即雖然沒有明確的疾病，卻出現精神活力和適應能力下降的非病非健康的臨界狀態稱為亞健康狀態。可見兩千多年前中醫「治未病」的內容幾乎涵蓋了WHO所倡導的觀念。

健康與長壽永遠是人類的追求。人類健康四大基石之一——合理的飲食結構是保健的關鍵因素。中國主要採用以穀類為主的植物性膳食結構，這是中華民族飲食和營養的主要準則。同時還提倡飲食養生有「六宜」，即食宜早些、食宜暖些、食宜少些、食宜淡些、食宜緩些、食宜軟些。並強調：「朝莫虛，暮莫實。」這與現在美國人所提倡的「金字塔飲食」及WHO推薦的「地中海飲食」不謀而合。

其實，人類吃的食物不外乎五大類：第一類是穀類糧食，富含醣類；第二類是動物性食物，包括富含動物蛋白的瘦肉、禽肉、蛋、魚肉等；第三類是富含植物蛋白的豆類，以及乳類、乳製品；第四類是蔬菜、水果；第五類是油脂。食物中所含的營養素包括水、蛋白質、醣類、膳食纖維、脂肪、無機鹽、維生素和微量元素等。不同的食物所含的營養素也不同，如米、麵等以醣類為主；牛奶、大豆、雞蛋、瘦肉等以蛋白質為主；水果、蔬菜則富含維生素、無機鹽和膳食纖維。食物成分之間的差異性要求我們做到膳食平衡、營養全面，要不挑食、不偏食。世界各地民俗、生活方式不同，且各國國力也有差異，因此膳食結構也不同，如歐美等地以動物性食物為主；印度、巴基斯坦、印尼、泰國採用典型的素食；日本則汲取東西方膳食的優點，將植物與動物性食物合理搭配，加上政府對膳食營養比例、食品構成、消費比重的重視，目前日本人均預期壽命已居世界前列。由此可見，健康長壽與膳食結構密切相關。

中國是一個美食大國，飲食文化享譽世界。以往國家貧窮，人口眾多，生產以農業為主，飲食基本以植物性膳食為主。中華人民共和國成立以後，特別是改革開放以來，隨著人民生活水平的提高，人們愈來愈追求美味佳餚帶來的高品質享受。同時「西式快餐」逐漸發展，西式的糕點、餅乾、洋芋片、薯條、烘烤肉食逐漸流行，國人的飲食結構也逐漸失去了平衡。華夏子孫一向適應傳統飲食方式，食品結構的飛速變化，導致我們的基因不能適應吃進去的東西，無法執行原有的功能，重大疾病的發病率也隨之上升，如果不加遏止，後果將難以想象。

中國著名的營養學家趙霖教授指出：「人類的牙齒就是用來咀嚼食物的，32顆牙齒各司其職：4顆是犬齒，主要用於咀嚼肉類食物；8顆是切齒，用來切碎果蔬等纖維豐富的食物；20顆是臼齒，用來磨碎穀物。牙齒的結構就說明人類不能光吃肉，食物中有點肉就夠了。」所以，他對膳食的要求是：「一把蔬菜一把豆，一個雞蛋加點肉，五穀雜糧要吃夠。」這確實是至理名言。前幾年，中國的膳食指南已作了修訂，強調了歷來傳統以穀類為主的飲食結構的合理性和科學性。

第二節

食療養生調理亞健康

調理亞健康是中醫「治未病」的重要組成部分。在不同的年代，人們賦予健康的內涵是不一樣的。過去，人們的物質生活極度匱乏之，生存成為人的第一需要，那時的人認為能吃、能喝、能動，身體沒有大病，就是健康。隨著社會的進步，醫學知識不斷更新，健康的概念也在逐步更新和不斷完善。現代醫學認為，人的健康包括軀體、心理和道德三個方面的內容，一個健康的人，不僅要有健康的軀體，還要有健康的心理以及對社會環境的良好適應能力，把健康的概念提高到了前所未有的高度。WHO在這個概念的基礎上，制定了十大健康準則，並以此為指導方向。

一、WHO制定的十大健康準則

1. 有充沛的精力，能從容不迫地進行日常生活和繁重工作，而且不會過分緊張和疲勞。
2. 處事樂觀，態度積極，樂於承擔責任，不挑剔。
3. 適度休息，睡眠好。
4. 應變能力強，能適應外界環境的各種變化。
5. 能夠抵抗一般性感冒和傳染病。

6.體重適當，身體勻稱，站立時，頭、肩、臂的位置協調。

7.眼睛明亮，反應敏捷，眼瞼不易發炎。

8.牙齒清潔，無齲齒，不疼痛；牙齦無出血現象。

9.頭髮有光澤。

10.肌肉豐滿，皮膚有彈性。

二、十項健康自測標準

根據目前相關的一些報導，這裡擬定了十項健康自測標準，以供參考。

1.體重基本穩定，一個月內體重減輕不超過4千克。

2.體溫基本在37℃左右，每日的體溫變化不超過1℃。

3.脈搏每分鐘75次左右，一般不少於60次，不多於100次。

4.正常成年人每分鐘呼吸16～20次，呼吸次數與心跳的比例為1：4，每分鐘呼吸少於10次或多於24次為不正常。

5.大便基本定時，每日1～2次，若連續3天以上不大便或1天大便4次以上為不正常。

6.每日進食總量應保持在1～1.5千克，連續1週每日進食超過平時進食量的3倍，或少於正常進食量的三分之一為不正常。

7.一晝夜的尿量在1500毫升左右，24小時的尿量多於2500毫升或少於500毫升，連續3天為不正常。

8.成年女性月經週期在28天左右，提前或推後15天以上為不正常。

9.正常成年男女結婚後，夫妻生活在一起且未避孕，3年內不育為不正常。

10.每日能夠按時起居，睡眠6～8小時，每日睡眠不足4小時或超過15小時為不正常。

三、亞健康的臨床表現

亞健康是指非病非健康的一種臨界狀態，介於健康與患病之間，又稱「第三狀態」、「中間狀態」，或稱慢性疲勞症候群（CFS）。WHO將機體無器質性病變，但是有一些功能改變的狀態，稱為亞健康狀態。處於亞健康狀態的人，雖然沒有明確的疾病，卻出現了精神活力和適應能力的下降。這種狀態處理得當，則身體向健康轉化；反之，則患病。亞健康狀態最早出現於20世紀80年代末的西方發達國家的白領女性階層。WHO的一項調查顯示，全球真正健康的人僅占5％，病人占20％，餘下75％的人處於健康和疾病之間的過渡狀態，即亞健康狀態。

目前認為，亞健康的病因多種多樣，遺傳基因、環境汙染、緊張的生活節奏、過大的心理壓力、不良生活習慣、作息時間不規律導致的過度疲勞等均是形成亞健康狀態的重要因素。其臨床表現一般有以下幾個方面：

軀體方面：表現為疲乏無力，肌肉、關節痠痛，頭昏頭痛，心悸胸悶，睡眠障礙，食慾不振，脘腹不適，便溏便祕，性功能減退，怕冷怕熱不定，常易有感冒、眼部乾澀等症狀。

心理方面：經常出現情緒低落、心煩意亂、焦慮不安、急躁易怒、恐懼膽怯、記憶力下降、注意力不集中、精力不足、反應遲純等表現。

社交方面：可有不能較好地承擔相應的社會角色，工作、學習困難，不能正常地處理人際關係、家庭關係，難以進行正常的社會交往等表現。

總而言之，亞健康雖然只是一種功能性改變，不是器質性改變或體徵改變，目前的醫學技術尚不能發現其病理變化，但這種狀態使生命品質變差，讓人長期處於低健康水平，其本身也可能是許多疾病的前期徵兆。由於潛伏期長，有的可能長至8～10年，如果不進行早期干預，可引發不可逆轉的病變。應當指出的是，亞健康與慢性病密切相關。

四、亞健康的食療保健

防治亞健康是中醫「治未病」的重要組成部分，膳食或食療是防治的主要措施之一。不論是日常飲食還是食療藥膳，都必須具有人體所需的營養物質；同時，原則上要求攝入不能過量，應注重平衡。應用藥食兩用的中藥進行食療調理時，須在中醫藥理論指導下辨證施膳。

營養關乎健康，合理的食療能補充人體所需的營養成分，既可健體袪病，還可益壽延年，甚至可以避免因病服藥帶來的種種難以預測的後果。唐代名醫孫思邈一再告誡：「若能用食平痾，釋情遣疾者，可謂良工。」因此，早在古人的眼裡，食療就具有可貴的防病治病、養生保健的功效。

按照人類在生物進化過程中形成的各種牙齒的比例，人類膳食結構中穀類食物、漿果類食物、動物性食物的比例應該為5：2：1。全部植物性食物與動物性食物之比則應是7：1。現代人雖然與原始人有很大的差別，但動物性食物、植物性食物的比例仍應保持不變。一般來說，營養素的攝入要求應該是：蛋白質為10％～15％，脂肪為20％～30％，醣類為55％～65％。現代人由於過於追求口腹之欲，致使以穀類為主的傳統飲食受到了西式快餐飲食的猛烈衝擊，很多人能量攝入過多，亞健康人群異常增加，不少疾病隨之發生。

目前，人們已經開始意識到葷食過量的危害。但由於缺乏科學飲食的知識，不少人又反其道而行之，特別是青年女性，為了維持體形，又一味追求素食，有的甚至無知到每天只吃果品充飢，或一天只吃一頓素。這種不講究葷素合理搭配的飲食方式，必將嚴重影響人體的健康。

講究原汁原味的飲食方式已漸成時尚。西餐食物品種比較單調，動物性食物過多，加上蔬菜品種有限，因此難以達到膳食營養平衡的標準。為了彌補這一不足，現代醫藥學借助工業化的手段，從各種食物原料中提取出有效成分，製成藥片作為營養補充劑，從而形成了現代西方的「藥片文化」。目前，這種方式已漸受質疑，一位美國保健和營養學界的權威人士稱：「在大多數人看來，實驗室中精心研製出來的那些大大小小的藥片，是治療我們身上大疾小恙的靈丹妙藥，而事實並非如此。現在，愈來愈多的科學家正致力於開發和研究另一種全新的藥物資源——動物和植物。它們在這個星球上已經存在了上百萬年，是我們隨餐而入的藥物。」由此看來，西方現代醫藥學單純以化學物質造就的微觀營養學也正在向中華民族原創的順乎自然、講究「天人合一」的宏觀營養學發展。

當然，我們也強調，順乎自然，不是聽命於自然，如果我們不能在原創的基礎上創新，則將永遠在原地踏步不前。其實說到底，中國傳統的飲食文化及藥食兩用的食療藥膳，不但應予傳承，而且要不斷創新，增加科學內涵。合理飲食只是健康四大基石之一，不是全部。

中國飲食中有如此豐富的品種，應歸功於歷代醫學名家及民眾的傳承與不斷創新。中國第一部農耕專著《齊民要術》蒐集的穀類、豆類植物有10多類，200餘種；蔬菜20餘類，100多個品種；魚、肉、蛋類百餘種。這本書，充分體現了食物來源多樣化的原則，提倡以穀物、豆類為主，以足量果蔬為輔，以動物為補充的膳食結構，促成中華民族獨有的食養、食療養生保健理念的形成，為後世提供了極其豐富的食物資料。

中國傳統的膳食強調以穀類、豆類為主的飲食結構，同時又不忽視動物性食物以及其他富含蛋白質、維生素、無機鹽等人體必須的營養成分的食物。自古中餐就有主、副食之分，穀類除稻、黍（高粱）、麥（麥類）、菽（豆類）、粟（穀子）等之外，還包括了玉米、莜麥、蕎麥、黍子、薏苡仁等，烹飪方法也以蒸、煮等低溫烹飪方法為主，完全有別於西方的燒、烤等高溫烹飪方式。中醫藥學一向非常看好「得穀者昌，失穀者亡」、「食五穀治百病」的理念，早在3000多年前的周代，就已經以「五味、五穀、五藥養其病」作為防病治病的原則。中華民族能繁榮昌盛至今，與五穀雜糧提供的全面營養和保健養生功效是分不開的。

五、藥食同源中藥含多種重要的營養成分

中國以五穀為主的飲食結構提供了人體必須的蛋白質、脂肪及醣類等基礎營養物質，但人體還應補充維生素、無機鹽等營養成分，而藥食兩用的中藥則是其取之不盡的天然寶庫。近代中藥分子化學研究發現，除了含有生物鹼、微量元素、酶等成分之外，維生素的蘊藏亦是藥食兩用中藥的一大特色。不少藥物維生素含量豐富，性能較穩定，且與其他成分聚合，應用範圍廣泛。藥食兩用中藥所含的維生素主要有以下幾種：

維生素A：維生素A是構成視覺細胞內感光物質的重要成分，還能促進身體正常發育。含維生素A的中藥較多，主要有白朮、蒼朮、紅棗、熟地、龍眼肉、玉竹、生地、枸杞子、桑葉、覆盆子、蔓荊子、山萸肉、青蒿、蠶沙、夜明砂、五加皮等。

維生素D：維生素D能加強鈣、磷在腎小管的再吸收，促進骨骼鈣化，使嬰幼兒免患佝僂病。中藥雞子黃、牛黃等含有維生素D，有報導稱應用黃連阿膠雞子黃湯治療小兒佝僂病有較好的效果。

維生素E：維生素E用於臨床，既可預防白髮、抗衰老、降低膽固醇，又可治療宮內放環而致的月經量過多、產後缺乳，並有促進乳房豐滿、安胎等功效。含維生素E最豐富的中藥要算續斷、胡桃仁。據歷代文獻記載，古代治療不孕症多選用續斷，如張錫純所創的「壽胎丸」即以此藥為主藥，而續斷「補肝腎，固衝任」的作用，主要與其所含的維生素E有關。菟絲子、胡桃仁、黑芝麻等能降脂潤膚、延緩衰老，被清宮御醫視為駐顏美容的要藥，這也與它們含有較多的維生素E有關。

維生素K：維生素K又叫凝血維生素，實驗發現維生素K能抑制離體腸管的自動節律性收縮和由乙醯膽鹼誘發的收縮。有報導稱將維生素K_3加入5%葡萄糖液靜滴對膽絞痛、胃腸痙攣及腎絞痛等有顯著的解痙鎮痛效果。研究發現，從草藥雪蘭花中提取的磯松素，從芸香草揮發油中分離出來的平喘成分胡椒酮，基本化學結構都與維生素K_3（甲萘醌）相似，均具有解除平滑肌痙攣作用。

維生素C：清代治肝名醫王旭高喜用木瓜疏肝和胃，在用熟地、棗仁、紅棗等補益的同時，多佐以木瓜、芡實。木瓜等所含的維生素C能促進鐵的吸收，臨床也多用富含維生素C的中華獼猴桃阻斷亞硝酸胺引起的食管上皮細胞增生，以達到防癌抗癌的目的。又如馬齒莧、藕節等止血不留滯，主要與其所含的維生素C能參與細胞間質的生成，改善毛細血管的通透性，參與氧化還原，促進新陳代謝有關。

維生素P：含維生素P最豐富的中藥有槐花、連翹等。維生素P有增強毛細血管抵抗力、降低毛細血管脆性的作用，實驗發現其降血壓作用顯著，在治療血小板減少性紫癜的藥方中加入上述兩藥，療效較好。實驗還發現槐花對肝腎陰虛之血壓高者效果尤佳。

當然，維生素、無機鹽是人體所必須的營養成分，是人體代謝過程中必不可少的有機化合物。人體就像一座極為複雜的化工廠，不斷地進行著各種生物化學反應，而這些反應與酶的催化作用有密切關係。而酶想要產生活性，必須有輔酶參與，許多維生素就是輔酶的組成部分。因此，維生素是維持和調節機體正常代謝的重要物質。維生素是個非常龐大的家族，目前所知的維生素有幾十種，它們以生物活性物質的形式在人體內各顯神通。維生素大致可分為脂溶性維生素和水溶性維生素兩大類，前者包括維生素A、維生素D、維生素E、維生素K；後者包括維生素B群、維生素C以及許多存在於人體組織中的類維生素。

雖然維生素參與體內能量的代謝，但本身並不含有能量，所以補充維生素不會導致營養過剩和肥胖，不過維生素過多也存在有害健康的風險。因此維生素雖然必須，但也不是多多益善。例如：維生素A如果以藥物形式攝取過多，進入體內後不能排出，就可以在體內堆積而引起維生素A過多症，可出現厭食、易激動、長骨末端疼痛、肢體活動受限、頭髮稀疏、肝臟腫大、肌肉僵硬、皮膚瘙癢、頭痛、頭昏等症狀，嚴重者還可出現急性維生素A中毒症；維生素E如果長期或大劑量使用，則可致血管阻塞、高血壓、視力模糊、乳房腫大、腹瀉、頭昏、噁心、胃痙攣、疲乏無力、免疫功能低下和性功能減退等表現；維生素K如果體內含量過多，就會因中毒而出現噁心、嘔吐等胃腸道反應，劑量較大時，可致新生兒、早產兒發生溶血性貧血、高膽紅素血症，還可導致肝損害，加重黃疸等不良反應。總之，維生素既是營養素，也是藥。因此，維生素攝入也同樣應適可而止。

食療藥膳需注重烹飪方式。食物的營養素含量或多或少也會受烹飪方式的影響。在加工之前，首先要選擇好原料並妥善儲存，在這個過程中如果方法不正確，就會導致營養素的耗損和流失。原料儲存時間愈長，營養素損失就愈多，而且隨著儲藏時間的延長，還會使亞硝酸鹽的含量增加，產生安全隱患。因此，葉菜類原料應盡量現購現用，不要丟棄太多的外葉和莖皮，凡能食用的部分都應盡量在烹飪過程中加以保存和利用。蔬菜類原料在清洗時，長時間浸泡會使營養素流失增多，特別是水溶性營養素損失尤甚。蔬菜類原料不宜切配得過碎，否則會增加易氧化的營養素與空氣的接觸，增加營養素的流失。藥膳食療養生所用的原料應該是道地中藥材，其營養素含量會更加可觀。

中藥可以兩用，不少食物也同樣有醫療保健作用。人們最常吃的瓜果類食物，如核桃、榛子仁、杏仁、花生、蓮子、芝麻、百合、綠豆、蘿蔔、銀耳、獼猴桃、紅棗、山藥等，都是營養素的優質來源，其中有些食物，將在各論部分予以詳述。

第三節 食療養生延緩衰老

衰老是生命過程中正常的生理現象，是機體內各種生化反應的綜合過程。隨著年齡的增長，機體的功能也會逐漸減弱，對環境的適應能力下降，病理狀況繼續急劇加重，這一切都貫穿於生命的始終，也是衰老的必然結果。有生就有死，這是大自然的法則，沒有人能違背這一規律。儘管如此，延緩衰老、無疾而終一直是人類追求的夢想。

關於人類是否能延緩衰老，古今中外都存在爭論。美國亞利桑那大學生態學和進化生物學教授喬安娜．馬塞爾認為：「人類衰老完全不可避免，也許你能放慢衰老的速度，但你無法阻止衰老，你可能解決了一個問題，但又被另一個問題難住。」並且指出：「衰老與癌變，兩者必居其一，或兩者兼有。」這好像是個宿命論的觀點，類似於民間常說的「命中注定」。但衰老有兩種情況，一是生理性衰老，一是病理性衰老。其實，衰老是生命體的共同特徵，各種生物均有其平均壽命，蛇類約1年，鼠類約3年，靈長類則長達數十年或更長。壽命的長短與物種長期進化形成的各自的遺傳特性密切相關。也就是說，衰老似乎是事先程序化設定的，受到某種基因的調控。對於生理性衰老，喬安娜．馬塞爾教授研究所獲得的結果也許是理所當然的，但人類往往因病而亡或因營養不良等眾多原因而無法享受自然的壽命，即無法享受我們所謂的「天年」。

人類的自然壽命應該是多少歲？現在的科學家還無法回答這一問題。根據中國古籍《尚書》中的說法是「一曰壽，百二十歲也」；著名古代醫典《黃帝內經》也認為人類應該可以「度百歲乃去」。綜合中國歷代醫家的觀點，人類的壽命應該在120～170歲之間；現代的養生學家和生命學家也提出不少理論，但各家的觀點並不一致。目前，國際上有個基本的標準，就是壽命等於成熟期的5～7倍，由此推算，人類的壽命應該為100～175歲，這與中國歷代醫家和養生學家的觀點近似。

千百年來，人們為追求長壽，可謂花樣百出，窮盡手段，但上至歷代帝王，下至平民百姓，都未能如願。的確，世上從來沒有不死的仙丹和長生不老之術，因為生長壯老是生命過程中的自然規律，人類注定躲不了死亡的追擊。儘管如此，人類希望延緩衰老或長壽的願望，並不因此而止步。就以中國來說，在杜甫所在的年代，人的平均壽命才28歲，所以他在詩中悲觀地寫下「人生七十古來稀」的名句，在20世紀50年代，中國人的平均壽命為35歲，60年代的平均壽命為57歲，但最近中國人的平均壽命已升至76歲；而中國的鄰國日本則躍居長壽國之列，平均壽命已高達87歲。這些數據顯示，人類在追求長壽或延緩衰老的征途上還是卓有成效的。

一、衰老的原因與特徵

關於衰老的原因，一直以來都眾說紛紜。但現在普遍認為，衰老與自由基密切相關。自由基是一類具有高度活性的物質，在細胞代謝的過程中會連續不斷地產生，對人體的健康具有雙重作用。過多自由基產生的強氧化作用會毒害細胞組織並破壞其正常的生理功能，進而導致衰老和疾病的發生和發展；但低濃度自由基在免疫調節和對抗局部感染等方面發揮作用，幫助維持機體健康。哈佛大學的華裔科學家、生物醫學和臨床營養學家康景軒教授把自由基講得很通俗易懂：所謂自由基，就是氧化的副產品，是人體內燃燒過旺的一把火，人體時刻需要氧和經歷氧化，只有經過這個過程，才能製造出我們身體所必須的能量。眾所周知，氧氣是維繫我們生命不可缺少的重要物質，但是氧化就不是那麼可愛了，就像工廠雖然生產人們需要的產品，但同時又會排放出汙水、廢氣一樣，氧化也會生產出對人體造成傷害的自由基。這是個帶有不成對電子而能單獨存在的物質，舊稱「游離基」，在身體內起到傳遞能量、殺滅病菌的作用。但由於所帶電子不成對，所以自由基很不安分，就像它的名字一樣自由散漫，不喜歡待在封閉的細胞裡，常常逃離細胞對它的控制，逃離「集團」之外為非作歹。出來之後，自由基就像一個蠻不講理，又對什麼都非常好奇的淘氣小孩，在人體內到處亂竄並不停地搗亂，直到奪走其他細胞分子的電子並占為己有才安穩下來。這個奪取電子的過程就會使我們的身體受到「內傷」，從而埋下隱患。同時，自由基還非常容易和體內的某些細胞結合，產生有害物質，直接威脅我們的健康，加快衰老，甚至引起臟腑病變，發生重大疾病。

儘管我們身體內存在專門對付和中和自由基的系統，但隨著年齡的增長，這種系統的處理能力會日漸下降，無法阻止衰老的腳步，衰老的標誌就會隨著出現。最顯而易見的應該就是皮膚的變化。活躍的自由基同人體內的ω-6多不飽和脂肪酸等結合，導致一種褐色物質在體內大量堆積。這種堆積發生在皮膚細胞，就會形成皮膚黃褐色斑點，即常稱的老年斑。同時，自由基還會促使膠原蛋白發生聚集，使它的活性下降，彈性降低，吸收和保持水分的能力減弱，致使皮膚失去張力和彈性，變得乾燥、粗糙，出現皺紋。但這只是從外表看出來的衰老特徵，更多的衰老表現是潛伏在身體內部的，無法用肉眼看到。更糟糕的是，自由基還可以對去氧核醣核酸分子（DNA）發動攻擊，使基因結構受到破壞，導致基因突變，引起更大範圍的細胞、器官的老化和死亡。

目前認為人的衰老是從25歲開始的，但WHO認為衰老開始於35歲，中國歷代醫家則認為40歲之後，陰氣白半，所以衰老從40歲開始。人體的衰老分三個階段：第一階段為輕度衰老（25～35歲），可表現為出現輕微皺紋、精力不旺盛、體力透支、萎靡不振、易疲勞、記憶力下降、易感冒、睡眠欠佳、食慾不振、皮膚暗淡無光、出現色斑、注意力不集中、身體有某種不適或疼痛，但查不出問題；第二階段為中度衰老（35～45歲），表現為情緒波動、煩躁不安、焦慮、失眠、多疑、記憶力減退、月經紊亂、性慾減退、乳房萎縮、腹脹、嚴重色斑、皮膚乾燥、皮膚缺乏彈性、皺紋加深、潮熱易汗等症狀；第三階段為嚴重衰老（45～55歲），人體進入快速衰老期，肌膚全面老化，各種疾病纏身。女性45歲左右停經後，由於卵巢萎縮，雌性激素分泌不足，皮膚失水起皺、乳房下垂、體形趨胖，更容易引起心理波動，造成焦慮、抑鬱等心理疾病。

二、延緩衰老，從食養和食療開始

衰老與延緩衰老是當今世界老年學研究的熱點。隨著人類社會逐步邁向老齡化，人們對健康長壽更為關注。在21世紀，人類的生活水平和生活品質必將進一步提高，揭開衰老之謎，科學地提出延緩衰老的對策，已成為備受關注的科學前沿問題。

(一) 抗氧化物是自由基的天敵

自由基像大鬧天宮的孫悟空，無孔不入，生病之時，吃飯之時，它都會不請自來；自由基不僅與衰老有關，而且也與多種疾病有關。自由基在人體內的天敵就是抗氧化物，若自由基助燃放火，抗氧化物就是恢復體內平衡狀態的滅火器。令人興奮的是，這些抗氧化物就在我們的身邊。諸如維生素C、維生素

E、β-胡蘿蔔素、多酚類、菸鹼酸、番茄紅素、白藜蘆醇、多肽和微量元素硒等都是能消除自由基的抗氧化物，其中維生素C、維生素E、β-胡蘿蔔素以及硒等被公認為抗氧化能力卓越的「四員大將」，它們都來自食物或藥食同源的中藥等。

維生素C：維生素C又被稱為抗壞血酸，是一種很強的抗氧化劑。它能溶於水，可隨血液分布全身各處，從而抗擊全身的自由基。不僅如此，維生素C還是個伸張正義的「俠客」，能將自由基搶走的維生素E的電子完璧歸趙，從而使維生素E也加入維生素C的大軍，開始共同抗氧化的使命。

維生素E：維生素E主要分布在細胞膜內，保護細胞，維持細胞的正常功能。要強調的是，維生素C因易溶於水，一旦過量就會被排出體外，難以儲存，所以應經常補充，且一次補充量不宜過大。維生素E不同於維生素C，它是溶於油脂而不溶於水的物質，較易於儲存，即使被氧化了，也能被足量的維生素C還原，故不需要像維生素C一樣經常補充，但吸菸的人不在此列，應加量補充才好。

β-胡蘿蔔素：β-胡蘿蔔素也和維生素C、維生素E一樣具有很好的抗氧化能力，不但可以中斷不飽和脂肪酸氧化所帶來的連鎖反應，避免心腦血管疾病及癌症的發生，同時也能阻止眼睛中的細胞氧化而起到抗白內障的作用，並且還會轉化為維生素A，減少夜盲症等維生素A缺乏症，且能消除單獨補充維生素A過量引起的不良反應。

硒：硒是一種微量元素，它雖不能直接幫助人體內的細胞擗脫自由基，實現抗氧化作用，卻是人體內原本就存在的抗氧化物——超氧化物歧化酶（SOD）進行抗氧化時的最有力武器。

有了這些抗擊自由基的勇士，就可以使自由基從外表至體內都被消除，從而起到延緩衰老的作用。

果蔬中含有大量的維生素、微量元素等人體必須的營養成分，過去一直未被重視的許多所謂的非必須營養素，如寡醣、香菇多醣、黃酮類化合物、葉綠素、番茄紅素、穀維素、茶多酚和二十八烷醇等，同樣也發揮著延緩衰老的重要作用。這些非必須營養素在果蔬中含量也很豐富。中國自古就推崇養、助、益、充的飲食原則，以穀類為主，輔以果蔬、肉類的膳食結構，正在被國際營養學界所肯定。

中國民間流傳的許多堪稱金科玉律的飲食諺語都與蔬菜有關，如「食，不可無綠」、「粗茶淡飯，青菜豆腐保平安」、「蘿蔔上市，郎中下鄉」、「三天不吃青，兩眼冒金星」。李時珍在《本草綱目》中也認為：「菜之於人，補非小也。」中華民族所倡導和實踐的食物來源多樣化原則，正是中國「食療」理論高度智慧的體現。

在抗氧化、清除自由基方面，藥食兩用中藥也發揮著極為重要的作用。美國農業部對100種常見水果和蔬菜的抗氧化成分含量進行了排名，高居榜首的是赤小豆，而核桃、黑大豆（豆豉）、櫻桃等藥食同源的中藥也名列前茅。1959年，中國科學院動物研究所曾組織人力，從《神農本草經》、《千金要方》、《和劑局方》、《聖濟總錄》、《本草綱目》、《本草綱目拾遺》等20多部中醫古方書中，一共蒐集了152種抗衰老中藥。近年來上海中醫藥大學和上海藥物研究所等單位，初步分析了李時珍《本草綱目》中所記載的1892種中藥，發現明確記載有與延緩衰老意義相同的耐老、不老、延年、增年作用的中藥共有177種，目前比較常用的約有109種。近幾年來，中國又相繼公布了「藥食同源」物品名單，一共有101種，其中絕大多數都是具有抗氧化、抗衰老作用的藥物。

（二）糾正營養不良是延緩衰老的重要因素

飲食營養不良不僅會導致維持人體生命活動的必須物質的缺乏，而且與人的衰老密切相關。當今，人們的飲食往往有兩種偏向，不是營養過剩，就是營養不足或缺乏，膳食結構的變化造成營養的不平衡，加速了衰老的進程。中國以植物性食物為主的膳食結構一直延續了幾千年，如今我們豐衣足食，國外以動物性食物為主膳食結構的衝擊，肉食燒烤美味的誘惑，讓我們管不住嘴，攝入的熱量過度。而攝入熱量過度後，為追求苗條身材，不少人又開始素食，反覆折騰，加快衰老的風險因素也不斷伴隨而來。

2017年8月29日，國際頂級的醫學雜誌《刺胳針》發表了一篇顛覆性的熱點論文，該論文要點是：①多吃蔬菜不會更好地改善健康狀態；②攝入醣類占總熱量的百分比愈高，患心血管疾病死亡的概率愈高；而攝入脂肪占總熱量的百分比愈高，發生腦中風的風險愈低。一石激起千層浪，這篇文章的發表，受到了包括中國營養學家在內的全球營養學界的質疑。

且不說論文觀點是否會產生誤導，至少這樣的觀點是充滿爭議的。應該說，營養真諦並不完全掌控在營養學家手裡。營養不論過度還是缺乏，都會歸於一個結局：對人的健康有弊無利，有加快人衰老之嫌。這篇論文研究的重點是處於低營養狀態的人群，不要說他們了，就是古今中外，也很難有人做到營養學家們所提倡的每天至少吃5種以上，甚至多至20餘種的蔬菜，這本身就是一個可望而不可即的虛擬理想食譜。即使可能，滿腹是「草」，哪能容納得了？

唐代著名醫學家孫思邈就非常明確地指出：「食穀者，則有智而勞神；食草者，則愚痴而多力；食肉者，則勇猛而多嗔。」可見，不同品種的食物營養成分也有差異。因此，處在不同環境中的人所需的營養顯然也是有別的。其實，人的營養狀況因所處環境工業化程度的不同，也會有所差異，除富裕的工業化程度很高的國家外，不少亞非拉國家的人仍處於低營養狀態。就是中國西北地區與東南地區的人，因貧富差距，對於食物的需求也是不同的。

當前，營養學家們講的是平衡，總擔心營養過剩，但就是不擔心飲食衛生、食物汙染及營養清潔。春秋時期儒家之祖孔子非常挑剔，強調飲食首在清潔衛生，提出八不食：「霉糧餿飯、爛魚壞肉，不食；顏色不好的，不食；發臭的，不食；夾生飯和烹調不當的，不食；調味不當的，不食；不合時令的，不食；

肉切得不正，不食；市上買的酒和熟肉，不食。」清朝的康熙皇帝對飲食衛生也非常重視，對水質要求特別高，每當大雨傾盆或洪水暴發之時，他絕不飲用河水，認為這時飲用河水易生瘟疫，影響健康。古往今來，人們一直認為，食物必須符合「食以安為先」的原則。食物的清潔程度與營養不良不無關係，也同樣與衰老有關。

另外，還應強調的是，不論是五穀果蔬還是肉類食物，不同的烹調方式對於營養成分的影響也有很大的不同。現代人接觸的食物極為豐富，但攝入天然食物的機會卻愈來愈少，獲得抗衰老營養成分的機會也愈來愈少。從某種層面上說，只要富含多種營養素和活性成分的天然食物，都不同程度存在著「抗衰老」效果，但經過不同的儲存、加工和烹調方法處理之後，食物的生理效應可能天差地別。同樣是玉米，如果製成膨化食品，其營養價值就會大打折扣；同樣是核桃，如果已經不新鮮，則維生素E損失嚴重；同樣是花生，如果經過油炸，不僅損失抗氧化成分，而且還會因高溫產生有害的氧化聚合產物；同樣是紅薯，如果製成炸洋芋片，還會引入苯並芘和丙烯醯胺等致癌物；同樣是蔬菜，如果烹調得油膩膩的，不僅熱量增加，其中起打掃腸道作用的膳食纖維也會喪失殆盡。此時，這些「抗衰老食物」便不能達到抗衰老的實際效果了。

衰老的外在表現多種多樣，如早現白髮或皮膚出現皺紋、色素沉澱著（老年斑）、眼睛老花等。曾經有日本學者報導認為，鼻腔有白毛也預示衰老的到來。英國的一項新研究發現，營養不良或可導致更年期提前及卵巢早衰，其結果不僅是生活品質下降，而且也會導致機體免疫功能低下和衰老。但在中老年人中最能體現衰老的標誌，應是體重的變化。日內瓦醫科大學榮譽教授、歐盟老年醫學主席讓·皮埃爾指出，體重是老年人營養狀況最簡單且最可靠的客觀測量方法之一，調查發現體重持續下降者比保持體重或體重微增者更應引起注意。他提醒人們：如果老年人半年中體重減少5％，就須重視；如果平時合身的衣褲在

3個月內突然顯得過於寬鬆或體重明顯下降，都可能是營養不良導致的。人們往往把老年人的營養不良表現（如體重下降、四肢無力等）當作衰老的正常變化，但實際上這些表現是健康問題的警報，也可能是病理性衰老的開始。最近一些報導顯示，有三分之一的老年人患有不同程度的營養不良症，認為營養缺乏是加快人體衰老的直接原因。上海市對60～80歲老人的調查結果顯示：有六成老人營養不良。營養科專家認為營養不足會導致人代謝障礙，從而加速衰老。可見，對老年人來講，及時補充營養非常重要，而清潔衛生的均衡飲食對老年人更有必要。

民間有句諺語：「千金難買老來瘦。」但醫學專家及營養學家對此並不認同。不加分析地一味追求瘦，認為老年人愈瘦愈健康，其實是一種誤導。從醫學角度而言，人外表的胖瘦並非衡量健康和衰老的金標準。人的營養狀況可因人（包括性別、年齡、種族、先天體質等），因地（生活方式、環境和社會因素等）而異。據近年國外有關資料顯示，死亡率最高的是消瘦的人，不胖不瘦的人壽命最長；最新的研究表明，素食雖能養生，卻不利於強身健體、延緩衰老，因為素食者食物單調，機體掌管食物消化的酶系統功能會逐漸失衡和遭到破壞，最後導致新陳代謝紊亂、物質交換失調、體質變差。因為植物類食物雖含有豐富的維生素、微量元素和有機酸，但要從植物中獲得某些微量元素，如鈷、鋅、錳、鐵、銅以及人體不能自身合成的必須胺基酸和ω-3多不飽和脂肪酸等就比較困難。人體抗衰老所需的維生素Ａ、維生素Ｄ、維生素Ｅ、維生素Ｋ等脂溶性維生素，不吃脂肪的話就無法攝取，就需要食用動物性食物才能滿足人體所需。應該關注的是，老年人往往偏嗜素食，其結果是膳食中缺少宏量營養素，特別是蛋白質及脂肪。長此以往，人就會因營養不足而出現貧血、皮膚乾燥、形體消瘦、免疫力低下、健忘、記憶力下降、反應遲鈍、精神萎靡、倦怠乏力等症狀。

一個明顯的事例，是關於既美味又健康的法國飲食的。儘管法國人食用大量富含膽固醇和飽和脂肪酸的食品，但法國人冠心病的死亡率很低，法國人死於冠心病的比例還不到英國人的三分之一，這就是源於20世紀80年代初的著名的「法國悖論」。不過反對者也拿出了確鑿的流行病學證據，認為只要經常喝少量含酒精飲料，不管是什麼酒，患心血管疾病的概率就會減少，提示攝入適量酒精有減少心血管疾病的作用。但到底是酒精的原因還是酒中另有奧祕，科學家們爭論不休，一切都需要直接的科學證據來回答。

2001年，著名的《自然》科學期刊刊登了一項實驗研究，發現紅酒中富含的葡萄多酚，可以拮抗人體內的生物活性物質內皮素而舒張血管。內皮素是迄今所知的人體內最強的致血管收縮的生物分子，能起到維持血管正常張力的作用。紅酒中的葡萄多酚因拮抗內皮素而具有持久、平緩的降血壓作用。葡萄多酚只源於紅葡萄皮的發酵，葡萄汁和白葡萄酒中都不含葡萄多酚。由此認為，喜飲紅酒，可能是法國人少患冠心病的重要原因。其實，這種解釋也很牽強，葡萄多酚即我們常稱的白藜蘆醇，具有抗氧化、消除自由基的作用，但並非是預防冠心病的首要物質。法國人不同於盎格魯撒克遜人種屬的英國人，基因不同，其飲食的適應性也會不同，這應該也是一種不可遺漏的因素。正如中華民族歷來就採用以植物性食物為主的膳食結構，但主次分明，有葷有素。在人群中，也有一些人，特別是女性，一近更年期，即使素食也同樣體脂率高居不降，因此，除飲食之外，顯然還存在另外未知的影響因素。

糾正老年人的營養不良是延緩衰老的關鍵。應予指出的是，蛋白質的缺少是老年人營養不良的首要原因。眾所周知，蛋白質是組成人體的基本成分，約占人體全部重量的18％，體內所有組織和細胞都含有蛋白質，體內所有的代謝活動都離不開蛋白質。一些激素、抗體、血漿蛋白等具有重要生理功能的物質，其本質都是蛋白質和多肽。蛋白質的基本組成單位為胺基酸，與人體有關的胺基酸有20多種，有些胺基酸可在體內生成，有些則不能。成人有8種、兒童有9種必須胺基酸，需要從食物中攝取。因此，改善老年人營養不良是保持健康和延緩衰老的重點。

人類追求的長壽，應該是保持智力健康的長壽。對於氣血方剛者來說，誰都不會相信自己正在衰老。然而事實上，衰老從人類10多歲時就已經悄悄開始。美國哈佛大學的生物學家研究後指出，人出生時腦細胞數可達140億個，而腦細胞是不能再分裂的細胞，出生後數目基本不再增加；18歲後，腦細胞數隨年齡增長而逐漸減少；從25歲起，每天約有10萬個腦細胞死亡，隨著年齡的遞增，每年腦細胞的死亡數目還要增加，同時伴隨著腦重量減輕。但不同的人腦細胞死亡的速度也存在很大差異，腦細胞死亡速度快的人，完全有可能在60歲左右就會出現阿茲海默症；而對於腦細胞死亡較慢的人，80歲以上還能耳聰目明，思維清晰。隨著腦細胞數的減少，全身各種組織器官的功能也隨之減退。所以，腦細胞的死亡速度與衰老密切相關。

提起脂肪，不少人都會嗤之以鼻，特別是愛美的女性，常常避之不及。愛美是人的本性，但脂肪也有好壞之分。ω-3多不飽和脂肪酸與不過量的ω-6多不飽和脂肪酸屬於「好脂肪」，而飽和脂肪酸則被稱為「壞脂肪」。人腦細胞不能再生，所以必須保護，不能讓它們快速死亡。我們的大腦對醣類需求高而敏感，而脂肪，尤其是ω-3多不飽和脂肪酸也對大腦產生重要作用。我們的老祖先們早就對富含醣類的穀類情有獨鍾，把它放在「養」的重要位置；而且也不忽視美味誘人的肉類的作用，所以將其列在「老二」的位置。可見老祖先頗有先見之明，直到現在，醫學家和營養學家們都不否定這種膳食結構的科學性。

現已清楚，神經系統決定了我們的反應速度，調控著我們的七情六慾，直接影響著我們的生活品質和壽命。目前研究發現，大部分神經系統疾病是由我們腦部化學作用的失衡或神經細胞的死亡造成的，而這與ω-3多不飽和脂肪酸的含量密切相關。我們首先要知道的是，ω-3多不飽和脂肪酸是腦部神經細胞的主要構成成分，它的存在可以保持神經細胞結構的完整性。同時，ω-3多不飽和脂肪酸具有促進腦部神經細胞萌發新的樹突、形成新的聯繫網路的能力，所以能預防腦萎縮、腦細胞變形、腦中風後遺症等老年多發性腦病；還可以抑制炎症的發生，從而保護神經細胞的健康。另外，ω-3多不飽和脂肪酸對神經介質的傳遞具有促進作用，可避免腦部化學作用失衡。

ω-3多不飽和脂肪酸家族主要有3個成員：α-亞麻酸（ALA）、二十碳五烯酸（EPA）和二十二碳六烯酸（DHA），它們雖屬同族，但功效和來源各不相同。其中，ALA相對穩定，易於保存，這也是目前多選擇ALA作為食品添加劑的原因，但ω-3多不飽和脂肪酸的主要功效來自EPA和DHA。一般來說，ALA主要存在於核桃、麥芽中，而EPA和DHA則主要存在於海參、海藻類及魚類（非飼養的魚類），特別是深海魚類、貝類中。遺憾的是，ALA雖可轉化為DHA和EPA，但轉化率只有5％，且轉化速度很慢。最新的研究表明，DHA及其代謝產物可防止神經細胞死亡，並能促進受傷神經細胞的修復與再生。

總之，隨著不少國家進入老齡化社會，老弱人群的增加也讓整個社會開始面臨阿茲海默症或失智老人的壓力。據2015年的調查統計結果顯示，位居長壽國前列的日本，失智老人達550萬人，未來預測可能會高達700萬人甚至千萬人以上，可能成為「失智症大國」。目前中國的阿茲海默症患者已超過1000萬人，由此帶來的家庭經濟負擔及社會問題也愈來愈多，我們應該未雨綢繆。現代醫藥對阿茲海默症束手無策，人們正翹首期盼中國傳統的中醫藥，特別是食療能發揮其神奇的作用，在治療老年營養不良導致的健康問題上能有所成效。

第四節 食療養生防治慢性病

慢性疾病，簡稱慢性病或慢病，遍布全球，且日益增多，受到眾多國家的關注，中國亦然。目前，中國已有2.6億慢性病患者，並有年輕化的趨勢。慢性病導致的死亡人數已占中國總死亡人數的86.6％，導致的疾病負擔已占總疾病負擔的70％。雖然這個數字讓人驚訝不已，但並非聳人聽聞，需要我們認真看待。中國人口數量在世界上位居前列，隨著人民生活水平的提高，人們對健康的需求也愈來愈重視。據近年調查結果顯示，中國人的平均壽命已達76歲，表明中國不但步入了老齡化社會，而且也已進入世界長壽國家之列。雖然長壽，但人們生活品質是否強勁而健康，仍是值得關注的問題。WHO數據顯示，慢性病每年使3800萬人失去生命；心血管疾病、惡性腫瘤、慢性呼吸系統疾病和糖尿病這四類疾病的死亡人數約占所有慢性疾病死亡人數的82％。在全球範圍內，慢性病造成的死亡人數占所有死亡人數的60％，其中80％的慢性病死亡發生在低收入和中等收入國家（包括中國）。這些國家慢性病死亡人數占全球慢性病死亡人數的四分之三（約2800萬人）。

《中國居民營養與慢性病狀況報告（2015年）》顯示，2012年全國成人高血壓患病率為25.2％，糖尿病患病率為9.7％，與2002年相比，患病率均呈上升趨勢。40歲以上人群慢性阻塞性肺病患病率為9.9％。根據2013年中國全國腫瘤登記結果分析，癌症發病率為10萬人中有235人，肺癌和乳腺癌分別位居男、女性發病首位，10年來中國癌症發病率呈上升趨勢。慢性病已經是中國居民的死亡主因。中國潛在慢性病患者眾多，老年人是慢性病的高發人群，2014年中國65周歲以上老人約有1.4億，占總人口的10.1％。當前，中國已經進入慢性病的高負擔期，慢性病負擔在所有疾病負擔中所占比重達到了70％。據世界銀行預測，到2030年，中國老齡化慢性病的疾病負擔將增加40％。近年調查顯示，慢性病患病的人群呈現出年輕化趨勢。

目前中國慢性病防控的政策環境有了明顯改善。近期頒布的《「十三五」規劃綱要》中，明確提出了「到2020年，重大慢性病過早死亡率降低10％」的發展目標，慢性病綜合防控上升為國家戰略，多項措施為慢性病防控鋪路搭橋；《「健康中國2030」規劃綱要》中也明確提出：「實施慢性病綜合防控戰略」，讓「重大慢性病過早死亡率降低30％」。其核心指標就是要預防過早死亡，提高人們的壽命。

為實現這一目標，我們應該利用中醫藥在慢性病防控中的特有優勢，大展拳腳，大力推廣藥食同源的中藥食療，引導人們正確運用「寓醫於食」的知識，減少慢性病發生的高危因素。這應該是當代中醫人光榮的使命。

一、慢性病的概念及其特點

慢性病又稱慢性非傳染性疾病。根據當前權威專家的觀點，慢性病的定義是：使個體身體結構及功能出現病理性改變，無法澈底治癒，需要長期治療、護理及特殊康復訓練的疾病。慢性病不是一種單一的疾病，是一組疾病的綜合名稱，也不限於特定系統或器官。其特點是：①起病緩慢隱匿，潛伏期長；②病程遷延，持續時間長；③難以治癒，容易出現併發症；④呈可變性或階段性；⑤需要長期的醫療護理指導。

慢性病可分為致命性慢性病、可威脅生命性慢性病和非致命性慢性病三大類。

ＷＨＯ調查顯示，慢性病的發病60%取決於個人的生活方式，同時與遺傳、醫療條件、社會條件和氣候等因素有關。在生活方式中，膳食不合理、身體活動不足、使用菸草和過量食用含酒精的食品是導致慢性病的四大危險因素。

慢性病多種多樣，涉及範圍很廣泛。ＷＨＯ定義的四大慢性病為心腦血管疾病、糖尿病、惡性腫瘤和慢性呼吸系統疾病。這四種慢性病是迄今為止世界上最主要的死因，占所有死亡人數的63%。２００８年，全球死於慢性病的３６００萬人中，有29%的人不足60歲，且半數為婦女。

二、小心「隱形殺手」高血壓

心腦血管疾病位居四大慢性病之首。其中的冠心病、腦中風是致殘致死的病症，且多由高血壓引起。自２００４年以來，中國高血壓的發病率逐年遞增。近年調查結果顯示，中國18歲以上居民高血壓患病率為18.8%，估計全國患病人數超過1.6億。與１９９１年相比，患病率上升了31%，患病人數增加了７０００多萬人。時至今日，高血壓的發病率仍然有增無減。

我們應該知道，血壓是血液在血管內流動時作用於血管壁的壓力。其重要意義是推動血液在血管內流動，提供各組織器官足夠的血量。人體正常運行的前提是血壓要維持在一定的範圍。正常人的血壓有一個標準，高壓即收縮壓（ＳＢＰ）應小於或等於18·62千帕（140毫米汞柱），低壓即舒張壓（ＤＢＰ）小於或等於11·97千帕（90毫米汞柱）。高於這個標準就為高血壓。目前，美國指南已將血壓防線前移，新的標準為正常人的血壓收縮壓應低於17.79千帕（130毫米汞柱），舒張壓應低於10·64千帕（80毫米汞柱）。這與中醫氣血學說中「氣為血帥，氣行則血行」的觀點頗為相似，認為氣具有推動血液運行的功能。

應強調的是，平時測量的血壓實際上是上臂肱動脈，即胳膊窩血管的血壓，是大動脈血壓的間接測定值。通常測得的血壓右側與左側會略有差異，最高可相差1.33千帕（10毫米汞柱），最低相差不到0.665千帕（5毫米汞柱）。了解這一現象對判斷自我血壓大有裨益，可免除不必要的疑慮。

一般來說，高血壓本身會產生一定的臨床症狀，如頭痛、頭暈、心悸、眼花、乏力等表現，但並未構成臟器的病理性損傷。如果高血壓長期發展，不加干預，則會出現其他的器官損害，可能導致心、腦、腎及眼睛的併發症。

高血壓強調的是早預防、早診斷、早治療。除藥物治療外，本書主要著重於發揮食療或藥食同源在防治上的輔助作用。高血壓早期，堅持食療藥膳，有利於病情的穩定和康復，可避免心、腦、腎等重要臟器的損傷。從食療角度而言，主要有以下幾個方面：

（一）清淡少鹽

鈉鹽與高血壓的關係在醫學領域已早有研究，目前普遍認為過量食用鈉鹽或含鈉鹽的醃製食品可引起血壓升高，低鈉鹽飲食則會使血壓降低。已有實例證明，山區的居民或蝸居於島嶼者，因鈉鹽攝入量少，幾乎不患高血壓；北極的因紐特人，因攝入鈉鹽量低，血壓都在正常範圍內。

正常人體需要鈉，因為它是維持人體內環境穩定，即維持水電解質、酸鹼平衡，器官、細胞功能和神經、肌肉興奮性的重要物質。但人體對鈉的需要量很低，中等體重的成人每天攝入鈉1~2克（相當於食鹽3~5克），即可滿足生理需求，所以WHO推薦每人每天食鹽量應控制在5克以內，而中國的食鹽標準為6克左右。

中國地廣人多，各地民眾口味各有不同。北方人一般口味較重，平均每天攝入鹽15克左右；而南方人口味偏淡，但每人每天攝入鹽量也達到7～8克，均超過WHO及中國推薦的標準。近年來中國高血壓發病率高居不下，應與此有關。

（二）多食含維生素、微量元素及膳食纖維的植物性食物或藥食兩用中藥

全穀物、蔬菜、果品、豆及豆製品或一些藥食同源的中藥富含維生素、膳食纖維、蛋白質、多醣類等營養物質，而維生素C、膳食纖維及鉀、鈣、鎂等微量元素等都有降血壓及抗氧化作用。人體是一個小型化工廠，各種原料在這個化工廠裡進行相對平衡的化學反應。我們身體的細胞內液含有較多的鉀，而細胞外液含有大量的鈉，兩種物質互相平衡，維持體內細胞的正常運轉以調節血壓。可以說，鉀是鈉的剋星，它可以把我們吃進去的鈉鹽「趕出去」。雖然鉀有很好的降壓作用，但腎功能不全的人要注意不能攝入過多的鉀，因為高血鉀對肌肉的毒性作用可引起四肢癱瘓和呼吸停止。

除了鉀之外，還有鎂、維生素C、維生素D及維生素P等，都有助於降血壓。我們日常生活中常常吃的芹菜、菠菜、洋蔥、茄子、番茄、赤小豆、黑大豆、白扁豆、玉米、黃瓜、木瓜、百合、銀耳、枸杞子、橄欖、櫻桃等都可供食用和食療。其中，蔬菜中的茄子含維生素P非常豐富，具有增強毛細血管的抵抗力和降低毛細血管脆性的功能，實驗研究發現其降血壓作用非常明顯。人們常食用的芹菜含有酸性黃酮類，也可起到降血壓、降血糖的藥用功效。最近，《美國臨床營養學雜誌》刊登了英國的一項新研究結果，該研究認為喝櫻桃汁有降血壓的效果。還有很多果蔬及藥食兩用的食物，其降壓作用將會在各論部分分別加以詳述。

（三）充分攝入ω-3多不飽和脂肪酸

肉類是一種誘人的美食，但吃了它，就會使不少人體重超重或肥胖，而肥胖不僅易引發高脂血症、動脈硬化、脂肪肝、睡眠呼吸中止低通氣症候群等疾病，而且也會導致高血壓。此外，肥胖者體形臃腫，有礙美觀，特別是愛美的女性，更會因肥胖而悶悶不樂。但是如果沒有脂肪，瘦得皮包骨，人就會發生營養不良，外表也同樣很不美觀。

脂肪是人體內能量的儲存庫，有提供熱量、保護內臟、維持體溫、幫助脂溶性維生素吸收及參與代謝活動等多種作用。脂肪主要由脂肪酸和甘油組成，而脂肪酸又分為飽和脂肪酸和不飽和脂肪酸兩大類，其中不飽和脂肪酸再按照不飽和程度可分為多不飽和脂肪酸和單不飽和脂肪酸。單不飽和脂肪酸在分子結構中僅有一個雙鍵，多不飽和脂肪酸在分子結構中含有兩個或兩個以上的雙鍵。飽和脂肪酸被人們稱為「壞脂肪」而不受寵，多不飽和脂肪酸和單不飽和脂肪酸則是人體必須脂肪酸，常常被人們追捧，被稱為「好脂肪」。前面已有詳述，在不飽和脂肪酸中，有一對互相有平衡作用的不飽和脂肪酸，即ω-3多不飽和脂肪酸和ω-6多不飽和脂肪酸。ω-3多不飽和脂肪酸中有3種人體不可缺少的營養素，即α-亞麻酸（ALA）、EPA和DHA。在人的一生中，從一個小小的受精卵開始到成為白髮蒼蒼的老人，都離開不了ω-3多不飽和脂肪酸。

在自然界中比較常見的不飽和脂肪酸主要為以茶油所含的油酸為代表的ω-9多不飽和脂肪酸，以植物油所含的亞油酸為代表的ω-6多不飽和脂肪酸，以魚油所含的EPA和DHA為代表的ω-3多不飽和脂肪酸。

ω-3多不飽和脂肪酸極其珍稀，多存在於海洋動植物中。魚蝦、海藻、海馬等，ω-3多不飽和脂肪酸含量較為豐富。ω-3多不飽和脂肪酸雖具有很強的功效，被譽為人類「生命活力素」，但極不穩定性，非常容易受到外界因素的破壞，保存起來極其困難。因此，在烹調時要避免高溫煎炸，並且加熱時間不能過長。從海洋動植物中攝取ω-3多不飽和脂肪酸時，還應避免食用有汙染的海產。目前海洋特別是近海區域，汙染日益嚴重，未來含有ω-3多不飽和脂肪酸的海產也只會愈來愈少。

ω-6多不飽和脂肪酸也與ω-3多不飽和脂肪酸一樣，人體自身不能合成，是必須從外界獲取的必須脂肪酸，同樣參與細胞的構成，並為細胞提供能量，但兩者又有諸多不同。首先是兩者的結構不同且作用有別。最顯著的不同表現在它們的功能上：雖然兩者需要共同競爭相同的代謝酶，但是其代謝產物的功能不同。尤其在抗炎方面，ω-6多不飽和脂肪酸促進炎症發生，而ω-3多不飽和脂肪酸則恰好相反，可緩解並抑制炎症，從而預防重大疾病的發生，兩者互相制約以達到平衡顯然是非常重要的。其次，兩者的食物來源也不相同，ω-3多不飽和脂肪酸絕大多數來源於海洋動植物；ω-6多不飽和脂肪酸的食物來源卻非常豐富，大多數來自玉米、豆類等食物，還可來自我們常吃的豬、牛、羊肉。富含ω-6多不飽和脂肪酸的食物來源廣泛，取材方便，其優勢就非常明顯。

總之，按中醫理論「損者益之」、「虛者補之」、「實者瀉之」的食療原則，缺什麼補什麼，人體需要的就加以補充，有風險的就要加以限制。飲食要求科學合理，講究平衡，鹹淡不過度，要有素有葷，「壞脂肪」要控制，但「好脂肪」也並非多多益善。

三、警惕「甜蜜殺手」糖尿病

近年來，糖尿病的發病率逐年上升，並有年輕化趨勢。國際糖尿病聯合會將糖尿病列為21世紀全球最大的健康危機之一。

中國是全球糖尿病患者人數最多的國家，成人糖尿病患病率高於全球平均水平，患者人數高居世界第一。根據國際糖尿病聯盟的報告，2015年中國糖尿病患者達1.096億人，到2040年預計將增加至1.507億人。糖尿病及其併發症為患者帶來了沉重的負擔。2015年中國在糖尿病相關疾病的衛生總費用為510億美元，其中84.6%的費用用於併發症的治療。根據國際糖尿病聯合會的預測，到2040年，中國在糖尿病相關疾病的衛生總費用將會達到720億美元。

（一）糖尿病及其類型

糖尿病是一種血液中的葡萄糖堆積過多的疾病。中國通常將其病症稱為高血糖，與高血壓、高脂血症一同稱為「三高」，國外給它起別名叫「甜蜜殺手」。一旦罹患糖尿病，就會出現免疫功能下降，容易感染，或發生由感冒、肺炎、肺結核引起的各種疾病，且不易治癒，還很容易發生心腦血管疾病、腎功能不全、眼底病變甚至失明、血栓栓塞而致的肢體壞死等併發症，嚴重影響生活品質。

糖尿病分為1型糖尿病、2型糖尿病、妊娠糖尿病和其他特殊類型的糖尿病。在糖尿病患者中，95%為2型糖尿病。絕大多數在40歲之後發病的糖尿病為2型糖尿病。這類患者體內產生胰島素的能力並非完全喪失，有的患者體內胰島素甚至產生過多，但胰島素的作用卻大打折扣，因此發生了胰島素的相對缺乏，造成葡萄糖利用降低。1型糖尿病為一種自體免疫性疾病，簡單地說，就是患者的免疫系統「敵友不分」，攻擊並殺死了自身分泌胰島素的胰臟β細胞，從而導致胰臟不能分泌足夠的胰島素。妊娠糖尿病是因為婦女妊娠時胎盤產生多種供胎兒發育生長的激素，這些激素對胎兒的健康成長非常重要，但可能會阻斷母體內胰島素的作用，從而引發糖尿病。妊娠第24～28週是這些激素分泌的高峰時期，也是妊娠型糖尿病的常發時間，此類患者將來出現2型糖尿病的風險很大。

（二）關注糖尿病及其前期症狀

糖尿病的典型症狀為「一少三多」，即體重減輕（消瘦）、多食、多飲。2013年發布的《中國成人糖尿病流行與控制現狀》顯示，中國糖尿病前期的發病率高達50%，在成年人中，有4億人處於糖尿病前期。糖尿病前期無法通過體檢查明，它需要輔以一些特殊身體訊號才能被確認。糖尿病前期並不是真正的糖尿病，但已在路上，而路的終點正是糖尿病。這些糖尿病前期的人都是糖尿病大軍的預備人員，在35歲以上的人中，這樣的人特別多。糖尿病前期的人雖然自己還沒有什麼感覺，但實際上其體內的部分微血管已經開始發生病變，因此身體往往會發出種種訊號。訊號一般有3個，有1個出現，就可以視為糖尿病前期的徵兆。

頸圍過大：最新研究顯示，當男性頸圍大於或等於39公分、女性大於或等於35公分時，可能已接近糖尿病前期的臨界值。當測量值達到或超過這個臨界值時，就應關注自己是否為糖尿病前期了。

黑棘皮病：如果發現自己頸圍已處於臨界值，那就應該關注糖尿病前期的第二個訊號。如果脖子周圍皮膚出現一圈黑的顏色，總是洗不乾淨，那可能就是醫學上所稱的黑棘皮病。這種皮膚病不是天生的黑，而是皮膚皺褶處局部發黑。從糖尿病前期開始，人體的微血管循環就開始變差，這時人體皮膚的皺褶處就容易出現黑色素沉積並變得粗糙，這在脖子後面和腋下的皺褶處尤為明顯。

餐前低血糖：有些人在晚餐前會有餓、心悸、出汗等症狀，這就是糖尿病前期最為典型的一個症狀，叫作餐前低血糖。一般人在空腹時不會有低血糖現象，有的人即使不吃早餐，在午餐前也不會出現這種現象。另外，餐後吃飽就犯睏也是糖尿病前期的一種訊號，偶爾一次不必擔心，但如果經常出現這種現象，則可能是身體在拉警報。

糖尿病對身體的影響絕不止「一少三多」和上述早期症狀，它可導致全身病變，幾乎對所有器官都會造成巨大危害，包括胰島、血管、腎臟、肝臟、心臟、神經在內的器官均難逃厄運。

糖尿病前期風險還與以下幾種特殊因素有關：有糖尿病家族史或有心血管病史；伴有高血壓、高脂血症；有妊娠糖尿病史；分娩過體重超過4千克嬰兒的女性；長期使用影響糖代謝的藥物（如糖皮質激素、利尿劑等）或吸菸、缺少體力活動的特殊人群。

（三）降血糖的食療原則

1.保持理想體重

根據個人的身高用簡易公式獲得理想體重（理想體重（公斤）＝身高（公分）－105），然後根據理想體重、工作性質，參照原來生活習慣等計算總熱量。在飲食營養組成上，醣類應占總熱量的50％～60％，提倡食用粗糧、麵和一定量的雜糧，忌葡萄糖、蔗糖、蜜糖及其製品；蛋白質含量一般不超過15％，脂肪約為30％。早、中、晚的食物量，可以根據生活習慣、病情和藥物治療情況，按1：2：2或1：1：1的比例分配。應強調的是，在調整飲食後，如肥胖的人體重不降低，應進一步調整飲食結構；如果消瘦者體重有所增加，也應適當調整方案，避免體重繼續增加。

要獲得理想體重，就應避免飲食失調。首先必須認識的一點是，高熱量等於高血糖。所以，我們應嚴格控制每天的熱量攝入，為此我們需要了解某些食物所含熱量的高低情況。當今不少人，特別是喜歡苗條、關注美容的女性，往往偏愛素食，卻意識不到吃的食物有可能會超標。以松仁玉米為例，大家都以為這道菜是粗糧素食，其實它的熱量每100克有630千卡，是等量黑椒牛排的2倍多；一盤番茄炒蛋的熱量有453千卡，也同樣超過等量的牛排。當然，素有素的好處，素食往往富含膳食纖維，是減重的良好食品，但食用應有度。

別忘了，降血脂、抗肥胖、控制糖尿病風險因素的方法，不應侷限於食素，我們還需要攝入「好脂肪」，特別是要攝入人體必須的ω-3多不飽和脂肪酸。多不飽和脂肪酸可以通過調節胰島素的分泌及細胞對胰島素的敏感性，干預並控制併發症，減少糖尿病高危因素，改善前期症狀，進而抗擊糖尿病。而要攝入必須脂肪酸，就必須食用動物性食物。

2.關注鐵的攝入

在食療時，要關注鐵的攝入。顯然，說到鐵，我們首先想到的就是缺血性貧血，這是WHO認可的四大營養缺乏症之一。尤其是女性，由於生理原因，每個月流失的鐵是男性的2倍，所以女性應更加重視補鐵。但研究表明，如果人體內鐵蛋白水平過高，患2型糖尿病的風險可增加2～3倍。新加坡國立大學研究發現，40～60歲的2型糖尿病患者血液鐵蛋白含量明顯高於正常人。最近，上海生科院營養研究所的研究同樣顯示，隨著血液鐵蛋白水平的升高，中國中老年人2型糖尿病的危險性均明顯增加。以前，中國傳統膳食以植物為主，鐵的利用率較低，所以人們往往擔心貧血問題。但近幾年來，隨著人們生活水平的提高，一般人群貧血狀況已大為改善，部分人群可能還存在體內鐵過量的狀況。應該注意的是，鐵大多存在於動物內臟和動物血中，在購買食物時，要記住的一點就是：愈紅的食物含鐵量愈多；生的狀態下，紅色愈深，鐵含量就愈高。動物的內臟及牛肉、豬肉、羊肉等肉類，紅色愈深則鐵含量愈多，雞肉幾乎呈白色，鐵含量就相對較低。有些食物雖是素食，但含鐵量也不容忽視。例如我們佐餐的芝麻醬，每100克就含鐵58毫克；我們生活中都愛喝的礦泉水，其含鐵量一般為2毫克／升，如果我們每天都喝，那麼一天就會攝入3～4毫克的鐵，因此建議大家不要長期飲用礦泉水，最好的選擇還是白開水。

3. 早餐少喝粥

此外，早餐不能不吃，但要注意別喝粥。別以為白米粥米少水多，喝了血糖不會升高，恰恰相反，一喝血糖就會升高，所以粥明顯不是低糖早餐。如果對粥有偏愛，可試著用米飯泡開水，因米沒有粥那麼熟爛，需要通過胃的研磨才能消化，會減緩醣的吸收過程，可避免血糖飆升。現在不少人提倡喝雜糧粥。雜糧確實是好的，可以讓胃腸多研磨消化，從而減緩糖分吸收，但選用什麼雜糧也有宜忌，如玉米本是糖尿病患者的理想食品，粗纖維含量是稻米的9倍，有利於糖尿病患者降低餐後血糖水平，但玉米品種很多，不是什麼玉米都能吃的。其中的甜玉米，可溶性醣含量比稻米還高出2％～15％，食用後血糖容易升高。真正低醣的雜糧是豆類當中的赤小豆、綠豆、芸豆、豇豆、乾豌豆、乾蠶豆、小扁豆等，這些豆類食品都含有50％以上的澱粉，可以部分代替主食，但是加的量要足夠，在熬粥、燜飯時至少要加到一半以上，否則難有效果。

4. 關注乳製品攝入

近年來，糖尿病有年輕化的趨勢，甚至兒童和青少年患者都屢見不鮮。兒童和青少年患的糖尿病常為1型糖尿病。最新研究發現，兒童1型糖尿病很大可能與飲食，尤其是乳製品有關。有一項專門對12個國家的觀察報告顯示，0～14歲兒童的牛奶攝取量與1型糖尿病的發病幾乎完全一致，牛奶攝入量愈多，1型糖尿病也就愈普遍。其中芬蘭人大量食用牛奶製品，而日本食用量極少，芬蘭1型糖尿病患病率是日本的36倍。因此，家長保證嬰兒從出生開始吃母乳，1歲之內慎吃或不吃奶粉和牛奶，對預防糖尿病是極為重要的。

5.食療的黃金搭檔

在食物及藥食兩用中藥中，具有防治糖尿病及其併發症、緩解糖尿病前期症狀效果的有不少。豆豉、石榴汁、甜杏仁、黃芪、金銀花、枸杞子、桑葉等將在後面的各篇章中進行敘述。本章只著重介紹苦瓜和黃連的降血糖作用：

(1)苦瓜：原產於東印度，為葫蘆屬植物，中國也有栽培。其性味甘苦，是一種常見的蔬菜品種，特別在南方，夏季常用以消暑。中國很早的中醫文獻裡就已提到苦瓜具有降低血糖的功效。苦瓜中含有與胰島素作用相似的蛋白質成分。現代研究顯示，在苦瓜果實或種子中提取出來的皂素是其降血糖的主要成分。中國曾做過臨床觀察，使用苦瓜提取物質治療2型糖尿病，與未使用者進行對照比較，結果顯示苦瓜組血糖下降明顯，並具有統計學意義，同時推測其降糖機理可能與腸道有相應感受器或受體有關。苦瓜皂素有「天然胰島素」之稱，能維持機體進食後的血糖平衡，防止血糖過高，因而可以作為糖尿病患者的食療佳品。

(2)黃連：早在幾千年前的《神農本草經》中就記載黃連「主熱氣目痛，眥傷淚出，明目，腸澼腹痛下痢，婦人陰中腫痛」，是一味清熱化溼、瀉火解毒和止血的中藥。黃連為毛茛科多年生草本植物黃連、三角葉黃連、雲連的根莖。黃連含有多種化學成分，但其中最主要的成分為黃連素，又叫小檗鹼，中藥黃柏等多種植物中均含有這一成分。從黃連中提取出來的黃連素，因具有較強的抑菌作用而用於治療痢疾、胃腸炎等腸道疾病，臨床早已證實療效顯著。現代藥理研究表明，黃連素可促進醣原合成，抑制肝臟的糖異生，並能促進胰島細胞的修復，阻斷鉀離子通道而致鈣離子內流，從而促進胰島素分泌，改善胰島素抵抗狀態，具有與二甲雙胍相類似的增加胰島素敏感性作用；另一方面，黃連素還能抑制醛糖還原酶的活性，降低機體內自由基的生成，促進神經傳導，降低血液黏稠度，抑制免疫反應活性，能有效地對抗糖尿病及其併發症。《臨床內分泌學與代謝雜誌》上發表的一項臨床研究表明，黃連素能顯著改善2型糖尿病患者，特別是合併高脂血症及胰島素抵抗患者的病情，降低血糖和血脂的效果非常明顯。2013年中國學者在國際著名的《自然》期刊上發表了臨床應用鹽酸黃連素治療高脂血症的報導，雜誌編委作了「編者按」，高度評價了中國學者的黃連素研究：「中國的黃連素是他汀類藥物的理想補充。黃連素比他汀類藥物便宜幾十倍，因此黃連素降血脂作用的發現，對高脂血症、糖尿病及心血管疾病的防治具有不可低估的價值。」此外，黃連素還具有降低血壓、抗心力衰竭、抗心律失常、抗癌的功效。其最大優勢是能長期穩定血糖水平，且不會導致低血糖反應，不但有治療「三高」的作用，而且有護肝作用，這與他汀類藥物對肝臟的損傷有很大的不同。目前還未發現有其他嚴重不良事件發生，安全性好，唯一的副作用是長期使用後較易便祕。

四、防控「隱蔽殺手」冠心病

冠心病在全球的發病率很高，是全球死亡率最高的疾病之一。根據WHO 2011年的報告，中國的冠心病死亡人數已列世界第二位。

（一）飲食是首要影響因素

眾所周知，冠心病的發生和發展過程中，飲食是首要影響因素。因此，要把吃出來的病吃回去，最重要的是要講究科學、合理飲食。

1. 保證ω-3多不飽和脂肪酸的攝入

冠心病的元凶為「三高」，因此降脂是冠心病防治的重要課題。其實，油脂不但是能量的來源，而且是一種重要的營養物質，還是脂溶性維生素必須的溶媒。ω-3多不飽和脂肪酸家族的DHA和EPA，是身體各組織器官不可缺少的物質，也是人體的「降脂之寶」。因此，我們可以吃點富含ω-3多不飽和脂肪酸的海魚，如沙丁魚、秋刀魚等，但也不宜過度食入，最好是每天三餐中有一種主膳為魚類食物。中醫提倡「順於自然」。我們過去所吃的食物多為野生的動植物，但現在環境汙染嚴重，養殖也多采用「圈養」的方式，只求快速生長，愈肥、愈重愈好，不重還「灌水」，使我們食物中的ω-3多不飽和脂肪酸少了，「好脂肪」缺了，降脂不靈了。因此，我們還是需要選擇無明顯汙染的魚肉類食品。

應該注意的是，吃魚也講究學問。如果想要攝入更多的DHA和EPA，就要遵從以下規則。

(1)每天食用：前面說過，每天都要有一餐用魚做主膳，這樣可以固定攝取人體所需要的營養成分。

(2)新鮮：EPA、DHA非常容易氧化，因此魚買回來後須盡快進行烹飪，保證新鮮。

(3)挑剔：血脂高的人，魚肚、魚子、內臟這些高膽固醇的部分應避免食用，魚頭是魚身上富含DHA和EPA的部位，切勿扔掉。

(4)少油：烹調魚時一定要少油，不要因食魚反而增加油脂的攝入。

2. 注意膳食纖維的攝入

降低血脂，要保證體內自身不能合成的外源性必須胺基酸的攝取。在植物性食物中，諸如豆類及豆製品、奶類及奶製品、蛋類中均含有大量的人體必須胺基酸，而且還含有膳食纖維。以往，人們常常認為，減肥就要節食，要減少食量，其實這是個誤區。減肥節制的不應該是食物而是能量，因為飢餓只會促進食慾，導致減肥的失敗，甚至會導致反彈，變得更胖。過去，膳食纖維常常被當成廢物，近年來人們才逐漸認識到這種被忽視的廢物，是繼蛋白質、脂肪、醣類、維生素、無機鹽、水之後的「第七類營養素」。膳食纖維同穀類一樣，也屬於醣類，能夠果腹充飢。但與穀物不同的是，它難以被消化、吸收，雖然在腸道內走了一遭，最終都以糞便形式排出體外，中間沒有經過任何營養代謝，不給身體留下一絲能量，因此食用膳食纖維可以減少能量攝入，達到控制體重甚至減肥的效果。美國哈佛大學醫學院對膳食纖維與心臟病的關係進行了研究，結果表明：高纖維膳食的人群患心臟病的概率比低纖維膳食人群要小40%。由此可見，膳食纖維是天然的減肥藥。

3. 講究粗細糧搭配

穀物在國人膳食中占有重要地位，是蛋白質和能量的主要來源，也是一些維生素B群、無機鹽和膳食纖維的重要來源。我們通常把稻米、白麵稱為細糧，把玉米、小米、薏苡仁、燕麥等稱為粗糧或粗雜糧。細糧口感好、易消化，成為現代人喜愛的主食。但細糧因加工後精度較高，損失了較多營養成分，不利於健康；粗糧富含膳食纖維，能刺激胃腸蠕動，除幫助腸道排便和排毒外，還具有減肥、降脂、降糖及防癌作用。粗糧雖好，但只是彌補細糧營養的不足，攝入過量會影響人體對鈣、鎂、鐵、鋅等無機鹽的吸收和利用，當然也無助於人體的健康，並非多多益善。因此，講究粗細搭配，在細糧主食中每天搭用粗雜糧50～100克，非常有助於減肥，不但能減脂，而且能降糖、防治高血壓和冠心病。但平時以肉食為主的人，尤其是老、幼者，如果忽然大量攝入粗雜糧，腸道會一時難以適應，不利於食物的消化和吸收，因此須循序漸進。因此，食用主食時應注意：一粗，二雜，三適量。

4. 豆類、奶製品不可少

豆類、奶類均為人體所需的優質蛋白的主要來源，其中豆類含有較多的蛋白質和脂肪，醣類含量較少，是植物蛋白的理想來源，而且富含鈣、鎂、鐵、鋅以及膳食纖維、維生素B群、胡蘿蔔素等多種營養成分，是人們日常飲食中不可缺少的部分。豆及豆製品中含有人體不能合成的8種必須胺基酸，而且幾乎不含膽固醇。常吃豆製品，能降低人體內低密度脂蛋白膽固醇水平。豆類還含有類黃酮成分，能防治乳腺癌、腸癌。據稱，在日本沖繩島，有一個世界聞名的長壽村，叫大宜味村。經WHO調查顯示，其長壽原因中最突出、最重要的一條就是多吃豆製品。

奶類營養豐富，所含營養成分齊全，組成比例適當，容易消化、吸收，含鈣量高，是適合各個年齡段人群的營養滋補品。奶類特別適合兒童，能滿足其生長發育的需要。各種動物的奶所含的營養成分不全相同。其中，牛奶富含優質蛋白質，含有人體所需要的各種維生素和微量元素。中醫認為，牛奶性味甘、平，能補肝腎，生津潤肺益腸，可治虛弱勞損，老少咸宜。

(二) 值得推薦的藥食兩用食物

近幾年來，科學家在研究中發現不少藥食同源的中藥具有降血脂、降血壓、降血糖及防治心血管疾病的功效，這裡特推薦以下幾種值得應用於食療的中藥：

1. 肉桂

肉桂既是廚房調料，又是一味中藥。其味辛、甘，性大熱，歸肝、腎經，為樟科常綠喬木植物肉桂的樹皮。本品為純陽之品，能補命門之火，有引火歸元、益陽消陰之功，是中醫臨床常用的中藥。美國密西根大學最近研究發現，肉桂中的一種精油會攻擊脂肪細胞，可用於治療肥胖症。該研究顯示，肉桂醛可通過刺激脂肪細胞以消耗能量（該過程被稱為生熱作用），促進代謝效應。參與該項研究的科研人員稱：「幾千年來，肉桂一直是人們喜愛的食物，如果這能幫助抵禦肥胖，或許是一種讓患者更容易堅持下去的促進代謝健康的手段。」

2. 大蒜

由於過多的膽固醇會堆積在血管各處，嚴重者可使血管硬化，形成斑塊而致管腔狹窄和阻塞，影響血液循環，從而危害人體的健康。所以，降低膽固醇含量、清潔血液、改善狹窄、舒張血管至關重要。為治療心血管疾病，美國加州大學聖約翰心血管研究中心通過大量實驗，發現大蒜在治療心血管疾病上有非凡的成效。他們讓心臟病患者在長達一年的時間裡，每天堅持服用4毫升的大蒜萃取物，結果顯示，這些患者血管中的膽固醇逐漸消失了，血液循環也變得非常正常，血液黏稠度也大大得到改善。研究發現，原來大蒜中含有豐富的蒜胺酸，其在蒜酶的作用下可轉化成大蒜素，而大蒜素能使高密度脂蛋白膽固醇增高，能降低低密度脂蛋白膽固醇水平，因此大蒜被稱為「血管清道夫」。

大蒜含有硫化合物，有一種特殊臭味，常讓人難以接受，改善的方法是先將之切碎，在室溫下放置10分鐘，在這過程中，大蒜辣素和硫化物等活性成分大量生成，同時抗血脂成分也大大增加，如果不切碎就加熱食用，有效成分就會大量流失。但營養學家建議，大蒜最好不要加熱食用，因為大蒜中的大蒜酶極其脆弱，在加熱的過程中很容易遭到破壞，從而影響大蒜素的生成。營養學家也指出，大蒜並非吃得愈多愈好，因為大量食用大蒜會對眼睛產生強烈的刺激，可引發眼瞼炎、眼結膜炎，同時大蒜吃多了會影響維生素的吸收。另外，大蒜對胃、腸黏膜具有一定的刺激性，故不能空腹食用。正因為大蒜的刺激性和腐蝕性，胃、十二指腸潰瘍患者和患有頭痛、咳嗽、牙痛等疾病的人，不宜食用大蒜。

3. 小蒜

小蒜是老百姓最喜歡吃的野菜之一，也是一種藥食兩用的中藥材，其中藥名為薤白。薤白形狀似蒜，俗名小根蒜，全國各地均有分布，自古以來都是藥食兼用之品。元代王楨曾云：「薤，生則氣辛，熟則甘美，食之有益，故學道人資之，老人宜之。」唐代藥王孫思邈指出：「薤白，心病宜治之。」此所謂的「心病」，應該與當今的冠心病相通。心絞痛之類的心血管疾病，食薤白可獲效。張仲景的《金匱要略》中有「胸痺不得臥，心痛徹背者，栝蔞薤白半夏湯主之」的記載。這是古代一個治療「真心痛」（現代常用於治療冠心病）的名方。歷代以來，治療心痛徹背者，主藥都離不開薤白。

薤白吃法有多種，前人多做成酒、粥、餅、菜等食療藥膳；現在常用油炒後做調料，或灼後涼拌，也可做成菜餅或菜團子，還可生食。作為中藥，薤白具有理氣寬胸、祛瘀止痛的功效。

4. 黑木耳

黑木耳是木耳的一種，因為生長在朽木上，形狀似人的耳朵，呈黑色或褐黑色，故名黑木耳。早在遠古時期，我們的祖先就已經把黑木耳當食物了。中國最早的藥學專著《神農本草經》中就已記載了其藥用價值；明代著名醫藥學家李時珍的《本草綱目》記載了黑木耳「主治益氣不飢，輕身強志，斷穀治痔」；當代《中華本草》認為：「黑木耳味甘性平，歸脾、肺、肝、大腸經，主治氣虛血虧，肺虛久咳，咳血，痔瘡出血，婦女崩漏，月經不調，跌打損傷。」現代藥理研究顯示，黑木耳的主要活性成分為木耳多醣，還含有麥角甾醇、二氫麥角甾醇、卵磷脂、腦磷脂、鞘磷脂等。此外，黑木耳還富含蛋白質、鐵、鈣、醣類、膳食纖維、多種維生素及多種人體必須的胺基酸，其蛋白質的含量與肉類相當，鐵比肉類高10倍，鈣是肉類的20倍，維生素B_6的含量是普通稻米、白麵和蔬菜的10倍以上，被譽為「素中之肉」，是富有營養的保健食品。

1980年，美國學者首次發現黑木耳有抗血小板聚集的作用。中醫藥專家經過十餘年的研究，揭開了黑木耳多方面的重要功效，並分離出其主要活性成分黑木耳多醣。研究證實，黑木耳對心腦血管疾病具有防治作用，能提高機體的免疫功能及抗病能力。中國心血管專家洪昭光教授認為，每天食用5～10克黑木耳可預防血栓形成，治療「三高」；著名的心血管疾病專家胡大一教授指出，食用黑木耳可軟化血管並有效降低血脂。

黑木耳可降低血脂，可防治冠心病、腦梗死、阿茲海默症等。關於黑木耳，有一個很有趣的故事。話說有一天，一個美國醫生在臨床診療時發現一個原先患有嚴重高脂血症的美籍華人，血液黏度忽然降低了。該醫生覺得很納悶，就問：「怎麼搞的，是不是藥吃多了？」患者回答：「肯定沒有多吃藥。」醫生更奇了，又問：「那你最近吃了什麼嗎？」患者回答：「我前些日子到過中國城，吃了幾頓中餐，裡面有一道菜叫木須肉，含有肉片、雞蛋、黑木耳，就這些。」美國醫生一想，肉片沒降脂作用，雞蛋更是不可能，那只可能是黑木耳的緣故了。於是醫生叫患者再接著吃，看是否有效。患者遵醫囑吃了一段時間，果然成效明顯。醫生就此發現，原來黑木耳有降低血脂的作用。

洪昭光教授還介紹了他自己治療過的一位台灣企業家的故事。這個富商得了冠心病，血管堵塞非常嚴重，想到美國做心臟搭橋手術。但美國醫生說：「不行，現在患者太多，請一個半月以後再來。」一個半月後，他再去，一做冠狀動脈造影，原先3支阻塞的血管通了。醫生對他說：「你沒病，血管全通了，不用搭橋，回去吧！」又問道：「你是怎麼治的？」患者回答說：「我只用了一個偏方，即10克黑木耳、50克瘦肉、3片生薑、5枚紅棗、6碗水，文火煲成2碗湯，加點味精，加點鹽，每天吃一次，吃了45天。」洪教授認為，這就是可供參考的中醫食療。

五、防控腦中風，提高生存品質

腦中風是一組以腦部缺血和出血性損傷症狀為主要臨床表現的疾病，又稱腦中風或腦血管意外。中國是腦血管病高發的國家，全國每年新發腦中風患者約200萬人，存活的患者中有四分之三存在不同程度的勞動能力喪失。吸菸、酗酒、高血壓、血脂異常、明顯超重或肥胖、糖尿病、房顫、瓣膜性心臟病、高同型半胱胺酸血症等是腦中風的危險因素，這些危險因素控制不住與腦中風的再發率升高密切相關。據不完全統計，腦中風患者中約有75％喪失勞動力，40％以上嚴重殘疾，中國每年因腦中風死亡者約150萬人，並有上升發展的趨勢。所以，對腦中風的防控不能掉以輕心。

目前對於腦中風的防治，食療不失為一種重要的手段。中醫認為，實施食療就必須辨證施膳，根據病情制訂切實可行的膳食方案。應講究飲食平衡，選擇豐富的食物以補充機體需要的營養素，維持合適的體重。腦中風患者應保證每日攝入食物包括穀薯類、蔬菜類、水果類、肉類（包括肉、禽肉、魚、乳、蛋等）、豆類和油脂類，共計六大類。

其中，穀薯類主要提供醣類。腦組織能量的主要來源為葡萄糖，而腦又不能儲存任何能量，因此醣類對腦中風患者十分重要。穀類食物首選富含膳食纖維的玉米麵、燕麥、糙米等；蔬果類是維生素、無機鹽和膳食纖維的重要來源，因此應多選擇富含抗氧化物的蔬果，如菠菜、油菜、紫甘藍、獼猴桃、草莓、櫻桃等，但伴有高血糖的患者應慎食含醣量高的蔬果；肉、禽肉、魚、乳、蛋類主要提供蛋白質。腦中風患者的蛋白質攝入量至少每天每千克體重1克，且動物蛋白質應占一半左右，因此建議每日飲300克奶或奶製品，攝入蛋類25～50克，禽肉類50～75克、魚蝦類75～100克。宜選擇脂肪含量低的種類，如雞胸肉、鱈魚、鱗魚、白帶魚、鯉魚等。豆類及其製品，主要提供植物性優質蛋白，建議每日攝入30～50克。油脂類中的烹飪油每日攝入控制在25～30克。

現代研究認為，補充葉酸和複合維生素能有效降低腦中風的發病和復發風險，因而推薦多食用富含葉酸、維生素B_6、維生素B_1的食物。其中，葉酸主要來源於新鮮水果、蔬菜、肉類等食物，但由於葉酸遇光、遇熱後很不穩定，容易失去活性，所以人體真正能從食物中獲得的葉酸並不多。維生素B_6在機體物質代謝方面發揮著重要作用，來源廣泛，在動植物中廣泛存在但一般含量不高。含維生素B_6較多的食物有白色肉類（如雞、魚類）、動物肝臟、豆類、堅果類和蛋黃等，奶類含量較低，水果蔬菜特別是香蕉中維生素B_6含量較為豐富。維生素B_1缺乏會抑制甲硫胺酸合成酶的作用，能使同型半胱胺酸轉變成甲硫胺酸的過程受阻而堆積體內，從而使心腦血管疾病風險增加。膳食中的維生素B_1來源於動物性食物，主要有肉類、魚、禽、蛋類及貝殼類。但值得一提的是，葉酸、維生素B_6、維生素B_{12}易因烹調及儲存時間延長而逐漸流失，應予注意。

六、調治「沉默殺手」慢性阻塞性肺病

慢性阻塞性肺病簡稱「慢阻肺」，英文縮寫為COPD，是人們常說的慢性支氣管炎和肺氣腫的總稱。其主要症狀為長時間咳嗽、咳痰和氣短，呈進行性、不可逆性，久而久之將演變成肺心病，最後可能累及全身各系統。

慢性呼吸系統疾病與心腦血管疾病、糖尿病和腫瘤，被WHO列為全球四大慢性病。近年來中國慢性呼吸系統疾病，特別是慢阻肺的發病率、患病率、死亡率、病死率和疾病負擔率這5個指標都處於高水平上升趨勢。最新數據顯示，20歲以上人群慢阻肺患病率為8.6％，40歲以上人群為13.7％，70歲以上人群接近40％。

中醫認為，慢阻肺屬於氣虛血瘀，演變過程由肺及脾及腎，屬體虛易感的疾病。從中醫養生保健的防治角度而言，所謂「邪之所湊，其氣必虛」，應著重於益氣，這種觀點與現代醫學也是不謀而合的。慢阻肺早期不易診斷，一旦出現明顯的咳嗽、咳痰、氣急症狀，即顯示肺功能已處於中、重程度的損害。且由

於免疫功能低下，常常併發感染而致急性加重，或致呼吸衰竭，或伴有營養障礙等多種併發症。

在慢阻肺的早期階段，多用具有益氣養陰、潤肺止咳作用的藥食同源中藥，如生曬參、西洋參、太子參、百合、沙參、麥門冬、杏仁等（見各論部分），中後期則多用黃芪、人參（或黨參）、蛤蚧、山藥、茯苓、白朮、五味子、冬蟲夏草、淫羊藿、紅景天等中藥。為防止肺部感染，往往也可選用金蕎麥、虎杖、三葉青（金錢吊葫蘆）等清熱解毒類的藥食同源中藥（見各論部分）。

七、阻擊令人談虎色變的癌症

在各種疾病中，最令人談虎色變的疾病，叫癌症，或稱惡性腫瘤，被稱為人類的「頭號殺手」。據WHO報導，每年世界上有900萬新增的癌症病例，500萬人死於癌症，如果沒有進一步控制癌症的措施，預計到2020年，每年將有2000萬新增的癌症病例，死於癌症的人數將突破1000萬人。有報告稱，中國每年新增的癌症病例約為150萬，每年死於癌症的患者約有100萬人。因此，人們普遍認為，癌症是「不治之症」。長期以來，人們都把癌症與死亡畫上等號，恐癌情緒一直籠罩在大眾的心頭，揮之不去。

（一）癌症是伴隨著衰老而來的慢性病

所謂「癌症」，實際上是200多種疾病的統稱，它是一種普遍發生的疾病，是一種伴隨著衰老而來的慢性病，甚至可以說癌症是人類生命的一部分。

早在20世紀80年代末，美國就有醫學家報告說，對於80歲上下的老年人的屍解結果發現，約有四分之一的人身體內存在腫瘤，但這些老人生前都沒有與癌症有關的任何症狀，他們都不是直接死於癌症，換句話說，在老年人體內出現癌症是十分自然的事。從事免疫學研究的黃文彭教授，曾每年解剖近200例屍體，他發現80歲左右老人無一例外地都患有隱匿性的生前無任何症狀的腫瘤，據此他預計如果人的平均壽命達到100～120歲，每個人體內的腫瘤將達到3～4個。美國國家疾病控制中心的專家預測，如果美國公民期望壽命達到90歲，則將有47％的男性和32％的女性罹患癌症。

腫瘤發生率雖如此之高，但在多數情況下，這些腫瘤並不威脅老年人的生存品質，甚至在一定條件下不影響他們的生存期限。其實，癌細胞是由人體正常細胞「叛逆」而衍生出來的惡果。人體原是由一個個細胞組成的社區，每個細胞照章行事，知道何時該生長分裂，也知道怎樣與別的細胞結合，形成組織和器官，而構建不同組織的「圖紙」就是基因。按現代醫學的說法，就是人人都有原癌基因。原癌基因主管細胞分裂、增殖，人的生長離不開它。為了「管束」它，人體內還有一個抑癌基因。平時，原癌基因和抑癌基因兩者保持平衡，但在精神因素、遺傳因素、環境因素、生活方式和某些化學物質等的作用下，原癌基因的力量會變強，而抑癌基因卻變得較弱，從而使致癌因素得到啟動癌細胞生長的「鑰匙」，使「叛逆」細胞脫離正軌，自行設定增殖速度。經過長時間的累積過程，最後才會生成癌症。

由此可見，癌症的出現並非一朝一夕的事。中國醫學科學院資深腫瘤內科權威孫燕院士曾明確指出：「未來會有愈來愈多的癌症。癌症也許就像糖尿病一樣，僅僅是一種再普通不過的慢性病而已，並沒有那麼可怕。」現代研究已證實，癌症的發生是一個長期的、漸進的過程，經歷多個階段，從正常細胞到演變成癌細胞，再到形成腫瘤，通常需要10～20年，甚至更久。只有當危險因素嚴重損害機體的防禦體系，機體修復能力降低，細胞內基因變異累積至一定程度，癌症才會發生。「癌症是一種慢性病」的觀點已得到國際普遍認可。WHO等國際權威機構已把原來作為「不治之症」的癌症，重新定義為可以治療、控制，甚至治癒的慢性病。

（二）癌症的食療防控

「癌」字中有三個「口」，可見癌症與飲食的關係非常密切。世界癌症研究基金會曾明確指出，每年因癌症死亡的人中，有三分之一與不良飲食習慣有關，30多種癌症均由此而來。中國衛生健康委員會健康教育首席專家趙霖教授指出，受膳食影響最大的癌症包括兩大類：一類是消化系統癌症，包括食道癌、胃癌、腸癌等；另一類是與激素水平相關的癌症，有乳腺癌、子宮內膜癌、卵巢癌、前列腺癌等。可以說管住嘴，把關飲食，就能簡單、有效地預防癌，讓患癌風險降低40％。因此，平衡飲食是防癌飲食的基礎。

現代流行病學及相關的研究顯示，營養素可能影響腫瘤的發病率。某些營養素有抑制癌細胞生長、誘導細胞分化、抑制癌基因的表達等效果，可以認為，營養素與腫瘤的發生、發展具有內在的聯繫。所以，必須注意營養素在腫瘤治療中的作用。

1. 能量

這是反映三大營養素的間接指標。動物實驗表明，限制進食的動物比自由進食的動物自發性腫瘤發病率低，腫瘤發生潛伏期延長。根據國內外流行病學調查研究的相關報導，在社會經濟條件較差及生活水平較低的人群中，胃癌的死亡率較高，提示其與總能量減少有關。由此看來，能量的攝入不足，會影響人體的防禦能力和腫瘤的發生率。因此，中老年人應注意營養的均衡。

2. 蛋白質

蛋白質的攝入要適度，過高或過低都會加快腫瘤的生長。近年有流行病學調查顯示，食道癌和胃癌患者得病前的飲食中，蛋白質的攝入量較正常對照組低。一項前瞻性研究發現，經常飲用2瓶牛奶的人較不飲用牛奶的人，胃癌發病率要低，中國流行病調查研究表明，經常食用大豆製品者胃癌發生的風險較低，而經常飲用豆漿者，其胃癌發生的風險更低。相關研究認為，大豆中不僅含有豐富的蛋白質，而且含有類黃酮等抑癌成分。但也必須強調的是，過量的蛋白質攝入，也同樣會引發大腸癌、乳腺癌和胰腺癌。因此，蛋白質的攝入應當適量。一般來說成年人蛋白質攝入量應占總熱量的12%～15%，即以每天攝入70～80克為宜。

3. 脂肪

流行病學的調查結果顯示，脂肪的攝入量與結腸癌、乳腺癌的發病率呈正相關，而與胃癌呈負相關。所以，有些學者認為應適當限制、降低總熱量，即減少人體需要總熱量的20%～25%，同時攝入不飽和脂肪酸與飽和脂肪酸的比例以1：1為宜。應提倡少吃豬、牛、羊等紅肉，多吃海藻、海魚等海產類，因海產魚類中富含具有抗腫瘤作用的ω-3多不飽和脂肪酸。

4. 醣類（碳水化合物）

以往胃癌往往多見於經濟收入較低的地區，這些地區的人大多以高碳水化合物膳食為主。日本有調查顯示進食4碗飯的人得胃癌的相對危險性比進食2碗飯的人高，而日本近50年來胃癌發病率降低與高碳水化合物膳食下降有關，因而認為高碳水化合物膳食易使人患胃癌。其實，高碳水化合物膳食本身並無促癌作用，患癌主要由高碳水化合物膳食常伴隨的蛋白質攝入不足所致。近年來的研究顯示，高碳水化合物食物雖含蛋白質少，卻含有較多的膳食纖維，那是人體不可缺少的營養物質，營養學家將之稱為「第七營養素」。膳食纖維能幫助人們降低患癌風險，因為它的吸水能力很強，可吸收的水分能達到自身體積和重量的10倍之多，從而刺激腸道蠕動，幫助腸道運動，不費力氣就能很快地把腸道的糞便排出體外，避免了腸道吸收宿便中的有毒物質或被其損害，減少了罹患癌症的風險，由此被人們稱為「腸道抗癌衛士」。但膳食纖維並非多多益善。據悉，日本富士山附近的山梨縣上野原鄉從前一直享有世界「長壽村」的美譽，令人奇怪的是，最近這個聞名的「長壽村」卻突然改變了面貌，使得日本許多研究生命的科學家紛紛前往以一探究竟。在過去，該村確有幾十位老人在95～100周歲，其生活習慣是少吃肉，多吃蔬菜，因而營養學權威一直以此作為例證，認為長壽祕訣就是「少肉多菜」。誠然，適量肉食及眾多蔬菜確是理想的膳食方法，但過分宣揚，未免有所偏頗。長壽村的老人們為了保持顯赫聲名，人人視肉食為洪水猛獸，這種極端偏激的結果，使眾多的老人患上了營養不良症，為長壽付出了代價。這也警示人們：食素不可過度，只有科學飲食，均衡搭配，才是健康之本。

5. 維生素

一般認為，具有防癌作用的維生素主要為維生素Ａ、維生素Ｅ和維生素Ｃ，但維生素Ｂ群缺乏對食道癌的發生也有影響，維生素Ｄ缺乏也有致癌效果，補充葉酸可防結腸癌。

(1)維生素Ａ：近10多年來，補充維生素Ａ一直是腫瘤化學防治中的重點內容。流行病學的研究表明，吸菸人群維生素Ａ攝入量愈少，癌症的發生率愈高。動物實驗顯示，維生素Ａ對亞硝胺及多環芳烴誘發的小鼠胃癌、膀胱癌、結腸癌、乳腺癌以及大鼠肺癌、鼻咽癌等多種癌均有明顯的抑制作用。不少學者認為維生素Ａ及其衍生物能修復化學致癌物質所致的癌前病變，並指出維生素Ａ缺乏者，肺癌的發生率也會隨之增加，推測維生素Ａ可能具有預防肺癌的效果。但要注意的是，大劑量維生素Ａ類化合物如果長期服用會引起維生素Ａ中毒。

(2)維生素Ｅ：大量的資料顯示，維生素Ｅ具有顯著的抗氧化作用，可抑制脂質過氧化物生成或使生成的脂質過氧化物分解。維生素Ｅ還能抑制放射線的ＤＮＡ損傷及化學性致癌過程。不少研究表明，維生素Ｅ能抑制肺癌的發生。自然界中維生素Ｅ有4種不同的生物酚（α、β、γ、δ）和4種不同的生物醇（α、β、γ、δ），其中α-生物酚活性最強，具有預防肺癌的效果。維生素Ｅ缺乏與維生素Ａ缺乏一樣，都會導致肺癌的發生率增加，而且維生素E缺乏者其鱗狀上皮癌、小細胞癌、腺癌、大細胞癌等肺癌的發生率會增加1.7～2.3倍。

(3)維生素C：水溶性維生素C與脂溶性維生素E均為抗氧化劑，都具有清除氧自由基的作用。維生素C能消除體內過多的自由基，增強機體的免疫功能，雖然單用維生素C對脂質的抗氧化作用較弱，但維生素E並用則可得到增強，並有利於提高超氧化物歧化酶（SOD）水平。體外實驗發現，維生素C還能分解亞硝酸鹽，阻止亞硝胺的合成，從而抑制致突變作用。

(4)β-胡蘿蔔素：癌症患者血中β-胡蘿蔔素含量比正常對照組低，並有研究發現，β-胡蘿蔔素能減輕氧化應激反應對細胞造成的損傷，從而起到抗癌效果。我們經常食用的胡蘿蔔含有豐富的β-胡蘿蔔素。中醫認為，胡蘿蔔性味甘平。但是生胡蘿蔔與熟胡蘿蔔的味道不一樣，《醫林纂要》曰：「生微辛苦，熟則純甘。」《本草綱目》記載胡蘿蔔能「下氣補中，利胸膈腸胃，安五臟，令人健食」。對此說法，《本草求真》作了詳解，指出：「胡蘿蔔，因味辛則散，味甘則和，質重則降，故能寬中下氣而使腸胃之邪與之俱去也，但書又言補中健食，非是中虛得此則補，中虛不食得此則健，實因邪去而中受其補益之謂耳。」《歐洲臨床營養學期刊》發表的一項研究表明，每週至少吃3次胡蘿蔔的男性患前列腺癌的可能性會減少18%。英國的一項研究顯示，胡蘿蔔和芹菜在預防腸癌方面均具有重要作用，並認為這與胡蘿蔔所含的β-胡蘿蔔素有關。

6.微量元素硒

現已清楚，腫瘤與微量元素，特別是硒元素密切相關。硒的發現距今已有200年，但與醫學發生關係僅有100年左右。20世紀初，美國學者沃克博士和克利恩博士在《美國醫學》期刊上發表了《硒的醫療價值——特別是對癌症》一文。他們在老鼠實驗後，又把亞硒化鈉用於治療人體皮下腫瘤，但他們也發現，硒對人體的深部腫瘤沒有效果。1957年5月，德國生物化學家施瓦茨在福爾茨博士的協助下，最先發現硒對肝臟具有明顯的保護作用，從而開啟了醫學界對硒的廣泛研究，明確硒是保護人體健康和生命所必須的重要微量元素。硒不但能增強人體的抗氧化作用，而且還具有延緩細胞、組織和器官老化的效果。更為重要的是，硒能減少患癌風險，抑制癌細胞增生，降低抗癌藥物或放射治療所產生的有害副作用。此外，硒能改善維生素A、維生素C、維生素E、維生素K的吸收和利用，調節蛋白質合成功能。據報導，中國成年人大約每人每天需攝取50～250微克的硒。人們在日常生活中，保持合理的食物搭配，即可自然獲得此量。在不少食物和藥食同源中藥中，如糙米、大麥、大蒜、胡蘿蔔、蘆筍、核桃、芝麻、豆類、海鮮、雞類、肉類及果蔬中都含有豐富的微量元素硒，而富含維生素A、維生素C、維生素E的蔬菜和水果能促進硒的吸收。

綜上所述，在癌症的防控中，科學合理的膳食或食療極為重要。中國是美食多樣、精於烹調的國度，飲食對人的誘惑非常大。因此，必須強調攝入過量美食非福所求。同時，我們應該尋求無環境汙染的食物，不清潔的飲食往往是「百病之源」。還必須注意的是，飲食應有規律，定時定量，用膳不宜過冷、過熱。我們祖先早有告誡「熱無灼灼，寒無滄滄」，必須牢記！中國不少地區的人吃飯講究「趁熱」，但國際癌症研究機構發布的一項最新研究發現，飲品溫度在65℃以上可能會引發食道癌。近年的流行病學調查結果顯示，愛喝功夫茶、滾粥的潮汕人，愛喝大碗燙粥的太行山區居民以及愛喝滾燙奶茶的哈薩克族人，都是食道癌、胃賁門癌的高發人群。這是因為過熱的食物會損傷食管黏膜。長期吃過燙的食物，黏膜反覆受到慢性傷害，就可能引發慢性炎症，進而增加發生癌症的可能性。

（駱仙芳　王會仍）

總論

第五章 中醫養生食療藥膳的國際化

第一節 概述

食療是中國獨具特色的養生保健方式，其內涵包括兩個方面，一是指選用藥食同源食材烹製出的食品，這種食品既能滿足營養和保健的需求，也能強身健體、防病治病、延緩衰老，且無明顯毒副作用；二是指具有營養、調節生理活動作用的功能性養生保健食物。隨著社會的發展，人們愈來愈注重養生保健，很多適合食療養生的可食性物質，包括藥食同源中藥及營養成分豐富的五穀雜糧、肉類、果蔬等也隨之被推廣。

當前，發展食療養生保健產品正處於天時、地利、人和的大好時機，當務之急是盡快自主制定出國際認可的食療保健產品的品質標準。沒有標準，食療產品的保健功效及其安全性就很難得到保證；沒有被國際接受的標準，國際化就難以實現。應該承認，中醫食療源遠流長，既古老又複雜，只有建立標準才能讓它真正現代化、國際化和市場化。因此，我們有必要做好基礎和創新工作，具體應著重於本章所介紹的幾個方面。

第二節 統一藥材命名，制定用量標準

中藥材品種混雜，往往一藥多名，各地稱法不一，缺乏統一命名，以致使用失當而出現各種不良反應。其實，中藥材藥名的多源性自古以來就已存在。《本草拾遺》云：「三棱總有三四種。」在《證類本草》中，一藥多圖頗為多見，柴胡有5圖，黃精有10圖。1990年版《中國藥典》所收錄的524種中藥材中，多源性藥名共有141種，占總數的28.5％。木通一藥，來源有屬馬兜鈴科者、毛茛科者和木通科者，共計3科7個不同品種。又如防己常用的品種也有兩種，一為漢防己，一為木防己，前者為防己科多年生草本植物粉防己的根，後者為馬兜鈴科多年生纏繞草本植物廣防己的根。近幾年來，在臨床應用中不斷發現馬兜鈴及來自馬兜鈴科的植物均有損害腎的作用，可導致腎功能衰竭或泌尿系統腫瘤。這些中藥材雖不屬於藥食同源中藥，但畢竟屬於中藥。這些多源藥材，來源不一，真偽易混，品種不同，功效有別，用之不當，非但不能達到養生保健的目的，反而會出現諸多不良反應。因此，統一中藥材命名，不但是中國使用的需要，也是國際化的需要，這已經是刻不容緩的大事，必須引起我們的高度重視。

一、道地中藥材是提高功效和品質的保證

中藥材歷代以來非常講究原產地，即所謂的「道地藥材」。道地中藥材不但品質好，而且效果穩定，已得到廣泛認可，如甘肅的當歸、寧夏的枸杞、東北的人參、河南的山藥、浙江的菊花、山東的阿膠、廣東的砂仁、山西的黨參、雲南的三七、茯苓，和內蒙古的黃芪等，都是耳熟能詳並且被公認的道地中藥材。清代著名醫家徐大椿在《藥性變遷論》中就極其精闢地論述了中藥材品質與產地的關係：「古方所用之藥，當時效驗顯著，而本草載其功用鑿鑿者，今依方施用，竟有應有不應，其故何哉？蓋有數端焉，一則地氣之殊也。當時初用之始，必有所產之地，此乃其本生之土，故氣厚而力全，以後傳種他方，則地

氣移而力薄矣。」從古至今，大量的實踐和研究表明，一旦改變藥物的生態環境，其功效往往就不同了，所謂「橘生淮南則為橘，生於淮北則為枳」，就是環境變、物性亦變的明證。中藥材的產地、生長環境非常重要，能極大地影響藥效的發揮。

生態環境對中藥材的影響如此明顯，我們所吃的五穀果蔬也同樣如此。北魏時期的賈思勰所著的《齊民要術》中就早有論述：「山東的大蒜種到山西，就小如枯核；山東的穀子種在山西，就只長莖葉而不開花結實，這類實例遠不止此。」所以，食療的選擇更應注重原汁原味的道地中藥材和優質品味的五穀雜糧，這是弘揚中華民族優秀飲食文化的要義。

除此之外，必須重視的是，生態環境對於傳統中藥的影響無處不在。例如中藥川芎是一種常用的活血化瘀藥，有研究分析了川芎成分與生態環境的相關性，發現川芎中的阿魏酸含量隨平均氣溫的升高而存在一定程度的下降趨勢，其含量與產地年均溫度呈顯著的負相關；川芎中的多醣含量隨著產地海拔高度的增加略有降低趨勢，其含量與產地海拔高度呈負相關，因此在選擇川芎時應考慮種植地的上述因素與傳統道地中藥材產地的差異。又如甘草中的甘草酸含量，測定的產地愈多，產地之間環境差異性愈大，所測數據的離散程度就愈大。還有黃芩、黃芪、蒼朮、芍藥等中藥品種，不同產地間有的成分相差有10倍之多，甚至達數十倍，顯然其藥效也會受到較大的影響。還須指出的是，現代中藥種植有的依靠農業、化肥處理，其有效性與野生草藥相差甚大，也可能存在藥性以外的毒性。所有這些問題都表明，將中藥材種植技術及其種子培育納入監管範圍，制定和推行符合品質標準要求的種質資源評價體系，建立種質資源庫都是非常有必要的事情。

近年，黃璐琦院士提出以科技手段研究傳統道地中藥材，並強調這是資源的核心。在常用的500種中藥中，道地藥材占200種，用量占80％。可見道地中藥材應用與藥效密切相關，中藥應著重從其生物學本質進行研究，探討道地中藥材的形成與保護，關注道地中藥材的評價、機理和應用情況。只有這樣，傳統中藥才能站穩腳跟，立足於國內外市場。

二、食療中藥應關注安全的量效關係

現代醫藥學非常重視量效關係，對於藥物的半衰期、有效量、副作用、極量、中毒量、致死量及血藥濃度等都有詳細的說明，其實中醫藥也同樣如此。古代藥典《神農本草經》把中藥分為三個等級，即上、中、下三品，認為「是藥三分毒」，但上品屬無毒，中品中有毒、無毒均存在，下品多數有毒。古代醫藥學家多把中藥分為大毒、常毒、小毒、無毒四個等級，其用量也常因有無毒性和毒性的強弱而異。東漢時期的大醫學家張仲景就非常注重用藥的量效關係，而歷代醫家也認為，藥效決定於中藥劑量的變化。儘管食療採用的是具有補益性的藥食同源中藥，但都必須考慮「度」，即藥物的合理劑量。目前，中醫學界有些人使用中藥時隨意性強，對於《中國藥典》規定的常用劑量範圍，總是不以為然，常常大劑量、超量使用。這種違規的事例應引起我們高度重視，特別是食療藥膳，更須按照國家先後頒布的幾批《既是食品又是藥品的物品名單》進行操作。

雖然藥食同源，但須牢記「人參殺人無過，大黃救命無功」，即使是補益類藥物，也須在中醫藥的理論指導下施用，用量同樣需要制定標準，以符合WHO對傳統醫藥的要求：安全、有效、穩定、均一。

各論

第一章

補益類

人參

《神農本草經》

【生物特性及藥源】

人參 *Panax ginseng* C. A. Mey，為五加科人參屬植物，與三七、西洋參等知名藥用植物是近親。野生人參主根肉質，圓柱形或紡錘形，鬚根細長；根狀莖（蘆頭）短，上有莖痕（蘆碗）和芽苞；莖單生，直立，先端漸尖，邊緣有細尖鋸齒，上面沿中脈疏被剛毛。傘形花序頂生，花小；花瓣5，淡黃綠色；雄蕊5，花絲短，花藥球形；子房下位，2室，花柱1，柱頭2裂。漿果狀核扁球形或腎形，成熟時鮮紅色；種子2，扁圓形，黃白色。

野生人參是珍貴的中藥材，是「東北三寶」之一。主產於長白山區、小興安嶺地區、朝鮮和俄羅斯遠東地區。長期以來，由於過度開挖，資源枯竭，現已被列為國家珍稀瀕危保護植物。自唐代起，人參的人工種植就已開始。人工栽培的園參，目前除東北有大量種植外，河北、山西、甘肅、寧夏、湖北等省區也均有栽培。在人工精心管理下，栽培的人參6年就可收獲，但從藥用價值及其珍貴程度而言，已無法與百年的老山參相比。人參生長緩慢，生長年數愈長則品質愈好。

【功效概述】

人參是藥食兩用的佳品。著名藥典《神農本草經》就認為，人參有「補五臟、安精神、定魂魄、止驚悸、除邪氣、明目開心智」的功效，且「久服延年」，被列為上品。明代著名醫藥學家李時珍在《本草綱目》中對人參也極為推崇，稱其能「治男婦一切虛證」。幾千年來人參都被譽為「百草之王」，加上其形狀特異，特別是野生的老山參，往往形狀似人，即所謂有頭（根狀莖，俗稱蘆頭）、有體（主根）、有肩（根的上部）、有腿（例根）、有鬚（鬚根），由此而使之披上了神祕的面紗。

人參有多個品種。野生者稱為山參，栽培者稱為園參，播種在野生狀態下自然生長者稱為林下參，習稱籽海。多於秋季採收挖，洗淨，園參經過曬乾或烘乾，稱為生曬參；鮮根以針扎孔，用糖水浸後曬乾，稱為糖參；山參經曬乾，稱為生曬山參，蒸製後，乾燥，稱為紅參。用高溫蒸氣蒸2小時直至全熟為止，乾燥後除去參鬚，再壓成不規則方柱狀，具有溫補作用；白參則是選用身短、質次的高麗參，用沸水燙煮片刻，然後曬乾即可，其性溫和，有平補功效。

【典故及歷代名家點評】

早在2000多年前，《神農本草經》就將人參列為滋補要藥。歷代以來，將人參用來強身健體和防病治病的方劑頗為多見。漢代名家張仲景的《傷寒論》和《金匱要略》開了應用人參治療疾病的先河，唐代醫家孫思邈的《千金要方》中收載的5300多個方劑中，用人參者便有358個。其後以人參為主的方劑更是不勝枚舉。

《珍珠囊》：「治肺胃陽氣不足，肺氣虛促，短氣少氣，補中緩中……止渴生津液。」

《本草綱目》：「治男婦一切虛證，發熱自汗，眩暈頭痛，反胃吐食，痎瘧，滑瀉久痢，小便頻數，淋瀝，勞倦內傷，中風，中暑，痿痺，吐血，嗽血，下血，血淋，血崩，胎前產後諸病。」

《日華子本草》：「消食開胃，調中治氣。」

《本草蒙筌》：「定喘嗽，通暢血脈，瀉陰火，滋補元陽。」

《名醫別錄》：「療腸胃中冷，心腹鼓痛，胸脅逆滿，霍亂吐逆，調中，止消渴，通血脈，破堅積，令人不忘。」

民間傳說，古代有兄弟倆在深秋時節欲入山打獵，因馬上就要下雪，好心老人勸他倆別在此時進山，萬一下雪封山，就會被阻而難安全下山。但兄弟倆自認為年輕體壯，不聽勸阻仍然入山打獵。在獲得豐厚獵物之時，天不作美，忽然大雪封山，回路受阻。無奈之下，只好躲進山洞避寒，一邊吃著獵物，一邊又為增加口味而尋找周圍植物果實當果品食用。在吃了一味人形的植物後，兄弟倆忽覺精力日進，且耐寒、耐飢，不怕疲勞。直待冰雪消融，回了家時，兄弟倆比昔時更精壯了。問起山中所食何物，兄弟倆如實相告，並將所吃的東西展示給村民看。村中一老者指著其中似人形的植物說道：「你倆能平安回來，看來全靠這人形的植物，就叫它人生吧！」多年來，民間又將「人生」改叫「人參」而流傳下來了。

【藥用價值】

人參味甘、微苦、性微溫，歸脾、肺、心、腎經，能大補元氣，拯危救脫，起死回生，為治虛勞第一要品。凡元氣欲絕，神衰脈微，大病久病，失血及汗、吐、下等導致面色蒼白、精神萎靡、大汗不止、四肢厥冷、人事不省、脈微欲絕者，均可獨用本品煎服以扶危救急。

人參除用於救急外，臨床上還常用於勞傷虛損、食慾不振、倦怠乏力、大便滑泄、虛咳喘促、驚悸心慌、眩暈頭痛、消渴、健忘失智、陽痿早洩、不孕不育、婦女崩漏、月經不調、小兒慢驚、久虛不復及氣血虧虛、津液不足等證的治療。

已故浙江省名老中醫、血液病專家吳頌康以善用人參治療再生障礙性貧血而聞名於世；已故的浙江省中醫院名老中醫黃叔文，喜用獨參湯治療肺部疾病所致的大咳血，療效卓著；已故著名「送子觀音」浙江省婦科專家裘笑梅名老中醫則是一個善用人參治療不孕症、先兆流產及崩漏的婦科聖手。

近年來，科學家發現，野山參對多種癌症均有抑制作用，能有效地殺滅癌細胞。其抗癌作用可能與所含的多種生物活性物質和微量元素有關，特別是野山參中鎂的含量要比其他中藥材高3倍以上。鎂能激活人體中的很多酶，特別是去氧核糖核酸酶。如果體內缺乏鎂，產生的抗體就會減少，淋巴細胞的活動能力就會大大減弱，並會導致染色體畸形，從而誘發癌症。臨床上常在術後或放、化療後應用本品，效果十分理想。

【食療保健】

人參應用於養生保健在中國有3000多年的歷史。不只在中國，在日本、韓國、東南亞，包括北美、歐洲等國家和地區，也都非常喜歡用這種養生保健佳品。

現有的研究結果表明，人參具有多方面的藥理、生物活性，含有多種類型的化學成分，具有很高的營養價值。人參除富含多種胺基酸、酶類、人參多醣、人參揮發油、人參二醇、人參三醇、植物甾醇、膽鹼、醣類、果膠、18種微量元素及維生素C、維生素A、維生素B_1、維生素B等多種成分外，還含有豐富的人參皂素。這一主要成分，具有廣泛的食療作用。

目前已知，從人參中分離出來的人參皂素有30餘種。皂素為人參生理活性的物質基礎，其中Rb類有中樞鎮靜作用，Rg類有中樞興奮作用。有報告指出，人參中的中性皂素（RB_1、RB_2、Rc）既有鎮靜作用，也有鎮痛、肌鬆和降溫作用。因此，人參可調節中樞神經系統興奮過程和抑制過程的平衡，可使緊張造成的紊亂神經過程得以恢復。人參的抗疲勞作用顯著，其抗疲勞作用與Rg1有關。這一成分還能提高腦內蛋白質水平及RNA、DNA的合成，增強記憶力。此外，動物實驗證實，人參總皂素能促進心肌細胞DNA合成，對缺醣、缺氧損傷有康復作用，能抗心肌缺血，促進心肌再生和釋放前列腺素，從而抑制血栓素A2的生成，並通過抗氧自由基和抗脂質過氧化作用來保護心肌細胞。同時，人參特別是人參皂素RB_2能降低血脂水平，有抗動脈粥樣硬化的良好效果。最值得強調的是，人參與人參總皂素有抗失血性休克及胰島素性休克的作用，對保護心臟、肝臟等組織器官的功能，也有很好的效果。

中醫養生，最講究食療，而在食養藥品中，自古以來就以人參為重。清代的乾隆皇帝，將人參封為「仙丹」，還曾賦詩《詠人參》，對人參情有獨鍾。乾隆皇帝壽至耄耋之年而無痼疾，當與首重食用人參有關。除乾隆皇帝外，獨攬朝政40餘年的慈禧太后也長期噙化人參。於今出土的慈禧屍身，仍然可見膚色白潤如初。慈禧年過古稀仍能弄權攬政，其旺盛精力也同樣得益於人參的補養之功。

【適宜人群】

自古以來，人參就是大補元氣、扶正祛邪的補益中藥。凡久病體虛、元氣不斷耗傷、出現虛極欲脫者；或肺脾氣虛，出現自汗盜汗、聲音低微、呼吸無力、久咳痰喘、食少納差、大便稀溏、消化不良者；或心氣不足，出現心悸怔忡、心神不寧、脈結代者；或氣陰兩虛，出現口渴多飲、眼乾舌燥，易於「上火」者；或因用腦過度、記憶力衰退、兒童發育不良以及年老健忘、失智者；或因衝任失調，腎虛失養而致月經不調、女子不孕、男子不育者。總之，這些未病、欲病、已病的人群，都適宜食用人參。

【藥食的相互作用】

人參與多種中藥均可合用以達到增效減毒的作用。其中最主要的有以下幾種：

與黃芪同用：可起到同氣相求的作用，使補氣效果更佳，適用於一切身體虛極、精力大不如前或營養障礙嚴重者。

與麥門冬同用：與麥門冬所組成的參冬飲，或與麥門冬、五味子組成的生脈散，對熱傷氣陰、口渴多汗、氣虛脈弱、心悸不寧等病症，均有增效作用。

與附子同用：組成的參附湯，可增強回陽救逆效果，適用於大失血、大吐大瀉以及一切因元氣虛衰而致的四肢厥冷、氣虛欲脫、脈微欲脫、陰陽瀕於離決狀態或現代醫學的休克狀況者，用之療效尤為卓著。

與蛤蚧同用：組成的人參蛤蚧散，對因肺氣不足所致的久咳不癒、氣短喘促、脈虛自汗者，具有良好的益氣補肺、止咳平喘之效。

與石膏、知母、甘草、粳米同用：組成的白虎加人參湯，用於治療熱病所致的氣陰兩傷，表現為身熱而渴、汗多、脈大無力者，有顯著效果。

與熟地、當歸、白芍等同用：可益氣生血，對改善血虛或貧血狀況，有增效作用。

【禁忌及注意事項】

人參是一滋補上品，如今在全世界範圍被廣泛地研究，這是極為罕見的。由此可見，人參具有重要的應用前景和藥食兩用價值。但人參的藥食過程，要在中醫理論的指導下辨證施治；同時，用之要有度，不可過用。嚴格說來，凡熱毒邪實證的患者，用之不當反而會加重病情而發生他變；小兒為稚陽之體，尚處於生長發育期，用之也可能會引發早熟。

人參用法很多，可以切片噙化、切片泡茶、研末吞服、米酒浸服，也可蒸用、燉用、煎用。如用於食療保健，每日1～3克；用於常見病的治療每日6～10克；用於抗休克，急救固脫則可重至每日15～30克。應予注意的是，老年人久服人參可引起腹脹、納差、失眠、心煩、便祕、躁動等不良反應，特別是陰虛火旺者，濫用的話不良反應更多見。

食用期間，要注意保持腸胃潔淨，飲食應清淡，不飲濃茶；與蘿蔔同食會減輕藥效，與藜蘆同用，可能會發生不良反應。高脂血症、糖尿病、高血壓以及癌症患者，應向醫師諮詢或在醫師指導下服用。

人參葉、鬚、蘆頭中的人參皂素含量也相當豐富，價格較低廉，適合大眾使用。

（蔡宛如　周忠輝）

黨參

《本經逢原》

【生物特性及藥源】

黨參 *Codonopsis pilosula*（Franch.）Nannf. 又名防風黨參、黃參、上黨參、獅頭參、中靈草、黃黨，為桔梗科黨參屬植物，多年生草本。根長圓柱形，莖纏繞，有多數分枝，葉對生、互生或假輪生，具柄，葉片卵形或廣卵形，端鈍或微尖，基部近於心形，邊緣具波狀鈍鋸齒；花單生於枝端，與葉柄互生或近於對生，有梗；花冠上位，闊鐘狀，黃綠色，花絲基部微擴大，花藥長形；柱頭有白色刺毛。種子多數，卵形，無翼，細小，光滑無毛，棕黃色。

黨參根據產地的不同，可分為西黨、東黨、潞黨三種。西黨產於陝西、甘肅，俗稱「獅子盤頭」，根頭部有許多疣狀突起的莖痕，每個莖痕呈凹下點狀；東黨主產於東北，根頭大而明顯，根外皮黃色及灰黃色，粗糙，有明顯縱皺。現在的黨參主產於中國北方海拔1600～3100公尺的山地林邊及灌叢中，以山西潞州所產黨參品質最優，稱為潞黨，屬於道地中藥材。

【功效概述】

黨參是藥食兩用的常見品。本品味甘，性平，歸脾、肺經，具有補中益氣、健脾益肺的作用，適用於脾胃虛弱、少氣懶言、四肢倦怠、食少納差、面色萎黃、虛勞內傷、久病不癒等症。一般用量為每日6～30克。

【典故及歷代名家點評】

成書於清代康熙三十四年，由醫家張璐所著的《本經逢原》是最早提及黨參的。書中指出：「產山西太行者，名上黨人參，雖無甘溫峻補之功，卻有甘平清肺之力，亦不似沙參之性寒專泄肺氣也。」《本草從新》有云：「按古本草云，參鬚上黨者佳。今真黨參久已難得，肆中所賣黨參，種類甚多，皆不堪用。惟防風黨參，性味和平足貴。根有獅子盤頭者真，硬紋者偽也。」黨參是中醫常用的傳統補益藥，但其被使用入藥的時間並不長，當時並無正式學名，所以用「上黨人參」之名代替。「黨參」一名即從「上黨人參」簡化而來。關於黨參，書籍中有如下記載：

《本經逢原》：「清肺。」

《本草從新》：「補中益氣，和脾胃，除煩渴。」

《本草綱目拾遺》：「治肺虛，能益肺氣。」

《本經逢原》對黨參如是評價道：「上黨人參，雖無甘溫峻補之功，卻有甘平清肺之力，亦不似沙參之性寒專泄肺氣也。」《本草正義》認為黨參健脾運而不燥，滋胃陰而不溼，潤肺而不犯寒涼，養血而不偏滋膩，鼓舞清陽，振動中氣而無剛燥之弊。故百病凡應用人參者，皆可以黨參替之。

民間傳說：古時上黨郡有一戶人家，每晚都隱約能聽到人的呼叫聲，但每次出門看望，始終不見其影。一個深夜，主人隨聲尋覓，終於在離家一里多遠處，發現一株形體和人一樣的植物，因出在上黨郡，所以叫「黨參」。

【藥用價值】

據相關研究表明，黨參含有黨參皂素、黨參多醣、黨參鹼等化學成分，還有多種人體必須的微量元素和胺基酸。現代藥理研究發現，黨參有以下保健功能：抗疲勞、耐缺氧、抗輻射、免疫調節、改善記憶力、保肝、保護胃黏膜、降血壓、抑制血小板聚集、改善血液黏稠度，並具有一定的抗癌作用。

從中醫學角度來看，本品可健脾養胃，潤肺生津，補中益氣，其作用本與人參相差不遠，雖不足以用於救治急重病危之症，但可治虛勞內傷，腸胃虛冷，滑脫久痢，氣喘煩渴，發熱汗出，婦女崩漏、胎產諸病，臨床上對早洩、小陰莖、陽痿、月經不調等病有所療效。

【食療保健】

黨參的苷類成分有黨參苷Ⅰ、黨參苷Ⅱ、黨參苷Ⅲ、黨參苷Ⅳ四種黨參苷和丁香苷。從黨參中分離得到的黨參炔苷是其標誌性成分，藥理研究顯示該成分具有保護大鼠胃黏膜的作用。

黨參對神經系統具有興奮作用，可以增強免疫力；對由放、化療引起的白血球數量下降有拮抗作用；並能抑制腎上腺素的升壓作用，且能擴張毛細血管從而降低血壓。此外，黨參可調節腸胃活動，抗潰瘍，抑制胃酸的分泌，還能提高學習記憶能力。藥理實驗證明本品可提高紅血球及血紅蛋白數量，對於抗缺氧有十分顯著的作用。

【適宜人群】

黨參是補氣之品，故身體虛弱、氣血不足、神疲乏力者宜用；脾胃虛弱、久病不癒、慢性泄瀉、食少便溏、四肢倦怠、面色萎黃等脾虛患者宜服用；平時易感冒、肺虛久咳、虛喘氣短等肺氣不足的患者亦可食用；營養性和缺鐵性貧血患者可食用；化療患者可配合食用，可治療由化療引起的造血功能障礙；高脂血症和胃潰瘍患者服用本品有一定療效。黨參片對減輕輕度的高原反應、改善血液循環、促進對高原低氧環境的適應均有不錯作用。

【藥食的相互作用】

黨參紅棗茶：黨參與紅棗以水洗淨後，可煮茶飲用，其補脾益胃的功效更強，適用於病後體虛、食少納差、神疲乏力等症。亦可製成參棗米飯使用。

黨參蒸蛋：用6克藥末與雞蛋一起攪勻，蒸熟食用。每日晨起一碗蒸蛋，可連服半月以上，具有補氣養血的作用，適用於氣血虛弱、心脾兩虛的患者。

黨參烏雞湯：這是一道十分常見的食療佳品，對於氣虛所致的自汗有很好的療效。中醫學認為，動輒汗出是由氣虛衛氣不能固護津液，腠理開闔失司，統攝無力所致。該藥膳具有益氣固表、補中和胃的作用。

黨參與黃柏研磨作吹藥：可用於治療小兒口瘡，將其吹撒患處即可。

黨參、茯苓、生薑煎水取汁，下米煮粥食用：對於脾胃虛寒，食少欲嘔，形體消瘦者較為適宜。

【禁忌及注意事項】

1.黨參與藜蘆為十八反，忌同用。

2.邪甚者慎用，以免有閉門留寇之嫌。高脂血症、高血壓、糖尿病患者應在醫生的指導下選擇食用。

3.藥理實驗發現，黨參可能具有升高血糖的作用，故糖尿病患者慎用。

（楊德威）

太子參

《本草從新》

【生物特性及藥源】

太子參 *Pseudostellaria heterophylla*（Miq.）Pax，為石竹科孩兒參屬多年生草本植物。塊根長紡錘形，莖直立，單生，被2列短毛；葉對生，略帶內質，下部葉匙形或倒披針形；花腋生，2型：閉鎖花生莖下部葉腋，花梗細，被柔毛，無花瓣；普通花1～3朵頂生，白色，花梗紫色，萼片5，披針形，背面有毛；花瓣倒卵形，頂端2齒裂，花藥紫色，柱頭頭狀；種子扁圓形或長圓狀腎形，有疣狀突起。

太子參最早是指形狀小的人參，現在普遍指石竹科植物異葉假繁縷的塊根。太子參常生在山坡林下和岩石縫隙中。目前中國太子參主要產於江蘇、山東、安徽等地。

【功效概述】

太子參又叫孩兒參、童參。光聽這名，就連不少天天坐診與此味藥打交道的醫生都會想當然地認為這是對幼小人參的稱謂。在古代，的確有不少醫書把「人參之細小者」稱為太子參。但近百年來，醫家發現了一種某些功效類似人參，而又遠遜於人參的石竹科植物，於是太子參這一名號便讓給了這味新興中藥材。

本品性微寒，味甘微苦，具有補氣健脾、生津潤肺的作用，適用於脾虛乏力、四肢倦怠、少氣懶言、久病體虛、氣陰不足、自汗少氣等症，因其性微寒，故對溫病後期所致的氣陰兩傷、肺燥咳嗽、內熱口渴尤為適宜。它既可與其他藥物配伍，又可單味煎水溫服，常用量為每日15～30克。其藥用部位為植物塊根，以肥潤、黃白色、無蘆根者為佳品。

【典故及歷代名家點評】

本品為現代臨床上常用的補氣藥，其用於食療也較為常見，歷代醫家對其有不少描述。

《本草從新》：「大補元氣。」

《本草再新》：「治氣虛肺燥，補脾土，消水腫，化痰止渴。」

《飲片新參》：「補脾肺元氣，止汗生津，定虛悸。」

《中藥志》：「治肺虛咳嗽，脾虛泄瀉。」

《陝西中草藥》：「補氣益血，健脾生津。治病後體虛，肺虛咳嗽，脾虛腹瀉，小兒虛汗，心悸，口乾，不思飲食。」

太子參，顧名思義，的確與太子有關，這個太子，就是明太祖朱元璋的長子朱標。1368年，大明王朝建立，朱標被立為太子。為了訓練出理想的繼承人和能幹的守成之君，朱元璋費盡心機，廣聘名儒在宮中特設大本堂，儲藏各種古今書籍讓諸名儒輪著為太子授課。在教學中，太子的一言一行都被要求按理法行事。

朱標生性聰穎，沒有辜負其父朱元璋的期望。但天不作美，不料太子朱標卻因病而亡，未就皇位而葬於明東陵。數年後，在其墓地及周邊山麓長出許多綠色植物，頂端開有白色或紫色的花朵。周圍村民非常好奇，採其根莖洗淨曬乾，試煮湯飲用，發現其味甘微苦，頗為可口，長期服之，氣力倍增。因其功效類似人參，且長於太子墓地及周圍地區，故命名為太子參。

關於太子參的命名，還有另一傳說。據說，明代著名醫藥學家李時珍，為出版《本草綱目》，日夜兼程趕往金陵（今南京）後，住在一家客店。入夜時分，忽聽到隔壁房間有婦女呻吟之聲，問及店家小二：「鄰壁何人呻吟？」店小二答道：「是賤內病痛難受，已有幾天了。」李時珍甚為不解，問道：「有病為什麼不去求醫？」店小二解釋說：「先生有所不知，京城開店賺來的錢只夠糊口，哪還有餘錢看病。」李時珍聽後隨即為店小二的妻子診治，了解到其病為營養不良所致。此時，李時珍順手拿起鍋台上的一枝野菜在嘴裡嚼了一下，頗覺甘美，就向店小二說：「這是一種中藥，可治你妻子的病，你是從何處採來的？」店小二回答：「不遠，就在城外的紫金山上。」李時珍隨手拿出一些銀子交給店小二說：「天明後，你去市上買點來，用此藥給你妻子服用，日後會好的。」店小二感激跪地，連聲道謝。為感謝李時珍，店小二把李時珍帶到明太子朱標葬地的明東陵墓地，李時珍如獲至寶，隨即挖了一擔回來。因為這草藥長在明太子墓旁，故名為太子參。但李時珍並未把太子參收錄在《本草綱目》中，因其生長在太子墓地，生怕百姓知道後會去採挖而觸犯王法，這也許是李時珍終身遺憾的事情。

【藥用價值】

太子參性平、味甘、微苦，有補氣生津的功效，中醫應用非常廣泛，凡症見口乾、煩躁、心悸、失眠、食少、乏力、手足心熱等氣陰兩虛者均可選用。

藥理研究發現，太子參具有抗應激、抗疲勞作用，其含有的水提取物能明顯抑制人體腸蠕動，對人體體重下降具有一定的延緩和保護作用。本品能提高人體免疫器官的重量，明顯增強人體免疫力。太子參皂素A有抗病毒作用，對皰疹病毒的活性最強。此外，有動物實驗報導太子參能顯著改善因心肌梗死導致的慢性心力衰竭。

中國名老中醫王會仍教授對太子參情有獨鍾，其據長期的臨床經驗認為，此藥善治呼吸系統疾病，價廉物美，不如人參但效似人參，且具有腎上腺皮質激素樣作用，尤其對於稚陽之體的少兒，其作用勝出黨參、黃芪，且無西洋參礙胃滯脾的作用。有報導稱，太子參內含有的有效物質肌-肌醇-3-甲醚成分有較強的鎮咳作用。王老也強調，對於肺外因素所致的慢性咳嗽，例如胃、食管反流性咳嗽或反流性咽炎，應首選黨參。

【食療保健】

目前已知的太子參所含成分有：胺基酸類、醣類、脂肪酸類、油脂類、揮發油類、磷脂類、甾醇類、微量元素等。其作為食療養生保健之用，主要有以下幾點功效：

補氣健脾：脾虛則水穀不得運化，氣無以生，故可致四肢倦怠，少氣懶言，衛氣不固，本品具有補氣健脾的作用，且其藥力平緩，故宜長期慢用。

養陰潤肺：肺系疾病常傷肺陰，且肺喜潤惡燥，故慢性咳嗽、支氣管哮喘等患者可長期食用本品，以潤肺止咳。

固表止汗：衛氣不固，腠理開闔失司，故自汗出，夜間盜汗，本品具有固表止汗的作用。

養心：若是氣陰不足引起的心悸失眠，夢多易醒，服用本品可有益氣、養心、寧神之效，配以酸棗仁、五味子則效更佳。

本藥與同樣具有補氣生津作用的人參、黨參、西洋參相比，滋補功效雖難以匹敵，但也有其長處，就是藥性十分平穩，適合慢性疾病患者或亞健康人群長期服用，且無明顯不良反應。現代研究認為，太子參與上述三種參類各有利弊。人參價格不菲，屬珍稀滋補藥材，價格非普通群眾所能承受；黨參味甘，性微溫，偏於補中益氣，主要用於各種原因引起的虛衰之證，因有升血糖作用，故糖尿病者不宜選用，且又是抗腎上腺素類藥物，對呼吸系統疾病也不具優勢；西洋參性涼、味甘、微苦，為益氣養陰、生津止渴、清虛熱之藥，適用於體質虛弱、陰虛火旺、氣陰兩虛、肺虛久咳者，特別是熱病之後津液虧損的病人較為適宜，但脾胃虛寒、下焦溼滯、運化失調者則非所宜；太子參含果糖、精胺酸等成分，具有補肺生津、益氣養陰之功效，且屬於擬腎上腺素類藥物，可用於止咳平喘，對呼吸系統疾病，不論是急性發病或慢性疾病都可選用。

【適宜人群】

太子參是補氣健脾、養陰潤肺的平補之品，亦是常用的藥食兩用藥物。對於以下人群較為適宜：

1. 慢性咳嗽、支氣管哮喘、慢性阻塞性肺病等呼吸系統疾病患者。
2. 自汗、夜間盜汗患者。
3. 頭暈乏力、食少納差、四肢倦怠的屬於氣陰兩虛或久病體虛的患者。
4. 嬰幼兒腹瀉可用太子參配伍他藥使用，如太子參苓湯。
5. 可用於治療小兒厭食症、偏食症，太子參對此具有獨特的療效。
6. 女子一生經帶胎產，數傷於血。故諸參之中，太子參最符合女性生理特點。

【藥食的相互作用】

1. 太子參與雞肉或豬肉慢燉：是很好的食療菜品。其中參有益氣健脾、養陰潤肺之功效，而肉為血肉有情之品，可養人之精血，對病久新癒、身體素虛的患者有不錯的補虛功效。

2. 太子參鯽魚湯：太子參入鯽魚湯中不但可增魚湯之鮮美，亦有養陰、生津、降脂的作用。

3. 太子參黃芪紅棗湯：將三物適量入水煮30分鐘即可，日常可作茶飲，對於平素易感、津血不足的患者較為適宜，具有補氣養陰、補血的功效。

4. 太子參黃芪蛋湯：取適量太子參與黃芪煮水，去渣後，再加入蛋煮熟即可，是很好的日常保健食品，其益氣固表、健脾養陰的功效較為突出。

5. 太子參與麥門冬、北沙參同用：可治療肺陰不足所致的乾咳，具有益氣養陰、潤肺止咳的作用。

【禁忌及注意事項】

1. 太子參與藜蘆相反，同用可能會出現不良反應。
2. 太子參性偏於微寒，故其補氣健脾之力弱於人參、黨參，故脾陽虛弱者不宜用。
3. 太子參雖善於益氣生津，但其效弱於西洋參。
4. 太子參屬石竹科植物，與五加科人參有所不同，故其補益之力較平緩。
5. 本品雖藥力緩和，但仍屬於味甘補氣之品，故邪盛正未虛之時應慎用。
6. 高血壓、高脂血症、腎炎及慢性胃炎等疾病患者應慎用，且不宜多食。

（楊德威）

西洋參

《本草綱目拾遺》

【生物特性及藥源】

西洋參 *Panax quinquefolius* Linn. 又名花旗參、洋參、西參，為五加科人參屬多年生草本植物。根肉質，紡錘形，時呈分歧狀；莖圓柱形，有縱條紋；掌狀出複葉，通常3～4枚，輪生於莖端；小葉片廣卵形至倒卵形，先端突尖，邊緣呈粗鋸齒，傘形花序，花多數，花梗細短，萼綠色，花瓣矩圓形，綠白色；漿果扁圓形，成對狀，熟時鮮紅色。

本品原產於加拿大的魁北克與美國威斯康辛州，其產地不同，名稱也不同。加拿大產的叫西洋參，美國產的叫花旗參，現中國亦有栽培。

【功效概述】

西洋參是廣為人知的藥食兩用佳品，其性涼，味甘、微苦，入心、肺、腎經，具有補氣養陰、益胃生津、清熱降火的功效，因其性寒味苦，故還可降虛火、除煩倦，適用於氣虛勞倦、陰虛發熱、肺虛久咳、咳嗽咳血、虛煩潮熱等症，一般常用量為每日3～6克。

目前有研究發現，野生西洋參的有效成分含量是人工栽培的1.5倍；中國某項研究比較了2、3、4年生的西洋參，發現4年生的西洋參中人參總皂素含量是最高的，且每年8月末至9月上旬為收獲西洋參的最佳時期。

【典故及歷代名家點評】

雖然西洋參屬於國外引進的藥品，但自清代起便有不少關於此藥的記載：

《本草綱目拾遺》：「若對半擗開者，名片參，不佳。反藜蘆。入藥選皮細潔，切開中心不黑，緊實而大者良。近日有嫌其性寒，飯鍋上蒸數十次而用者，或用桂圓肉拌蒸而用者。」

《本草從新》：「補肺降火，生津液，除煩倦。虛而有火者相宜。」

《藥性考》：「補陰退熱。薑製益氣，扶正氣。」

《本草再新》：「治肺火旺，咳嗽痰多，氣虛呵喘，失血，勞傷，固精安神，生產諸虛。」

《本草求原》：「清肺腎，涼心脾以降火，消暑，解酒。」

《增訂偽藥條辨》：「西參滋陰降火，東參提氣助火，效用相反，凡是陰虛火旺，勞嗽之人，每用真西參，則氣平火斂，咳嗽漸平，若用偽光參，則反現面赤舌紅，乾咳痰血，口燥氣促諸危象焉。」

《醫學衷中參西錄》：「能補助氣分，並能補益血分。」

西洋參曾一度被稱為「綠色黃金」。據傳康熙年間，康熙帝嚴令禁止採伐長白山草木，故諸多珍貴人參重金難求，此時北美西洋參進入中國市場，頗受歡迎，可換取大量黃金，故有此美稱。慈禧太后對西洋參情有獨鍾，曾以此治好腹瀉，其後此參便身價翻倍，廣受喜愛。

【藥用價值】

本品屬於國外引進的草藥，故古代文獻對其的記載始於清代，其量並不多，而現代醫學對其化學成分的藥理研究已較為詳細：

治療心血管疾病：本品對多種心血管疾病有顯著療效，主要包括抗心律失常、降血脂、增加機體循環血容量、抗心肌缺血等多方面。

增強免疫力：高麗參、西洋參、紅參均有提高機體免疫力的作用，但高麗參效果最好，西洋參、紅參次之。另有實驗表明，西洋參所含的人參皂素Re、西洋參總皂素可明顯提高腫瘤患者自然殺傷細胞（NK細胞）及淋巴因子激活的殺傷細胞（LAK細胞）的活性。

抗癌作用：西洋參含有的人參皂素Rh2具有較強的抗癌作用，對各種癌細胞的增殖均有抑制作用。

【食療保健】

西洋參含有12種人參皂素、16種胺基酸、7種人體所需的微量元素和4種宏量元素，其作為食療佳品具有以下作用：

寧神益腦：西洋參所含的人參皂素RB_1對中樞神經有一定的抑制作用，故能安定精神；且西洋參具有顯著的抗疲勞、抗缺氧作用，亦有動物實驗發現本品有提高學習和記憶能力的作用。

養陰生津：本品味甘性涼，善養肺胃之陰液，故長期食用可起到生津止渴、養陰潤肺的功效。目前實驗認為，西洋參能夠拮抗阿托品抑制唾液分泌，故有一定的養陰作用。

延緩衰老：本品具有明顯的抗DNA損傷作用，且其能提高機體對體溫的調節能力及促生長能力，因此其在抗衰老方面有一定功效。此外有實驗發現，西洋參液在一定程度上可預防生殖細胞的畸變。目前認為，西洋參的抗衰老作用遠大於人參。

【適宜人群】

1.久病體虛、陰虛內熱者可將此作為保健品服用。

2.肺虛久咳，或因菸酒過多導致的疾病，如咳嗽、聲音嘶啞、口乾等症，宜服用本品加以調治。

3.不適應高原缺氧環境者，食用本品可增強機體耐受力。

【藥食的相互作用】

西洋參酒：將西洋參切碎置於容器中，加入白酒，浸泡14天後食用。待酒飲完時，可重添酒續飲，直至味薄，具有益氣養陰、生津止渴的作用，少氣倦怠、聲音嘶啞者適宜。

西洋參與枸杞子、麥門冬、酸棗仁等中藥配伍使用：具有補氣清心安神的功效，對於心煩失眠、記憶力下降者有不錯的作用。

西洋參燉燕窩：取等量的燕窩與西洋參，加水燉製3小時，即可飲用，每日一次，對於久咳肺虛、咳嗽咳血者有一定作用。

西洋參蜂蜜茶：先將西洋參加水慢煮，直至湯中有參味，待冷卻後，加入蜂蜜和糖作茶飲，具有清熱潤腸的作用，對胃熱便祕的人較為適宜。

西洋參燉羊肉：將羊肉洗淨後，加入西洋參、陳皮、生薑等入鍋慢燉，補虛而不生熱，為冬日進補的良品。

【禁忌及注意事項】

1.本品忌鐵劑與火炒。

2.本品與藜蘆相反。

3.脾陽不足，胃有溼寒者應慎用。

4.本品味甘兼有苦，與人參有別，故不宜用於古方中。

5.極少數人服食後會出現過敏、心律失常、女性內分泌失調等不良反應。

黨參、太子參、西洋參三者皆為補氣藥，但各自又有其側重點：黨參屬於桔梗科，西洋參屬於五加科，太子參屬於石竹科，故從植物學角度來看，只有西洋參與人參關係最為密切，而黨參、太子參與人參並無聯繫。從中藥藥性來看，黨參性微溫；太子參性微寒；西洋參性涼。故黨參善於補中益氣，適用於虛勞內傷、腸胃虛冷等證，脾陽不足的患者尤為適宜；太子參藥性平穩，可補肺生津，益氣養陰，適合慢性疾病患者或亞健康人群長期服用，且無明顯不良反應，適用於止咳平喘，對呼吸系統疾病尤為合適；西洋參為生津止渴、清虛熱之良藥，常用於陰虛火旺證，特別適用於熱病之後津液虧虛的患者。從藥理學的角度來說，黨參有升血糖的作用，故糖尿病患者不宜選用，且為抗腎上腺素類藥物，對呼吸系統疾病不具有優勢；太子參含果糖、精胺酸等成分，且屬於擬腎上腺素類藥物，具有止咳平喘的功效，適用於呼吸系統疾病。

（楊德威）

黃芪

《神農本草經》

【生物特性及藥源】

本品為豆科多年生草本植物膜莢黃芪 *Astragalus membranaceus*（Fisch.）Bunge和蒙古黃芪 *Astragalus membranaceus*（Fisch.）Bunge var. mongholicus（Bunge）P. K. Hsiao的根。一般生長4年以上才予採收，以生長6～7年者品質最好，春、秋兩季挖採，以秋季採收者品質較好。除去地上部分及鬚根，曬乾。潤透切片，生用或蜜炙用。

膜莢黃芪為多年生草本，株高50～80公分。主根深長，棒狀，稍帶木質，淺棕黃色，莖直立，上部多分枝。奇數羽狀複葉互生；小葉6～13對，小葉片橢圓形或卵圓形，先端鈍尖，截形或具短尖頭，全緣，下面被白色長柔毛；托葉披針形或三角形。總狀花序腋生，小花梗被黑色硬毛；花萼鐘形，萼齒5；花冠蝶形，淡黃色；雄蕊10，2體（9＋1）；子房被疏柔毛。莢果膜質膨脹，半卵圓形，先端尖刺狀，被黑色短毛，種子5～6枚，腎形，黑色。花期5～6月，果期7～8月。主產於山西、甘肅、黑龍江等省區。

蒙古黃芪為多年生草本。莖直立，上部有分枝。奇數羽狀複葉互生，小葉12～18對；小葉片廣橢圓形，下面被柔毛；托葉披針形。總狀花序腋生；花萼鐘形，密被短柔毛，具5萼齒；花冠黃色，旗瓣長圓形倒卵形，翼瓣及龍骨瓣均有長爪；雄蕊10，二體；子房有長柄。莢果膜質，半卵圓形，無毛。花期6～7月，果期7～9月。生於向陽草地及山坡。本品主產於內蒙古、吉林、河北、山西等省區。

蒙古黃芪與膜莢黃芪主要區別為：前者小葉較多，12～18對，較小，小葉片通常為橢圓形。子房及莢果均光滑無毛。

除上述兩種外，尚有賀蘭山黃芪、川黃芪、秦嶺黃芪、白芪、金翼黃芪和多花黃芪，均可作為藥用，但品質稍差。本藥廣泛分布於內蒙古、甘肅、寧夏、山西、河北、陝西，其中又以內蒙古武川等地出產的黃芪品質最佳，多種有效成分指標均超過中國規定的標準。

【功效概述】

黃芪又名黃耆，藥用迄今已有2000多年歷史。《神農本草經》將其列為上品，明代李時珍的《本草綱目》載：「耆，長也，黃耆色黃，為補者之長，故名……」《本草匯言》曰：「黃耆，補肺健脾，衛實斂汗，驅風運毒之藥也。」《本經逢原》則言：「黃耆能補五臟諸虛……治脈弦自汗，瀉陰火，去肺熱，無汗則發，有汗則止。」在長達2000多年的實踐中，歷代醫藥學家均認為黃芪是補藥中的上品，對強身壯體、增進機體的免疫力和抵抗疾病具有極其重要的作用。

【典故及歷代名家點評】

黃芪，《本草綱目》稱黃耆，《神農本草經》稱戴糝，《名醫別錄》稱戴椹、獨椹、蜀脂、百本，《藥性論》稱王孫。李時珍說，耆是長的意思，黃耆色黃為補藥之長。今俗稱黃芪。

《神農本草經》：「主癰疽久敗瘡，排膿止痛，大風癩疾，五痔，鼠瘺，補虛，小兒百病。」

《名醫別錄》：「補丈夫虛損，五勞羸瘦。止渴，腹痛，泄痢。益氣，利陰氣。」

《日華子本草》：「黃耆助氣壯筋骨，長肉補血，破症癖，治瘰癧，癭贅腸風，血崩，帶下。」

《珍珠囊》：「治虛勞自汗，補肺氣……實皮毛，益胃氣。」

《本經逢原》：「調通血脈，流行經絡，可無礙無壅滯也。」

《本草正義》：「黃芪，補益中土，溫養脾胃，凡中氣不振，脾土虛弱，清氣下陷者最宜。」

相傳，古時有位善良老人，名叫戴糝，善於針灸治療術，為人厚道，待人謙和，一生樂於助人。後來，因救墜崖兒童而身亡。老人形瘦，面色淡黃，人們以尊老之稱而敬呼之「黃耆」。老人去世後，人們為紀念他，便將老人墓旁生長的一種味甘且具有補中益氣、止汗、利水消腫、除毒生肌功效的草藥稱為「黃耆」。由於藥效顯著，便在民間廣為流傳。

【藥用價值】

黃芪是補氣之聖藥，其味甘性微溫，歸肺、脾、肝、腎經，具有益氣補血、固表斂汗、利尿消腫、托瘡排膿、生肌舉陷等多種功效。現代藥理研究認為，本品具有雙向調節作用，能增強機體的免疫功能，具有保肝、利尿、抗衰老、抗應激、抗疲勞、降低血糖、量小升壓、量大降壓和廣泛抗菌消炎等作用。當代臨床常用於：①心腦血管疾病，如高血壓、缺血性心臟病、腦血管意外、腦梗死、腦動脈硬化症等；②急、慢性腎炎；③重症肌無力；④胃、十二指腸潰瘍和慢性腸炎；⑤心律失常；⑥糖尿病；⑦慢性肝炎；⑧腫瘤化療、放療及手術後的康復；⑨月經不調；⑩各種貧血。黃芪對於以上多種疾病，均有顯著的功效。

多年來，臨床應用顯示黃芪具有明顯的量效關係。歷來其用量範圍一般為每日10～30克，也可根據病情的輕重程度及老幼不同、虛實狀況而酌以加減。著名中國醫學大師鄧鐵濤教授將其用於治療重症肌無力，用藥劑量常為50～120克，鄧老認為不重用量則難見效。

中國醫學大師郭誠杰對黃芪的運用也有獨到見解。他認為其補速不宜過快，補量不宜過猛，最宜緩補，臨床大凡用量在15克以下者，其作用在於補氣、助氣行血、托毒排毒和強身健體四個方面。氣虛顯著而出現頭暈、水腫等病症時，則用量應在18～30克，其補氣效應才能顯現。若要用於升陽舉陷、固氣攝脫、益氣通脈時，則黃芪應重用至30克以上，才能發揮顯著效應。同時還強調本品單獨水煎補氣力更強，效力優於合煎。

清代名醫王清任是將氣虛血瘀理論用於臨床的典範。他所創制的「補陽還五湯」是治療中風偏癱的代表方，方中主藥生黃芪，用量更高達120克。現代研究顯示，足量的黃芪是「補陽還五湯」治療中風的重要保證。

值得稱道的是，黃芪不僅是中藥補氣的中堅力量，而且是一味降低血糖的重要中藥（可用於治療糖尿病）。早在20世紀20年代，著名的文學家胡適患了被中醫稱為「消渴症」的糖尿病。當時北京協和醫院的西醫認為此病不可治癒，在朋友的再三建議之下，不相信中醫中藥的胡適先生接受了北京著名中醫陸仲安的悉心治療，其糖尿病得到了有效的控制，一時被傳為美談。陸氏所用的就是「黃芪湯」。時隔不久，胡適先生友人之弟患了嚴重的水腫病，眾醫均束手無策，陸氏又重用黃芪，不出百日便治好了其病。從此，胡適先生對黃芪的功效有了較為全面的了解。中年之後，為強身健體，他便常用黃芪泡水代茶飲，而且還將之推廣，使大家受益。特別在講課之前，他總要呷上幾口以強精力，講話也聲如洪鐘，不感疲倦。目前，臨床常用於治療糖尿病的中成藥「金芪降糖片」，就是根據《千金要方》中的「千金黃連丸」而研製出來的以黃芪為主藥的方藥。

最近研究還發現，黃芪單獨應用具有一定的抑制腫瘤作用，與化療藥物聯合使用時能增強化療藥物的療效，減輕其副作用，提高腫瘤患者耐受性和生存品質，是一種理想的化療增效減毒劑。黃芪的抗腫瘤作用機制比較複雜，可能與增強機體免疫功能、促進骨髓造血、保護腎臟及肝臟功能、抑制腫瘤血管生成等多種功能有關。但也有個別報導指出，黃芪在低濃度下有促進腫瘤血管生成的作用，因此在使用本藥抗腫瘤時也應嚴格掌握劑量，加強觀察，做到有益無弊。

【食療保健】

黃芪是人們經常食用的純天然藥食兩用中藥材，民間有一流傳極廣的順口溜：「常喝黃芪湯，防病保健康。」現代研究認為，黃芪含皂素、蔗糖、多醣、多種胺基酸、葉酸及硒、鋅、銅等多種微量元素，是國家三級保護植物藥。其食用方便，可煎湯、煎膏、浸酒、入菜餚等。其用量為一日10～30克，或用至60克。服用方法為：①每天取10克左右，開水泡10～20分鐘後代茶飲用，可反覆沖泡；②取50克左右，煎湯以後，用此湯液燒飯或燒粥，做成藥膳，也可直接與洗淨去內臟的雞燒煮成雞湯後食用，均有助益。在中醫「治未病」中，黃芪也是一種強身健體、防病治病的良藥。

中醫認為，肺主皮毛，外邪侵襲人體，以肺為先；溫病學派則直接指出，溫邪上受，首先犯肺。肺主氣，氣足則能固表護衛以禦邪襲。中藥黃芪是補氣主藥之一，其獨特的優勢就是能益氣固表，提高機體的免疫功能，預防上呼吸道感染。已故中醫學家蒲輔周提倡少量長服以黃芪為主的玉屏風散，能有效防治感冒以及兒童因感冒而致的病毒性心肌炎。老年人因感冒而易併發其他疾病者，常用黃芪進行食療保健，也可以降低以上風險。著名古代醫典《黃帝內經》中早就明確指出肺有「通調水道」的作用，近年不少研究也表明，肺的「通調水道」功能與水通道蛋白密切相關。人體水液代謝紊亂會導致體液異常積聚，引起腹水、胸腔積液、水腫等疾患。黃芪有益氣補肺、利水消腫的功效，張仲景《金匱要略》中所創制的「防己黃芪湯」用於利水消腫已近２０００年，療效顯著，其機理可能就與修復水通道蛋白有關。因此，凡有水腫之患者，使用本品有助改善症狀。

【適宜人群】

黃芪是當今應用最廣泛的常用補藥。它主要有益氣固表、利水消腫、托毒生肌、補虛養身、益氣活血等功效。所以，凡是中醫認為有氣虛、氣血不足、中氣下陷、年老體弱、未老先衰等表現者，都是本品的適用人群。

一般來說，黃芪益氣固表，對體虛易感、自汗盜汗者，可起到防感止汗的效果；對於慢性腎炎水腫、肝硬化腹水及各種不同類型的水腫者，有利尿消腫的作用；對於中氣下陷而致的內臟下垂、脫肛、子宮下垂、慢性腹瀉等疾病，也有輔助治療作用；對貧血或造血功能低下而表現為氣血不足者，也有較好的改善作用。此外，本品對於治療重症肌無力、調節代謝、降低血糖、改善心肌缺血及腫瘤放、化療及術後的康復等，尤為適宜。

【藥食的相互作用】

1.與山藥搭配：著名中西匯通派名家張錫純常將黃芪與山藥搭配，黃芪補肺氣升提元氣，以益腎水之源，使氣旺而能生水；山藥壯真陰之淵源，且補脾固腎，色白入肺，即以止渴。兩藥參合，金水相生，肺腎雙補，益氣養陰，補脾固腎之功益彰。

2.與玄參搭配：優勢在於黃芪既能大補肺氣，氣旺自能益腎生水，又能大補脾胃之氣以生血；玄參入肺以清肺家之燥熱，清熱涼血，瀉火解毒，又善滋陰，兼有補性，能壯真陰之淵源。兩藥伍用，溫補、涼潤相濟，具有補氣、滋陰、清熱功效。兩藥並用，用於治療虛勞、氣血兩虛者極妙。

3.與知母搭配：以黃芪質輕升浮，補脾益肺，升陽舉陷；知母苦寒，質潤液濃，既升又降，養肺胃之液，滋陰降火，潤燥滑腸。張錫純認為黃芪溫升補氣，乃將雨時上升之陽氣也；知母寒潤滋陰，乃將雨時四合之陰雲也，二藥並用，大具陽升陰應、雲行雨施之妙。況黃芪大補肺氣以益腎水之上源，使氣旺自能生水，而知母又大能滋肺中津液，俾陰陽不至偏勝，而生水之功益善也。兩者合用，一溫一寒，溫補涼潤，相輔相成，相得益彰。這是張錫純常用於治療消渴、元氣不升、真陰不足的一種妙用之法。此外，凡屬尪羸少氣、勞熱咳嗽、肺金虛損、淋證、遺精、白濁而證屬氣陰兩虛者，兩藥並用，當不可或缺。這種補潤並施類對藥配伍運用的特色，堪為後學效法。

4.與人參配伍：用於治療久病元氣虛弱，身體羸弱，表現為少氣懶言、語言低微、四肢無力、精神不振等。古人認為，黃芪善補肌表氣虛，人參善補五臟之氣，兩藥合用，則內外表裡氣虛皆補，可起到相得益彰的效果。

5.與當歸配伍：組成當歸補血湯。黃芪益氣，當歸補血，用於血虛心悸、頭暈眼花、面色少華及嚴重貧血者，可改善貧血，促進骨髓造血作用。

6.與白朮、防風配伍：組成玉屏風散，可起到益氣固表的作用，是專治表虛自汗及經常感冒的良藥。

【禁忌及注意事項】

黃芪是補氣益血的主要中藥。中西匯通派著名醫家張錫純指出：黃芪不但能補氣，用之得當，又能滋陰。但黃芪畢竟屬於甘溫類的中藥，對有表實熱盛或癰瘍瘡毒亢盛之病症，不宜使用。朱丹溪認為黃芪「補元氣，肥白而多汗者為宜，若面黑形實而瘦者，服之令人胸滿」。

應該強調的是，從季節上看，普通人春天一般不宜採用。本品有固表作用，春天是萬物更新生發的季節，人體需要宣發，一旦感受外邪則不宜使用，否則極易發生閉門留寇的不良作用。此外，現代研究提示，本品不宜與西藥環磷醯胺等免疫抑制劑及抗癌劑同用。

近年，對於黃芪治療慢性虛弱症，主張應多服久服，才能取效。同時，對《傷寒論》絕不用黃芪，而《金匱要略》則罕用四逆進行探討，認為可能是前者多實，後者多虛；前者多病急而重，後者多虛而緩，因而後者多使用黃芪。但此論也並未盡詳其理。

（駱仙芳　周忠輝）

山藥

《神農本草經》

【生物特性及藥源】

山藥，為薯蕷科植物薯蕷 *Dioscorea opposita* Thunb. 的乾燥根莖。別稱薯蕷、土薯、山薯蕷、懷山藥、淮山、白山藥、玉延等。為多年生草本蔓生植物。本品略呈圓柱形，彎曲而稍扁，長15～30公分，直徑1.5～6公分。表面黃白色或淡黃色，有縱溝、縱皺紋及鬚根痕，偶有淺棕色外皮殘留。體重，質堅實，不易折斷，斷面白色，粉性。無臭，味淡、微酸，嚼之發黏。光山藥呈圓柱形，兩端平齊，長9～18公分，直徑1.5～3公分。表面光滑，白色或黃白色。霜降後採挖，刮去粗皮，曬乾或烘乾，為「毛山藥」；或再加工為「光山藥」。潤透，切厚片，生用或麩炒用。主產於河南，湖南、江南等地亦產。習慣認為河南（懷慶府）所產者品質最佳，故有「懷山藥」之稱。懷山藥名揚中外，歷年來一直向英、美等十多個國家和地區出口。

山藥因其豐富的營養價值，自古以來就被視為物美價廉的補虛佳品，有很高的食用、藥用價值，且經濟價值很高，目前已經開發出不少山藥飲料、保健茶、發酵產品及休閒食品。

【功效概述】

山藥在中國食用、藥用已有3000多年歷史。其味甘性平，歸脾、肺、腎經，具有益氣養陰、補脾肺腎、固精止帶的作用。常用於治療脾虛食少、久瀉不止、肺虛喘咳、腎虛遺精、帶下、尿頻、虛熱消渴等。麩炒山藥的製作方法為：將鍋燒熱，撒入麥麩，待其冒煙時，投入山藥片，用中火加熱，不斷翻動至黃色時，取出，篩去麥麩，晾涼得之。麩炒可增強山藥健脾止瀉的作用，用於調治脾虛食少、泄瀉便溏、白帶過多。

【典故及歷代名家點評】

山藥，《神農本草經》中列為補虛上品，有「小人參」的美譽。李時珍在《本草綱目》上說：山藥原名曙蟲蕷，到了唐代因為唐代宗名豫而改叫薯藥，再到宋朝又因宋英宗名曙只好再易其名，才有了現在的山藥之名。受李時珍的影響，此種說法流傳很廣。其實，山藥的名稱由來已久，薯蕷和山藥兩個名稱在歷史上是長期並存的。

山藥是人類食用最早的植物之一。不少文人墨客都在詩詞中提到過山藥，唐朝詩聖杜甫就有「充腸多薯蕷」的名句。溫庭筠的詩中也寫道：「一笈負山藥，兩瓶攜澗泉。夜來風浪起，何處認漁船？」韓愈云：「僧還相訪來，山藥煮可掘。」陸游曾寫下：「秋夜漸長飢作祟，一杯山藥進瓊糜。」山藥塊莖肥厚多汁，又甜又綿，且帶黏性，生食熱食都很美味。山藥在《紅樓夢》中也出現過多處。《紅樓夢》第十一回有這樣的描述：秦氏患病到了二十日以後，一日比一日懶，又懶吃東西，月經兩個月沒來。經大夫診斷不是懷孕。後來，鳳姐又去探望她，秦氏道：「嬸子回老太太、太太放心吧。昨天太太賞的那棗泥餡的山藥糕，我吃了兩塊，倒像克化得動似的。」

關於山藥還有一個典故，相傳古代列國混戰時，一隊人馬被強敵圍在深山中，只能坐以待斃。絕糧困頓之際，在山溝處發現了一種藤本植物，其根為薯塊狀，不但可以吃，還有甜味。士兵們吃後精神振作，大舉反攻，大獲全勝。事後方知，這種植物的根不僅可以作糧食，而且還有醫療價值，就將「山遇」改名為「山藥」。

歷代名家對山藥的論述也很多：

《神農本草經》：「主傷中，補虛羸，除寒熱邪氣，補中益氣力，長肌肉，久服耳目聰明。」

《名醫別錄》：「主頭面游風，風頭（一作頭風）眼眩，下氣，止腰痛，補虛勞羸瘦，充五臟，除煩熱，強陰。」

《藥性論》：「補五勞七傷，去冷風，止腰疼，鎮心神……補心氣不足，患人體虛羸，加而用之。」

《食療本草》：「治頭疼，利丈夫，助陰力。」

《日華子本草》：「助五臟，強筋骨，長志安神，主洩精健忘。」

朱震亨：「生搗貼腫硬，毒能消散。」

《傷寒蘊要》：「補不足，清虛熱。」

《本草綱目》：「益腎氣，健脾胃，止泄痢，化痰涎，潤皮毛。」

【藥用價值】

山藥歷來都是藥食兩用的佳品。入藥用量一般為15～30克。因其味甘，性平，無毒，用量也可略大。用於治病，大致為以下幾方面：

1. 山藥屬於補虛藥中的補氣藥，脾氣虛弱或氣陰兩虛者，可用以補脾益氣，滋養脾陰，常用於脾虛證。

2.肺虛喘咳者，可用山藥補肺氣，滋肺陰，常用於肺氣虛、肺脾氣陰兩虛之證。

3.腰膝痠軟、夜尿頻多、遺精、帶下者，常用山藥補腎氣，滋腎陰，固精止帶，常用於腎虛諸證。

4.消渴氣陰兩虛者，更宜用山藥治療，補脾肺腎之氣陰。

5.脾虛泄瀉者，宜用炒山藥固腸止瀉。

現代藥理研究認為，山藥的作用主要有：

抗氧化作用：山藥薯蕷皂素對衰老小鼠具有提高抗氧化酶活性、清除自由基、減少過氧化脂質生成作用。

抗衰老作用：山藥多醣能提高小鼠血清超氧化物歧化酶（SOD）活性，降低小鼠血清丙二醛（MDA）的含量，提高小鼠的耐氧能力。

降血糖作用：山藥的降血糖作用可能與增加胰島素分泌、改善受損的胰島β-細胞功能及清除過多自由基等有關。

降脂作用：對已飼餵過游離膽固醇和含有膽固醇食物的小鼠，山藥能降低其膽固醇的濃度。

護肝作用：山藥水提物能明顯改善CCl_4致急性肝損傷小鼠的肝功能狀況。

促進腎臟再生修復：山藥灌胃預處理對大鼠腎臟缺血再灌注損傷有保護作用，可促進腎臟再生修復。

增強免疫作用：山藥多醣具有增強小鼠淋巴細胞增殖能力的作用，可促進小鼠抗體生成，增強小鼠碳廓清能力。

抗腫瘤作用：小鼠移植性實體瘤研究表明山藥對 Lewis 肺癌有顯著的抑制作用。

抗突變作用：山藥多醣對致突變物均有抑制作用，主要是通過抑制突變物對菌株的致突變作用而實現的。

調整胃腸功能：山藥能抑制正常大鼠胃排空運動和腸推進運動，也能明顯對抗苦寒瀉下藥引起的大鼠胃腸運動亢進。

增強骨骼：山藥中的黏液多醣物質與無機鹽結合後可形成骨質，讓軟骨具有彈性，同時能增強骨骼強度與密度。

其他：山藥中的尿囊素具有抗刺激、麻醉鎮痛、消炎抑菌和修復上皮組織的作用。

【食療保健】

山藥因營養豐富，既可作主食，又可作蔬菜，高營養、低熱量，自古以來就被視為物美價廉的補虛佳品。《敦煌遺書》記載，早在唐代人們就曾以山藥為主製成具有重要食療價值的神仙粥，可補虛勞、益氣強志、壯元陽，為養生之佳品。在古代中醫學家中，有很多人特別重視山藥的藥用價值和食療價值，其中最有代表性的是清代名醫張錫純。他對山藥的應用可謂是物盡其才，謂其能滋陰又能利溼，能潤滑又能收澀，是以能補肺，補腎，兼補脾胃，誠為上品。他特別推崇山藥食療法，這一點在他的代表作《醫學衷中參西錄》中可以看到。他認為用山藥煮成粥可以滋陰退熱、生津止渴。其口感甚好，治療兒童的疾病效果更佳。他以山藥粥為基本方，根據病情，創制了「珠玉二寶粥」、「三寶粥」、「薯蕷半夏粥」、「薯蕷雞子黃粥」、「金玉羹」（薯蕷、粟、羊汁）、甜羹（薯蕷、菘菜、芋、萊菔子）等名方，深受百姓歡迎。

西晉時期，山濤見魏晉之爭愈演愈烈，就與嵇康、阮籍、劉伶、向秀、阮咸等飲酒作樂，不問政事，被人們稱為「竹林七賢」。竹林七賢到山濤家中聚會時，山濤拿不出山珍海味，就發明了用糖或蜜炒鮮山藥。因夾起來時絲絲縷縷不斷，後人把這道菜叫做「拔絲山藥」。山藥還可用來做成各種小吃，民間流傳的益壽食品「八珍糕」，是用山藥、山楂、麥芽、扁豆、白朮、炒薏苡仁、芡實、蓮肉八味中藥研為細末，和以米粉製成的糕，用於治療老人、小孩的脾胃虛弱、食少腹脹、面黃肌瘦、便溏泄瀉之症，效果顯著。此外，山藥還可以製成糖葫蘆、山藥蛋捲、山藥片、山藥果脯、山藥果凍、山藥醋等，都是色、香、味俱全的食品。

民間也喜歡將山藥製作成飲品。山藥汁拌茶，製成山藥茶，有健脾補肺、固腎益精的作用。若加用黃芪汁拌茶，製成山藥黃芪茶，就有了補氣益陰的功效。《醫學衷中參西錄》中的玉液湯和滋培湯，以山藥配黃芪，可治消渴、虛勞喘逆，經常結合枸杞子、桑葚子等藥食同源的中藥材做茶泡飲，可補腎強身，增強抵抗力，起到較好的保健養生功效。懷山藥與山萸肉、五味子等做成山藥酒，又可起到生津養陰、滋補肝腎的作用。山藥更是家家戶戶餐桌上的常客，人們將山藥與蓮子、枸杞子、燕麥、排骨、羊肉等多種食材搭配食用，既滿足了口舌之欲，又起到了保健作用。

不少女性也會用山藥來美容養顏。將煮熟的山藥與鮮奶、蜂蜜等攪拌，食用後可提高女性皮膚的光澤度和彈性。日本人也普遍食用山藥，與我們不同的是，他們以生吃為主，比如《深夜食堂》、《料理仙姬》中出現的山藥飯，還有吃牛舌時的山藥沾料等等。家庭料理中山藥泥是最普通的一道菜。將黏性強的日本山藥磨成泥，加入高湯、生雞蛋後再研磨，倒在麥飯上，再加上海苔粉及鵪鶉蛋便大功告成。山藥的黏液團團包覆住麥飯，放到嘴裡，滑順濃稠的口感簡直無法以言語形容。這些黏稠物真正的成分是食物纖維，是腸內益生菌的食物來源，因此可幫助整腸，提高免疫力，也可美容養顏，增加抵抗力。

山藥營養十分豐富，主要含有澱粉、蛋白質、游離胺基酸等營養成分及多醣、尿囊素、膽鹼、甾醇類等多種活性成分和一些微量元素。澱粉是山藥中的主要醣類，具有較強的抗酸解及酶解性。山藥富含18種胺基酸（包括8種人體必須胺基酸），麩胺酸的含量最高，精胺酸含量也較高，其次為絲胺酸和天門冬胺酸。山藥多醣是目前公認的從山藥中分離提取的重要活性成分，具有健脾胃、益肺腎、抗突變、調免疫、降血糖、抗衰老等多種功能。尿囊素屬咪唑類雜環化合物，是山藥的重要活性成分之一。此外，山藥中還含有磷、鐵、鋅、銅、鈷、鉀、鈉、鈣等多種元素，對體內多種酶有激活作用，對蛋白質和核酸的合成、免疫過程乃至細胞的繁殖均有直接或間接作用。

【適宜人群】

山藥作為藥食兩用食物之一，一般人均可食用。山藥適合消瘦乏力、病後體虛、食少、腹脹腹瀉、慢性胃炎、慢性腸炎、慢性肝炎、慢性支氣管炎、動脈硬化、尿頻遺尿、遺精早洩、婦女白帶過多、肥胖症、糖尿病、高脂血症、營養不良等症患者食用，同時也適合需要美容養顏的人群。

【藥食的相互作用】

1.用於治療脾胃虛弱、食少便溏者，配以人參、白朮、茯苓等，共奏益氣健脾、利溼止瀉之功。

2.用於治療肺虛咳喘者，以山藥與補氣益陰、潤肺止咳之黨參、麥門冬、百合等同用。若兼腎虛不納而喘者，可與熟地黃、山萸肉等藥同用，以肺腎並補，納氣平喘。

3.用於治療腎虛遺精、小便頻數者，將山藥與金櫻子、菟絲子、烏藥、山萸肉等補腎固澀藥同用，以增強效果。

4.用於治療帶下清稀者，將山藥與白朮、蒼朮、芍藥等同用，以增強健脾、化溼、止帶功能，如《傅青主女科》中的完帶湯。

5.用於治療消渴病，將山藥與知母、天花粉等健脾養陰生津之品同用，方如玉液湯。

【禁忌及注意事項】

1. 山藥忌與鯉魚、甘遂同食，也不可與鹼性藥物同服。
2. 《中藥大辭典》：「有實邪者不宜服。」
3. 《中華本草》：「溼盛中滿或有實邪、積滯者禁服。」
4. 山藥皮中所含的皂角素或黏液裡含的植物鹼，少數人接觸會發生過敏而發癢，處理山藥時應避免直接接觸。

（何飛）

扁豆

《名醫別錄》

【生物特性及藥源】

扁豆 *Dolichos Lablab* Linn. 通用名藊豆，一年生纏繞草本。全株幾乎無毛，莖常呈淡紫色，羽狀複葉具3小葉，頂生小葉菱狀廣卵形，側生小葉斜菱狀廣卵形，長6～10公分，寬4.5～10.5公分，頂端短尖或漸尖，基部寬楔形或近截形，兩面沿葉脈處有白色短柔毛。莢果扁，鐮刀形或半橢圓形，長5～7公分；種子呈扁橢圓形或扁卵圓形，長8～13公釐，寬6～9公釐，厚約7公釐，表面淡黃白色或淡黃色，平滑。氣微，味淡，嚼之有豆腥味。花果期7～9月。扁豆起源於印度、印尼等地，約在晉朝時引入中國，栽培至少已有1700多年的歷史，主產於山西、陝西、甘肅、河北、河南、雲南、四川、湖北等省。

【功效概述】

扁豆為常用中藥，始載於《名醫別錄》，列為中品，因其形而命名。又稱藊豆、南扁豆、蛾眉豆、羊眼豆、膨皮豆、茶豆、南豆、小刀豆等。其性味甘、平，無毒，歸脾、胃經，具有清暑解渴、健脾和胃、除溼止瀉、解毒下氣、和中止呃作用。主治脾胃虛熱，脾虛嘔逆，暑溼或脾虛泄瀉，煩渴或消渴（糖尿病），酒醉嘔吐，婦女赤白帶下，胎動不安，小兒疳積等症。扁豆花最宜於祛暑；扁豆衣清熱去溼。扁豆炒至黃色略帶焦斑者，即為炒扁豆，健脾功效強；扁豆用水煮至豆皮鼓起、鬆軟時撈出，即生扁豆，化溼性能好。扁豆的藥用特點是補脾而不滋膩，芳香化溼而不燥烈。李時珍稱蓮子為「脾之果」，稱扁豆為「脾之穀」。

扁豆嫩莢可作蔬食，扁豆的種子有白色、黑色、紅褐色等數種，扁豆花有紅、白兩種。入藥治病以白花和白色種子為佳，有消暑除溼、健脾止瀉之效，同時還有顯著的消退腫瘤的作用。

【典故及歷代名家點評】

《名醫別錄》：「和中下氣。」

《本草綱目》：「主入太陰氣分，通利三焦，能升清降濁，故專治中宮之病，消暑除溼而解毒也。」

《藥性論》：「主解一切草木毒，生嚼亦或煎湯服。」

《本草圖經》：「主行風氣，女子帶下，兼殺一切草木酒毒，亦解河豚毒。」

《永類鈐方》：「治中砒霜毒：白扁豆生研，水絞汁飲。」

《藥品化義》：「主治霍亂嘔吐，腸鳴泄瀉，炎天暑氣，酒毒傷胃。」

清代詩人黃樹谷曾賦《詠扁豆羹》詩一首：「負郭無農課，他鄉學圃能。短牆堪種豆，枯樹惜沿藤。帶雨繁花重，垂條翠莢增。烹調滋味美，慚似在家僧。」正如詩人所說，扁豆「烹調滋味美」，是一種未經雕琢的新鮮美味。

【藥用價值】

白扁豆一身是寶，它的果實（白扁豆）、果皮（扁豆衣）、花、葉均可入藥。扁豆衣能健脾化溼，用於治療痢疾、腹瀉、腳氣、浮腫等；扁豆花能解暑化溼、和中健脾，用於治療夏傷暑溼、發熱、泄瀉、痢疾、赤白帶下、跌打傷腫等；扁豆葉能消暑利溼、解毒消腫，用於治療暑溼吐瀉、瘡癤腫毒、蛇蟲咬傷等症。

現代藥理研究表明，白扁豆具有以下作用：

抗菌、抗病毒：白扁豆煎劑用平板紙片法進行藥理研究，發現其對痢疾桿菌有抑制作用。水提物對小鼠Columbia SK病毒有抑制作用。從白扁豆種子純化出的一種名為dolichin的抗菌蛋白，對鐮刀霉菌、絲核菌具有抗菌活性，並對人類HIV的反轉錄及HIV侵染過程中涉及的甘油水解酶α-葡萄糖苷酶和β-葡萄糖苷酶有抑制作用。扁豆花煎液在試管內可抑制宋內氏型、弗氏型痢疾桿菌生長，臨床用於治療細菌性痢疾效果良好，無副作用。

抗凝血：在白扁豆中可分出2種不同的植物凝集素。凝集素B可溶於水，有抗胰蛋白酶的活性，在15～18℃（pH 3～10）可保持活力30天以上，在體外不能被一般蛋白酶分解，在體內不易消化。在1 mg／0.1 ml濃度時，由於抑制了凝血酶，可使枸櫞酸血漿的凝固時間由20秒延長至60秒。

抗腫瘤：扁豆中所含有的植物血細胞凝集素，可增加去氧核糖核酸和核糖核酸的合成，抑制免疫反應和白血球、淋巴細胞的移動，故能激活腫瘤患者的淋巴細胞產生淋巴毒素，對機體細胞有非特異性的傷害作用。通過體外試驗證明，植物凝集素能使惡性腫瘤細胞發生凝集，使腫瘤細胞表面結構發生變化，從而發揮細胞毒作用，抑制腫瘤的生長，起到防癌抗癌的效果。

增強免疫力：扁豆含有多種微量元素，可刺激骨髓造血組織，減少粒細胞的破壞，提高造血功能；白扁豆多醣可顯著提高正常小鼠腹腔巨噬細胞的吞噬百分率和吞噬指數，可促進溶血素形成。

降血糖：扁豆中所含的澱粉酶抑制物在體內有降低血糖的作用。

【食療保健】

白扁豆營養價值較高，無機鹽和維生素含量比大部分根莖菜和瓜菜都高，味亦鮮嫩可口，歷來為人們所喜愛，可作為滋補佳品。梁代陶弘景稱其莢蒸食甚美，明朝李時珍也曾說「嫩時可充蔬食茶料，老則收子煮食」。嫩扁豆可以炒莢食、油燜、涼拌和作餡，也可以煮後晾乾，作乾菜使用。

現介紹幾則扁豆治病食療驗方，具體如下：

1.生扁豆（去皮）30克，白糖30克，煮熟服食，一日1次，連續1週，治婦女白帶。
2.扁豆苗60克，水煎去渣，再打入雞蛋數個同煮，早晨空腹服食，亦治白帶。
3.生扁豆葉搗汁，沖開水服，治中暑。
4.扁豆花15～30克，水煎加糖服，治小兒消化不良。
5.扁豆24克，蓮子（去心）30克，加水煮湯食用。每天1劑，分1～2次服。能清熱祛暑、滋補健身，適用於產後或病後體弱。
6.生扁豆10克，紅棗10個，水煎服，連續三四日，治百日咳。

【適宜人群】

一般人群均可食用。特別適合脾虛便溏、飲食減少、慢性久泄，以及婦女脾虛帶下、小兒疳積（單純性消化不良）者食用；同時適合夏季感冒挾溼、急性胃腸炎、消化不良、暑熱頭痛頭昏、噁心、煩躁、口渴欲飲、心腹疼痛、飲食不香之人服食；尤其適合癌症患者服食；扁豆富含膳食纖維，可促進腸壁蠕動，有預防便祕之功效，因而也是便祕之人的理想食品；扁豆含鈉量低，適合高血壓、高脂血症、心臟病、腎炎等疾病患者食用。值得一提的是，扁豆含鋅量較高，而鋅能有效促進機體的生長發育，同時參加唾液蛋白構成，調節機體免疫功能，因此扁豆也適合身材矮小、偏食、厭食及反覆呼吸道感染的嬰幼兒食用。

【藥食的相互作用】

1.白扁豆煮熟搗成泥可做餡心，與熟米粉摻和後，可製成各種糕點和小吃。
2.白扁豆與紅棗、桂圓肉、蓮心等煮成羹食用，可起到補氣益血、養心安神助眠的作用，也是民間傳統的滋補佳品。
3.白扁豆與粳米煮粥，健脾之力更強，對脾胃素虛、食少便溏、夏季瀉痢或煩渴頗有效果，更是中老年人的粥膳佳品。
4.白扁豆配伍山藥、芡實、蓮子等，對慢性脾虛久瀉和婦女脾虛帶下之人，最為有益。
5.本品與香薷同煎服，能治療霍亂吐瀉。

【禁忌及注意事項】

1.陶弘景認為患寒熱病者，不可食。
2.《食療本草》指出：「患冷氣人勿食。」
3.《隨息居飲食譜》也提到患瘧者忌之。
4.需要注意的是，生扁豆一定要煮至熟透方可食用，否則會引起中毒。中毒的罪魁禍首是扁豆中的紅血球凝集素、皂素等天然毒素。這些毒素比較耐熱，只有將其加熱到100℃並持續一段時間後才能被破壞。如果沒有這樣煮熟就食用扁豆，其中的皂素對消化道黏膜具有強刺激性，會導致中毒。另外，未成熟的扁豆可能含有凝聚素，而凝聚素具有凝血作用。沸水灼扁豆、急火炒扁豆等方法，由於加工時間短，炒（煮）溫度不夠，雖保留了新鮮的綠色，但往往不能完全破壞其中的天然毒素。這些毒素被誤食後會強烈刺激胃腸道，致人中毒。

（周忠輝　楊德威）

刺五加

《神農本草經》

【生物特性及藥源】

刺五加為五加科植物刺五加 *Eleutherococcus senticosus*（Rupr. et Maxim.）Harms的乾燥根及根莖。別名刺拐棒、老虎鐐子、刺木棒、坎拐棒子。灌木，高1～6公尺；分枝多。葉有小葉5，稀3；葉柄常疏生細刺，小葉片紙質，橢圓狀倒卵形或長圓形，先端漸尖，基部闊楔形，上面粗糙，深綠色，脈上有粗毛，下面淡綠色，脈上有短柔毛，邊緣有銳利重鋸齒；小葉柄有棕色短柔毛。傘形花序單個頂生，有花多數；總花梗無毛，花梗無毛或基部略有毛；花紫黃色；萼無毛；花瓣卵形；子房5室，花柱全部合生成柱狀。果實球形或卵球形。花期6～7月，果期8～10月。生於海拔數百米至2000公尺的森林或灌叢中。喜溫暖溼潤氣候，耐寒、耐微蔭蔽，適合向陽、腐殖質層深厚、微酸性的沙質壤土，分布於中國黑龍江（小興安嶺、伊春市帶嶺），吉林（吉林市、通化市、安圖縣、靖宇縣），遼寧（瀋陽市），河北（霧靈山、承德市、百花山、小五台山、內丘縣）和山西（霍縣、中陽縣、興縣），朝鮮、日本和俄羅斯也有分布。

古代所用的五加皮包括五加科五加屬的多種植物，除上述品種外，似亦應包括刺五加在內，而《中國藥典》現已將其作為獨立的藥物收載。

【功效概述】

刺五加作為藥物廣泛應用已有悠久的歷史，具有補中益精、堅筋骨、強意志的作用，久服輕身耐老，與其他藥配伍亦可進飲食、健氣力、不忘事。

刺五加味辛、微苦，性溫，歸脾、腎、心經。可補腎強腰，益氣安神，活血通絡，主治腎虛體弱、腰膝痠軟、小兒行遲、脾虛乏力、氣虛浮腫、食慾不振、失眠多夢、健忘、胸痺疼痛、風寒溼痺、跌打腫痛。主治如下：

用於治療脾肺氣虛證：本品能補脾氣，益肺氣，並略有祛痰平喘之力。治療脾肺氣虛、體倦乏力、食慾不振、久咳虛喘者，單用有效；亦常配伍太子參、五味子、白果等補氣藥和斂肺平喘止咳藥。單純的脾氣虛證和肺氣虛證亦宜選用。

用於治療腎虛腰膝痠痛：本品甘溫，能溫助陽氣，強健筋骨。治療腎中陽氣不足，筋骨失於溫養而見腰膝痠痛者，可單用，或與杜仲、桑寄生等藥同用。亦可用於陽痿、小兒行遲及風溼痺證而兼肝腎不足者。

用於治療心脾不足，失眠、健忘：本品能補心脾之氣，並益氣以養血，安神益志。治心脾兩虛，心神失養之失眠、健忘，可與製首烏、酸棗仁、遠志、石菖蒲等養心、安神之品配伍。

【典故及歷代名家點評】

唐慎微《證類本草》說：「寧得一把五加，不用金玉滿車。」傳說古時魯定公之母常服五加酒，而得長壽不死。張子聲、楊建始、于世彥等，都是因為常服五加酒而得高壽。《桂香室雜記》載：「白髮童顏叟，山前逐騮驊，問翁何所得？常服五加茶。」古人把刺五加當作神仙之藥，並傳說它是五車星之精。說它稟受了天地靈氣，吃了它的人，可以返老還童，延年益壽。據傳，在長白山西麓有一個不知名的山溝，散落地住著幾戶人家，他們都靠種地、採集山藥材維持生活。有對丁氏母子就住在這裡。有一天，兒子丁柱上山採藥不慎走失。全村人搜尋無果，最後卻發現丁柱已在村口迎接他們。丁柱告訴大家，自己在迷路時，遇到一位鬚髮皆白的老人家笑呵呵地站在身旁。老人家告訴丁柱：他就住在這山裡，丁柱的父親丁老大活著時救過他的命，這次他要救丁老大兒子的命以作報答。說著就背起丁柱下山，健步如飛地把丁柱送到家里。此後丁柱為了尋找族人第二次山上迷路，也得到了老爺爺的搭救，並發現老爺爺的外衣就是刺五加樹。丁柱挖了些根回來煮水給母親服用，沒想到母親的身體竟漸漸地硬朗起來了。人們都紛紛效仿，用來滋補身體，並給此樹取名「刺拐棒」。

歷代古籍中對刺五加記錄較少，主要以五加皮為主，摘錄如下：

《神農本草經》：「主心腹疝氣，腹痛，益氣療躄，小兒不能行，疽瘡陰蝕。」

《名醫別錄》：「療男子陰痿，囊下溼，小便餘瀝，女人陰癢及腰脊痛，兩腳疼痺風弱，五緩，虛羸，補中益精，堅筋骨，強志意。」

《本草綱目》：「治風溼痿痺，壯筋骨。」

《藥性論》：「能破逐惡風血，四肢不遂，賊風傷人，軟腳，腎腰，主多年瘀血在皮膚，治痺溼內不足，主虛羸，小兒三歲不能行。」

《本草再新》：「化痰除溼，養腎益精，去風消水，理腳氣腰痛，治瘡疥諸毒。」

《日華子本草》：「明目，下氣，治中風骨節攣急，補五勞七傷。」

【藥用價值】

刺五加作為藥物使用的用量一般為9～27克，煎服；目前多作為片劑、顆粒劑、口服液及注射劑使用。刺五加含刺五加苷A、刺五加苷B、刺五加苷B_1、刺五加苷B_4、刺五加苷C、刺五加苷D、刺五加苷E、左旋芝麻素、多醣等。刺五加及苷類提取物，其功能包含明顯的抗疲勞、抗輻射、抗應激、耐缺氧、提高機體對溫度變化的適應力及解毒作用；降低細胞脂質過氧化反應，對動物實驗性移植瘤、藥物誘發瘤、癌的轉移和小鼠自發性白血病都有一定的抑制作用，也可以減輕抗癌藥物的毒性；增加特異性和非特異性免疫功能；改善大腦皮質的興奮、抑制過程，提高腦力勞動效能；還有抗心律失常、改善大腦供血量、升高低血壓、降低高血壓、止咳、祛痰、擴張支氣管、調節內分泌功能紊亂、促性腺、抗炎、抗菌和抗病毒等作用。其作用與人參相似，能增加機體對有害刺激的非特異性抵抗力，如抗疲勞，減輕寒冷、灼熱、X光照射等對機體的傷害，延遲腫瘤發生，阻止腫瘤轉移，減輕抗癌藥物毒性等。有人認為刺五加可作為人參的代用品。具體作用如下：

對中樞神經系統的作用：刺五加對家兔腦電圖有輕度激活作用，可減弱水合氯醛、巴比妥鈉和氯丙嗪的抑制作用。

對非特異性刺激的作用：①抗疲勞作用。刺五加根的提取物及刺五加總苷對多種疲勞動物模型均有抗疲勞作用，總苷的作用較根的提取物強，也較人參提取物及人參總苷強。②耐缺氧作用。給小鼠腹腔注射刺五加葉總黃酮可顯著增強常壓、低壓缺氧耐力，減少小鼠整體耗氧量。③抗高低溫、抗離心及抗放射作用。④抗應激作用及解毒作用等。

延緩衰老作用：用刺五加餵飼大鼠後，相關指標提示刺五加有延緩衰老作用。

對免疫功能的影響：刺五加對單核巨噬細胞、淋巴細胞、抗體形成、干擾素、白血球作用都有一定的影響。

抗腫瘤作用：刺五加提取物對動物實驗性移植瘤、藥物誘發瘤、癌的轉移和小鼠自發性白血病都有一定的抑制作用，還能減輕抗癌藥物的毒性。

抗炎作用：實驗顯示刺五加對早期滲出性炎症及後期遲發變態反應性炎症均有顯著的抑制作用。對切除腎上腺的小鼠，在夏、秋和冬季可減輕燙傷性水腫，在春季稍有消炎作用。

對其他系統作用：都存在一定的調節及治療作用。

【食療保健】

刺五加根皮含揮發油，油中主要成分為香莢蘭素、香豆素及黃樟油等，此外尚含皂素、鞣質、棕櫚酸、亞油酸及豐富的維生素 B_1、胡蘿蔔素等，能調節全身各器官的功能，使之趨於正常，並能增強機體對各種有害刺激的非特異性抵抗力，使身體耐勞、耐寒、耐高山缺氧、耐輻射、耐化學刺激等，促使人體更好地適應各種不利的環境。刺五加能增加冠狀動脈的血流量，改善大腦的供血狀態，促進膽固醇的排泄，促進造血功能，提高人體紅血球、白血球的數目，增強人體的免疫功能。刺五加具有抗腫瘤功效，並對神經衰弱、性功能障礙有顯著療效，常用於高血壓、心臟病、慢性支氣管炎、惡性腫瘤、風溼性關節炎等的治療。下面列舉幾種刺五加的食療保健方：

刺五加茶

組成：刺五加10克。

製法：將刺五加切碎，用保溫杯泡茶飲。

用法：每日1次，時時飲服。

功用：大補元氣，適用於氣虛引起的諸症。

刺五加味茶

組成：刺五加6克，五味子6克，白糖適量。

製法：將刺五加切碎，與五味子放入保溫杯泡茶飲，加適量白糖調味。

用法：每日1劑，時時飲服。

功用：補氣養血，安神定志。適用於貧血、神經衰弱等症。

刺五加酒

組成：刺五加20克，地榆20克，遠志20克，白酒500毫升。

製法：將上述藥品浸入酒中，7日後可飲用。

用法：每日1次，每次9克。

功用：健骨益智，聰耳明目，適用於年老體弱、腰膝無力、頭暈目眩、健忘失眠等症。

刺五加五味酒

組成：刺五加15克，威靈仙10克，川牛膝10克，秦艽10克，羌活10克，白酒1升。

製法：將上述藥品浸泡白酒內，7～10日可飲用。

用法：每日1次，每次飲用9克。

功用：益氣活血，祛風化溼，適用於風溼痺痛等。

【適宜人群】

在日常保健中，刺五加因為其免疫調節及抗疲勞作用，適用於老年人及亞健康人群。另外，刺五加還有補腎強腰、益氣安神、活血通絡的作用，適用於體質虛弱、失眠人群及血脈瘀阻引起的疼痛。但是刺五加為辛溫之品，容易耗傷陰液，陰虛津虧火旺之人慎用。

【藥食的相互作用】

歷代古籍中對刺五加記錄較少，主要以五加皮為主，摘錄如下：

治男子、婦人腳氣，骨節皮膚腫溼疼痛，進飲食，行有力，不忘事：五加皮四兩（酒浸），遠志（去心）四兩（酒浸令透，易為剝皮）。上曝乾，為末，春秋冬用浸藥酒為糊，夏則用酒為糊，丸如梧桐子大。每服四五十丸，空心溫酒送下。（《瑞竹堂經驗方》五加皮丸）

治一切風溼痿痺，壯筋骨，填精髓：五加皮，洗刮去骨，煎汁和麴米釀成飲之；或切碎袋盛，浸酒煮飲，或加當歸、牛膝、地榆諸藥。（《本草綱目》五加皮酒）

治腰痛：五加皮、杜仲（炒）。上等分，為末，酒糊丸，如梧桐子大。每服三十丸，溫酒下。（《衛生家寶方》五加皮丸）

治鶴膝風：五加皮八兩，當歸五兩，牛膝四兩，無灰酒一斗。煮三炷香，日二服，以醺為度。（《外科大成》五加皮酒）

治45歲不能行：真五加皮、川牛膝（酒浸二日）、木瓜（乾）各等分。上為末，每服二錢，空心米湯調下，一日二服，服後再用好酒半盞與兒飲之，仍量兒大小。（《保嬰撮要》五加皮散）

治虛勞不足：五加皮、枸杞根皮各一斗。上二味細切，以水一石五斗，煮取汁七斗，分取四斗，浸麴一斗，餘三斗用拌飯，下米多少，如常釀法，熟壓取服之，多少任性。（《千金要方》五加酒）

治婦人血風勞，形容憔悴，肢節困倦，喘滿虛煩，吸吸少氣，發熱汗多，口乾舌澀，不思飲食：五加皮、牡丹皮、赤芍藥、當歸（去蘆）各一兩。上為末，每服一錢，水一盞，將青銅錢一文，沾油入藥，煎七分，溫服，日三服。（《和劑局方》油煎散）

治損骨：小雞一隻，約重五六兩（連毛），同五加皮一兩，搗為糊，搨在傷處，一炷香時，解下後，用山梔三錢，五加皮四錢，酒一碗，煎成膏貼之，再以大瓦松煎酒服之。（梅氏《驗方新編》）

【禁忌及注意事項】

1. 五加皮為辛溫之品，容易耗傷陰液，陰虛津虧火旺之人慎用。
2. 《本草經集注》：「遠志為之使，畏蛇皮、玄參。」
3. 《本草經疏》：「下部無風寒溼邪而有火者不宜用，肝腎虛而有火者亦忌之。」
4. 《得配本草》：「肺氣虛、水不足，二者禁用。」

（朱詩乒）

沙棘

《晶珠本草》

【生物特性及藥源】

沙棘 *Hippophae rhamnoides* Linn. 又稱沙棗、醋柳果，胡頹子科落葉灌木植物，嫩枝褐綠色，單葉通常近對生，果實圓球形，橙黃色或橘紅色。中國是沙棘屬植物分布面積最大、種類最多的國家。沙棘主要分布於華北、西北、西南等地，在黃土高原極為普遍。其主要藥用部位為果實。

【功效概述】

本品性溫，味酸、澀，歸脾、胃、心、肺經，具有止咳祛痰、消食化滯、活血散瘀的作用，主要用於咳嗽痰多、消化不良、積食腹痛、跌撲瘀腫、瘀血閉經等症，一般常用量為3～10克。

沙棘在日本稱為「長壽果」，俄羅斯稱為「第二人參」，美國稱為「生命能源」，印度稱為「神果」，而在中國稱為「聖果」。

【典故及歷代名家點評】

古代中國藏醫、蒙醫已將沙棘列為重要的藥用植物，用於止咳、平喘、活血化瘀等。西元8世紀的藏醫巨著《四部醫典》，對沙棘的藥效即作了詳細的記載。俄羅斯是世界上食用和開發沙棘最早的國家之一。1981年3月，蘇聯的宇航員費拉基米爾·柯伐來諾克和皮克托爾·卡茨諾哈從飛船軌道上發回消息：服用沙棘製劑後，大大增強了他們適應失重狀態的能力，所以沙棘又被譽為宇航食品。

沙棘還能對治缺氧。四十多年前，中國士兵進軍西藏時，由於缺氧，產生嚴重的高原反應。危急之際，藏族向導採來一些名叫達日布的神果，讓患病的人們食用。幾天之後，病情居然得到了迅速緩解，這種野生的神果就是沙棘。

【藥用價值】

對於心血管系統的作用：沙棘種子油對防治冠心病、降低膽固醇及β-脂蛋白具有一定的良效，用沙棘果汁治療高脂血症具有一定效果。

對於呼吸系統的作用：沙棘對於肺病的效果尤為顯著，臨床上治療氣管炎的「咳樂」就是以沙棘果實為原料製成的沖劑，其止咳、化痰、平喘的功效比較突出。沙棘油有很強的殺菌作用，可以治療咽喉炎、扁桃體炎等上呼吸道感染性疾病。

含有豐富的蛋白質：沙棘果肉中蛋白質含量為2.89%，相對於其他植物來說，其蛋白質含量非常豐富。據蘇聯學者研究報導，沙棘種子中含有人體不合成的8種必須胺基酸。

治療胃、十二指腸潰瘍：沙棘油對於胃潰瘍、淺表性潰瘍及結腸炎的治療效果顯著，對萎縮性胃炎亦有一定療效。

促進組織再生：沙棘油能提高創面中鹼性磷酸酶、脂肪酶和硫酸酶的活性，對組織再生、黏膜修復均有促進作用，對燒傷、燙傷、刀傷、凍傷等有很好的治療作用。

其他：臨床研究發現，沙棘在治療非酒精性脂肪肝方面具有明顯療效，且不會導致腎功能障礙及血糖代謝異常；沙棘亦能夠通過改善部分代謝途徑延緩衰老，具有一定的抗衰老功效。

【食療保健】

止咳平喘：「肺為儲痰之器」，若溼痰聚於肺，則痰難以咳出。沙棘本長於砂土中，其化痰之力尤為顯著，且本品性溫，尤善寒溼痰。

和胃消食：本品味酸澀，故其收斂之性較強，可促進食慾，且具有保護和加速修復胃黏膜的作用，還能增加腸道雙歧桿菌。

活血散瘀：如若跌撲損傷，瘀血阻於經絡，食用本品可以化瘀通經，對於各種類型的創口有促進癒合的作用。

【適宜人群】

脾胃不適者：沙棘汁含有大量的維生素C和多種脂肪酸，既能提高胃液的酸度，又能幫助消化脂肪，適用於胃十二指腸潰瘍、胃部反覆不適、納差、食欲不佳者。

上呼吸道感染伴咳嗽者：沙棘的化痰功效較為突出，兼有止咳平喘的作用，對於呼吸道感染表現為咳嗽咳痰者，尤為適宜。

冠心病患者：常食沙棘可以降低心血管意外的發生概率，降低血液膽固醇濃度，因此沙棘可作為冠心病患者的日常保健食品。

創傷、跌倒者：此類患者皮膚、血脈受損，血運不暢，往往會有瘀血阻滯，影響傷口及患處的癒合。修復期常食用沙棘有助於傷口的快速修復，能縮短病程，減輕症狀。

婦科炎症者：除外傷創口導致的炎症外，本品對宮頸潰瘍、陰道炎、宮頸炎、宮頸糜爛等病症均有不錯療效。

【藥食的相互作用】

沙棘與百合配伍：化痰與養陰兼具，對於肺陰虛咳嗽兼有咳痰者較為適宜。

沙棘與芫荽子、藏木香、餘甘子、石榴子等同用：《四部醫典》提到與上四者同用具有溫養脾氣、開胃消食的作用。

沙棘與餘甘子、白葡萄、甘草等同用：能明顯緩解咳嗽、咯痰等症。

【禁忌及注意事項】

沙棘果實儲藏的條件非常嚴格。剛採收的沙棘果實如暫時不能出售，必須進行短時間的儲藏。果實必須儲藏在低溫、通風和能排除有害氣體的環境。儲藏的溫度以1～5℃尤為宜，空氣的相對溼度應保持在90％～95％。

（楊德威）

當歸

《神農本草經》

【生物特性及藥源】

當歸為傘形科植物當歸 *Angelica sinensis*（Oliv.）Diels 的乾燥根。別名乾歸、秦歸、雲歸、馬尾歸、西當歸、岷當歸、金當歸、當歸身、涵歸尾、當歸曲、土當歸等。當歸為多年生草本植物，略呈圓柱形，下部有支根3～5條或更多，長15～25公分；表面黃棕色至棕褐色，具縱皺紋和橫長皮孔樣突起。根頭（歸頭）直徑1.5～4公分，具環紋，上端圓鈍，或具數個明顯突出的根莖痕，有紫色或黃綠色的莖和葉鞘的殘基；主根（歸身）表面凹凸不平；支根（歸尾）直徑0.3～1公分，上粗下細，多扭曲，有少數鬚根痕；質柔韌，斷面黃白色或淡黃棕色。皮部厚，有裂隙和多數棕色點狀分泌腔，木部色較淡，形成層環黃棕色；有濃郁的香氣，味甘、辛、微苦。柴性大、乾枯無油或斷面呈綠褐色者不可供藥用。當歸主產於甘肅省東南部的岷縣，產量多，品質好。其次，陝西、四川、石南、湖北寺省也有栽培。

當歸是中國的大宗中藥材之一，除醫療保健外，當歸還被廣泛應用於日用化工等各個方面。隨著中醫藥事業的發展以及當歸深度開發研究的推動，當歸的研究正在被推向一個新的領域。

【功效概述】

當歸，性溫，味甘、辛，歸肝、心、脾經，具有補血調經、活血止痛、潤腸通便的作用。常用於血虛血瘀諸證及月經不調、痛經、閉經、虛寒性腹痛、跌打損傷、癰疽瘡瘍、風寒痺痛、血虛腸燥便祕等症。

當歸傳統按頭、身、尾三部分分別入藥，最早見於《雷公炮炙論》，曰：「若要破血，即使頭一節硬實處；若要止痛、止血，即用尾。」後代醫家則多認為：「歸頭止血、歸身養血、歸尾破血，全用補血活血。」金元四大家之一的李東垣認為：「當歸頭，止血而上行；身養血而中守；梢破血而下流；全活血而不走。」今天，我們基本用的都是全當歸。如條件許可加以細分時，可按以下原則選藥：用於改善血液循環，或入解表劑時，以全當歸較好；用於治貧血和調經時，以歸身較好；用於治跌打瘀腫、關節屈伸不利時，以歸尾較好。經黃酒拌炒的酒當歸長於活血通經，用於經閉痛經、風溼痺痛、跌打損傷。當歸炭則是取其止血作用。

【典故及歷代名家點評】

當歸在《神農本草經》中被列為中品。李時珍在《本草綱目》中稱：「古人娶妻為嗣續也，當歸調血，為女人要藥，有思夫之意，故有當歸之名。」正與唐詩「胡麻好種無人種，正是歸時又不歸」之旨相同。

相傳有個新婚青年要上山採藥，對妻子說三年回來，誰知一去，一年無信，二年無音，三年仍不見回來。媳婦因思念丈夫而憂鬱悲傷，得了氣血虧損的婦女病，後來只好改嫁。誰知後來她的丈夫回來了。她對丈夫哭訴道：「三年當歸你不歸，片紙隻字也不回，如今我已錯嫁人，心如刀割真悔恨。」丈夫也懊悔自己沒有按時回來，遂把採集的草藥根拿去給媳婦治病，竟然治好了她的婦女病。從此，人們才知道這種草藥根具有補血、活血、調經、止痛的功效，是一種婦科良藥，便將這種藥取名「當歸」。當歸也被人們寄予「企盼回歸」的意思。

姜維是蜀國後期的大將，投奔蜀國後與母親多年無聯繫，後來忽然得到母親的來信，讓他尋求藥草當歸，意思讓他速速歸來。姜維在蜀受諸葛亮重用，當然不會離開，他給母親的回信也很有意思：「只要有遠志（一種藥草名，表示遠大的志向），不一定要當歸。」後來，「寄當歸」這一典故，就用來表示企盼回歸。唐代安史之亂時，玄宗及楊貴妃被迫離開長安，大臣羅公遠將一錦匣送之。安史之亂平息，玄宗開匣，原是當歸幾支。帝大喜而歸，重賞羅公遠。

當歸作為常用藥之一，歷代名家對其點評頗多。

《神農本草經》：「主咳逆上氣，溫瘧寒熱洗洗在皮膚中，婦人漏下，絕子，諸惡瘡瘍金瘡，煮飲之。」

《名醫別錄》：溫中止痛，除客血內塞，中風痓、汗不出，溼痺，中惡客氣、虛冷，補五臟，生肌肉。」

《藥性論》：「止嘔逆、虛勞寒熱，破宿血，主女子崩中，下腸胃冷，補諸不足，止痢腹痛。單煮飲汁，治溫症，主女人瀝血腰痛，療齒疼痛不可忍。患人虛冷加而用之。」

《日華子本草》：「治一切風，一切血，補一切勞，破惡血，養新血及主症癖。」

李杲：「頭，止血而上行；身，養血而中守；梢，破血而下流；全活血而不走。」

王好古：「主痿躄嗜臥，足下熱而痛。衝脈為病，氣逆裡急；帶脈為病，腹痛，腰溶溶如坐水中。」

《本草綱目》：「治頭痛，心腹諸痛，潤腸胃筋骨皮膚。治癰疽，排膿止痛，和血補血。」

《本草再新》：「治渾身腫脹，血脈不和，陰分不足，兼能安生胎，墮死胎。」

【藥用價值】

當歸用量一般為每日5～15克，用於治病，大致為以下幾方面：

1.補血宜用歸身，破血宜用歸尾，和血宜用全當歸，補血潤腸可生用，調經活血可酒炒或土炒。

2.當歸屬於補虛藥中的補血藥，長於補血，為補血之聖藥。中醫常用於血虛萎黃、心悸失眠、頭暈目眩等各種血虛證。

3.月經不調、經閉、痛經者，可用當歸補血活血、調經止痛。

4.當歸為活血行瘀之要藥。虛寒腹痛、跌打損傷瘀血作痛、癰疽瘡瘍、風寒痺痛者，可用當歸補血活血，消腫排膿，散寒止痛。

5.虛腸燥便祕者，常用當歸補血以潤腸通便。

現代藥理研究認為，當歸的藥效主要有：

對凝血的影響：當歸有較強的抗凝血作用，其止血作用與促進血小板聚集有關。同時發現其具有雙向調節作用，能升高低切全血黏度，增強紅血球的聚集性，促進血小板聚集。

促進造血作用：當歸水浸液中的阿魏酸鈉和當歸多醣均能顯著促進血紅蛋白及紅血球的生成，故有抗貧血作用。

對平滑肌的作用：當歸揮發油對兔離體胃肌、胃體、十二指腸、空腸和迴腸平滑肌均具有舒張作用，且呈現濃度依賴關係，說明當歸揮發油能舒張兔離體胃腸平滑肌，降低肌張力。同時當歸揮發油對正常和病理性子宮平滑肌均有抑制作用，並有較強的抗子宮平滑肌痙攣作用。還具有鬆弛支氣管平滑肌的作用，因此可起到平喘作用。對血管平滑肌收縮具有抑制作用，對高血壓模型小鼠具有一定的降壓作用。

鎮痛作用：當歸粗多醣能明顯延長小鼠扭體潛伏期，減少扭體次數。

抗驚厥作用：當歸所含的丁苯酞能拮抗低灌注後的血腦屏障通透性增高，保護受損的神經元及膠質細胞，是神經血管單元保護劑。

提高免疫力：當歸可促進巨噬細胞分泌細胞因子，對免疫功能低下的機體有免疫調節和恢復作用，同時對健康人的淋巴細胞轉化也有促進作用。

抗癌作用：當歸多醣能抑制腫瘤增殖，是誘導腫瘤細胞凋亡或分化的天然誘導劑。

抗菌作用：當歸煎劑在試管內對大腸桿菌、傷寒及副傷寒桿菌、痢疾桿菌、變形桿菌、白喉桿菌等有輕度抑制作用。

抗炎作用：當歸可顯著抑制由多種致炎劑引起的急性毛細血管通透性增加、組織水腫及慢性炎症損傷，且對炎症後期肉芽組織增生亦有抑制作用。

抗氧化作用：當歸中的阿魏酸具有抗脂質過氧化作用，能直接消除自由基，抑制氧化反應和自由基反應，並能與生物膜磷脂結合，保護膜脂質，拮抗自由基對組織的損害。

抗阿茲海默症：當歸中的阿魏酸和藁本內酯等有效活性成分具有抗阿茲海默症的功效，其主要成分可保護損傷後腦細胞，降低膜脂質過氧化作用，對抗細胞凋亡，修復蛋白血球，有助於促進大腦損傷患者的神經生長。

抗輻射損傷：當歸多醣對小鼠急性放射病有保護作用，對受照小鼠預防性給予當歸多醣可對造血組織產生一定的輻射防護作用，可顯著促進骨髓和脾臟造血功能恢復，提高骨髓有核細胞計數，防止胸腺繼發性萎縮。

對心血管系統的作用：當歸及其揮發油具有調節血管生成、抑制心肌細胞肥大和抗心律失常的作用。

抗動脈粥樣硬化作用：當歸能夠改善高脂血清對血管內皮細胞形態結構的損傷，逆轉高脂血清導致的內皮細胞中轉化生長因子-β1（TGF-β1）表達降低和鹼性成纖維細胞生長因子bFGF表達增加，達到抗動脈粥樣硬化的作用。

保護肝臟作用：當歸提取物可減輕肝纖維化，提高肝細胞SOD，降低MDA，並對多種肝損傷模型具有保護作用。

【食療保健】

古往今來，當歸是傳統藥物中最常用的一種，故有「十方九歸」之說，在治療婦科疾病方面更是功效卓著，素有「婦科聖藥」之美稱。醫家喻其「群藥之首」，病家稱其「治補兩益」。當歸在藥膳中運用較廣，常常被加到粥、湯中。東漢醫聖張仲景的《傷寒雜病論》中，便載有一張藥膳名方——當歸生薑羊肉湯。它是西北、西南地區的溫補性佳餚，能補養精血、散寒止痛，至今仍有很高的實用價值。宋代的十全大補湯是藥與料理的結合，不僅不失菜餚的美味，而且還具有藥的功效，為溫補氣血的進補名方。它在韓國也很有名，我們經常可以在韓劇中看到劇中人用十全大補湯進行調理。

古人評價鴿肉「久患虛羸者，食之有益」，烏雞也有補中益氣、補精填髓的作用，因此當歸乳鴿湯、當歸烏雞湯均可補益氣血、滋陰養虛。此外，當歸同豬脛骨、鵪鶉蛋、蚌肉、龍眼、鯉魚同煮食，都有很好的食療作用。當歸還可同粳米、紅糖、紅棗共煮成粥，可活血止痛，行氣養血，適用於經血量少、色淡質稀的氣血虛弱型痛經。民間還有不少月經不調的女性會食用當歸雞蛋紅糖水、當歸黃芪茶等飲品，起到補氣補血、補虛調經的作用。

當歸還可用來泡藥酒，酒液色如琥珀，甘甜適口。當歸酒配方繁多，一般可以補血調經，活血止痛，潤燥滑腸，適用於痛經、腰痛、便祕、產後瘀血阻滯、小腹疼痛等症，用途廣泛，味道鮮美，深受人們喜愛。當歸也可用作滷製品配料，其主要特點是去腥增香，增加肉製品的藥香味。另外，當歸還可與多種面膜粉，如白芷、茯苓、杏仁、蜂蜜、紫河車等調配敷面，可起到去皺潤膚的作用。現代研究表明，當歸的水溶液抑制酪胺酸酶活性的功能很強，因而能抑制黑色素的形成，具有抗衰老和美容作用，能助人青春常駐。當歸還能促進頭髮生長。用當歸製成的護髮素、洗髮精，能使頭髮柔軟發亮，易於梳理。

化學成分研究表明，當歸中的揮發油為當歸的主要有效成分之一，甘肅岷縣產者含0.4%，四川汶縣產者含0.7%。不同揮發油成分的含量也不一樣，其中藁本內酯的含量最高，其次為丁烯基酞內酯。當歸揮發油具有抗血小板凝聚、神經保護和鎮痛消炎等作用。阿魏酸為當歸中含量最多的有機酸類，是2010年版《中國藥典》當歸品質控制的指標成分，同時也是川芎、藁本藥材品質控制的指標成分。它具有補血活血、抗炎和抗血小板聚集、提高機體免疫力等多種功能。另外，當歸中至少含有16種胺基酸，其中精胺酸含量最高，另外還含有離胺酸、纈胺酸、色胺酸、白胺酸等人體不能自身合成的必須胺基酸。當歸中還有豐富的微量元素、蔗糖、果糖、葡萄糖、維生素A、維生素B_{12}、維生素E等物質，對機體的正常代謝有著重要作用。此外，當歸還含有尿嘧啶、腺嘌呤及黃酮類等成分。

綜上所述，當歸除了藥用之外，還可用來烹製各種菜餚，甚至可以外用，起到美容養顏的作用。

【適宜人群】

當歸為血家必用之藥，臨床應用範圍極廣，適合血虛而見面色萎黃、頭暈目眩、心悸失眠的人群；月經不調、經閉、痛經等月經病人群；年老體虛、產後以及久病血虛而出現腸燥便祕的人群；虛寒腹痛、風寒痺痛的人群及跌打損傷、癰疽瘡瘍者。此外，也可用於化療中的腫瘤患者、動脈硬化等心腦血管疾病患者，也可用來護膚美容。

【藥食的相互作用】

1.用於血虛所致的面色蒼白或萎黃、倦怠乏力、唇甲無華、頭暈目眩、心悸失眠者，可將當歸與熟地、白芍、川芎配伍，組成補血代表方「四物湯」。此方也為婦科調經的基礎方。

2.用於月經不調、閉經、痛經者，可將當歸與熟地黃、川芎、丹參等補血活血藥配伍。若用於月經病屬於氣虛者，常配伍人參、黃芪等補氣藥；氣滯者，配柴胡、香附、延胡索行氣；兼血熱者，可配黃芩、黃連清熱燥溼；血瘀經閉者，可配桃仁、紅花增強活血的功效；血虛寒滯者，可配阿膠、艾葉等養血溫經。

3.用於瘀血阻滯的病症，如跌打損傷、瘀血腫痛，常將當歸與川芎、赤芍、桃仁等活血祛瘀藥配伍。

4.用於寒凝腹痛、風寒痺痛者，可配伍桂枝、升降、羌活、防風等散寒止痛。

5.用於血虛腸燥便祕者，可與火麻仁、苦杏仁、枳殼、生地等配伍，增強潤腸通便的作用。

6.久服多服當歸會造成虛火上炎，出現咽喉痛、鼻孔灼熱等症狀，此時處方中宜酌加清熱涼血之品，如金銀花、生地之類以調節之。

7.當歸通便，故凡脾胃陽虛而大便滑瀉者不宜用；如平時大便不實需用當歸時，要酌加白朮、茯苓以制當歸之滑瀉作用。

【禁忌及注意事項】

1. 溼阻中滿、脘腹脹悶及大便溏稀者忌用。
2. 當歸辛香走竄，月經過多、有出血傾向、陰虛內熱者不宜服用。
3. 當歸屬甘、溫之品，熱盛出血者忌服。
4. 當歸惡藺茹，畏菖蒲、海藻、牡蒙、生薑。
5. 孕婦、兒童不宜服用。
6. 當歸水煎液可減低激素治療藥物如口服避孕藥、雌激素、黃體酮的生物利用度，因此也不能與此類藥物一起使用。
7. 過敏反應。有報導稱複方當歸注射液穴位注射可引起過敏性皮疹、休克。
8. 口服常規用量的當歸煎劑、散劑偶有疲倦、嗜睡等情況，停藥後可消失。當歸揮發油穴位注射後可能會出現身體發熱、口乾、噁心、頭痛等情況，停藥後也可自行緩解。

（何飛）

阿膠

《神農本草經》

【生物特性及藥源】

阿膠，為馬科動物驢 *Equus asinus* Linn. 的乾燥皮或鮮皮經煎煮、濃縮製成的固體膠，別名為東阿膠、驢皮膠、陳阿膠、傅致膠、盆覆膠等。阿膠呈長方形、方形或丁狀，棕色至黑褐色，有光澤；質硬而脆，斷面光亮，碎片對光照視呈棕色半透明狀；氣微，味微甘。以原膠塊用，或將膠塊打碎，用蛤粉炒或蒲黃炒成阿膠珠用。蛤粉炒後呈圓球形，質鬆泡，外表灰白色或灰褐色，內部呈蜂窩狀，氣微香，味微甘。蒲黃炒後外表呈棕褐色，其餘同蛤粉炒。古時以產於山東省東阿縣而得名。現主產於山東、浙江、江蘇、河北等地，以山東產者最為著名，浙江產量最大。此外上海、北京、天津、武漢、瀋陽等地亦產。

阿膠在中國應用歷史悠久，東阿阿膠更是被列為國家非物質文化遺產，得到廣大人民群眾的喜愛。目前，阿膠已被加工成各類保健品、藥品、食品，供人們選用。

【功效概述】

阿膠入藥至今已有近3000年的歷史，最早見於《神農本草經》。阿膠是傳統的滋補上品、補血聖藥、止血要藥。阿膠性味甘平，歸肺、肝、腎經，具有補血、滋陰、潤肺、止血的功效。常用於血虛萎黃、眩暈心悸、肌萎無力、心煩失眠、肺陰虛燥咳、陰虛風動、吐血尿血、便血崩漏，及妊娠胎漏諸症。

蛤粉炒阿膠是將研細過篩後的蛤粉置鍋內，中火加熱至靈活狀態，投入藥材，不斷翻動至鼓起、內部疏鬆時，取出，篩去蛤粉，放涼即可。蛤粉炒阿膠善於益肺潤燥。蒲黃炒阿膠是將蒲黃置鍋內，用中火加熱至稍微變色，投入阿膠丁，不斷翻動炒至鼓起呈圓球形而內無溏心時取出，篩去蒲黃，放涼。蒲黃炒阿膠止血安絡力強，多用於治療陰虛咳血、崩漏、便血。

【典故及歷代名家點評】

阿膠與人參、鹿茸並稱「中藥三寶」。阿膠為本經上品，弘景曰：「出東阿，故名阿膠。」阿膠是中藥材中典型的最講究「道地性」的藥材，道地阿膠必汲取東阿之水，得傳承人之奇祕技藝煉製而成。根據很多古書的記載可知，古代阿膠原料多為牛皮、驢皮及其他多種動物皮類。到唐代，人們逐漸發現用驢皮熬製阿膠，藥物功效更佳，遂改用驢皮，並沿用至今。李時珍讚其「黃透如琥珀色，光黑如瑩漆」。但放入溫水中可緩緩溶化，口嚐無不良腥臭氣，甘甜純正。

阿膠自古以來都是貴胄精英的專享之寶。歷史上名人與阿膠的故事不勝枚舉。楊貴妃膚如凝脂，唐代詩人對此作了這樣的描述：「鉛華洗盡依豐盈，雨落荷葉珠難停。暗服阿膠不肯道，卻說生來為君容。」江蘇華亭才子何良俊也在詩中寫道：「萬病皆由氣血生，將相不和非敵攻。一盞阿膠常左右，扶元固本享太平。」曹操之子曹植曾經做過「東阿王」，初到東阿，骨瘦如柴，後來因為常食阿膠滋補，身體受益匪淺，於是感念而作《飛龍篇》：「晨游太山，雲霧窈窕。忽逢二童，顏色鮮好。乘紱白鹿，手翳芝草。我知真人，長跪問道。西登玉堂，金縷復道。授我仙藥，神皇所造。教我服食，還精補腦。壽同金石，永世難老。」曹植詩中所指的仙藥，就是東阿地方出的阿膠。宋代理學大師朱熹對母孝順之至。他在寫給母親的信中有這樣一段話：「慈母年高，當以心平氣和為上。少食勤餐，果蔬時伴。阿膠丹參之物，時以佐之。延庚續壽，兒之祈焉。」唐太宗李世民與其兄爭奪王位時，曾流落到東阿一帶，一病不起，經東阿當地人指點服用阿膠，元氣恢復，重新帶兵征戰，獲取皇位。稱皇之後曾派大將尉遲恭重修阿井。慈禧也是阿膠的忠實粉絲，她身為懿嬪時患有血症，幾經御醫治療也不見效。後來她試著服用阿膠以調經，病得痊癒而懷胎生下一子，也就是後來的同治皇帝。慈禧因此對阿膠情有獨鍾，篤信不疑，終身服用。現在故宮博物院中還收藏有當時宮廷所用的阿膠。

歷代名家對阿膠的記載也相當豐富。

《神農本草經》：「主心腹內崩，勞極灑灑如瘧狀，腰腹痛，四肢痠疼，女子下血。安胎。久服輕身益氣。」

《名醫別錄》：「丈夫小腹痛，虛勞羸瘦，陰氣不足，腳痠不能久立，養肝氣。」

《藥性論》：「主堅筋骨，益氣止痢。」

《千金要方》：「治大風。」

《食療本草》：「治一切風毒骨節痛，呻吟不止者，消和酒服。」

《日華子本草》：「治一切風，並鼻洪、吐血、腸風、血痢及崩中帶下。」

【藥用價值】

阿膠為藥食兩用的佳品，為補血、止血要藥，其用量一般每日為5～15克，入湯劑宜烊化沖服。用於治病，大致為以下幾方面：

1. 阿膠屬於補虛藥中的補血藥，常用於血虛諸證，如出血而致的血虛、氣虛血少。

2. 各類出血證，均可用阿膠，可單味炒黃或配伍他藥使用，止血作用良好。對出血而兼見氣虛、血虛證者，尤為適宜。

3. 肺陰虧虛、熱病傷陰、陰虛風動、手足瘛瘲者，可用阿膠滋陰潤燥。常用於各類陰虛證及燥證。

4. 對於妊娠胎動者，阿膠有安胎、保胎的作用。

現代藥理研究認為，阿膠的藥效主要有：

增強記憶作用：阿膠中含有小子活性肽，能增強機體記憶力，提高識別能力。

抗衰老作用：阿膠可能通過提高機體抗氧化活性、清除自由基、調整衰老相關基因表達來抑制衰老過程。

抗疲勞作用：阿膠富含膠原蛋白、藥效胺基酸和必須胺基酸等活性成分，能顯著延長小鼠負重游泳時間，提高小鼠肝糖原的儲備，減少運動後血乳酸的產生，表明阿膠具有緩解小鼠體力疲勞，提高運動耐力的作用。

促進骨骼癒合及補鈣作用：在骨癒合早期、中期，阿膠可加強巨核細胞的聚集，增強其活性，並可促進軟骨細胞、成骨細胞的增殖及合成活性，加快軟骨內骨化，促進骨癒合。同時，阿膠中含有較豐富的鈣質，可通過甘胺酸的作用，促進鈣的吸收和儲存，改善體內鈣平衡，可預防和治療骨質舒鬆。

提高免疫力作用：阿膠對小鼠特異性及非特異性免疫機能具有顯著的調節作用。

抗腫瘤作用：大量臨床文獻報導，阿膠具有一定的抑瘤和減毒增效作用。

改善貧血作用：阿膠中含有20多種微量元素，其中豐富的鐵元素可以補血，從而改善缺鐵性貧血。另有文獻報導，阿膠對缺血性動物的紅血球、血紅蛋白等有顯著的促進作用，對骨髓造血系統的造血功能有促進和保護作用。

升白作用：阿膠對環磷醯胺所致的白血球減少具有明顯的治療作用。

抗休克作用：阿膠能使內毒素引起的血壓下降、總外周阻力增加、血黏度上升以及球結膜微循環障礙減輕或盡快恢復正常。

擴血管作用：阿膠能擴張血管，縮短活化部分凝血酶原時間，降低病變血管的通透性。

緩解哮喘作用：阿膠可能具有抑制哮喘輔助性T細胞2（Th2細胞）優勢反應的作用，同時可減輕哮喘大鼠肺組織嗜酸性細胞炎症反應。

美容養顏：阿膠含有人體必須胺基酸和微量元素，具有延緩皮膚衰老的作用。

保健作用：阿膠能促進正常菌群的生長，維護機體微生態平衡，從而達到有病治病、無病保健的目的。

【食療保健】

阿膠與人參、鹿茸並稱「中藥三寶」，自古以來都是強身健體的佳品。阿膠食先於藥，是中國第一批藥食同源的中藥材。特別是在江浙一帶，民間有冬令進補阿膠的習慣，服用方法頗多，用法各異，其中最常用的為食療法。民間最常見的食用方法是將阿膠塊砸碎，隔水燉或直接加入熱水攪拌溶解後服用。

而今，隨著科技的發展，人們又發明了更簡便的食用方法，將阿膠製成獨立包裝的阿膠糕，便於服用。阿膠糕是山東地區的漢族糕類藥膳，是阿膠發展歷史上一個重要的變革，而今已成為百姓服用阿膠的最主要方式之一。它根據唐代宮廷祕方「貴妃美容膏」組方所得，1920年由東阿潤惠堂第六代掌櫃任國興研製發明，將阿膠原液、黑芝麻、核桃仁、桂圓肉、紹酒、冰糖等熬製成稠膏狀，將製作工藝中的凝膠、切膠、晾膠、瓦膠等工藝融合其中，並將其命名為「即食阿膠」（也稱阿膠糕）。隨後阿膠糕由其友銷往上海及江浙一帶，因方便食用、美味可口、營養豐富而備受當地達官貴人的青睞。

阿膠煮粥這一食用方法也在民間廣為使用。阿膠粥可加入紅棗、桂圓、黑糯米等，可補血益腎，強身健體，延年益壽。民間也常常將阿膠做成湯品，如阿膠雞蛋湯，是一道以阿膠、雞蛋等為主要食材製成的美食，具有補血、滋陰、安胎之功效，適用於陰血不足所致的胎動不安、煩躁虛勞咳嗽等。阿膠梨蜜湯，喝湯吃梨，風味獨佳，可滋陰潤肺止渴，適用於肺燥咳嗽、久病多痰者。阿膠也可在黃酒中烊化，製成保健藥酒。黃酒可以減輕阿膠的滋膩，使其補而不膩。兩者相合，補血止血，滋陰潤肺。另外，阿膠也是把笛膜貼在笛子上的常用膠種之一。

阿膠營養豐富，由骨膠原及其部分水解產物組成，總氮量為16％，含17種胺基酸、醣胺聚醣類（硫酸皮膚素）及鉀、鈉、鈣、鎂、鐵、銅、鋁、錳、鋅、鉻、鉑、錫、銀等多種元素。阿膠中甘胺酸含量最多，其次為脯胺酸、麩胺酸、丙胺酸等，不同產地的阿膠胺基酸含量不一。炮製後某些胺基酸含量稍有下降，某些胺基酸含量略有增加，但對大多數胺基酸含量基本無影響。微量元素含量也因產地不同而有所差異。阿膠在化皮過程中產生了硫酸皮膚素，這是一種血管保護劑，有抗血栓作用。多肽和胺基酸則是造血物質，有助於血細胞增殖、分化、成熟和釋放，可增強機體代謝，促進血細胞生成。另外，阿膠當中的鐵元素含量是其他元素的10倍多，而鐵元素是組成血紅蛋白、肌紅蛋白的成分，還參與細胞色素及細胞色素酶的合成。阿膠中的胺基酸與微量元素易形成整合物，該類物質易於吸收，穩定性好，能提高微量元素的生物利用率。

【適宜人群】

阿膠因藥食同源，適用範圍極廣，主要適用於血虛萎黃、心悸眩暈、心煩不眠、虛風內動、肺燥咳嗽、月經不調、崩漏帶下、陰虛便祕、胎動不安、孕後恢復、貧血者及咳血、吐血、尿血、便血等各類出血患者，同時也適用於骨質疏鬆、免疫力低下和需要美容養顏的人群。

【藥食的相互作用】

1.治療血虛萎黃、眩暈心悸者，常與熟地黃、當歸、黃芪等補益氣血藥同用。

2.治療有出血諸證，如咳血、吐血、衄血、血淋、便血、尿血等者，常與生地黃、蒲黃等同用，具有補血止血的作用。

3.治療衝任不固、崩漏及妊娠下血者，常與當歸、川芎、艾葉、生地黃同用，增強補血止血、安胎的作用。

4.治療氣血不足所致的月經不調、痛經、閉經者，常配伍黨參、當歸、菟絲子、覆盆子等，以補肝腎、益氣血。

5.治療肺陰虧虛、乾咳痰少者，常配伍桑白皮、麥門冬、杏仁等，增強滋陰潤肺以化痰的功效。

6.治療因血虛、體質虛弱而腸燥便祕者，與枳殼、蔥白、蜂蜜等配伍。

7.治療熱病傷陰、虛煩不眠者，配白芍、黃連、雞子黃等，增強清熱滋陰的功效。

8.治療陰虛風動者，配龜板、牡蠣、白芍、生地黃等，養陰息風。

【禁忌及注意事項】

1.本品黏膩，有礙消化，脾胃虛弱者慎用。若要服用可配以調理脾胃的藥，同時飲食不要太油膩、辛辣，少食不易消化的東西。

2.服用阿膠期間還需忌口，忌食濃茶、蘿蔔、大蒜等，以免降低藥效。

3.該品宜飯前服用。

4.因現存製作工藝的侷限性，新製成的阿膠總帶有一些火毒，因而進服新鮮阿膠會使人產生火氣亢盛的症狀。從中醫理論來看，剛製成的阿膠（即新阿膠）不宜服用，須將其在陰涼乾燥處靜置三年，直至火毒自行消盡後，方可服用。陽氣較盛、陰虛內熱者服用時要注意避免上火。

5.女性經期服用阿膠容易造成月經量過多或紊亂，要等經期結束後再服用。

6.感冒、咳嗽、腹瀉者應停服阿膠，等病情痊癒後再繼續服用，以免閉門留寇。

7.孕婦及高血壓、糖尿病患者應在醫師指導下服用。

8.阿膠畏大黃。

（何飛）

何首烏

《日華子本草》

【生物特性及藥源】

何首烏為蓼科植物何首烏 *Polygonum multiflorum* Thunb. 的乾燥塊根，別稱首烏、野苗、交藤、交莖、夜合、地精、赤葛、桃柳藤、九真藤、芮草、蛇草、陳知白、馬肝石、瘡帚、紅內消等，為蓼科多年生纏繞藤本植物。何首烏呈團塊狀或不規則紡錘形，長6～15公分，直徑4～12公分；表面紅棕色或紅褐色，皺縮不平，有淺溝，並有橫長皮孔及細根痕；體重，質堅實，不易折斷，斷面淺黃棕色或淺紅棕色，顯粉性；皮部有4～11個類圓形異型維管束環列，形成雲錦花紋，中央木部較大，有的呈木心；氣微，味微苦而甘澀。秋後莖葉枯萎時或次年未萌芽前掘取其塊根。削去兩端，洗淨，切片，曬乾或微烘，稱生首烏；若以黑豆煮汁拌蒸，曬後變為黑色，稱製首烏。

何首烏生於山谷灌木叢、山坡林下、溝邊石隙。中國大部分地區有生長，日本也有分布。主產於陝西、甘肅、華東、華中、華南、四川、雲南及貴州，江蘇省濱海縣和廣東省德慶縣是遠近聞名的何首烏之鄉。

何首烏因其烏髮、補益精血的作用在民間廣為應用，用何首烏為主要原料研發生產的大量新藥、特藥、中成藥和保健品，在市場上頗受消費者青睞，有較好的應用前景。但這類產品也存在一些不良反應方面的報導，使用時還須多加注意。

【功效概述】

何首烏在漢代時已經入藥使用，名「馬肝石」，到唐代改名為何首烏，並沿用至今。何首烏味苦、甘、澀，性微溫，歸肝、腎經。製何首烏具有補肝腎、益精血、烏鬚髮、強筋骨的作用，主治血虛萎黃、失眠健忘、眩暈耳鳴、鬚髮早白、腰膝痠軟、肢體麻木、崩漏帶下等。生首烏有解毒、截瘧、潤腸通便的功效，主治久瘧體虛、瘰瘍瘡癰、風疹瘙癢、腸燥便祕等。首烏藤也叫夜交藤，為何首烏的藤莖或帶葉的藤莖，性平無毒，味甘微苦，入心、肝經，有養心安神、祛風通絡之功效，用於失眠多夢、血虛身痛、肌膚麻木、風溼痺痛、風疹瘙癢等。

【典故及歷代名家點評】

考何首烏名源，最早是唐代著名的文學家和哲學家李翱寫的《何首烏傳》。書中記載：昔何首烏者，順州南河縣人，祖名能嗣，父名延秀。能嗣原名田兒，生來體弱多病，至五十八歲尚未婚配。平時喜好道術，一日隨師傅去深山採藥，夜臥山石，忽見有藤二珠，相距三尺餘，苗蔓相交，久而方解，解了又交。田兒驚異，次晨挖掘其根，問諸人，無識者。山中一老者相告，「子既無嗣，其藤乃異，恐是神仙之藥，何不服之。」遂杵為末，空心酒服一錢，服數月似強健。因此常服，又加二錢服之。經年舊疾皆癒，白髮轉黑，容面變少，十年之內生數男。又與其子延秀同服，父子二人均活160歲，延秀子首烏，130歲時髮黑。其鄉里李安期，與首烏親善，竊得祕方，服之亦長壽。李安期之子李翱著書而流傳，並將其藤命名為夜交藤，其根為何首烏，認為野生五十年以上者為佳。

宋代文同《寄何首烏丸與友人》云：「此草有奇效，嘗聞於習上……既已鬚髮換，白者無一絲。耳目固聰明，步履欲走馳……」明代李時珍云：「此藥流傳雖久，服者尚寡，嘉靖初，邵應節真人以七寶美髯丹方上進，世宗肅皇帝服餌有效，連生皇嗣，於是何首烏之方天下大行矣。」因此，古人都將何首烏當作烏黑頭髮、延年益壽的佳品。愛吃何首烏的名人莫如清代的慈禧太后，她的黑髮，至老不變白，據說是由於太監李蓮英曾拿到一隻百年老何首烏，獻給慈禧，她長時服用後得以發烏不白，而李蓮英也得以高昇。

《本草綱目》：「此物氣溫，味苦澀，苦補腎，溫補肝，澀能收斂精氣，所以能養血益肝，固精益腎，健筋骨，烏髭髮，為滋補良藥。不寒不燥，功在地黃、天門冬諸藥之上。氣血太和，則風虛、癰腫、瘰癧諸疾可知（除）矣。」

《本草匯言》：「惟其性善收澀，其精滑者可用，痢泄者可止，久瘧虛氣散漫者可截，此亦莫非意擬之辭耳。倘屬元陽不固而精遺，中氣衰陷而泄痢，脾元困疲而瘧發不已，此三證，自當以甘溫培養之劑治之。」

《本經逢原》：「生則性兼發散，主寒熱瘧，及癰疽背瘡皆用之。」

《本草求真》：「首烏入通於肝，為陰中之陽藥，故專入肝經以為益血祛風之用，其兼補腎者，亦因補肝而兼及也。」

《本草經讀》：「餘於久瘧久痢多取用之。」

《本草正義》：「專入肝腎，補養真陰，且味固甚厚，稍兼苦澀，性則溫和，皆與下焦封藏之理符合，故能填益精氣，具有陰陽平祕作用，非如地黃之偏於陰凝可比。」

《日華子本草》：「（治）一切冷氣及腸風。」

王好古：「瀉肝風。」

《滇南本草》：「治赤白癜風，瘡疥頑癬，皮膚瘙癢。截瘧，治痰炮。」

《藥品化義》：「益肝，斂血，滋陰。治腰膝軟弱，筋骨痠痛，截虛瘧，止腎瀉，除崩漏，解帶下。」

【藥用價值】

何首烏在漢代時已經入藥使用，《中藥學》中認為用量一般為每日10～30克，但近年來關於其肝損、過敏等不良反應的報導較多，2010版《中國藥典》規定：製何首烏用量一般為每日6～12克，生何首烏用量一般為每日3～6克。用於治病，大致為以下幾方面：

1. 何首烏屬於補虛藥中的補血藥，製首烏常用於精血虧虛、肝腎不足者，可以補肝腎、益精血、烏鬚髮、強筋骨。
2. 治療高脂血症患者，可用製何首烏化濁降脂。
3. 治療久瘧、癰疽、瘰癧、腸燥便祕者，可用生何首烏解毒、截瘧、潤腸通便。
4. 治療心神不寧、失眠多夢者，可用首烏藤補養陰血，養心安神。
5. 治療血虛身痛、風溼痺痛、皮膚瘙癢者，可用首烏藤養血祛風通絡。

現代藥理研究認為，何首烏的藥效主要有：

抗衰老作用：實驗證明，何首烏及其製劑能延長二倍體細胞的生長週期，使細胞發育旺盛，壽命延長。同時可增加抗氧化酶的活性，增強老年大鼠對於DNA損傷的修復能力，對超氧陰離子自由基也有較好的清除作用。

增強免疫作用：何首烏能通過提高胸腺核酸和蛋白質的含量，促進胸腺細胞增生，保護胸腺組織，延緩老年大鼠胸腺年齡性退化，同時增加腎上腺、脾臟和腹腔淋巴結的重量，提高白血球總數，促進腹腔巨噬細胞的吞噬功能，降低小鼠循環免疫複合物的含量。

降血脂作用：首烏煎劑能顯著降低血漿膽固醇、三酸甘油酯的含量，抑制體內外脂肪酸合成酶（FAS）的活性，具有降脂減肥作用。

抗動脈粥樣硬化：何首烏總苷可能通過抗氧化作用保護主動脈內皮細胞形態，下調主動脈壁細胞間黏附分子（ICAM-1）及血管細胞黏附分子（VCAM－1）等的表達，延緩主動脈斑塊的形成，從而起到延緩動脈粥樣硬化病變形成的作用。

心肌保護作用：研究發現，何首烏提取液對犬心肌缺血再灌注損傷具有預防作用。

抗骨質疏鬆：何首烏水煎液和醇提物乙酸乙酯萃取部分可抑制未成熟成骨細胞，促進成骨細胞的分化形成，抑制破骨細胞的數量及活性，從而有效預防骨丟失，防治骨質疏鬆。

保護肝臟：何首烏中的四羥基乙烯-β-D-葡萄糖苷是保肝的有效成分，它能防止脂肪肝、肝功能損害和肝臟過氧化脂質含量升高，降低血清谷丙轉氨酶和穀草轉氨酶。此外，何首烏可增加肝糖原，有利於對肝臟的保護。

抗菌作用：何首烏在體外能抑制人型結核菌、福氏痢疾桿菌的生長，其蒽 類衍生物對金黃色葡萄球菌、鏈球菌、白喉桿菌、炭疽桿菌等細菌和流感病毒、真菌等病原體有不同程度的抑制作用。

抗腫瘤作用：何首烏提取物可抑制肝癌、乳腺癌、胃癌等，可能與其阻滯癌細胞週期和誘導細胞凋亡有關。

對神經系統作用：何首烏的乙醇提取物具有神經保護作用，對帕金森氏症具有治療作用。同時可通過抑制突觸體內鈣離子超載、提高P38含量而起到抗衰益智作用。

對內分泌系統的影響：何首烏具有腎上皮質激素樣作用，可以興奮腎上腺皮質功能，調整機體非特異免疫力。

對造血系統的影響：何首烏水煎液和膜分離所得上清液對造血障礙動物外周血像、爆裂型紅血球集落生成單位（BFU－E）均有不同程度的改善。

降血糖作用：何首烏石油醚、乙酸乙酯及甲醇等不同極性溶劑提取物，在體外能有效抑制α-葡萄糖苷酶活性，具有潛在的降血糖作用。

瀉下作用：生首烏含有結合性蒽醌衍生物，能促進腸蠕動，產生瀉下作用。

防脫髮：研究表明，何首烏可誘導毛乳頭細胞的增殖，促進頭髮生長，達到治療脫髮的目的。

【食療保健】

生何首烏副作用較大，產生的主要不良反應有肝損傷、胃腸道刺激及過敏等，而製首烏的副作用明顯降低，因此，用於食療保健的主要為製首烏。

日常生活中，我們可以將製何首烏和雞蛋、豆腐、豬肝以及雞肉等一起搭配烹飪，做成粥或者湯，都是非常不錯的選擇。不過需要注意的是，為了保證營養成分不被破壞，製何首烏不適合用來炒菜，而且只能作為輔料出現，不能作為主菜食用，以免引起不適。何首烏炒雞丁，具有滋肝腎的功效，適用於肝腎陽衰、髮鬚早白者。何首烏與豬肝配成菜，有補肝、養血、益腎、明目的功效。用何首烏煮雞蛋，補肝益腎、填精烏髮、安神養心。何首烏粥是一道傳統的藥膳。何首烏與粳米、大紅棗煮成粥，調以白糖，味甘善補，益精血，補肝腎，烏鬚髮，強筋骨，性質溫和無毒，又無膩滯之弊，為滋補良藥。

老百姓也常常用製何首烏泡酒、泡茶，如與肉蓯蓉、枸杞子、當歸、紅花、補骨脂等搭配泡酒，滋肝補腎，養血明目。用何首烏泡茶（如首烏紅棗茶），能補血養顏、消脂減肥、烏髮潤髮、降低血脂。何首烏還可製成糖，如與核桃仁、黑芝麻、砂糖等熬製成糖，能補腎益智，潤腸通便，烏鬚明目。製何首烏也可以製成粉、丸、液等製劑，方便食用，還可以做成保健品，長期服用，但民間最常見的還是製成乾品備用。隨著現代科技的發展，也出現了何首烏中成藥，可用於治療脫髮，養生保健。

現代科學研究證實，何首烏主要含三類有效成分：二苯乙烯苷類化合物、蒽醌類化合物以及磷脂。其中2,3,5,4′－四羥基二苯乙烯－2－O－β－D－葡萄糖苷含量高，活性明確，已成為何首烏的標誌性成分，是《中國藥典》2010年版對何首烏進行品質控制的指標性成分，其含量一般不低於藥材的1.0％。蒽　則是蓼科植物共有的成分，何首烏總蒽醌含量約占藥材乾重的1.1％。何首烏蒽醌主要有大黃素、大黃素甲醚以及少量的大黃酸和大黃酚等。此外，何首烏中還含有磷脂類成分，已發現的有卵磷脂、肌醇磷脂、乙醇胺磷脂、磷脂酸、心磷脂等。這些磷脂類化合物約占何首烏乾重的3.7％。除了以上幾類活性成分，何首烏中還含有澱粉（45.2％）、粗脂肪（3.1％）、黃酮類、酚類和多種微量元素等。

【適宜人群】

只要在合理的劑量範圍內，一般人群均可使用何首烏。何首烏對白髮、脫髮、高脂血症、動脈硬化、骨質疏鬆、腰腿痠軟、眩暈耳鳴、蕁麻疹、神經衰弱、瘧疾、瘡腫疥癬、血虛腸燥便祕等均有較好的治療效果。

【藥食的相互作用】

1. 用於補肝腎、益精血、烏鬚髮，宜用經過炮製加工的製何首烏；用於潤腸便、祛風解毒，宜用生何首烏。
2. 鬚髮早白、脫髮者，可將何首烏與當歸、枸杞子、菟絲子等配伍，如七寶美髯丹。
3. 精血虧虛、失眠健忘者，常將何首烏與熟地黃、當歸、酸棗仁等同用，以增強養血安神的功效。
4. 血虛精虧、腸失滋潤、大便祕結者，可將何首烏與當歸、火麻仁、肉蓯蓉等配伍，以增強養血潤腸通便之效；若痔血便難者，可單味煎服，或與枳殼等同用。

5.血虛所致風瘙疥癬者，可將何首烏與荊芥、蔓荊子等配伍內服；凡久瘧不止、氣血兩虛者，多與人參、當歸等配伍，以增強補益氣血的功效。

【禁忌及注意事項】

1.大便溏瀉及溼痰較重者不宜服用。

2.製何首烏不可同以下食品一同煎熬：蔥、蒜、豬肉、血製品、無鱗魚、鐵質器等。

3.何首烏不能與蘿蔔同吃，因為蘿蔔會減低何首烏的藥性。

4.何首烏具有一定的毒副作用，劑量愈大、用藥時間愈長，毒性表現愈明顯。其毒副作用主要是因為何首烏含有毒性成分蒽醌類，如大黃酸、大黃酚、大黃素、大黃素甲醚等。臨床上主要不良反應為不同程度的肝損傷，大多數為輕度或中度急性肝炎，少數患者會發生重度急性肝炎，主要表現為黃疸、肝功能異常、肝區扣痛以及谷丙轉氨酶ALT升高等。何首烏的毒副作用還包括對胃腸道的刺激作用，包括腹瀉、腹痛、腸鳴、噁心、嘔吐等，重者可出現陣發性強直性痙攣、抽搐、躁動不安甚至呼吸麻痺。此外，極少數患者會出現家族性首烏過敏反應、藥物熱、眼部色素沉著、精神症狀、尿瀦留、血壓升高等。

5.孕婦、兒童以及老年人不宜食用何首烏。

（何飛）

龍眼肉

《神農本草經》

【生物特性及藥源】

龍眼肉為無患子科植物龍眼樹 *Dimocarpus longan*（Lour.）的假種皮，別稱龍目、益智、圓眼、亞茘枝、茘枝奴、燕卵、蜜脾、龍眼乾、龍眼肉、桂圓肉、元肉、比目、繡木團、木彈、麵珠、鮫淚、川彈子、海珠叢、桂圓等。

龍眼樹為常綠喬木，花期春夏間，夏、秋兩季採收成熟果實，乾燥，除去殼、核，曬至乾爽不黏；本品為縱向破裂的不規則薄片，或呈囊狀，長約1.5公分，寬2～4公分，厚約0.1公分；棕黃色至棕褐色，半透明，外表面皺縮不平，內表面光亮而有細縱皺紋。薄片者質柔潤，囊狀者質稍硬；氣微香，味甜。中國是龍眼的原產國和最大生產國，種植面積和產量分別占世界的70％和50％以上。龍眼屬於亞熱帶果樹，產地主要分布在東南亞地區和中國南部地區。東南亞地區以泰國、越南、寮國及台灣為主；而中國南方以廣東、廣西及福建等地為主產區，全國約有400多個品種。

龍眼為國家衛生健康委員會法定的藥食兩用植物，深受人們的青睞。隨著營養成分和保健機理的逐漸揭示，目前龍眼肉已經製成龍眼果汁、飲料、酒、膠囊、片劑等保健食品，具有廣闊的經濟、藥用前景。

【功效概述】

龍眼肉作為滋補藥品及保健食品，已有２０００多年的歷史。秦漢時期龍眼肉已經逐漸為醫家所採用。龍眼肉性味甘、溫，入心、脾經，具有補益心脾、養血安神的作用，常用於思慮過度、勞傷心脾而致的驚悸怔忡、失眠健忘、眩暈、食少體倦，以及脾虛氣弱、血虛萎黃、便血崩漏等。龍眼被人們推崇為「果中聖品」。它的全身都是寶，除了龍眼肉外，其核、殼、葉、花及龍眼樹皮均可作藥用。龍眼核具有止血、定痛、理氣、化溼的功效，臨床上主要用於疝氣、瘰癧、創傷出血、腋臭、溼疹的治療。龍眼殼味甘，性溫，無毒，具有祛風、解毒、斂瘡、生肌的功效，可治療頭暈耳鳴、癰疽久潰不斂、燙傷等。龍眼葉味甘、淡，性平，具有清熱解毒、解表利溼之功效，主治感冒發熱、瘧疾、疔瘡、溼疹。龍眼花具有清熱利水之功效，主治淋症、糖尿病、血絲蟲病、帶下病。同時龍眼花是一種重要的蜜源植物，龍眼蜜更是蜂蜜中的上等蜜。龍眼樹皮，據《嶺南採藥錄》裡記載，具有殺蟲消積、解毒斂瘡的功效，可用於疳積、疳瘡、腫毒。

【典故及歷代名家點評】

「龍眼」一詞由來頗多，相傳古時有一條惡龍興風作浪，摧田毀屋，為害一方。有英武少年名叫桂圓，決心為民除害。他隻身與惡龍搏鬥，用鋼刀先刺惡龍的左眼，在惡龍反撲時，又挖出其右眼。惡龍因流血過多而死，桂圓也因傷勢過重去世。鄉親們將龍眼和桂圓埋在一起，第二年便在埋的地方長出兩棵大樹，樹上結果，果核圓亮，去皮則剔透晶瑩偏漿白，隱約可見內裡紅黑色果核，極似龍眼。於是，鄉親們便把樹稱為龍眼樹，把果稱為龍眼，又名桂圓。另有一說，古代人把桂圓的圓溜溜的球狀果實比喻成各種各樣的眼睛，大個兒的桂圓叫龍眼，中等大的叫虎眼，最小的叫鬼眼，但現代人都把它們統一叫作龍眼或桂圓。

中國古代的醫家對龍眼肉有很高的評價，明代李時珍有云：「食品以荔枝為貴，而資益則龍眼為良。」龍眼肉味甘、性平，無毒，入心、脾二經，不熱不寒，和平可貴，助心生智。」《神農本草經》亦記載：「久服強魄聰明，輕身不老，通神明。」《折肱漫錄》說：「功與人參並。」《理虛元鑒》亦說：「功並人參。」在古典名著《紅樓夢》中，主人公賈寶玉因悲傷過度，導致魂魄出竅、心悸怔忡，得了「丟心症」，後來就是用桂圓湯治好的。明代詩人王象晉更是在詩中描繪龍眼「琬液醇如羞沆瀣，金丸玓瓅賽璣珠」，足以說明古人對龍眼肉的喜愛之情。

龍眼肉是民間公認的滋補佳品。相傳古代江南某地有一個錢員外，晚年得子，取名錢福祿。小福祿嬌生慣養，又瘦又矮，10歲的他看上去仍像四五歲。遠房親戚王夫人對錢員外說：「少爺若要強身健體，非吃龍眼不可。」王夫人講了有關龍眼來歷的傳說：「哪吒打死了東海龍王的三太子，還挖了龍眼。這時正好有個叫海子的窮孩子生病，哪吒便把龍眼讓他吃了。海子吃了龍眼之後病好了，長成彪形大漢，活了一百多歲。海子死後，他的墳上長出一棵樹，樹上結滿了像龍眼一樣的果子。在東海邊家家種植龍眼樹，人人皆食龍眼肉。」錢員外立即派人去東海邊採摘龍眼，並加工製作成龍眼肉，蒸給福祿吃。福祿吃後果然身強體壯起來。

歷代名家對龍眼肉多讚不絕口，記載頗多：

《本草綱目》：「食品以荔枝為貴，而資益則龍眼為良，蓋荔枝性熱，而龍眼性和平也。嚴用和《濟生方》治思慮勞傷心脾有歸脾湯，取甘味歸脾，能益人智之義食。」

《藥品化義》：「大補陰血，凡上部失血之後，入歸脾湯同蓮肉、芡實以補脾陰，使脾旺統血歸經。如神思勞倦，心經血少，以此助生地、麥門冬，補養心血。又筋骨過勞，肝臟空虛，以此佐熟地、當歸，滋培肝血。」

《神農本草經》：「主五臟邪氣，安志、厭食，久服強魂魄，聰明。」

《名醫別錄》：「除蟲，去毒。」

《開寶本草》：「歸脾而能益智。」

《日用本草》：「益智寧心。」

《滇南本草圖說》：「養血安神，長智斂汗，開胃益脾。」

《得配本草》：「益脾胃，保心血，潤五臟，治怔忡。」

《本草求真》：「氣味甘溫，多有似於紅棗，但此甘味更重，潤氣尤多，於補氣之中，又更存有補血之力，故書載能益脾長智，養心保血，為心脾要藥。是以心思勞傷而見健忘怔忡驚悸，暨腸風下血，俱可用此為治。」

【藥用價值】

龍眼肉歷來都是藥食兩用的佳品，早在漢朝時期，龍眼就已作藥用。《神農本草經》將其列為上品。其用量一般為10～25克，因無明顯毒性，用量也可略大，大劑量為30～60克。用於治病，大致為以下幾方面：

1.治療心脾兩虛者，龍眼補心脾、益氣血、安神，為君藥，與人參、當歸、酸棗仁等同用，入歸脾湯（《濟生方》）。

2.治療用於氣血虧虛，也可單服本品，如《隨息居飲食譜》玉靈膏（一名代參膏），即單用本品加白糖蒸熟，開水沖服。

3.治療脾胃虛弱者，龍眼肉又有健脾益胃的功效，滇南名士蘭茂的《滇南本草》記載桂圓養血安神，長智斂汗，開胃益脾。

4. 治療產後浮腫、氣虛水腫、脾虛泄瀉者，取其壯陽益氣消腫的功效，《泉州本草》中記載柱圓能壯陽益氣，補脾胃。

5. 治療刀傷口、湯火傷、癰疽久潰不斂、心虛頭暈者，取龍眼殼研細治之，斂瘡生肌，散邪去風，聰耳明目。殼焚之亦可辟蛇。

6. 治療創傷出血、疝氣、瘰癧、疥癬、溼瘡者，可用龍眼核止血定痛，理氣化溼。

7. 治療感冒發熱、瘧疾、疔瘡、溼疹者，取龍眼葉清熱解毒、解表利溼之功效。

8. 治療淋症、糖尿病、血絲蟲病、帶下病者，取龍眼花清熱利水之功效。

現代藥理研究認為，龍眼肉的藥效主要有：

抗氧化作用：研究表明，龍眼果皮、種子、假種皮均具有抗氧化作用，其抗氧化活性成分存在於極性較大的部位，主要為一些多醣和多酚類物質。新鮮龍眼肉清除氧自由基的效率可達80.58%。

抗衰老作用：龍眼肉提取液可選擇性地對腦B型單胺氧化酶MAO-B活性有較強的抑制作用，而這種酶和機體的衰老有密切的關係。

神經系統調節作用：研究表明龍眼果實提取物有增強小鼠記憶力、促進智力發育的作用。龍眼肉中含有的阿糖腺苷具有抗焦慮作用，扭體實驗發現其也具有鎮痛作用。

免疫調節作用：龍眼水溶性提取物能提高正常小鼠體液免疫和細胞免疫能力。龍眼多醣也有促進小鼠脾淋巴細胞免疫功能的作用。

抗腫瘤作用：龍眼多醣對S180腫瘤細胞具有抑制作用。龍眼黃酮苷活性部位對HepG2、Hela、U251

等腫瘤細胞均有不同程度的抑制作用。日本研究人員發現，龍眼假種皮的水浸液對子宮癌細胞的抑制率在90％以上，幾乎與抗癌藥物長春鹼相當。

內分泌調節作用：龍眼肉能明顯抑制催乳素的分泌、提高孕激素的含量。龍眼肉作為組方之一，對甲狀腺功能減退有一定的治療作用。

抗菌作用：龍眼肉水浸劑對奧杜盎氏小芽孢癬菌、痢疾桿菌具有抑制作用。

【食療保健】

龍眼有「果中極品」之稱號，是一種老少皆宜的營養豐富的保健食品。古人食龍眼甚為講究，一般需蒸透食。道家服龍眼肉，細嚼千餘，待滿口津生，和津而咽，此即服玉泉之法也。

龍眼鮮果具有開胃健脾的功效，是民間老百姓甚是喜愛的水果之一。它既可供鮮果，又可焙乾製罐或加工成龍眼膏、龍眼酒、龍眼茶、龍眼汁，還可製成罐頭、醬等。此外，其果核可用於製作酒、酒精及高級活性炭等工業品。

龍眼味道甜美，多汁好吃，口感甚佳，民間的龍眼食療方數不甚數。浙江一帶冬至夜有食用桂圓雞蛋羹或黃酒蒸雞蛋的習俗。也有人說桂圓雞蛋湯是廣東一帶的風味名點，其食材易得，營養豐富，是一道深受人們喜愛的常見甜品。此湯補心安神，益脾增智，適用於身體虛弱、心悸失眠或形體瘦弱、容易健忘等病症。貧血女性也常在經前幾天食用紅棗桂圓蛋湯，有助於調理行經，預防經期、經後小腹疼痛。一碗甜潤、醇厚的桂圓紅棗雞蛋湯，不但可以充飢暖腹，還可以補血養神、補心益智，讓人身心俱慰。此外，龍眼乾也常配黨參煎服，產婦分娩後服此湯劑可補氣血、恢復元氣，老弱病者在冬季常服此湯可補氣血，抵禦風寒。在我們的日常生活中，有很多人平時會喝枸杞龍眼茶，特別是年長一些的人。那是因為此茶可補血、抗衰老、增強記憶力、消除疲勞、補腎、明目等。民間常將其煮粥，如龍眼與紅棗、粳米等搭配煮粥，起到健脾養心、補血安神的作用；與小米搭配，益丹田、補虛損、開腸胃。此外，龍眼也可用於燉瘦肉或雞肉，可起到改善、治療頭痛頭暈及精神不佳的效果。很多愛美女性也將它當作美容的法寶，常吃龍眼以使臉色紅潤、氣色佳。

現代研究表明，龍眼鮮食，味甜美爽口，且營養價值甚高，富含醣類、蛋白質、多種胺基酸和維生素B群、維生素C、鈣、磷、鐵、酒石酸、腺膘呤等，其中尤以維生素P含量多，對中老年人而言，有保護血管、防止血管硬化的作用。國外在研究龍眼時發現其含有一種活性成分有抗衰老的作用，這與中國最早的藥學專著《神農本草經》中所言「龍眼有輕身不老之說」相吻合，因此有人認為龍眼是具有較好開發潛質的抗衰老食品。龍眼肉營養豐富，近年來世界各地的研究發現龍眼肉的主要成分包括醣類、脂類、核苷、皂素、多肽、多酚、胺基酸和微量元素。作為一種良好的藥食，龍眼肉的主要營養成分為總糖12.38%~22.55%，還原糖3.85%~10.15%，脂肪0.1%，且每100克含蛋白質1.2克，膳食纖維0.4克，胡蘿蔔素20克，維生素K 196.5毫克，維生素A_1 3毫克，維生素C 43.12~163.7毫克，菸鹼酸1.3毫克，維生素B_1 1.01毫克。

【適宜人群】

一般人群均可食用，除了製作成甜品外，還適合心脾虛損、氣血不足而表現為疲勞、失眠、健忘、眩暈、面色蒼白或萎黃、倦怠乏力、心悸氣短等症患者食用。也適合用於婦女產後調補。此外，還適用於病後體弱或體質虛弱的老年人。

【藥食的相互作用】

1.對於心脾氣血兩虛者，與人參、當歸、酸棗仁等同用，以益氣補血，健脾養心。
2.對於心肝火旺所致的失眠、知覺錯亂者，與遠志、生龍骨、生牡蠣等同用以養血調肝，安神定志。
3.肢體痿廢、偏枯者，與當歸、萸肉等同用，以補腎健骨益腦。

【禁忌及注意事項】

1.內有痰火及溼滯停飲、消化不良、噁心嘔吐者忌服。
2.孕婦，尤其妊娠早期者，不宜服用龍眼肉，以防胎動及早產等。
3.日常生活中若女性的月經量較多，最好也不要服用桂圓，否則容易出現大出血。
4.龍眼肉含糖量高，糖尿病患者不宜食用。
5.小兒臟腑功能偏弱，不宜食用偏熱偏寒食品，故龍眼肉不宜多食。
6.要注意切不可吃未熟透的龍眼，因其容易引發哮喘病。

（何飛）

靈芝

《神農本草經》

【生物特性及藥源】

靈芝（*Ganoderma Lucidum* P. Karst），又稱林中靈、瓊珍，為多孔菌科真菌靈芝的乾燥子實體。靈芝的大小及形態變化很大，大型個體的菌蓋約為20公分×10公分，厚約2公分，一般個體約為4公分×3公分，厚0.5～1公分，下面有無數小孔，管口呈白色或淡褐色，每公釐內有4～5個，管口圓形，內壁為子實層，孢子產生於擔子頂端；菌柄側生，極少偏生，長於菌蓋直徑，紫褐色至黑色，有漆樣光澤，堅硬。孢子卵圓形，8～11公分×7公分，壁兩層，內壁褐色，表面有小疣，外壁透明無色。靈芝主要分布於浙江龍泉、黑龍江、吉林、河北、山東、安徽霍山、江蘇、江西、湖南、貴州、福建、廣東、廣西等地，其中浙江龍泉、安徽、山東泰安一帶的靈芝種植規模較為集中。

靈芝藥用在中國已有2000多年的歷史，主含蛋白質、真菌溶菌酶，以及醣類（還原糖和多醣）、麥角甾醇、三萜類、香豆精苷、揮發油、硬脂酸、苯甲酸、生物鹼、維生素B_2及維生素C等；孢子還含甘露醇、海藻糖。被歷代醫藥家視為滋補強身、扶正固本的神奇珍品。

【功效概述】

就中醫辨證來看，靈芝可入五臟，補益全身五臟之氣，心、肺、肝、脾、腎臟虛弱者，均可服用。其味甘，性平，歸心、肺、肝、腎經，具有補氣安神、止咳平喘之功效。

本品味甘性平，入心經，能補心血、益心氣、安心神，故可用治氣血不足、心神失養所致的心神不寧、失眠、驚悸、多夢、健忘、體倦神疲、食少等症。可單用研末吞服，或與當歸、白芍、酸棗仁、柏子仁、龍眼肉等同用。本品味甘能補，性平偏溫，入肺經，補益肺氣，溫肺化痰，止咳平喘，常可治痰飲證，見形寒咳嗽、痰多氣喘者，尤其對痰溼型或虛寒型療效較好。可單用或與黨參、五味子、乾薑、半夏等益氣斂肺、溫陽化飲藥同用。本品有補養氣血作用，故常用於治虛勞短氣、不思飲食、手足逆冷或煩躁口乾等症，常與山茱萸、人參、地黃等補虛藥配伍，如紫芝丸（《聖濟總錄》）。

【典故及歷代名家點評】

人們在神農時期就已認識到靈芝強身健體、益壽美顏的神奇作用。由於對靈芝的崇拜產生了神農季女死後葬於巫山化為靈芝的神話，塑造出代表靈芝文化的藝術形象——巫山神女。黃帝時期出現了大量靈芝圖譜。靈芝形狀的美學意蘊啟發了黃帝製作車騎時把車蓋設計成芝形的創意。靈芝還成了周王室宴會的美食、傳統神話人物服餌成仙的神草、主流社會的時尚物品。人們在春秋戰國時期就已經認識到靈芝叢生於腐朽木材，無花繁殖，一年可採三次的生態特徵。

靈芝始載於《神農本草經》，主養命以應天，無毒。多服、久服不傷人，可輕身益氣，不老延年。而靈芝更是位列上藥中的上上之藥。《黃帝內經》有言：「大毒治病，十去其六，常毒治病，十去其七，小毒治病，十去其八，無毒治病，十去其九。」上藥可以做到天地人和，天人合一，也就是有效無毒。

宋代是中國靈芝文化發展的鼎盛期，以靈芝為題材的作品大量湧現，數量之多，體裁之廣，可謂空前絕後。靈芝所蘊含的人文內涵，在宋代文人的筆下得到了最全面的體現、最生動的刻畫、最深刻的闡發。文人們發揮豐富的想象力，描繪出一幅幅千姿百態的靈芝美景，表達了愛好自然，追求健康、嚮往自由的感情。宋代皇帝或者為了掩飾外患，用靈芝瑞應景象粉飾太平，或者為了追求享樂，不斷發動全國各地，向朝廷獻芝。在中國歷史上，宋代臣民向朝廷獻芝的規模達到了空前絕後的地步。《宋史．五行志》詳記了自太祖朝至寧宗朝期間有83個年分全國各地產芝、獻芝的史料，共計產芝、獻芝230起。另據載，真宗朝期間，全國獻芝共計115次。

歷代名家對靈芝多讚不絕口：

《神農本草經》：「紫芝一名木芝，氣味甘溫，無毒，主耳聾，利關節，保神，益精氣，堅筋骨，好顏色，久服輕身不老延年。」

《藥性論》：「保神益壽。」

《本草綱目》：「主治耳聾，利關節，保神，益精氣，堅筋骨，好顏色，久服輕身不老，延年，療虛勞，治痔。」

【藥用價值】

靈芝藥用在中國已有2000多年的歷史，2000年版《中國藥典》中記載了靈芝子實體，並給予靈芝法定的定義，認為其可以作為健康產品及入藥。其用量一般為：煎服，6∼12克；研末吞服，1.5∼3克。用於治病，大致為以下幾方面：

1. 用於心神不寧、失眠、驚悸者，本品味甘性平，入心經，能補心血、益心氣、安心神。
2. 用於咳喘痰多者，本品味甘能補，性平偏溫，入肺經，補益肺氣，溫肺化痰，止咳平喘。
3. 用於治療虛勞證，本品有補養氣血作用，可治虛勞證。

靈芝的化學成分主要含多醣類、核苷類、呋喃類、甾醇類、生物鹼類、三萜類、油脂類、多種胺基酸及蛋白質、酶類、有機鍺及多種微量元素等。現代藥理研究認為，靈芝的藥效主要有：

1.提高人體免疫力，有抗癌防癌的作用。
2.抗血栓形成。每天服用靈芝可以溶解新形成的血栓，也可以溶解老化且難以溶解的血栓。
3.強化造血機能，調節血壓，使血壓正常化，對白血病和貧血亦有療效。
4.能防止動脈硬化。
5.使中樞神經等軀體機能保持平衡，改善睡眠，抗神經衰弱。
6.改善高脂血症。
7.有鎮痛作用，可以減輕癌症或其他疾病的病痛。
8.抗衰老，延緩細胞衰老，防止人體老化，增強開始衰退的內臟器官機能。
9.增加肺功能，對慢性支氣管炎、咳嗽、哮喘有良好的療效。
10.具有美容的作用，有助於消除皮膚皺紋、褐斑和雀斑，避免發生青春痘，同時還具有減肥的作用。

在日常生活中，我們可以看到很多添加了靈芝的美容化妝品，如靈芝胎盤洗面乳、靈芝美容膏等。此外，靈芝還具有很高的觀賞價值，其顏色鮮豔，形態多姿，造型奇特，常製成盆景陳列於室內，古樸典雅，具有極高的觀賞價值。

【食療保健】

靈芝自古以來就被認為是吉祥、富貴、美好、長壽的象徵，有「仙草」、「瑞草」之稱。靈芝是中國的一種名貴藥材，因其多服久服，無任何毒副作用，在《神農本草經》中被列為「上上藥」。同時靈芝作為食品被新資源食品目錄收錄，其藥食同源的作用得到了肯定。

靈芝藥性平和，無毒，無副作用，可以調益五臟，為滋補強壯之良藥、扶正固本之佳品。靈芝的應用範圍非常廣泛，涵蓋內、外、婦、兒、五官各科疾病，比人參、蟲草、鹿茸更適合用於保健。目前，國際上掀起了一股靈芝熱，日本、韓國、東南亞各國、加拿大、美國等均開始重視靈芝的開發、研究和應用。

靈芝含有多種胺基酸、生物鹼、香豆精、甾類、三萜類、揮發油、甘露醇、樹脂及醣類、維生素B_2、維生素C、內酯和酶類。硬脂酸、延胡索酸、苯甲酸等為其所含酸的主要成分。靈芝主要有以下作用：①治療慢性氣管炎；②治療冠心病；③治療肝炎；④降血脂；⑤緩解神經衰弱；⑥對腫瘤患者的輔助治療；⑦緩解白血球減少；⑧治療硬皮病、皮肌炎、紅斑狼瘡；⑨治療肌營養不良，肌強直；⑩抗衰老、排毒美容等。食用靈芝能使人的食慾增加5％～24％，性生活能力提高2％～62％，平均壽命延長7.5％～14％，最高壽命延長8％～22％，使人的耐力、精力增加26％以上。民間自古以靈芝解毒、解酒，運用甚廣。物中毒，農藥、藥物中毒或酒精中毒時，以大量靈芝灌服，或服以靈芝水、酒萃取物6倍濃縮劑，每2～3小時一次，每次3～5克，通常連續服用1～3天，或可解其毒。

唐代名醫孫思邈認為：「夫為醫者，當須先洞曉病源，知其所犯，以食治之，食療不癒，然後命藥。」靈芝可泡水、泡酒、燉肉，也可做成靈芝湯，或加工成靈芝粉。靈芝孢子粉的醫療保健功能令世人矚目。靈芝孢子薈萃了靈芝的精華，它富含多種胺基酸，還含有豐富的多醣、萜類、生物鹼、維生素等成分，其有效成分的種類和含量均高於靈芝子實體和菌絲體。

新鮮的靈芝可以直接食用，但保存期很短。靈芝採收後，應去掉表面的泥沙及灰塵，自然晾乾或烘乾，水分控制在13％以下，然後用密封的袋子包裝，放在陰涼乾燥處保存。市場上散裝的靈芝，使用前最好清洗後食用，並置於乾燥處，防霉，防蛀。

其實，靈芝雖苦，但是它的苦往往伴著清香，可以通過加入適量蜂蜜調味等方法減輕苦味。目前在市面上常見的食用靈芝主要有赤芝、紫芝、雲芝等，食用方法一般有以下幾種：

泡酒：將靈芝剪碎放入白酒瓶中密封浸泡，三天後，待白酒變成棕紅色時即可飲用，還可加入冰糖或蜂蜜。

做飲品：取靈芝（整芝）切片後加清水，用文火燉煮2小時，取其汁加入蜂蜜即可飲用。

用水煎：將靈芝切片，放入罐內，加水煎煮，一般煎煮3～4次。把所有煎液混合，分次口服。

燉肉：無論豬肉、牛肉、羊肉、雞肉，都可以加入靈芝燉，按各自的飲食習慣加入調料喝湯吃肉，有助於治療肝硬化。

【適宜人群】

現代醫學證明，靈芝富含的多種有效成分，對於以下人群都有非常好的日常保健和輔助治療效果：

1.身體虛弱、免疫力低下、容易患病者。

2.長期處於亞健康狀態、精神不振者。

3.因工作壓力大、腦力勞動頻繁而導致神經衰弱、失眠、工作效率低下的人。

4.患有各種慢性病，需要長期服藥治療者。

5.長期接觸電腦、X光等各種輻射源者。

6.患有高脂血症、高血糖、高血壓等疾病者。

7.腫瘤患者。

【藥食的相互作用】

靈芝不宜與皮蛋同食，因為皮蛋中含鉛等重金屬元素，如果同吃不僅會丟失掉靈芝原有的營養價值，還可能產生副作用。

靈芝不宜與辣椒同食。靈芝屬於純天然食物，在食用過程中，是不能和辛辣刺激性的食物一同食用的，不然會影響靈芝原有的營養價值。

靈芝不宜與酸性食物同食。靈芝中含有多種胺基酸、生物鹼、香豆精、揮發油、醣類、維生素及豐富的粗纖維，要是將靈芝與酸性食物同食，其營養價值就會大打折扣。

靈芝與環磷醯胺、氟尿嘧啶等抗癌藥物聯用，能緩解和消除後者所導致的白血球減少等不良反應。

【禁忌及注意事項】

1.口服靈芝一般不會導致不良反應，但靈芝注射液可能會導致過敏反應，一般注射20～30分鐘後，輕者可能有蕁麻疹、心慌氣短、胸悶、腹痛、胃痛、嘔吐、喉頭水腫等症，重者甚至會出現過敏性休克或過敏性腦炎。

2.老人和小孩因體質較弱，服用靈芝時應適當減量，一般為成人常用量的三分之一至三分之二；孕婦在孕期的前3個月，不建議服用靈芝；手術前、後1週內，或正在大出血的患者慎食；有發熱惡寒、鼻塞流涕等外感表現者不宜服用靈芝。

3. 研究發現，有少部分人在服用靈芝之後會出現過敏的情況。如果患者具有這種過敏體質，那麼建議不要服用靈芝，避免危害身體。

（何飛）

巴戟天

《神農本草經》

【生物特性及藥源】

巴戟天為茜草科植物巴戟天 *Morinda officinalis* How 的乾燥根，別稱三蔓草、不雕草、雞眼藤、黑藤鑽、糠藤、三角藤、雞腸風、兔仔腸等，為一種多年生藤本常綠攀緣植物。本品呈扁圓柱形，略彎曲，長度不等，直徑0.5～2公分；表面灰黃色或暗灰色，粗糙，具縱紋和橫裂紋，有的皮部橫向斷裂而露出木部，形似連珠；質堅韌，斷面不平坦，皮部厚，紫色或淡紫色，易與木部剝離；木部堅硬，黃棕色或黃白色，直徑1～5公釐；氣微，味甘，微澀。本品全年均可採挖。去鬚根略曬，壓扁曬乾。用時潤透或蒸過，除去木質心，切片或鹽水炒用。以條粗、連珠狀、肉厚、色紫者為佳。巴戟天主產於廣東、廣西、福建、江西、四川等地。

巴戟天在中醫藥處方中應用廣泛，是重要的中藥材品種。在中國南方地區還作為常用的食療補品，為中國主要出口藥材之一，具有比較廣泛的應用前景和開發利用價值。

【功效概述】

巴戟天在2000多年前已作為藥用，為「四大南藥」之一，也是廣東「十大廣藥」之一，有「南國人參」之稱。早在漢代，《名醫別錄》就有其藥用的記載。巴戟天味辛、甘，性微溫，歸腎、肝經，具有補腎陽、強筋骨、祛風溼的作用，常用於治療陽痿遺精、小便頻數、宮冷不孕、月經不調、少腹冷痛、風溼痺痛、筋骨痿軟等症。

鹽巴戟是取淨巴戟段，用鹽水拌勻，待鹽水被吸盡後，置炒製容器內，用文火炒乾，或取淨巴戟，用鹽水拌勻，蒸軟，除去木心，切段，乾燥而來。鹽製後功專入腎，且溫而不燥，增強補腎助陽的作用，久服無傷陰之弊，常用於腎中元陽不足、陽痿早洩、腰膝痠軟無力、宮冷不孕、小便頻數等。製巴戟則是取淨甘草搗碎，加水煎湯去渣後與淨巴戟天同置鍋內，用文火煮透並使甘草液基本煮乾，取出，趁熱抽去木心，切段，乾燥，篩去碎屑。甘草製後的巴戟天味甘，補益作用增強，多用於補腎助陽、益氣養血，常用於脾腎虧損、胸中短氣、腰腿疼痛、身重無力等症。

【典故及歷代名家點評】

巴戟天在《神農本草經》中被列為上品。據古本草記載來看，現今藥用之巴戟天已非古代記載之巴戟天，而是清末發展的新品種，1958年經侯寬昭教授調查考證，並於1963年收錄於《中國藥典》。喬智勝等考證後認為：南北朝以前使用的主流巴戟天藥材的原植物可能為木蘭科五味子屬植物鐵箍散，藥材現稱為川巴戟或香巴戟；唐代至清末廣為應用的巴戟天為歸州巴戟天，原植物經考證為茜草科植物四川虎刺，藥材現稱為鄂西巴戟天或恩施巴戟天。主產於江淮一帶的滁州巴戟天已因功效不及蜀者佳而失傳，原植物應是百合科土麥門冬屬植物土麥門冬。雖然巴戟天的源流考證沒有定論，但是對其功效的評價古今基本一致，主要為補腎陽、強筋骨、祛風溼。

乾隆皇帝長壽的祕訣據說就和巴戟天有關。古代皇帝，後宮佳麗成群，每天不但要面對繁忙的政務，而且還過著很奢靡的生活。他們的壽命大多不長。因為皇帝縱覽天下，無人能敵，當然在私生活上也沒人敢干擾，過度的性生活導致體內的精氣損傷，壽命往往不長。但是，清朝乾隆皇帝卻一反常態，竟然到89歲才離開人世。乾隆83歲那年，看上去還很年輕。這一消息傳到了英國，英國皇室感覺很好奇，於是派大使來中國探尋皇帝長壽的祕訣。乾隆的御醫告訴大使，乾隆皇帝進食滋補品，其中有一味藥就叫巴戟天。

關於巴戟天還有一個傳說。傳說在很久以前，深山中一位老山民因長期奔波勞碌，飽受風吹、日曬、雨淋、潮寒等侵襲，積勞成疾，腰背部常發生痺痛。一日一位仙人恰巧路過，見其臥床呻吟，便問其究竟。仙人得知病況後尋了幾味中草藥，搗爛調好後在山民腰部敷上，對他說：「此藥可暫時緩解疼痛，但未可斷根，明天你將我採挖的藥與雞腸風煲熟食用，才能藥到病除。」臨別時，仙人還將附近雞腸風的所在地告訴了山民。山民忙感謝仙人並問其高姓大名，仙人告知叫李巴德，便揚長而去。之後，山民按照仙人的囑咐服藥，果然治癒。他便將此事告知附近其他山民，大家按方服用均有效果。為感謝仙人賜藥解患之恩，當地便將雞腸風命名為巴戟，即巴戟天，至此巴戟天成為當地神藥。古今名家對巴戟天的功效也記述繁多：

《本草經疏》：「巴戟天……主大風邪氣，及頭面游風者，風為陽邪，勢多走上，《經》曰，邪之所湊，其氣必虛，巴戟天性能補助元陽，而兼散邪，況真元得補，邪安所留，此所以癒大風邪氣也。主陰痿不起，強筋骨，安五臟，補中增志益氣者，是脾、腎二經得所養，而諸虛自癒矣。其能療少腹及陰中引痛，下氣，並補五勞，益精，利男子者，五臟之勞，腎為之主，下氣則火降，火降則水升，陰陽互宅，精神內守，故主腎氣滋長，元陽益盛，諸虛為病者，不求其退而退矣。」

《本草匯》：「其性多熱，同黃柏、知母則強陰，同蓯蓉、鎖陽則助陽。」

《本草新編》：「夫命門火衰，則脾胃寒虛，即不能大進飲食，用附子、肉桂以溫命門，未免過於太熱，何如用巴戟天之甘溫，補其火而又不爍其水之為妙耶？或問巴戟天近人罕用，止用於丸散之中，不識亦可用於湯劑中耶？曰：巴戟天，正湯劑之妙藥，無如近人不識也，溫而不熱，健脾開胃，既益元陽，復填陰水，真接續之利器，有近效而又有速功。」

《本草求真》：「巴戟天，據書稱為補腎要劑，能治五癆七傷，強陰益精，以其體潤故耳。然氣味辛溫，又能祛風除溼，故凡腰膝疼痛、風氣腳氣水腫等症，服之更為有益。觀守真地黃飲子，用此以治風邪，義實基此，未可專作補陰論也。」

《神農本草經》：「主大風邪氣，陰痿不起，強筋骨，安五臟，補中增志益氣。」

《名醫別錄》：「療頭面游風，小腹及陰中相引痛，下氣，補五勞，益精利男子。」

《藥性論》：「治男子夜夢鬼交洩精，強陰，除頭面中風，主下氣，大風血癩。」

《日華子本草》：「安五臟，定心氣，除一切風，治邪氣，療水腫。」

【藥用價值】

巴戟天最早記載於《神農本草經》。藥理學研究表明其無明顯毒副作用，用量一般為5～15克，2010版《中國藥典》的劑量稍有出入，為3～10克。用於治病，大致為以下幾方面：

1.巴戟天為補虛藥中的補陽藥，補腎助陽，中醫常用於治療腎陽虛弱、命門火衰的陽痿不育。

2.治療下元虛寒之宮冷不孕、月經不調、少腹冷痛者，可用巴戟天溫補下焦。

3.治療風溼痺痛者，可用巴戟天補腎陽，祛風除溼，適用於腎陽虛兼風溼之證。

4.治療腎虛骨痿、腰膝痠軟者，常用巴戟天補腎陽、強筋骨。

現代藥理研究認為，巴戟天的藥效主要有：

調節免疫功能：巴戟天提取物在體外可促進小鼠體液免疫，增強單核巨噬細胞的廓清率及腹腔巨噬細胞的吞噬功能，提高機體的細胞免疫力。

抗疲勞作用：巴戟天水煎液可提高大鼠在吊網上的運動能力，降低其在缺氧狀態下的氧耗量，延長耐缺氧持續時間。

增強記憶作用：巴戟天能改善腦血管性痴呆大鼠的行為學，可能是通過巴戟素提高腦內乙醯膽鹼的合成或釋放，增強神經訊息在記憶相關神經通路（尤其是海馬的神經通路）中的傳遞、保持及再現，從而改善痴呆大鼠的學習、記憶等功能。

抗腫瘤作用：巴戟天所含的蒽醌類成分有抗致癌促進劑的作用。

促進骨生長：巴戟天富含錳、鈣、鎂等對骨胳有特殊親和力的元素，能促進體外培養成骨細胞增殖，促進骨細胞分泌鹼性磷酸酶與骨鈣素，促進成骨細胞轉化生長因子的表達。

皮質酮分泌促進作用：巴戟天提取物具有增加血中皮質酮含量的作用，其活性可能是由垂體—腎上腺皮質系統受到刺激作用所致。

壯陽作用：巴戟天醇提取物能增加衰老雄性大鼠附睪精子總數、活精子率，降低畸形精子率，並顯著對抗普萘洛爾導致的活精子率降低及畸形精子率升高。

抗抑鬱作用：巴戟天中的菊澱粉型寡醣可興奮5-羥色胺能神經系統，對多巴胺能神經系統也有一定影響，研究認為它們是抗抑鬱的主要有效成分。

改善心功能作用：巴戟天有改善缺血再灌注損傷後心功能的作用，可減少心肌缺血再灌注心律失常的發生，並可減小心肌缺血再灌注損傷的梗死範圍。

降血糖作用：巴戟天多醣能降低腎上腺素和四氧嘧啶所致高血糖小鼠的血糖。

對造血功能的影響：巴戟天能提高大鼠幼鼠血中的白血球數，能拮抗小鼠血中的白血球下降現象，可抵抗環磷醯胺引起的小鼠造血抑制，促進造血乾細胞的增殖和分化。

【食療保健】

《本草綱目》記載巴戟天的功效為「補五勞，益精，利男子」。在中國南方地區以及港澳台地區，巴戟天是常用的食療補品。日常生活中，巴戟天這味中藥常用來浸酒、煎湯、入菜。把巴戟天和等量的懷牛膝泡在10倍量的白酒中，半個月後可以飲用，每次可飲1～2小杯。這個方子源於《千金要方》，主要以巴戟天補腎壯陽、強筋骨，以懷牛膝補肝腎、強筋骨，以酒助藥力，適於腎陽虛衰、陽痿、腰膝痠軟、下肢無力者飲用。巴戟天還可以泡茶。將巴戟天以及紅茶用開水沖泡，不僅能夠補腎陽，而且還可以祛除風溼、強健筋骨，對於高血壓也有一定的抑制效果。如果用巴戟天做菜，最好的方法就是與肉蓯蓉一起燉雞。這道菜的做法很簡單：取巴戟天、肉蓯蓉各15克，用紗布包好，然後與切好的仔雞加水一同煨燉，燉好後加入適量調料便可喝湯吃肉。這道菜好吃又治病，是腎虛陽痿者值得一試的美食佳餚。此外，巴戟天還可以與海參、狗肉、杜仲、羊肉、牛尾、雞肉、枸杞子等食材搭配食用，起到補腎填精、強壯筋骨、滋陰壯陽、抗老延年等作用。另外，巴戟天還可以與粳米、五味子共煮成粥，具有滋陰壯陽、固精縮尿之功效，適合陰陽兩虛型糖尿病患者食用。

巴戟天作為重要的中藥材，具有多種藥理活性，可能是其有機成分與微量元素共同作用的結果。其主要化學成分有醣類、蒽醌類、環烯醚萜苷類、有機酸類、微量元素、胺基酸和甾醇類等。醣類是巴戟天的主要成分，具有重要的生物活性，包括單醣、寡醣和多醣。另外，巴戟素是從巴戟天藥材中提取的一種醣苷類單體成分，是巴戟天抗氧化、抗衰老作用的主要功能因子。巴戟天屬植物幾乎都含有蒽醌類化合物，巴戟天中已經分離並鑑定出的蒽醌類化合物有18種，包括大黃素甲醚、甲基異茜草素、甲基異茜草素-1-甲醚等。已有學者從巴戟天中分離得到棕櫚酸和琥珀酸等有機酸，而琥珀酸是一種重要的抗抑鬱功能因子。從巴戟天中分離得到的環烯醚萜類化合物有水晶蘭苷、四乙醯車葉草苷等。分離的胺基酸包括11種游離胺基酸和17種水解胺基酸，有7種為人體必須胺基酸。另外，巴戟天中含有豐富的微量元素，其中包括鐵、錳、銅、鋅、鉻、錫、鎳、鉬、鈷、釩、鍶11種人體必須微量元素。

【適宜人群】

巴戟天無明顯副作用，適用範圍極廣，主要適用於陽痿早洩、遺精滑精、小便不禁、宮寒不孕、月經不調、婦女更年期症候群、白帶異常、腰膝痠軟、關節炎、風溼腳氣、腎病症候群等，身體虛弱、精力差、免疫力低下、易生病者也適用。

【藥食的相互作用】

1. 治療腎陽虛衰、陽痿不舉、遺精滑精者，可與肉蓯蓉、附子、補骨脂等配伍，以固腎澀精壯陽。
2. 治療小便不禁者，可與桑螵蛸、益智、菟絲子等同用，以增強補腎固澀的作用。
3. 治療女子不孕、男子不育，可與人參、山藥、覆盆子等配用，以溫腎暖宮、填精種子。
4. 治療腎虛不足、衝任虛寒所致的小腹冷痛、月經不調者，可配伍高良薑、肉桂、吳茱萸等藥，起到溫腎調經的作用。
5. 治療肝腎不足、筋骨痿軟者，可與肉蓯蓉、杜仲、菟絲子等配伍，以溫肝腎，壯筋骨。
6. 治療風溼腰膝疼痛者，加羌活、杜仲、五加皮等，以祛風溼，利關節，壯筋骨。

【禁忌及注意事項】

1. 陰虛火旺者及有熱者不宜服。
2. 《本草經集注》曰：「覆盆子為之使。惡朝生、雷丸、丹參。」

（何飛）

鹿茸

《神農本草經》

【生物特性及藥源】

鹿茸，為脊椎動物鹿科梅花鹿 *Cervus nippon* Temminck 或馬鹿 *Crvus elaphus* Linnaeus 等雄鹿頭上尚未骨化而帶茸毛的幼角。根據原動物不同，分為花鹿茸（黃毛茸）和馬鹿茸（青毛茸）兩種；根據採收方法不同又可分為砍茸與鋸茸兩種；根據枝杈多少及老嫩不同，又可分為鞍子、掛角、二槓、三岔、花砍茸、蓮花等多種。夏秋兩季雄鹿長出的新角尚未骨化時，將角鋸下或用刀砍下，用時燎去毛，切片後陰乾或烘乾入藥。花鹿茸呈圓柱狀分枝，具一個分枝者習稱二槓，主枝習稱大挺，長17～20公分，鋸口直徑4～5公分，離鋸口約1公分處分出側枝，習稱門莊，長9～15公分，直徑較主枝（大挺）略細。外皮紅棕色或棕色，多光潤，表面密生紅黃色或棕黃色細茸毛，上端毛密，下端較疏，分岔間具一條灰黑色筋脈，皮茸緊貼。鋸口面黃白色，外圍無骨質，中部密布細孔。具兩個分枝者習稱三岔，主枝（大挺）長23～33公分，直徑較二槓細，略呈弓形而微扁，枝端略尖，下部有縱稜筋及突起小疙瘩。皮紅黃色，茸毛較稀且粗。體輕。氣微腥，味微鹹。馬鹿茸較花鹿茸粗大，分枝較多，側枝一個者習稱單門，兩個者習稱蓮花，三個者習稱三岔，四個者習稱四岔或更多。其中以蓮花、三岔為主。按產地不同分為東馬鹿茸和西馬鹿茸。東馬鹿茸單門大挺長25～27公分，直徑約3公分。外皮灰黑色，茸毛青灰色或灰黃色，鋸口面外皮較厚，灰黑色，中部密布細孔，質嫩。蓮花大挺長可達33公分，下部有稜筋，鋸口面蜂窩狀小孔稍大。三岔皮色深，質較老。四岔毛粗而稀，大挺下部具稜筋及疙瘩，分枝頂端多無毛，習稱捻頭。西馬鹿茸大挺多不圓，頂端圓扁不一，長30～100公分。表面有稜，多抽縮乾癟，分枝較長且彎曲，茸毛粗長，灰色或黑灰色。鋸口色較深，常見骨質。氣腥臭，味鹹。全世界的鹿約有40多種，分布在中國的有19種。花鹿茸主產於吉林、遼寧、河北等地；馬鹿茸主產於黑龍江、吉林、青海、新疆、四川等省區，現均以人工飼養為主。鹿茸的主要消費市場有中國、韓國、泰國及日本等一些亞洲國家和地區。

鹿茸作為「東北三寶」之一，有著悠久的應用歷史。無論在藥用抑或保健，都有著不可或缺的價值。

【功效概述】

鹿茸藥用最早見於馬王堆漢墓《五十二病方》，書中記載著用燔鹿角治療腫痛。以後歷代醫書都記載鹿茸有益氣強志、生精補說的療效和作用。鹿茸味甘、鹹，性溫，歸腎、肝經，具有補腎陽、益精血、強筋骨、調衝任、托瘡毒的作用，常用於治療腎陽不足、精血虧虛、陽痿滑精、宮冷不孕、羸瘦、神疲、畏寒、眩暈、耳鳴、耳聾、腰脊冷痛、筋骨痿軟、崩漏帶下、陰疽不斂等。

鹿角為梅花鹿和各種雄鹿已成長骨化的角。味鹹，性溫，歸肝、腎經，可補腎助陽，強筋健骨，可做鹿茸之代用品，唯效力較弱。鹿角兼活血散瘀消腫，臨床多用於瘡瘍腫毒、乳癰、產後瘀血腹痛、腰痛、胞衣不下等。由於鹿茸片價錢昂貴，使用時常用鹿角膠和鹿角霜替代。鹿角膠為鹿角煎熬濃縮而成的膠狀物，味甘鹹，性溫，歸肝、腎經，可補肝腎，益精血。鹿角膠功效雖不如鹿茸之峻猛，但比鹿角佳，並有良好的止血作用，適用於腎陽不足、精血虧虛、虛勞羸瘦、吐衄便血、崩漏之偏於虛寒者以及陰疽內陷等。鹿角霜為鹿角熬膏所存殘渣，味鹹性溫，歸肝、腎經，功能補腎助陽，似鹿角而力較弱，但具收斂之性，而有澀精、止血、斂瘡之功，內服治崩漏、遺精，外用治創傷出血及瘡瘍久潰不斂。

【典故及歷代名家點評】

鹿茸被《神農本草經》列為中品。鹿茸、人參、蟲草是中國民間滋補的三大寶。尤其是鹿茸，更是「寶中之寶」。歷史上有「指鹿為馬」、「鹿死誰手」、「平原逐鹿」等以鹿為核心的典故，這些寓意政治之爭的成語，透徹地詮釋了鹿的神祕性和所載的分量。

清朝的乾隆皇帝特別愛吃鹿茸。這可是有史料記載的。以前採鹿茸只能通過獵人抓野生的梅花鹿，產量極少。鹿茸雖然大補，一般人可吃不起，只有皇帝吃得起。乾隆皇帝有一個長壽仙方，叫作龜齡集，他每天都吃，裡面主要的一味藥就是鹿茸。乾隆足足活了89歲，是中國歷史上最長壽的皇帝。鹿茸遂成為御用聖藥。咸豐皇帝體質虛弱，他就經常服用鹿茸，還喜歡喝鹿血。慈禧太后每天清晨起床後，必喝幾口用鹿茸片熬成的湯，以保精力充沛，延年益壽。傳說雍正在做雍親王時，一年秋天在熱河打獵，射中一隻梅花鹿，雍正喝了鹿血。鹿血壯陽，雍正喝後躁急，身邊又沒有王妃，就隨便拉上山莊內一位李姓漢族宮女幸之。第二年，康熙父子又到山莊，聽說這個李家女子懷上了「龍種」，就要臨產。康熙發怒，追問：「種玉者何人？」雍正承認是自己做的事。康熙怕家醜外揚，就派人把她帶到草棚。李家女子在草棚里生下一個男孩，就是後來的乾隆。有部分學者認同這一說法，甚至於提出李氏名叫金桂，因為她「出身微賤」，皇帝旨令鈕祜祿氏收養這個男孩，於是乾隆之母便為鈕祜祿氏。

關於鹿茸還有一個傳說。相傳遠古時，關東大地一片荒涼枯竭，王母娘娘讓七仙女下凡鑿開長白山引水。萬物生靈得到了拯救，七仙女卻累倒了。危急時刻，一隻梅花鹿用力將犄角撞向石坨子，用鹿茸血喚醒了七仙女。從此，關東人將鹿茸視為瑰寶，將其當作生命的依託。

這些都說明鹿茸壯陽益精的功效。歷代名家對鹿茸的論述也頗多。

《本草經疏》：「鹿茸，稟純陽之質，含生發之氣。婦人衝任脈虛，則為漏下惡血，或瘀血在腹，或為石淋。男子肝腎不足，則為寒熱、驚癇，或虛勞灑灑如瘧，或羸瘦、四肢痠疼、腰脊痛，或小便數利，洩精，溺血。此藥走命門、心包絡及肝、腎之陰分，補下元真陽，故能主如上諸證，及益氣強志……癰腫疽瘍，皆榮氣不從所致，甘溫能通血脈，和腠理，故亦主之。」

《本經逢原》：「鹿茸功用，專主傷中勞絕，腰痛羸瘦，取其補火助陽，生精益髓，強筋健骨，固精攝便。下無虛人，頭旋眼黑，皆宜用之。《本經》治漏下惡血，是陽虛不能統陰，即寒熱驚癇，皆肝腎精血不足所致也。八味丸中加鹿茸、五味子，名十補丸，為峻補命門真元之專藥。」

曹炳章：「鹿茸，補精填髓之功效雖甚偉，服食不善，往往發生吐血、衄血、目赤、頭暈、中風昏厥等症。考其原因，其人平時多陽旺液燥，貧血虧精，氣血乏運，苟服食參、茸，能用份少、服日多，則助氣養血，有益無損，雖有餘熱，亦不為害；若陽虛陰燥之人，再驟服大劑，以致有助燥爍陰之弊。蓋茸為骨血之精，通督脈而上衝於腦，其上升之性，故如上述之病生焉。余每遇當用鹿茸之症，自一釐慚增至數分、數錢，每獲妥效，此即大虛緩補之義也。」

《神農本草經》：「主漏下，惡血，寒熱，驚癇，益氣強志。」

《名醫別錄》：「療虛勞，灑灑如瘧，羸瘦，四肢痠疼，腰脊痛，小便利，洩精，溺血，破留血在腹，散石淋，癰腫，骨中熱疽，養骨，安胎下氣。」

《藥性論》：「主補男子腰腎虛冷，腳膝無力，夜夢鬼交，精溢自出，女人崩中漏血，主赤白帶下。」

《日華子本草》：「補虛羸，壯筋骨，破瘀血，安胎下氣。」

《本草綱目》：「生精補髓，養血益陽，強健筋骨。治一切虛損，耳聾，目暗，眩暈，虛痢。」

《本草切要》：「治小兒痘瘡虛白，漿水不充，或大便泄瀉，寒戰咬牙；治老人脾腎衰寒，命門無火，或飲食減常，大便溏滑諸證。」

《本草便讀》：「鹿角膠、鹿角霜，性味功用與鹿茸片相近，但少壯衰老不同，然總不外乎血肉有情之品，能溫補督脈，添精益血。如精血不足，而可受膩補，則用膠；若僅陽虛而不受滋膩者，則用霜可也。」

【藥用價值】

鹿茸是名貴藥材，李時珍在《本草綱目》上稱鹿茸補腎壯陽、生精益血、補髓健骨。臨床用量一般為1～2克，研末沖服，或入丸散。研究顯示無明顯毒性，用於治病，大致為以下幾方面：

1. 鹿茸屬於補虛藥中的補陽藥，為峻補元陽的要藥，同時可以補益精血，常用於腎陽虛衰、精血不足的患者。
2. 治療腎虛骨弱、腰膝無力或小兒五遲者，常以本品補腎陽，益精血，強筋骨。
3. 治療婦女衝任虛寒、崩漏帶下者，常用本品補腎陽，益精血而兼固衝任，止帶下。
4. 治療瘡瘍久潰不斂、陰疽瘡腫內陷不起者，也選用鹿茸補陽氣、益精血，而達到溫補內托的目的。

現代藥理研究認為，鹿茸的藥效主要有：

增強免疫功能：鹿茸多醣有促進和調節機體體液免疫功能作用，並能增強機體巨噬細胞的吞噬作用。

性激素樣作用：鹿茸提取液使大鼠的睪丸、前列腺、儲精囊重量增加，使睪丸精原細胞數目、生精細胞層數增多，進而使體內睪酮含量增多。

抗氧化及抗衰老作用：鹿茸提取物可增加小鼠體內超氧化物歧化酶（SOD）活性，降低脂質過氧化產物丙二醛（MDA）的含量，清除體內過多的氧自由基，提高機體的抗氧化作用。鹿茸精可明顯抑制老年小鼠腦和肝B型單胺氧化酶（MAO-B）活性，增加腦5-羥色胺、多巴胺含量，對老年小鼠具有一定的抗衰老作用。

抗腫瘤作用：鹿茸提取物對大鼠腎上腺嗜鉻細胞瘤株有顯著的促分化作用，能抑制腫瘤細胞的增殖。

對心血管系統的作用：在再灌注損傷情況下，鹿茸精可減輕心肌細胞損傷，擴張冠脈血管，增加缺血心肌的能量供應及細胞膜上鈣泵和鈉泵活性，避免微血栓的形成。

促進生長、修復骨折作用：鹿茸液具有促進小鼠生長、提高小鼠脾淋巴細胞增殖反應值等作用。鹿茸多肽膏劑外塗對試驗性大鼠皮膚損傷有加速修復作用，高劑量鹿茸能夠增加大鼠骨折端骨痂度，增加轉化生長因子-βI（TGF-βI）、骨形成蛋白（BMP-2）在骨痂組織中表達，抑制新破骨細胞的生成，誘導破骨細胞死亡，促進成骨細胞增殖和Ⅳ型膠原的合成，促進骨折癒合。

降脂作用：鹿茸多醣可使營養性肥胖小鼠體重減輕，降低脂肪指數和小鼠血清中總膽固醇、三酸甘油酯和低密度脂蛋白膽固醇等的含量。

對神經系統的作用：鹿茸中存在大量的神經生長因子（NGF）。NGF是神經元存活和維持功能所必須的物質，可調節神經元的表型及神經元的連接，參與神經再生。

保護肝臟作用：鹿茸多醣對化學性肝損傷、病毒性肝損傷、酒精性肝損傷、急性黃疸型肝損傷都有改善作用，可使小鼠血清谷丙轉氨酶（SGPT）活性降低，核糖核酸（RNA）、蛋白質、糖原含量增加，三酸甘油酯含量降低，膽汁分泌增加。

抗關節炎的作用：鹿茸的水提物富含抗氧化多酚，能夠調節骨循環，治療關節炎。

對血液系統的影響：鹿茸醇提物對環磷醯胺所誘導的小鼠白血球減少、骨髓有核細胞減少均有顯著的拮抗作用。

【食療保健】

鹿是中國傳統的名貴藥用動物，遠在漢代便有「梅花鹿身百寶」之說，是靈丹妙藥的象徵。《本草綱目》中曾記載：「鹿之一身皆益人，或煮或蒸或脯，同酒食之良。人抵鹿乃仙獸，純陽多壽之物，能通督脈，又食良草，故其肉、角有益無損。」認為鹿茸、鹿角、鹿角膠、鹿角霜、鹿血、鹿腦、鹿尾、鹿腎、鹿筋、鹿脂、鹿肉、鹿頭肉、鹿骨、鹿齒、鹿髓等都可入藥，有極高的藥用價值和保健功效，能夠預防和治療多種疾病。而鹿的初生幼角——鹿茸更是被視作「中醫鑽石」。梅花鹿因其珍貴的特性，自古以來就是皇帝和達官貴族的專享補品。乾隆皇帝常食用鮮鹿肉烹飪的菜餚，以飽口福；咸豐皇帝常喝鹿血補身健體；慈禧太后為了延年益壽、永保青春，經常吃一種培元益壽膏，裡面的主藥也是鹿茸。東北軍閥張作霖喜歡把鹿茸打成藥粉，直接放在飯裡服用。而現在，鹿茸也從皇帝御用，進入尋常百姓家。外出旅行，常口含嚼片，能消除疲勞，令人精神倍增；喜愛飲酒的，可選擇藥酒；愛好飲茶的，可製成藥茶；素無嗜好的，可以製作鹿茸藥膳。

據載慈禧太后常含嚼西洋參以吞津益壽。這種含化嚼食的方法，古往今來，因為其不受場地、條件、環境的限制，備受人們青睞。鹿茸採用嚼食法服用，更為適宜。食用時以一兩片含於舌下，借助唾液的溼潤將其泡透，進而吞咽津液，以求藥效。初含微苦，繼之甘甜，直至藥味淡薄以後，再將它嚼碎吞卜。鹿茸也可作散劑吞服。可以直接將粉劑放在口中，用其他藥液、粥飲或溫開水沖服，或者將鹿茸粉放入膠囊中吞服。藥酒在中國歷史悠久，因為它便於保存，故深受人們歡迎。民間也常將鹿茸泡酒飲用，起到滋補氣血、補腎壯陽等作用。《普濟方》中就記載了鹿茸酒，選用鹿茸、山藥，以白酒浸漬，用於治療腎陽虛、陽痿遺精、小便頻數、腰膝痠軟。藥茶療法是中醫傳統的治療方法之一。茶在中國古代即作為一種治病的飲品，唐代陸羽的《茶經》中說：「茶之為飲，發乎神農。」鹿茸本身就呈薄片狀，所以能直接泡茶飲用，最後嚼食吞下。作為保健藥茶飲用，單味服食鹿茸以0.3～0.5克為好，可採用隔日飲用法，不必每日都服。堅持數月，必有助益。也可與其他具有甜味的滋補藥物配伍，如用桑葚子、桂圓等配伍為葚圓茶，同時泡沏飲用效果更佳。

此外，鹿茸煮粥也是百姓們常見的食用方法之一。早在先秦時期中國就有使用藥粥治療疾病的記載。保健和食療性質的藥粥，在中國流傳已久。在中醫基礎理論的指導下，以人參、鹿茸為主，配合其他滋補性藥物，與米穀配伍，再加入適當的調料，同煮為粥，進補服食，是一種較為理想的食療方法。

國外也有使用鹿茸的記載。在俄國，鹿茸的應用始於15世紀，但其作為春藥（與其他動物犄角共同使用）的時間可能會更早些。20世紀60年代後期，日本生產了一種鹿茸精製劑，叫作如龍丁（Rulondin），可用於治療男性性功能障礙、抗衰老和增加能量。在韓國，鹿茸至今仍然被用於治療和預防各種疾病，僅韓國的兒童消費量就占其總消費量的10%。由此可見，鹿茸是一種國內外醫學界公認的價值很高的滋補強壯藥物。

鹿的全身都是寶。鹿肉具有高蛋白、低脂肪的特點，膽固醇含量很低。鹿血含有多種活性物質，對人體的血液循環系統、神經系統有良好的調節作用。鹿茸更是具有增強機體免疫力、壯陽、抑制紅血球凝集等的作用，並具有性激素樣作用。鹿茸化學成分比較複雜，包括有機成分和無機成分。有機成分包括17種胺基酸（包括人體不能合成的必須胺基酸），9種脂肪酸（生物活性最強的油酸、亞油酸、亞麻酸含量較高），10種磷脂成分及蛋白質、激素樣物質、生物胺、多肽類、硫疫軟骨素、前列腺素、核酸、維生素等。無機成分包含大量的無機元素，其中包括人體必須的常量元素鈣、鈉、磷、鎂和人體必須的微量元素鐵、鋅、銅、鉻、鍶、鎳、鉬、鈷、錳、釩、錫。

【適宜人群】

鹿茸適用於性功能減退、身體衰弱、年老者，病後恢復期、陽虛怕冷、疲勞過度的中青年，子宮虛冷、崩漏、帶下、產後貧血、宮冷不孕的中年婦女及骨折創傷患者等。鹿角還適用於瘡瘍腫毒、急性化膿性乳腺炎、胎盤稽留等瘀血阻滯者；鹿角膠適合於吐衄便血、崩漏之偏於虛寒者；鹿角霜適合於崩漏、遺精、膏淋、食少便溏、子宮虛冷等，還可以外用治療虛寒性瘡瘍。

【藥食的相互作用】

1. 有畏寒肢冷、陽痿早洩、腰膝痠痛、頭暈耳鳴等表現的腎陽虛衰的患者，常配伍人參、黃芪、當歸等同用，以增強補益氣血的功效。
2. 腎虛骨弱、小兒五遲者，常與五加皮、熟地、山萸肉等同用，以增強補腎陽、益精血、強筋骨用。
3. 骨折後期、癒合不良的患者，本品常與骨碎補、續斷、自然銅等同用，以增強補腎強骨的作用。
4. 白帶過多者，則將鹿茸與狗脊、白蘞同用，以補肝腎、除溼止帶。
5. 陰疽瘡腫內陷不起者，常將鹿茸與當歸、肉桂等配伍，如陽和湯，起到溫陽補血、散寒通滯的作用。

【禁忌及注意事項】

1. 服用本品宜從小量開始，緩緩增加，不宜驟然大量食用，以免陽升風動，頭暈目赤，或傷陰動血。
2. 進補期間如果出現口乾、流鼻血、目赤、心跳加速等反應，應停止食用。
3. 體格壯實而無須服食的人或服用鹿茸過量的人，都容易引起頭漲、胸悶或鼻衄等反應，須立即停藥觀察，而不可強行續用。

4. 凡發熱者均當忌用。
5. 內熱熾盛，陰虛內熱者忌服。
6. 女子行經量多，血色鮮紅，舌紅脈細，表現為血熱的人忌用。
7. 高血壓患者經常頭暈、走路不穩、肝陽上亢的人忌服。
8. 正逢傷風感冒，有頭痛鼻塞、發熱畏寒、咳嗽多痰等症的外邪正盛的人忌服。
9. 突發各類急性感染或劇烈疼痛的人不宜服用。
10. 鹿茸與茶、蘿蔔、萊菔子、穀芽、麥芽等合用，藥力會減弱。

（何飛）

麥門冬

《神农本草經》

【生物特性及藥源】

麥門冬是百合科沿階草屬植物麥門冬 *Ophiopogon japonicus*（Linn. f.）Ker-Gawl. 的乾燥塊根，別稱沿階草、不死藥、書帶草、羊韭根、馬韭根、皇帝草、麥門冬、寸冬、川麥門冬等。夏季採挖，除去地上部分，抖去泥土，洗淨，曝曬3～4天，堆置通風處使其回潮，除去鬚根，曬至足乾。麥門冬為多年生常綠草本植物，根較粗，中間或近末端常膨大成橢圓形或紡錘形的小塊根；小塊根長1～1.5公分，或更長些，寬5～10公釐，淡褐黃色；地下走莖細長，直徑1～2公釐，節上具膜質的鞘；莖很短，葉基生成叢，禾葉狀，苞片披針形，先端漸尖，種子球形，花期5～8月，果期8～9月。麥門冬原產於中國，日本、越南、印度也有分布。麥門冬生於海拔2000公尺以下的山坡陰溼處、林下或溪旁。中國南方等地均有栽培，主產於浙江、四川、江蘇等地。以浙江產者為優，四川產量大。

麥門冬因其塊根是名貴的中草藥，具有養陰潤肺的功效，成為農民種植的一種高效經濟作物，也是中國常用的中藥材，廣泛用於中醫臨床，為多種中成藥及保健食品原料。

【功效概述】

麥門冬栽培歷史悠久，早在3000年前的古書《爾雅》中就已有相關記載。麥門冬味甘、微苦，性微寒，歸胃、肺、心經，具有養陰潤肺、益胃生津、清心除煩之功效。

用於熱病傷津、咽乾口燥、肺燥乾咳、肺癆咳血、肺癰、肺痿、消渴、腸燥便結、胃脘疼痛、飢不欲食、嘔逆、心悸怔忡、心煩、失眠健忘、虛勞煩熱等症。

麥門冬還有多種炮製品。朱麥門冬是取去心淨麥門冬，加朱砂細粉，拌勻晾乾，以增強寧心作用。炒麥門冬是取麥門冬淨片，清炒至微焦，養胃生津力強。米麥門冬是將米撒於鍋內，待米冒煙後撒入麥門冬，炒至焦黃色。米炒可祛除苦寒，具有緩和的清補作用。

【典故及歷代名家點評】

麥門冬的草根有鬚，像麥，它的葉似韭菜葉，冬天並不凋枯，故名麥門冬。麥門冬草在禹州被人民稱為「禹韭」。關於禹韭之名的來歷，有這樣一個傳說：大禹治水成功後，地裡的莊稼豐收了，老百姓產的糧食吃不完，大禹就命令把剩餘的糧食倒進河中，河中便長出了一種草，即麥門冬。人們稱此草「禹餘糧」，由於此草產於禹州，葉窄而細長，形似韭菜，故叫作「禹韭」、「禹霞」。此草具有滋陰生津、潤肺止咳、清心除煩的功效，故又被稱為「不死藥」。

《神農本草經》將其列為上品，稱它「久服輕身不老，不飢」。《名醫別錄》稱麥門冬：「強陰益精，消穀調中，保神，定肺氣，安五臟，令人肥健，美顏色，有子。」蘇東坡不僅是著名的文學家，還是個中醫藥學家。他在他的詩句中也曾這樣寫道：「一枕清風值萬錢，無人肯買北窗眠。開心暖胃門冬飲，知是東坡手自煎。」

《十洲記》中有這麼一個故事，一個病人氣息非常微弱，每一次呼吸都要花好大的氣力，鬼谷子就用一味藥，在人氣若游絲之時，用其草根莖服入，用草葉蓋滿其身，過一段時間，此人氣息從弱變強，再服用幾株，氣息順暢，已看不出有疾病的樣子。所以，鬼谷子用「一株草就可救活一人」的說法就流傳下來了。其實他用的就是麥門冬。鬼谷子說麥門冬在人氣息不和（老百姓說這口氣上不來）時，可以加強人的肺氣。他平時就告訴百姓，多吃麥門冬，可以延長人的氣息。民間慢慢把麥門冬說得愈來愈神，把延長氣息變成長生不老。後來，秦始皇出海找長生不老藥，也是源自鬼谷子所說的麥門冬。

歷代醫家對麥門冬論述頗豐：

《神農本草經》：「主心腹結氣，傷中傷飽，胃絡脈絕，羸瘦短氣。」

《名醫別錄》：「療身重目黃，心下支滿，虛勞客熱，口乾燥渴，止嘔吐，癒痿蹶，強陰益精，消穀調中，保神，定肺氣，安五臟，令人肥健，美顏色，有子。」

《藥性論》：「治熱毒，止煩渴，主大水面目肢節浮腫，下水。治肺痿吐膿，主洩精。」

《本草拾遺》：「止煩熱消渴，寒熱體勞……下痰飲。」

《日華子本草》：「治五勞七傷，安魂定魄，時疾熱狂，頭痛，止嗽。」

《本草衍義》：「治心肺虛熱。」

《珍珠囊》：「治肺中伏火，生脈保神。」

《醫學啟源》：「《主治祕訣》云，治經枯，乳汁不下。」

《用藥心法》：「補心氣不足及治血妄行。」

《本草匯言》：「麥門冬，清心潤肺之藥也。主心氣不足，驚悸怔忡，健忘恍惚，精神失守；或肺熱肺燥，咳聲連發，肺痿葉焦，短氣虛喘，火伏肺中，咳血咳血；或虛勞客熱，津液乾少；或脾胃燥涸，虛祕便難；此皆心肺腎脾元虛火鬱之證也。然而味甘氣平，能益肺金，味苦性寒，能降心火，體潤質補，能養腎髓，專治勞損虛熱之功居多。如前古主心腹結氣，傷中傷飽，胃絡脈絕，羸瘦短氣等疾，則屬勞損明矣。」

《本草正義》：「麥門冬，其味大甘，膏脂濃郁，故專補胃陰，滋津液……」

【藥用價值】

麥門冬藥用最早載於漢代的《神農本草經》。《中藥學》將其歸入補虛藥的補陰藥，用量一般為6～12克，以煎服為主，也可入丸散。用於治病，大致為以下幾方面：

養陰潤肺：本品善養肺陰，清肺熱，適用於陰虛肺燥所致的鼻咽部乾燥、乾咳痰少、咳血、咽喉疼痛、聲音嘶啞等症狀。

益胃生津：麥門冬可用於治療胃陰虛所致的舌乾口渴、胃脘疼痛、食慾不振、嘔吐、呃逆、大便乾結。

清心除煩：可用於治療心陰虛所致的心煩、失眠多夢、健忘等症。

現代藥理研究認為，麥門冬的藥效主要有：

增強免疫功能：麥門冬多醣可以促進體液免疫和細胞免疫功能，具有良好的免疫增強和刺激作用。

改善心功能：麥門冬皂素可明顯增強離體蟾蜍、豚鼠的心肌收縮力，增加冠脈血流量。

抗心律失常：麥門冬可對抗由腎上腺素、氯化鋇、烏頭鹼所引發的心律不齊。

抗血栓與改善微循環：麥門冬根部水提物能顯著縮短鼠尾部血栓持續時間，並有效抑制動靜脈分流誘發的血栓症，同時可改善微動靜脈管徑和血液流態。

降低血糖作用：麥門冬多醣可改善胰島素敏感性，使周圍組織對胰島素抵抗降低。同時促使胰島細胞恢復，增加肝糖原。

抗衰老作用：研究發現，麥門冬水提物可拮抗自由基對生物膜的脂質過氧化損傷，從而發揮抗衰延壽的作用。麥門冬具有降低全血高切黏度、低切黏度、血漿黏度等作用，可增加血液循環，從而發揮抗衰老作用。另外麥門冬能降低機體自由基反應，發揮抗衰老作用。

耐缺氧、抗疲勞作用：麥門冬煎劑、麥門冬水提物、麥門冬注射液皆可提高常壓或減壓小鼠的耐缺氧能力。小鼠游泳實驗表明，麥門冬胺基酸和麥門冬多醣具有一定的抗疲勞作用。

對胃腸道的作用：麥門冬多醣對萎縮性胃炎有一定的治療作用，主要與改善胃黏膜的血液循環、抑制炎症反應、促進組織細胞的增生有一定的關係。

抗腫瘤作用：麥門冬多醣能抑制S180肉瘤和腹水瘤的生長，對小鼠原發性肝癌實體瘤也有一定的抑制作用。

抗炎作用：試管試驗表明，麥門冬粉對白色葡萄球菌、枯草桿菌、大腸桿菌及傷寒桿菌等，有較強的抑制作用。

抗過敏作用：麥門冬多醣對小鼠肥大細胞脫顆粒及組胺的釋放起到顯著的抑制作用，致敏豚鼠哮喘的發生在麥門冬多醣的作用下能得到明顯的緩解。

【食療保健】

麥門冬早在神農時期就有可食用之說。2002年在中國衛生部發布的通知中，麥門冬被列入《可用於保健食品的物品名單》中，其保健養生的功效由此得到了國家權威部門的認可。麥門冬是一種非常好的食療食品，可用其製作出多種多樣的食療膳食。如用麥門冬和粳米做成的麥門冬粥，不僅有潤肺止咳的功效，還適用於治療肺熱乾咳、無痰等症狀。麥門冬搭配性平、涼的豬肉、鴨子、鵪鶉等製成主菜，湯鮮肉爛，醇香色美，滋補肝腎、活血祛風。此外，麥門冬和冬瓜、排骨、白芷、枸杞子、薑等一起搭配，還可以做成祛斑美容湯。麥門冬和蓮子一起加水燉熟以後食用，還有緩解慢性咽炎的作用。

除了可以做成膳食來食用，麥門冬還可以直接沖泡作為日常飲品來飲用。北宋仁宗曾經下令，讓專門負責宮廷飲料等事務的翰林司為「熟水」鑑定等級，結果是：「以紫蘇為上，沉香次之，麥門冬又次之。」也就是說，這三種熟水在當時被認為是味道與保健性能最佳的飲品。春季用麥門冬泡水可滋陰潤嗓，在四川民間廣泛應用近50年。麥門冬茶味微微甘甜，滋味甚佳，適合孩子、老人等脾胃較弱的人群食用。在飯前飲用麥門冬茶具有養脾胃的作用，為接下來的進食墊底，也可在飯後飲用消食。麥門冬和山楂做成的山楂麥門冬茶還能養胃健脾，生津止渴，幫助消化；和竹葉做成的竹葉麥門冬茶還有養陰潤肺、清心除煩、補充營養的作用；和枸杞子搭配做成的枸杞麥門冬茶還能益腎通絡，可緩解偏癱、半身不遂等症狀。在四川三台地區，人們還開發出了「浪牌」麥門冬酒，受到消費者的廣泛好評。民間還將麥門冬製作成色彩絢麗、獨具特色的精美小吃，如麥門冬豌豆凍、枸杞麥門冬蛋丁、麥門冬果脯等，適量佐餐食用，風味獨特。

由此可見，麥門冬作為日常的食材已經被廣大百姓所熟識，在民間得到了廣泛的應用。

化學成分研究發現，麥門冬含多種甾體皂素，目前共發現了64種甾體皂素類化合物，根據其基本化學結構可分為螺甾烷醇型和呋甾烷醇型兩大類。另含多種高黃酮類化合物，如麥門冬甲基黃烷酮A、B，麥門冬黃烷酮A，麥門冬黃酮A、B，甲基麥門冬黃酮A、B，二氫麥門冬黃酮A、B，甲基二氫麥門冬黃酮，6-醛基異麥門冬黃烷酮及6-醛基異麥門冬黃酮A、B等。藥理學研究表明此類物質具有抗炎、抗腫瘤、誘導血管擴張等多方面作用。此外，尚含有腺苷、胺基酸、胡蘿蔔素、植物甾醇、揮發油及多醣等。麥門冬多醣作為麥門冬的主要活性物質之一，具有降血糖、延緩衰老、抗疲勞等作用。這也與「久服輕身不老」的記載不謀而合。

【適宜人群】

麥門冬主要的臨床使用指徵有胃陰不足的胃脘嘈雜、乾嘔呃逆、口渴咽乾、大便祕結等；肺陰不足而出現的痰少而黏、痰中帶血、聲音嘶啞等；心陰虛及熱擾心營而致的心悸心煩、失眠、多夢、五心煩熱、盜汗等。臨床上常用於治療萎縮性胃炎、糖尿病、便祕、咽喉炎、慢性支氣管炎、肺結核、百日咳、肺膿腫、心絞痛等。

【藥食的相互作用】

1.用於熱傷胃陰者，常與生地、玉竹、沙參等品同用，以滋養胃陰，生津止渴。
2.治消渴，可與天花粉、烏梅等品同用。
3.麥門冬與半夏相伍，清養肺胃，降逆下氣，治胃陰不足之氣逆嘔吐、咳嗽氣逆，如麥門冬湯。
4.治療氣陰兩虛之證，配伍人參、五味子，以益氣生津斂陰，如生脈散。
5.治療津虧便祕者，與生地、玄參等同用，增液以行舟。
6.治療陰虛肺燥有熱者，常與阿膠、石膏、桑葉、枇杷葉等品同用，清燥潤肺，養陰益氣，如清燥救肺湯。
7.治療心陰虛有熱者，常與玄參、生地、酸棗仁、柏子仁等配伍，以增強養陰安神之效。

【禁忌及注意事項】

1.脾胃虛寒泄瀉、胃有痰飲溼濁及風寒感冒咳嗽者均忌服。
2.研究發現，服用麥門冬過敏者可能與體質有關係。過敏表現為噁心、嘔吐、心慌、煩躁、全身紅斑、瘙癢。

3.臨床將麥門冬當作補品補益虛損時應注意辨證，用之不當會生溼生痰，出現痰多口淡、胃口欠佳等不良反應。

4.《本草經集注》提到：「惡款冬、苦瓠。畏苦參、青蘘。」

5.《雷公炮製藥性解》提到：「忌鯽魚。」

（何飛）

天門冬

《神農本草經》

【生物特性及藥源】

天門冬為百合科多年攀緣草本植物天門冬 *Asparagus cochinchinensis*（Lour.）Merr. 的乾燥塊根，又叫天門冬、明天門冬、天門冬草、絲冬、大當門根、天棘根、多仔婆、二百棒等。

本品呈長紡錘形，略彎曲，長5～18公分，直徑0.5～2公分；表面黃白色至淡黃棕色，呈油潤半透明狀、光滑或具深淺不等的縱皺紋，偶有殘存的灰棕色外皮；質硬或柔潤，有黏性，斷面角質樣，中柱黃白色，薄片淡黃棕色，可見中間黃白色中柱。以黃白色、半透明者為佳；氣微，味甜、微苦。一般種植2～3年後即可採挖。以秋冬兩季採挖為主，除去鬚根及蔓莖，洗去泥土，蒸或煮至透心皮裂，趁熱除去外皮，烘乾。天門冬在全國分布廣泛，自然分布於廣東、廣西、貴州、雲南、四川、湖南、湖北、江西、安徽、浙江等地，向南可達海南島，以氣候溫暖溼潤的長江以南地區為主產區，四川、貴州產量最多。寮國、越南、日本和朝鮮也有分布。

天門冬作為一種臨床常用中藥材，歷來都是藥食同源的佳品。近年來以天門冬作為原材料製成藥、食的需求量呈快速增長趨勢，因此對天門冬成分和藥用價值的研究也成為中藥研究的熱點。

【功效概述】

天門冬味甘，性苦、寒，歸肺、腎、胃經。入藥最早見於漢代《神農本草經》，具有養陰清熱、潤肺生津之功效，用於肺燥乾咳、頓咳痰黏、勞嗽咳血、骨蒸潮熱、咽乾口渴、陰虛消渴、腸燥便祕等症。近代習用蒸製，經蒸軟後去其外皮和心（此乃非藥用部位）。經蒸製後，也能緩和大寒之性，並減輕苦味，更有利於在臨床應用時與人參、生地、麥門冬等配伍使用，治療氣陰兩傷病證。天門冬為滋膩之品，另也可酒製、薑製，一則以溫熱之品，緩和其苦寒，二則也免戀膈，有益於脾胃也。

【典故及歷代名家點評】

天門冬，始載於《神農本草經》，列為上品。以天門冬汁液為酒麴，製出的米酒叫天門冬酒。天門冬酒據說是「坡仙」蘇軾居儋期間的發明。他還以詩句表達自釀自飲天門冬酒時的喜悅心情，詩云：「自撥床頭一甕雲，幽人先已醉濃芬。天門冬熟新年喜，麴米春香並捨聞。」想來天門冬酒已為時人接受。宋代理學家朱熹喜歡天門冬，他覺得這種植物比人工種植的花草更有一番風韻。在他的窗前就長有天門冬，在一天雨後，朱熹見窗外的天門冬形態幽美，清新脫俗，於是吟誦道：「高蘿引蔓長，插楦垂碧絲，西窗夜來雨，無人領幽姿。」

關於天門冬還有一個小典故：天門冬、麥門冬本來是天上兩個仙女。大姐天門冬幹練靈巧，爽直，個性強於妹妹；小妹麥門冬文靜秀氣，貌美，並喜用淡紫色或白色的花朵裝扮自己。她們在天上見到人間虛癆熱病的病魔到處行凶，致使百姓面黃肌瘦，燥咳吐血，口渴便祕，死者眾多，十分可憐。姐妹倆十分同情人間疾苦，決心下凡解救。大姐就在中國東南、西南、河北、山東、甘肅的山谷、坡地疏林、灌木叢中生根落戶，小妹麥門冬就在中國的秦嶺以南浙江、四川一帶的溪邊、林下安家落戶。姐妹倆出沒在偏僻地帶，幫助那些被病魔纏身的病人。姐妹倆雖然都能驅趕肺胃陰虛、肺胃燥熱、便祕等病魔，但兩個人的性格有所側重。大姐對火、燥二魔的清除力度大於妹妹，直擊入侵腎部的病魔；小妹性格文靜力弱，但主攻心中燥魔不在話下。二人合作，水火既濟，促人康泰。由此可見，天門冬清火與潤燥之力強於麥門冬，且入腎滋陰，適用於腎陰不足、虛火亢盛之證；麥門冬能清心除煩，可治心陰不足和心火亢盛之證。

另外，歷代名家對天門冬也多讚不絕口。

《神農本草經》：「主諸暴風溼偏痺，強骨髓，殺三蟲。」

《名醫別錄》：「保定肺氣，去寒熱，養肌膚，益氣力，利小便，冷而能補。」

《藥性論》：「主肺氣咳逆，喘息促急，除熱，通腎氣，療肺痿生癰吐膿，治溼疥，止消渴，去熱中風。宜久服。」

《千金要方》：「治虛勞絕傷，年老衰損羸瘦，偏枯不隨，風溼不仁，冷痺，心腹積聚，惡瘡，癰疽腫癩……亦治陰痿、耳聾、目暗。」

《日華子本草》：「鎮心，潤五臟，益皮膚，悅顏色，補五勞七傷，治肺氣並嗽，消痰、風痺熱毒、游風、煩悶吐血。」

王好古：「主心病，嗌乾，心痛，渴而欲飲，痿蹶嗜臥，足下熱而痛。」

《本草蒙筌》：「能除熱淋，止血溢妄行，潤糞燥祕結。」

《本草綱目》：「潤燥滋陰，清金降火。」

《植物名實圖考》：「拔疔毒。」

【藥用價值】

自《神農本草經》提出天門冬具有輕身益氣延年之效後，後世本草著作多沿用，在其功效的開發運用上也有所發展。天門冬用量一般為6～12克。用於治病，大致為以下幾方面：

1.天門冬屬於補虛藥中的補陰藥，其養肺陰、清肺熱的作用強於麥門冬，適用於陰虛肺燥有熱之乾咳痰少、咳血、咽痛等症。

2.胃陰不足者，可取其益胃生津的作用，常用於胃脘疼痛、飢不欲食、腸燥便祕之症。

3.肝腎陰虧者，取其滋陰降火之效，常用於頭暈耳鳴、腰膝痠軟、內熱消渴等症。

4.瘡瘍腫癤、蟲蛇毒傷者，可取其拔疔毒之功效。

現代藥理研究認為，天門冬的藥效主要有：

鎮咳、化痰、平喘作用：天門冬水提物能減少小鼠由濃氨水誘發的咳嗽的次數及豚鼠由磷酸組胺誘導的咳嗽的次數，能增加小鼠呼吸道排泌酚紅量，能減輕磷酸組胺誘導的豚鼠哮喘發作症狀。

抗氧化及延緩衰老：天門冬多醣有清除自由基及抗脂質過氧化活性的作用，長期服用天門冬水提液高劑量組能延緩小鼠由D-半乳糖引起的衰老。

抑制腫瘤作用：天門冬對S180及H22實體瘤均表現出明顯的抑瘤作用，可使荷瘤小鼠的瘤重明顯減輕。也有研究報導天門冬可抑制乳腺癌、肺癌等多種惡性腫瘤細胞的增殖和生存。

消炎抗菌作用：天門冬可升高外周白血球、增強網狀內皮系統吞噬能力，從而能夠增強機體的抗感染能力，減少感染的併發症。

提高機體免疫力：天門冬總多醣能不同程度增加小鼠胸腺和脾臟的重量，提示天門冬有增強非特異性免疫功能的作用。

抗潰瘍作用：有研究表明，天門冬醇提物具有很強的抑制潰瘍形成的作用，天門冬醯胺可能是天門冬抗潰瘍的活性成分。

降糖作用：天門冬能在一定程度上降低糖尿病白鼠的血糖水平，並對胰島損傷起到修復作用。

抗血栓形成：實驗表明給大鼠灌服天門冬提取物能顯著延長電刺激大鼠頸總動脈血栓形成時間，並使凝血時間延長41.4％。

強心和抗心梗作用：天門冬醯胺可使外周血管明顯擴張，血壓下降，心收縮力加強，心率減慢，尿量增加，有明顯的強心作用。天門冬酸鉀鎂有明顯的抗心肌缺血作用，能縮小心肌梗死的範圍，使抬高的S-T段下降。

殺滅蚊、蠅幼蟲的作用：將切碎的天門冬根置水中使成0.5％～1％濃度，可使其中的孑孓於72～96小時後全部死亡；2％～5％濃度時，經3～4天，可使其中的蛆死亡70％～100％。

【食療保健】

天門冬作為藥食同源的補陰中藥，民間常用作滋補藥膳（如藥酒、藥粥）的原料。天門冬酒的主要原料是糯米和天門冬，以天然微生物純酒麴發酵而成，含有40％以上葡萄糖以及豐富的維生素、胺基酸等營養成分，有活氣養血、活絡通經、補血生血以及潤肺之功效，是中老年人、孕產婦和身體虛弱者補氣養血之佳品。民間常以天門冬與粳米煮成粥，佐以冰糖食用。天門冬粥是很好的健康食品，還可作為肺胃陰虛病人的食療粥。天門冬含天門冬醯胺、黏液質等成分。近代研究證明，天門冬醯胺有祛除色素沉著的作用，與粳米共煮粥，具有補中益氣、益皮膚、悅顏色的作用。《丹溪心法》中將天門冬、阿膠、杏仁、川貝母、茯苓等製成天門冬膏，具有養陰潤燥、清火、滋陰止血、化痰止咳、潤肺補肺的功效，用於陰虛肺燥、咳嗽咳血，久服補五臟，養肌膚。若加入枸杞子，則增強滋腎陰的功效。民間還盛傳取等比例的天門冬、麥門冬製成二冬膏，每日早晚各取1湯匙，以沸水沖化飲服，特別適宜秋冬季節運動後解渴、解燥，保持肌膚滋潤。天門冬茶，是人們常喝的傳統藥茶方劑，對於很多疾病有著非常好的治療效果，對口渴、便祕、陰虛發熱等都有一定療效。

百姓還發揮了自己的聰明才智將天門冬製成了蜜餞。天門冬蜜餞早在數百年前就已開始製作，是四川省的傳統名產。其口味純甜爽適，味道純正，營養豐富，有藥療和輔助藥療的特殊功能，老少皆宜，為蜜餞中的佳品。配上精美的包裝，更是探親訪友的饋贈佳品。

相傳，明代末年爆發了大規模的農民起義，起義軍領袖李自成為聯合張獻忠攻打腐敗的明王朝，親自去拜會張獻忠。不巧的是張獻忠的正室正好當天生產，張獻忠一直守在夫人身旁，只好讓副將來迎接。副將把李自成迎進內室，擺上茶點果品敘話。李自成等了半個時辰還不見張獻忠，大怒，拍桌子道：「張獻忠竟然如此怠慢與我！」副將忙解釋道：「大帥息怒，張將軍確實是夫人生產，離不得身，大帥先嚐嚐這個，張將軍馬上就來。」李自成見僕人端上一盤佐茶食品，色澤鮮亮，異香撲鼻，玉潔冰清，隨口問道：「這是何物？」副將答：「這是天門冬蜜餞，請品嘗。」李自成嘗後感其味甜美，滋潤化渣，沁人心脾，妙不可言，於是怒火全消，讚道：「果然美味。」副將見狀說道：「這天門冬不僅好吃，還能滋陰潤肺，清肺降火。大帥少安毋躁，張將軍馬上就來。」又過了半個時辰，張獻忠待妻子誕下麟兒後，立即趕來與李自成商量伐明事宜，這是後話。

此外，天門冬具有「悅顏色，養肌膚」之效，自古就被用於美容養顏。唐代孫思邈在《千金要方》及《千金翼方》中記載了大量以天門冬為主的養生美容保健方劑。據《本草綱目》記載，天門冬與蜂蜜一起混合搗成液狀摻入洗臉水，連續洗一個月皮膚即變白嫩。張錫純的《醫學衷中參西錄》也記載了這樣一個案例：某患者服用天門冬3年以後，神清氣爽，氣力倍增，遠行不倦，皮膚發潤，面上斑痕全消。」

天門冬塊根營養豐富，含澱粉33%，蔗糖4%及其他多種營養成分。天門冬全草含天門冬醯胺（天門冬素）、β-谷甾醇、固體皂素、黏液質、糖醛衍生物、17種胺基酸、豐富的維生素、無機鹽、豆甾醇、內酯、黃酮、蒽 及強心苷等成分。塊根含瓜胺酸、絲胺酸、蘇胺酸、脯胺酸、甘胺酸等19種胺基酸及β-谷甾醇、5-甲氧基甲基糠醛、葡萄糖及果糖。塊根抑瘤有效部位中分離出4種多醣，即天門冬多醣A、B、C、D。

【適宜人群】

歷代醫家均認為天門冬為無毒之品，可廣泛用於各人群。如治療肺陰虧虛之鼻衄、咽喉腫痛、咳嗽、肺炎、扁桃體炎、肺結核、白喉、百日咳等疾患；胃陰不足之胃脘疼痛、飢不欲食、口腔黏膜潰瘍、消渴、腸燥便祕等疾患；肝腎陰虧之目乾、目澀、耳鳴、皮膚瘙癢、足痿等病症。外用則適宜瘡瘍腫毒、蛇咬傷患者。

【藥食的相互作用】

1. 治療發斑發疹、咽喉腫痛、血衄、熱風傷陰者，天門冬配伍生地黃、黃芩、玄參等，可增強清熱解毒、涼血養陰生津之功，正所謂「留得一份陰津，便留一分生機」。
2. 治療肺熱燥咳、內熱消渴、熱盛津虧、骨蒸潮熱等症，天門冬配伍知母、地骨皮等，可生津潤燥、清熱瀉火。

3. 天門冬配伍麥門冬，滋陰功效增強，兩者相須為用，既能滋肺陰、潤肺燥、清肺熱，又可養胃陰、清胃熱、生津止渴，對於熱病傷津之腸燥便祕，還可增液潤腸以通便。
4. 天門冬配伍杏仁、百部、桔梗、紫菀可治療肺氣咳逆，喘息促急。
5. 治療氣虛津虧、虛損等證者，可將天門冬配伍人參、黃芪、蜂蜜等，以益氣養陰。
6. 治療津虧血枯之證，天門冬滋陰潤燥，與熟地、白芍、當歸等補血藥物配伍，津血同調。

【禁忌及注意事項】

1. 虛寒泄瀉及痰溼內盛、風寒咳嗽者禁服。
2. 脾虛便溏之人不宜使用。
3. 不宜與藥材曾青一同使用。
4. 胃虛無熱者忌服。
5. 古有「用天門冬時忌食鯉魚」之說，應予以注意。

（何飛）

百合

《神農本草經》

【生物特性及藥源】

本品為百合科多年生草本植物百合 *Lilium brownii* var. *viridulum* Baker 或細葉百合 *Lilium pumilum* DC. 及卷丹 *Lilium lancifolium Thunb.* 的乾燥肉質鱗莖。

本品呈長橢圓形，披針形或長三角形，長2～4公分，寬0.5～1.5公分，肉質肥厚，中心較厚，邊緣薄而成波狀，或向內捲曲；表面乳白色或淡黃棕色，光滑細膩，略有光澤，瓣內有數條平行縱走的白色維管束；質堅硬而稍脆，折斷面較平整，黃白色似蠟樣；氣微，味微苦。以瓣勻肉厚、色黃白、質堅、筋少者為佳品。全國各地均有生產。於秋季莖葉枯萎時採挖，洗淨，剝去鱗片，沸水燙、略蒸、曬乾、烘乾、生用或蜜炙用。

本品主要分布於亞洲東部、歐洲及北美洲等北半球溫帶地區。中國是其最主要的原生地。江蘇宜興、湖南邵陽、甘肅蘭州、浙江湖州栽培百合的歷史最為悠久，是全國著名的四大百合產區。

【功效概述】

百合又有「野百合」之名，原是一種野生的花卉，很久以前就已經成功栽培，是一種從古至今都受到廣大人民群眾喜愛的名花。百合不僅具有觀賞價值，而且早在西元4世紀就被用於食用和藥用。每當親朋好友相聚時，中國人總喜歡吃上配有百合的菜蔬，以表達「百年好合」、「友誼長存」之意。因為百合的鱗莖由許多白色鱗片層層環抱而成，狀如蓮花，給人以無限美好的眷戀之感。人們在辦婚禮喜事時，總是寫上「百年好合」的匾額，以表祝福之心意。

關於百合的功效，我們的祖先早就了如指掌。《神農本草經》將之列為中品，稱其味甘、平，主治邪氣腹脹、心痛，利大小便，補中益氣。漢代著名醫學家張仲景在其《金匱要略》的「百合病」中就記載了百合可用於「不可名狀」的諸病種的治療，至今仍沿用不衰。直至明代，醫藥學家李時珍在其《本草綱目》中也作了不少記述。當時的食療家汪穎在《食物本草》中載：「百合新者，可蒸可煮，和肉更佳；乾者作粉食，最益人。」醫家繆希雍在其《本草經疏》中論述說：「百合，主邪氣腹脹。所謂邪氣者，即邪熱也。邪熱在腹，故腹脹，清其邪熱則脹消矣。解利心家之邪熱，則心痛自瘳。腎主二便，腎與大腸二經有熱邪則不通利，清二經之邪熱，則大小便自利。甘能補中，熱清則氣生，故補中益氣。清熱利小便，故除浮腫、臚脹、痞滿、寒熱、通身疼痛。乳難，足陽明熱也；喉痺者，手少陽三焦、手少陰心經熱也；涕、淚，肺肝熱也。清陽明三焦心部之熱，則上來諸病自除。」百合具有多種多樣的作用，是中國首批審批通過的藥食兩用的佳品之一。

【典故及歷代名家點評】

其實，百合除了受醫藥學家、營養食療家的關注外，歷代文學家、詩人等都對其情有獨鍾。最早稱讚者當屬唐初四傑之一的王勃及其兄長王勔。王勔在賦中用《山海經》中的陽山和萁荚、芝芳等來襯托百合花，連被稱為「五葉」的人參都不能與之媲美。其後的著名詩人、畫家王維不僅讚賞百合花之美，而且把它當作重肉（古人指的是兩種以上的肉食）並加以描述：百合口感柔和軟滑、晶瑩剔透，和鴻鵠（即天鵝的肉）一樣美味，用它來泡茶，還可滋潤詩腸，啟發寫詩的靈感，真可說是物盡其用。之後，宋代的著名詩人楊萬里、陸游、董嗣杲等，都以詩來描述百合外在的美及內在的藥食作用，特別是婉約派詞家鼻祖黃庭堅的詩，更是膾炙人口：「紅花山丹逐曉風，春榮分到豨薟叢。朱顏頗欲辭鏡去，煮葉掘根儻見功。」有趣的是，詩人寫了兩種藥用植物，山丹和豨薟。春雨過後，山丹花落，而豨薟草卻鬱鬱蔥蔥，濯濯肥澤。這裡提到的豨薟就是百合的全草。

宋末元初的詩人董嗣杲有首《百合花》詩，讀後令人不禁有「我見猶憐」之感：「有聚無分比蒜強，春苗數尺紫莖長。青蒼暗接多重葉，紅白爭開五月涼。罔使蒸蜜猶食氣，只堪當肉潤吟腸。山古櫻筍同時薦，不似花心瓣瓣香。」另外，歷代名家對百合的功效也多讚不絕口：

《本草綱目拾遺》：「清痰火，補虛損。」

《藥性論》：「除心下急、滿、痛，治腳氣，熱咳逆。」

《日華子本草》：「安心，定膽，益智，養五臟。」

《醫林纂要》：「百合，以斂為用，內不足而虛熱、虛嗽、虛腫者宜之。」

《本草品匯精要》：「蒸熟用。」

【藥用價值】

百合的藥用價值很高。在歷代醫家中最早用百合治病的醫家為漢代名家張仲景，他對百合的使用頗有創見，將百合作為清心安神藥物用於因熱病而致的身體虛弱、餘熱未清、虛煩驚悸、精神恍惚、失眠等病症。這些病症也被張仲景稱為「百合病」而後傳於世。這種病頗似現代醫學的神經官能症、抑鬱症、更年期症候群候群、癔症以及某些熱病後期或恢復期的虛弱症。以中藥（也是食物）名作為疾病名的，除了百合病外，再無第二例了。

自此之後，百合的使用範圍更加廣泛。由於其味甘性微寒，質厚多液，具有清心潤肺、補中益氣、鎮靜安神、清熱解毒、滋補精血、健腦益智、防老抗衰、美容養顏、抑癌抗瘤、清利二便等多種功效，在臨床上常用於陰虛燥熱性咳嗽、失眠多夢、心煩意亂、焦慮不安、老年人健忘衰老、各種癌症、白血球減少、咳血痰血、便祕溲少以及皮膚溼疹、瘡癤、面部痤瘡等疾病的治療。

【食療保健】

百合是一種集觀賞、藥用和食療價值於一身的植物。現代藥理研究表明，百合富含多種營養成分，如澱粉、蛋白質、脂肪、維生素Ｂ群和維生素Ｃ及鈣、磷、鐵等元素；還含有一些特殊的營養物質，如秋水仙鹼和多種生物鹼。這些成分綜合作用於人體，不僅具有良好的營養滋補之功，對於氣候乾燥引起的多種季節性疾病有較好的防治作用，而且可以促進人體的新陳代謝，增強機體的免疫功能和抗疲勞、耐缺氧能力，清除體內的自由基，延緩衰老，抑制過敏反應，升高白血球數，對於抗病原微生物感染及病後的康復等都有重要的輔助作用。此外，其所含的百合苷、果膠及磷脂類成分，有助於鎮靜催眠，可改善睡眠，提高睡眠品質，並能保護胃黏膜，對胃病有顯著的治療效果。

值得一提的是，本品除用於慢性疾病，如慢性咽炎、慢性支氣管炎、支氣管擴張、肺結核、慢性扁桃體炎、慢性阻塞性肺疾病、抑鬱症、更年期症候群及乾燥症候群等疾病的食療保健外，因還含有特殊的秋水仙鹼成分，所以還能有效地預防痛風並對其發作有輔助治療作用。《醫學入門》一書曾記載百合可治肺痿、肺癰，現代醫學也認為，百合有抗肺間質纖維化的作用，其安全性極強，一旦能使之成為防治本病的食用中藥，其醫療保健價值將會非常鼓舞人心。

此外，本品不僅能抑癌防癌，對晚期不能進行手術、不耐受放化療、處於術後康復、放化療過程中有白血球減少等不良反應，或有癌症風險的高危人群，都具有食療保健作用。明代李時珍在《瀕湖集簡方》中用本品治療天皰溼瘡，以生百合搗塗，療效確鑿。後人曾以此方治療皮膚瘡癬或服食以美容潤膚。由此可見，本品具有多種多樣的食療效果，是一種很好的養生保健佳品。

【適宜人群】

本品由於所含的營養成分豐富，現代食品分類將之列於水生蔬菜類中，也是中國首批通過的藥食兩用的物品，可做成糕點、羹湯、菜餚等食品款待客人。由於有益健康，無明顯不良反應，食用安全，因此幾乎適宜所有人群。凡陰虛體質，平時易於「上火」，特別是虛煩不得眠、咽乾口渴、燥咳不寧者尤為適宜。

一般而言，平時因工作壓力大、心情抑鬱、煩躁不安而致睡眠障礙者；或有乾性咳嗽，記憶力下降，體弱早衰，時而流淚不斷者；或女性月經不調、月經先期量多及皮膚缺乏澤潤者；或體檢發現尿酸過高而有痛風表現者；或肺部結節有癌症高風險人群；或不明原因的低熱者；等等，使用本品有助於早防早治。

【藥食的相互作用】

百合為水生蔬菜類食物，絕大多數藥食兩用的物品一般都可與其合用而起增效減毒的效果。

1. 百合與杏仁合用，兩者煮粥有增強潤肺止咳、清心安神、潤下通便的作用。
2. 百合與綠豆合用，有助於清熱解毒、滋養脾胃。

3.百合與桂圓合用，有開胃益脾、養血安神、補虛瀉火的作用，是強身健體的滋補佳品，凡思慮過度、勞傷心脾、健忘失眠、肺燥乾咳者，均可使用。
4.百合與銀耳合用，有滋陰潤肺效果，適用於肺熱咳嗽等患者食用。
5.百合與蓮子合用，有養陰清心的效果，有助於改善睡眠障礙和睡眠品質。
6.宋代醫家嚴用和創制的百花膏，採用等分的百合（蒸焙）與款冬花，治喘嗽不已或痰中帶血有良效，至今仍為臨床常用的名方。
7.百合與地黃合用，可增強滋陰降火熱、潤肺止咳、清心助眠的功效。
8.百合與薏苡仁合用，不但可增強防癌抗癌效果，還能有效地緩解放化療期間出現的不良反應。

【禁忌及注意事項】

本品可藥用，但同樣存在不利和偏向的一面。
1.忌食久放變質的百合，因變質後其中含有大量細菌和毒素，吃後易引起食物中毒。
2.忌與豬肉同煮合用，否則易中毒，可用韭菜汁解毒。
3.本品不宜與富含鈣的食物同用，因本品含有豐富的磷，合用後會影響療效。
4.本品性涼而微寒，凡風寒咳嗽、虛寒出血或脾虛溼滯者不宜食用。

（蔡宛如　周忠輝）

枸杞

《神農本草經》（附地骨皮）

【生物特性及藥源】

本品為茄科落葉灌木植物寧夏枸杞 *Lycium barbarum* Linn. 的乾燥成熟果實。

其植物呈類紡錘形或橢圓形，長6～20公釐，直徑3～10公釐。表面紅色或暗紅色，頂端有小突起狀的花痕，基部有白色的果梗痕；果皮柔韌，皺縮；果肉肉質，柔潤；種子20～50粒，類腎形，扁而翅，長1.5～1.9公釐，寬1～1.7公釐，表面淺黃色或棕黃色；氣微，味甜。枸杞果實於7～9月間成熟時採收，曬乾或烘乾，生用。

枸杞主產寧夏者最優，稱為「寧夏枸杞」；甘肅省也有少量生產，均屬於道地中藥材，是藥食兩用的正宗產品。還有一種稱為「中華枸杞」，分布於中國東北、河北、山西、陝西、甘肅南部以及西南、華中、華南和華東各省區，朝鮮半島、日本、歐洲也有栽培或野生。在中國除普遍野生外，各地也有栽培，並作為藥食兩用之品。

【功效概述】

枸杞始載於中國2000多年前的《詩經》，古代藥典《神農本草經》將之列為上品。明代醫藥名家李時珍稱：「枸杞，二樹名，此物棘如枸之刺，莖如杞之條，故兼名之。」枸杞為人們對商品枸杞子、植物寧夏枸杞、中華枸杞屬下物種的統稱。人們日常食用和藥用的枸杞子多為寧夏枸杞的果實，而寧夏枸杞是唯一載入2010年版《中國藥典》的品種。

寧夏枸杞主產於甘肅張掖（古稱甘州），統稱為西枸杞，以其粒大、肉厚、子少、色紅、柔潤五大特點名甲天下；中華枸杞又稱為南枸杞，其粒小、皮薄、肉少、子多，味酸苦，質次。因此，在選購時應注意鑒別。

枸杞一身是寶，宋代文豪蘇東坡詩讚：「根莖與花實，收拾無棄物。」現代醫學史家陳邦賢的《新本草備要》則記載說，枸杞的苗葉叫天精草，花叫長生草，果叫仙地果，根叫地骨皮，均有滋補強身、延年益壽的功效。枸杞葉又名地仙苗、枸杞尖、天精草、枸杞頭等，其性味甘寒，有解熱止咳、除煩補虛、清熱明目等功效，可作蔬菜食用，以葉大肥厚、碧綠青翠的鮮品為優，吃法很多，清炒、涼拌、做湯均可；枸杞果實稱為枸杞子或甘杞子，味甘性平，歸肝、腎、肺經，具有滋補肝腎、明目消翳等功效；枸杞的乾燥根皮稱地骨皮，是一味清虛熱的良品，性味甘、寒，歸肺、肝、腎經，具有涼血除蒸、清肺降火的功效，據說《山海經》中西王母的手杖就是用枸杞的根製成的，道家稱之為「西王母杖」。

目前，市面上有一種黑枸杞，多生長在海拔2600～3000公尺的盆地沙漠地帶。具有「聚寶盆」之譽的青海柴達木盆地，所處地勢海拔高，氣候乾旱，生態環境潔淨，無汙染，造就了柴達木黑枸杞得天獨厚的滋補肝腎、延緩衰老的良好功效。

【典故及歷代名家點評】

枸杞有三用，重在藥食兩用，而古代文人墨客雅士，卻重於觀賞。寧夏枸杞樹形婀娜多姿，葉翠綠，花淡紫色，果實鮮紅，是很好的盆景觀賞植物。雖然有部分進行觀賞栽培，但由於其耐寒耐旱而不耐澇，故在江南雨多澇多的地區，寧夏枸杞很難種植。

《本草經集注》：「補益精氣，強盛陰道。」

《湯液本草》：「主心病嗌於心痛，渴而引飲，腎病消中。」

《本草綱目》：「滋腎，潤肺……明目。」

《神農本草經》：「久服，堅筋骨，輕身不老，耐寒暑。」

《本草正》：「枸杞，味重而純，故能補陰，陰中有陽，故能補氣。所以滋陰而不致陰衰，助陽而能使陽旺。」

宋代翰林官院編纂的《太平聖惠方》中，曾記述了一個傳奇故事。有一位往河西就任的官人，路逢一女子，年約十五六，正在趕打一老人，年約八九十。見此情景，使者前去責問她：「此被趕打的老人是你的什麼人。」女子回答道：「是我曾孫，打之有什麼可奇怪的，家有良藥卻不肯服食，致使年老不能步行，所以應罰。」使者聽後遂問女子年紀多大？女子答道：「年已經三百七十二歲。」使者又問：「藥有哪些，可以相告嗎？」女子說：「藥惟一種，但有五個名稱。」使者再問：「哪幾個藥名？」女子說：「即春名天精、夏名枸杞、秋名地骨、冬名仙人杖，亦名西王母杖，以四時採服之，令人與天地長壽。」雖然這個故事虛擬色彩明顯，但也說明枸杞抗衰老的作用，一直深入人心。

【藥用價值】

本品有很高的藥用價值。眾所周知，寧夏枸杞是中國傳統名貴的中藥材，具有滋補肝腎、養血明目、清熱潤肺的良好效果。凡有腰膝痠軟、遺精滑泄、陽痿、男子不育、女子不孕、視物昏花、早衰髮白、虛熱咳嗽等表現者，均可使用。明代李時珍的《本草綱目》就認為枸杞子「甘平而潤，性滋而補……能補腎、潤肺、生精、益氣，此乃平補之藥。」

現代藥理研究表明，枸杞子具有降血脂、降血壓、降血糖、抗疲勞、保肝、護眼、抗腫瘤、提高機體免疫功能及抗衰老的作用。其根皮，即中藥中的地骨皮常用於肺結核病及支氣管擴張症所出現的低熱、盜汗、咳血等，以清虛熱、止咳化痰、涼血止血。

至於黑枸杞，以其天然的品質為人們所青睞，但栽種尚不普遍，且價格相對較高。其個頭較大，籽少肉厚，味道較甜。據科學檢測結果顯示，黑果枸杞所含的維生素和脂肪遠高於紅果枸杞，富含鈣、鎂、銅、鋅、錳、鐵、鉛、鎳、鎘、鈷、鉻、鉀、鈉等多種元素，對維持人體正常的生理功能具有重要作用，且祛斑抗皺、延緩衰老及預防癌症功效顯著，這都與其所富含的花青素成分密切相關。故黑果枸杞被譽為「花青素之王」、「口服的皮膚化妝品」、「天然抗衰老神器」等。

【食療保健】

枸杞是古代養生學家十分重視和推崇的滋補食療佳品，在不少延年益壽的名方中都有出現。《本早匯言》一書對本品的評價尤局，認為其兼有人參、黃芪、當歸、熟地、肉桂、附子、知母、黃柏、黃菩、黃連、蒼朮、厚朴、羌活、獨活、防風等的特點，並認為其「使氣可充，血可補，陽可生，陰可長，火可降，風溼可去」。在中藥補益作用中，能補益氣血陰陽者唯此藥為最。民諺云：「一年四季吃枸杞，可以與天地齊壽。」說的就是本品具有延緩衰老的功效。枸杞具有很好的滋補和治療作用，且作用平和，適合體質虛弱、抵抗力差者食用，一般主張長期堅持，每天吃6～15克，可見效。在補益氣血陰陽中，尤以補血為要，食後對造血功能有促進作用。

枸杞子性味甘平，入肝、腎二經，具有滋補肝腎、強筋壯骨、養血明目、潤肺止咳的功效，可治頭昏目眩、腰膝疲軟、遺精、咳嗽、視力衰弱等症，尤其適合老年人食用，並且有抗衰延壽的作用。《神農本草經》認為久服枸杞子能強筋骨。《藥性賦》也認為枸杞子擅長補益精氣。中國歷代醫家、養生家都非常重視本藥的滋補作用。《本草綱目》載其治病強身藥方多達33條。葛洪、陶弘景、孫思邈等歷代醫學名家都喜飲杞子酒。現代科學研究表明，枸杞子含蛋白質、脂肪、糖、微量元素、胡蘿蔔素、維生素B_2、鈣、磷、鐵等物質和18種胺基酸，特別是以下3種營養成分更值得重視。

枸杞色素：為存在於枸杞漿果中的各類呈色物質，是枸杞子的重要生理活性成分，主要有胡蘿蔔素、葉黃素和其他有色物質。其所含的類胡蘿蔔素具有重要的藥用價值。枸杞色素有提高機體免疫功能，預防、抑制腫瘤及預防動脈粥樣硬化等效果。胡蘿蔔素是枸杞色素的主要活性成分，具有抗氧化和作為維生素A的合成前體等重要的生理功能。

枸杞多醣：是一種水溶性多醣，是枸杞中最主要的活性成分，相對分子品質為60～200，目前已成為國內外研究熱點。其中又以枸杞多醣的免疫調節、抗腫瘤作用的研究最多。現已有很多研究表明，枸杞多醣具有促進免疫、抗衰老、抗腫瘤、清除自由基、抗疲勞、抗輻射、保肝、保護和改善生殖功能等作用。

甜菜鹼：在化學結構式上與胺基酸相似，屬於季胺鹼類物質。甜菜鹼是枸杞果、葉、柄中的主要生物鹼之一。枸杞對脂質代謝的作用及其抗脂肪肝作用都與其所含的甜菜鹼密切相關。

枸杞嫩葉可做蔬菜，在廣東、廣西等地，枸杞芽菜非常流行，但南方多為中華枸杞，沒有正宗的枸杞芽，而寧夏枸杞在寧夏等西北地區，其嫩葉很少作為蔬菜食用。枸杞子已被中國原衛生部列為「藥食兩用」品種，可以加工成各種食品、飲料、保健酒、保健品等，也可做成粥食和湯。

【適宜人群】

枸杞子中含有多種胺基酸，並含有枸杞多醣、甜菜鹼、玉米黃質、酸漿果紅素等特殊營養成分，具有非常優良的食用價值。

枸杞子適合所有人食用，對用眼過度，出現視疲勞者尤為適宜，可延緩老年人白內障、眼黃斑變性等。對有高血壓、高脂血症、高血糖等「三高」症狀者及易於疲勞、虛勞低熱、口舌糜爛、皮膚失潤等人群也十分適用。枸杞子性質比較溫和，食用稍多無礙，但也須節制，過量食用也會令人上火。

【藥食的相互作用】

枸杞子與多種中藥都可合用，起增效減毒作用。《本草綱目》中其與其他藥物組成的治病防病、強身健體的複方就有33方（可能還不止於此）。最常見約有以下幾種：

與菊花配伍：可用於茶飲，能起到養肝明目的功效。

與雞血藤合用：有補血作用，具有促進造血功能、升高血白血球的效果。

與龍眼肉同用：對改善血虛失眠有明顯效果。

與核桃、黑豆並用：可起到烏髮的作用，並有益腎生精、健腦益智的功效。

與生地黃同用：能美容潤膚，增強抗衰老作用。

與女貞子並用：兩者均有滋補肝腎的功能，枸杞子滋補作用強，女貞子清虛熱之力優，兩藥合用，具有滋陰清熱的效果，並有潤肺止咳作用。

與西藥環磷醯胺合用：近年來的研究顯示，枸杞子與西藥免疫抑制劑環磷醯胺合用可增強抗腫瘤作用。此外，還發現枸杞子對環磷醯胺導致的白血球減少有明顯的保護作用。

【禁忌及注意事項】

本品雖適用於體質虛弱、免疫功能低下者，但須注意用量，其雖性味甘平而溫和，但食用也不能過度，長期過量服用也易上火，生用時尤其應減量。同時，外感發熱或患有溫熱性疾病者，也不宜食用。

歷代經書對本品的利弊有以下評述：

《本草經疏》：「脾胃虛薄弱，時時泄瀉者勿入。」

《本草匯言》：「脾胃有寒痰冷癖，時作泄瀉者勿入。」

《本經逢原》：「元陽氣衰，陰虛精滑及婦人失合，勞嗽蒸熱之人慎用。」

古人對本品在臨床應用或食療保健中的評論應該作為人們食用時的參考，盲目濫用，往往會適得其反。

（駱仙芳　周忠輝）

燕窩

《本草從新》

【生物特性及藥源】

燕窩，又稱燕菜、燕根、燕窩菜，為雨燕科動物金絲燕及多種同屬燕類用唾液與絨羽等混合凝結所築成的巢窩，形似元寶，窩外壁由橫條密集的絲狀物堆壘成不規則稜狀突起，窩內壁由絲狀物織成不規則網狀，窩碗根堅實，兩端有小墜角，一般直徑6～7公分，深3～4公分。

燕窩因採集時間不同可分為3種：①白燕，古代曾列為貢品，故又稱官燕；②毛燕，其巢身厚度因產地不同而異，巢色普遍較暗，雜質較多，特別是絨毛，故須加工，過程比較複雜；③血燕，其營養成分較高，含50％蛋白質、30％醣類及一些無機鹽，是中國傳統名貴食品之一。

燕窩主要產於菲律賓西至緬甸沿海附近荒島的山洞裡。這些海域以印尼、馬來西亞、新加坡和泰國等東南亞地區及中國南海諸島居多。如今，除了越南會安，印尼、馬來西亞、泰國都有屋燕產出。屋燕，就是當地居民仿照海上洞穴生態，在海邊建造燕屋，讓燕子在裡面築巢。金絲燕有一特點就是喜歡扎堆，寧願擠在一起也不願往外圍挪移。所以，燕窩的產量一般都處於「聽天由命」的狀況，因而珍貴無比。

【功效概述】

燕窩性平味甘，歸肺、胃、腎經，歷代以來都被認為是滋補佳品，具有滋陰潤燥、補腎養胃、暖腰膝、縮小便、治崩止帶等功效。凡有久病體虛、羸瘦乏力、氣祛食少、月經不調、妊娠惡阻等表現者，特別是有久咳、咳血、痰喘、虛煩失眠等症狀者，尤為適用。

燕窩宜藥宜膳，早在唐代就已載入藥典，是一味珍貴的中藥材，在餐桌上則是一道美味菜餚，是稀有的藥食兩用食物，被譽為「東方珍品」。一般來說，喜歡吃這種昂貴營養品的人，還是以中國人為主，以及東南亞地區受中國文化熏陶的華人和華僑，西方人很少涉獵。食用燕窩在中國已有上千年歷史，《本草求真》就認為燕窩入肺生氣，入腎滋水，入胃補脾，補而不燥，潤而不滯。特別要指出的是，明朝航海名家鄭和下西洋，從而開通了大陸與東南亞的貿易通道，使燕窩這一名貴補品得以更廣泛的推廣。

【典故及歷代名家點評】

關於燕窩可食可藥的評述，明代以後才逐漸增多。近幾年來，由於人民生活水平的提高，燕窩深受消費者的喜愛，需求量才開始與日俱增。

《本經逢原》：「燕窩……惜乎本草不收，方書罕用，今人以之調補虛勞，咳吐紅痰，每兼冰糖煮食，往往獲效。」

《本草從新》：「可入煎藥，須用陳久者，色如糙米者最佳。燕窩腳，色紅紫，名血燕，功用相仿。假燕窩無邊無毛（或微有邊毛），皆偽為之，色白，甚有白如銀絲者。」

《嶺南雜記》：「燕窩有數種，日本以為蔬菜供僧。此乃海燕食海邊蟲，蟲背有筋不化，復吐出而為窩，綴於海山石壁上，土人攀緣取之。春取者白，夏取者黃，秋冬不可取，取之則燕無所棲而凍死，次年無窩矣。」

《本草綱目拾遺》：「大養肺陰，化痰止嗽，補而能清，為調理虛損勞瘵之聖藥，一切病之由於肺虛不能清肅下行者，用此者可治之。」

《食物宜忌》：「壯陽益氣，和中開胃，添精補髓，潤肺，止久瀉，消痰涎。」

據說，金絲燕是世界上最忠貞不貳的鳥。金絲燕一旦結婚，就一定白頭偕老。人們把它們的巢窩摘走了，它們就會在原來的地方再築巢棲居，一生一世不離不棄。

【藥用價值】

古往今來，各種醫籍都無不強調燕窩對呼吸系統疾病的治療效果，如癆瘵（肺結核）及各種原因引起的咳嗽、咳血、痰喘等病症。一般而言，燕窩潤肺養肺、化痰止咳的輔助作用還是很好的。

燕窩由金絲燕的唾液凝結而成，中醫將唾液稱為「金津玉液」，不僅有補肺功效，而且有護胃健脾、養肝補腎及調養衝任的功效，對久病體虛、噎膈、反胃、口乾舌燥者尤有補益作用，特別有利於兒童生長發育，治療婦女月經不調、孕婦養胎、安胎、產後調理等症時均可使用。

【食療保健】

現代研究顯示，燕窩富含蛋白質、多種人體必須的胺基酸、維生素、醣類和鈣、鉀、鈉、鐵、磷等元素，其中所含的膠質經過人體吸收後，對組織細胞的修復和再生具有良好的促進作用。此外，燕窩還是傳統的稀有美容護膚補物，所含的蛋白質及多種人體必須的胺基酸是人體皮膚、肌肉和毛髮的重要養料，其中部分成分是普通蛋白質難以替代的。因此，進食燕窩，不但能健體強身，而且能美白嫩膚，使人的皮膚更加乾淨、亮澤、靚麗。孕婦食用燕窩，產後的寶寶會更活潑可愛；產婦食用燕窩，身體康復更快，身材也更加窈窕出眾；患有多動症或抽動症的兒童食用燕窩，會有良好的輔助療效。新近發現，燕窩還有抗感染、提高機體免疫功能、防衰抗老、防癌抑癌等功效，在霧霾天氣裡，燕窩更是不可多得的「洗肺」佳品。

【適宜人群】

燕窩是優質的藥食兩用食物，是很好的養生保健食材，男女老幼均適宜，特別是未老先衰者、孕婦、婦女產後及病後、腫瘤術後或放療化療後，食用燕窩有利於更快康復。

【藥食的相互作用】

1.燕窩與脫皮老雞燉食，補虛壯骨作用尤佳，用於年老體弱多病或病後、產後以及腫瘤放化療後，有助於更快康復。

2.燕窩與魚翅搭配燉煮，其味鮮美，具有健脾開胃、促進食慾的功效，且有養胃理腸的作用。

【禁忌及注意事項】

1.燕窩是補虛養身、美容護膚的佳品，正因如此，市場上常有假冒偽劣產品。所以，必須注意鑑別，特別是所謂的「血燕」，更是鑑別的重點。鑑別須掌握3個要點：一是外表生長自然，色滑光潤，呈絲條樣波狀排列；二是內陷兜呈網狀（或有少量羽絨）；三是久燉不爛，嚼之脆而滑軟，並具燕窩特有的氣味。在血燕非常少見，市場上的所謂「血燕」多為染色而成。

2.如因處理不當而有輕微發霉，可用牙刷加少量水擦淨，將之風乾即可；如發霉嚴重且出現黑色霉點，則不能食用。

3.要提醒的是，燕窩在食用之前，需先以水浸泡漲發，揀去毛絨雜質方可食用。一般多內服，可用絹包煎湯飲服或燉服。每次3～6克，或入膏劑中服用。凡脾胃虛寒、溼停痰滯或伴有感冒者不宜食用。不論體質是寒是熱，均可服用。

（蔡宛如　周忠輝）

紅棗

《神農本草經》

【生物特性及藥源】

紅棗，又名大棗、大紅棗，為鼠李科落葉灌木或小喬木植物棗 *Ziziphus jujuba* Mill. 的成熟果實。其植物高可達10公尺，枝平滑無毛，具成對的針刺，直伸或鈎曲，幼枝纖細而簇生，頗似羽狀複葉，呈之字形曲折。單葉互生；卵圓形至卵狀披針形，少有卵形，長2～6公分，先端短尖而鈍，基部歪斜，邊緣具細鋸齒，3主脈自基部發出，側脈明顯；花呈短聚傘花序，叢生於葉腋，黃綠色；萼5裂，上部呈花瓣狀，下部呈筒狀，綠色；花瓣5；雄蕊5，與花瓣對生；子房2室，花柱突出於花盤中央，先端2裂，核果卵形至長圓形，長1.5～5公分，熟時深紅色，果肉味甜，核兩端銳尖；花期4～5月，果期7～9月。初秋果實成熟時採收，曬乾，生用。

紅棗為溫帶作物，適應性強，種植範圍廣泛，素有「鐵桿莊稼」之稱，具有耐旱、耐澇的特性，是發展節水型林果業的首選良種。據史書記載，紅棗是原產於中國的傳統名優特產樹種，已有4000年以上的種植史，主產於中國河北、河南、山東、陝西、新疆等地區。

【功效概述】

紅棗味甘，性溫，入脾、胃經，具有補中益氣、滋陰補陽、養血安神功效，常用於脾胃虛弱、食少便溏、氣血虧虛、倦怠乏力、面黃肌瘦以及婦女血虛臟燥、失眠心悸、健忘早衰等病症的治療。自古以來，紅棗就與桃、李、梅、杏一起並稱為「五果」，因其維生素含量極高而有「天然維生素丸」的美譽。紅棗被稱為「百果之首」是非常有道理的。人們在遠古時代就已發現紅棗並加以利用，西周時期人們已開始利用紅棗發酵釀造紅棗酒，並將其作為上等貢酒，宴請賓朋貴客。《詩經》、《禮記》、《戰國策》等古代名著均記述了棗的食用價值。其實，棗的藥用歷史也很早，最早的藥典《神農本草經》就已收載，至東漢時期，醫聖張仲景的《傷寒論》及《金匱要略》兩醫書中所記述的113張方子中，用紅棗的就有65張，可見早在2000多年前紅棗就是防治疾病的重要中藥。到明代，李時珍的《本草綱目》對紅棗的記載進一步深入，指出棗味甘、性溫，能補中益氣、養血生津，可用於治療脾胃虛弱、食少便溏、氣血虧虛等疾病。故有「日食三顆棗，百歲不顯老」之傳言。

棗的命名據傳與黃帝有關。古時，在一個中秋時節，黃帝帶領官兵隨從到野外打獵，走到一個山谷中，已人困馬乏。此時，只見半山上有幾株大樹，紅果累累懸於枝間，紅如朝霞，燦若蹼玉，於是黃帝順手摘了一顆，含在嘴裡，只覺味道酸甜可口，頓時神清氣爽，疲憊忽消，隨從官兵也連聲叫好，但都不知道其名，立即請黃帝賜名。黃帝欣然答應，說：「此果解了我們飢疲之困，一路找來不易，就叫它『找』吧。」、「找」與「棗」諧音，時間叫久了，就說成「棗」了。在中國人民的心目中，棗象徵幸福、美滿、吉祥能早日到來，體現了「早日到來」的願望。因此，棗在很多場合都隱喻了的重要意義，在新婚典禮中，紅棗是必備的果品，人們把祈求多子多福、傳宗接代的心願寄託在紅棗的身上，祈求能「早（棗）生貴子」；除夕之夜，中國人有「守歲」的習慣，守夜必備果品，而紅棗也是不可缺少的果品之一；陝北人喜歡在接待賓客時，用1杯開水，泡上5顆紅棗，寓意為「五子登科」，讓人聽著順耳，心情舒暢。紅棗既是人們喜愛的藥食兩用食物，又體現著中華民族的傳統美德和美好心願。

在中國有十大名棗，即山西的稷山板棗，山東的寧陽紅棗和棗莊大紅棗，河北的阜平紅棗和行唐紅棗，山西的太谷壺瓶棗、阿克蘇紅棗、若美灰棗、和田紅棗，陝西的清澗狗頭紅棗，各有特色。其中，以稷山板棗最優，曾在2009年被農業部等單位評為中國十大名棗之首。此棗已有上千年的種植史，素因皮薄、肉厚、核小稱著於世，味道甘美，營養豐富，含糖量74.5％，可食率96.3％，維生素和無機鹽是棗類中最高，藥食價值俱佳，堪稱「中華棗之王」。河北的阜平紅棗和行唐紅棗並稱為「天然維生素丸」，中科院化驗結果表明，行唐紅棗富含24種微量元素和18種胺基酸，有加強成人保健、促進兒童發育、提高智力、延緩衰老等作用。

此外，棗葉、棗核、棗樹皮、棗樹根都有藥用。棗葉性味甘、溫，具有清熱解毒的功效，多用於小兒發熱、瘡癬、熱痱、燙傷等的治療；棗核性味苦、平，歸肝、腎經，具有解毒、斂瘡的功效，可用於臁瘡、牙疳的治療，採用北棗核燒灰乾敷，可治療內外臁瘡，用陳年南棗核燒灰研末撒之，可治療走馬牙疳；棗樹皮性溫，無毒，具有止瀉、祛痰、鎮咳、消炎、止血功效，可治療痢疾、腸炎、咳嗽、崩漏、燒燙傷、外傷出血；棗樹根性味甘、溫，歸肝、脾、腎經，具有調經止血、祛風健脾的功效，可用於月經不調、不孕、崩漏、胃痛、痺痛、脾虛泄瀉、風疹、丹毒等的治療。

【典故及歷代名家點評】

紅棗甘甜可口，歷來都是藥食兩用的良品。除將棗用於藥用和食療保健外，在幾千年的歷史長河中，中華民族還形成了豐富多彩的棗文化。自古以來，不論醫藥學家、養生學家，還是文人雅士、詩詞名家都非常看好紅棗，讚美之詞不絕於口。

《神農本草經》：「安中養脾，助十二經；平胃氣，通九竅，補少氣，少津液，身中不足，大驚，四肢重，和百藥。」

《名醫別錄》：「補中益氣，強力，除煩悶，療心下懸，腸澼。」

《本草經集注》：「殺烏頭毒。」

《珍珠囊》：「溫胃。」

紅棗豐收的棗鄉，一片繁忙，鄉情美景盡收眼中，清代詩人崔旭寫得非常出色：「河上秋林八月天，紅珠顆顆壓枝園。長腰健婦提筐去，打棗竿長二十拳。」景象逼真，使人如聞其聲，如見其景。

【藥用價值】

紅棗具有益氣補血、健脾和胃、祛風、和百藥等多種功效，對過敏性紫癜、貧血、急慢性肝炎、肝硬化、改善肝功能及預防輸血反應等均有較好的治療效果。另外，紅棗含有三萜類化合物和環磷腺苷（cAMP），有很強的抑癌、抗過敏作用；棗中含有黃酮類化合物，有鎮靜、安神、降低血壓的功效，可用於失眠、心悸等的治療。

【食療保健】

紅棗含有人體所需的蛋白質、糖、多種胺基酸和鈣、磷、鉀、硒等元素，並富含多種維生素，特別是維生素C、維生素A、維生素D、維生素P均高於其他蔬菜水果，尤其是具有抗氧化、清除自由基作用的維生素P，其在紅棗中的含量是蘋果的75倍，被譽為「百果之冠」。由此可見，紅棗的營養成分非常豐富，是食療健身功效顯著的佳品。常吃紅棗，對增強體質、保肝護胃、增強食慾、促進消化吸收、改善貧血消瘦、緩解慢性咳嗽、提高機體免疫功能、延緩衰老、健腦益智、壯骨強筋、防癌抗癌、鎮靜安神等均有良好效果。

【適宜人群】

紅棗老少咸宜，是中老年人、青少年、更年期女性、妊娠婦女的天然保健品，也是病後、手術後、腫瘤放化療後的康復食物；也適合慢性肝病、慢性腸炎、過敏性紫癜及過敏體質者及具有營養不良、健忘、失眠、思慮過度以及慢性疲勞症候群等的亞健康人群，生長發育不良的兒童也可食用。

【藥食的相互作用】

紅棗具有「和百藥」的作用，可與幾乎所有的藥食兩用食物合用，一般都能起到增效減毒的效果。

1. 紅棗與黨參、茯苓、白朮配伍，常用於治療脾胃虛弱、食慾不振、大便溏薄、體倦乏力等病症，具有良好的增效作用。
2. 紅棗與甘草、淮小麥配伍，三藥合用組成的甘麥紅棗湯，具有養心除煩、鎮靜安神和助眠的效果，常用於自主神經功能失調及婦女更年期症候群等的治療。
3. 紅棗與葶藶子配伍，具有瀉肺平喘、強心利尿及緩和藥性的效果。
4. 紅棗如與解表類藥同用，可加強解表祛邪之效；如與補益類藥同用，可補脾益氣、促進食慾、增強消化吸收功能。

【禁忌及注意事項】

紅棗雖有很高的營養價值，但患某些疾病的人不宜食用。凡患有糖尿病、胃食管反流症或溼熱內盛、小兒疳積、寄生蟲病者及齒痛者均不宜食用；鮮棗含糖量較多，更易損傷牙齒，不宜多食。

（駱仙芳　周忠輝）

石斛

《神農本草經》

【生物特性及藥源】

石斛，為蘭科植物金釵石斛 *Dendrobium nobile* Lindl.、鼓槌石斛 *Dendrobium chrysotoxum* Lindl. 或流蘇石斛 *Dendrobium fimbriatum* Hook. 的栽培品及其同屬植物近似種的新鮮或乾燥莖。別稱林蘭、禁生、金釵花、杜蘭、千年潤、黃草、吊蘭、吊蘭花、萬丈須、扁草、霍石斛、川石斛等。石斛為多年生草本植物，鮮石斛呈圓柱形或扁圓柱形，長約30公分，直徑0.4～1.2公分；表面黃綠色，光滑或有縱紋，節明顯，色較深，節上有膜質葉鞘；肉質多汁，易折斷；氣微，味微苦而回甜，嚼之有黏性。金釵石斛呈扁圓柱形，長20～40公分，直徑0.4～0.6公分，節間長2.5～3公分；表面金黃色或黃中帶綠色，有深縱溝。質硬而脆，斷面較平坦而疏鬆；氣微，味苦。鼓槌石斛呈粗紡錘形，中部直徑1～3公分，具3～7節；表面光滑，金黃色，有明顯凸起的稜；質輕而鬆脆，斷面海綿狀；氣微，味淡，嚼之有黏性。流蘇石斛呈長圓柱形，長20～150公分，直徑0.4～1.2公分，節明顯，節間長2～6公分；表面黃色至暗黃色，有深縱槽；質疏鬆，斷面平坦或呈纖維性；味淡或微苦，嚼之有黏性。全年均可採收，以秋季採收為佳。鮮用者除去根和泥沙；乾用者採收後，除去雜質，用開水略燙或烘軟，再邊搓邊烘曬，至葉鞘搓淨，乾燥。石斛主要分布於亞洲熱帶和亞熱帶，中國主要分布於安徽、浙江、山西、四川、河南、福建、廣東、廣西、雲南、貴州等地高山。

其中最負盛名的就是鐵皮石斛，在民間被稱為「救命仙草」，國際藥用植物界稱其為「藥界大熊貓」。目前已經開發出不少保健品如石斛膠囊、石斛粉和石斛超微粉、石斛沖劑、石斛晶、石斛顆粒、石斛露、石斛茶、石斛酒等。

【功效概述】

石斛歷史悠久，最早見於《神農本草經》。其味甘，性微寒，歸胃、腎經。具有益胃生津、滋陰清熱的作用，常用於熱病津傷、口乾煩渴、胃陰不足、食少乾嘔、病後虛熱不退、陰虛火旺、骨蒸勞熱、目暗不明、筋骨痿軟等。鮮石斛清熱生津之功較佳，多用於熱病肺胃火熾，津液已耗，舌絳乾燥或舌苔變黑，口渴思飲者。切製成小段，便於其藥效成分的煎出，便於調劑和製劑。

【典故及歷代名家點評】

石斛，《神農本草經》中列為上品，民間更是有著「中華九大仙草之首」的美譽。從古至今，石斛就為許多文人墨客所歌頌，陳樵的「石斛依空無死生」顯示石斛似有仙靈之氣，無有生死。「石斛叢生石上多，金釵一股贈嫦娥」說明石斛叢生石上，其莖狀如金釵之股，故古有金釵石斛之稱。

石斛與許多歷史名人都有不解之緣，乾隆活到了89歲，是中國歷史上執政時間最長、年壽最高的皇帝，他獨愛用鐵皮石斛，燉湯、喝酒、喝茶、大宴群臣，都必用鐵皮石斛。他甚至在80歲壽宴的時候，宴請了2000多名百歲以上的老人，來共同享用鐵皮石斛熬成的湯，希望老百姓更加長壽健康，國家安定繁榮。武則天花甲之年後，頭髮依然黑亮潤澤，皮膚白皙紅潤、富有彈性。典籍記載了她的養顏祕方：養血與滋陰並重。以藏紅花為君藥，鐵皮石斛、靈芝二味為臣藥，強化了養血滋陰、益氣活血、清補五臟、平衡陰陽等作用。西元819年，史部侍郎韓愈因反對迎佛骨之事被貶潮州。在去潮州府的路上，因水土不服而染上了虛熱之症，出現了身體疲乏、頭暈眼花、咳嗽少痰等一系列症狀。在生命垂危之際，韓愈服用了當地的一種草本植物（鐵皮石斛），不久便痊癒。洋務大員李鴻章出使英國時將鐵皮石斛作為國禮贈送給伊麗莎白女王，英國女王服用後，感覺奇妙無比，特意致謝慈禧太后。從此，鐵皮石斛成了英國王室的養生奢侈品。據說，在20世紀60～70年代，1千克鐵皮石斛在歐洲可以換回12噸小麥。1970年，中國總理周恩來送給當時患病的越南共產黨總書記胡志明的珍貴禮物就是鐵皮石斛，從而促使中越兩國關係持續向好。中國京劇表演藝術家梅蘭芳先生也是常年煎服鐵皮石斛當茶飲來護嗓養生，永保藝術青春。歷代名家對石斛的論述也很多。

《神農本草經》：「主傷中，除痺，下氣，補五臟虛勞，羸瘦，強陰，久服，厚腸胃。」

《名醫別錄》：「益精，補內絕不足，平胃氣，長肌肉，逐皮膚邪熱痱氣，腳膝疼冷痺弱，定志除驚。」

《僧深集方》：「囊澀精少，小便餘瀝者，宜加之。」

《藥性論》：「益氣除熱。主治男子腰腳軟弱，健陽，逐皮肌風痺，骨中久冷，虛損，補腎積精，腰痛，養腎氣，益力。」

《日華子本草》：「治虛損劣弱，壯筋骨，暖水臟，輕身益智，平胃氣，逐虛邪。」

《本草衍義》：「治胃中虛熱。」

《本草綱目》：「治發熱自汗，癰疽排膿內塞。」

《藥品化義》：「治肺氣久虛，咳嗽不止。」

《本草備要》：「療夢遺滑精。」

《本草綱目拾遺》：「清胃除虛熱，生津，已勞損，以之代茶，開胃健脾，功同參耆。定驚療風，能鎮涎痰，解暑，甘芳降氣。」

《本草再新》：「理胃氣，清胃火，除心中煩渴，療腎經之虛熱，安神定驚，解盜汗，能散暑。」

【藥用價值】

金元四大家之首，養陰派學說創始人朱丹溪指出：「人，陰常不足，陽常有餘；陰虛難治，陽虛易補。」並在滋陰的藥材中，首推鐵皮石斛為「滋陰聖品」。石斛入藥用量一般為6～12克，鮮用為15～30克，用於治病，大致為以下幾方面：

1. 石斛屬於補虛藥中的補陰藥，長於滋養胃陰，兼能清胃熱，常用於胃陰虛證。
2. 熱病傷津、煩渴、舌乾苔黑者，可用石斛清熱生津止渴，常用於熱病傷津證。
3. 目暗不明、筋骨痿軟、陰虛火旺及骨蒸勞熱者，可用石斛滋腎陰，降虛火，常用於腎陰虧虛諸證。

現代藥理研究認為，石斛的作用主要有：

抗疲勞：石斛多醣通過增加脂肪利用以及延緩乳酸和氨的積累達到抗疲勞作用。

抗氧化作用：石斛組小鼠血清中超氧化物歧化酶（SOD）及穀胱甘肽過氧化物酶（GSH-Px）的活性水平顯著高於對照組，說明其具有抗氧化作用。

促消化：石斛能明顯促進大鼠胃液分泌，增加胃酸與胃蛋白酶排出量，並能增強小鼠小腸推進，軟化大便。

增強免疫作用：石斛多醣對S180肉瘤小鼠T淋巴細胞轉化功能、自然殺傷細胞（NK細胞）活性、巨噬細胞吞噬功能及溶血素值均有明顯的提高作用。

抗腫瘤作用：石斛水提物、石油醚、乙酸乙酯及正丁醇提取部位對HelaS3和HepG2細胞株均有不同程度的抑制作用。

降血糖作用：石斛總生物鹼可降低四氧嘧啶所致糖尿病大鼠血糖，機制與其對胰島的保護作用有關。

降脂作用：石斛多醣能有效降低高脂血症大鼠血清中總膽固醇（TC）、三酸甘油酯（TG）、低密度脂蛋白膽固醇（LDL-C）的含量，並且能升高高密度脂蛋白膽固醇（HDL-C）的含量，降低肝臟指數和肝臟組織中丙二醛（MDA）的含量，同時升高過氧化物歧化酶（SOD）的活性，對高脂血症大鼠肝臟脂肪變性有減輕作用。

抗白內障：石斛總生物鹼和粗多醣在體外均有一定的抗白內障作用，其機制與拮抗晶狀體的氧化損傷有關，而金釵石斛總生物鹼效果優於粗多醣。

改善記憶：石斛總生物鹼可以減輕脂多醣（LPS）誘導的大鼠學習記憶減退，其作用機制與降低p38 MAPK的磷酸化水平，減少1型腫瘤壞死因子(TNFR1)、核轉錄因子κB（NF—κB）的表達有關。

抗血栓作用：石斛能顯著延長小鼠全血的凝血時間，並且能顯著對抗膠原—腎上腺素誘導小鼠的體內血栓形成。

抗炎作用：金釵石斛中的菲類化合物能通過激活NF-κB阻滯作用和MAPK的磷酸化實現抗炎作用。

【食療保健】

新鮮石斛可以直接洗淨後放入口中咀嚼食用，此法最大程度保留了大自然之精華。其味甘而微黏，清新爽口，餘渣吞咽即可，有助於強陰益精、開胃健脾。石斛入茶，能品出特有的草木清香，甘甜清涼的滋味令喉頭清爽、身心舒暢，可重復沖泡，連渣食用。長期飲用對健康極其有益，可起到清胃、除虛熱、生津、開胃健脾的功效。也可與麥門冬、穀芽、枸杞、女貞子、菊花、甘蔗汁等配合飲用，發揮不同的作用。石斛鮮榨汁也是近年比較流行的食用方法，能比較充分地吸收利用石斛的有效成分，在夏季飲用，更能起到消暑解渴的作用。近代名醫張錫純說：「鐵皮石斛最耐久煎，應劈開先煎，得真味。」石斛浸泡後久煎，內酯類生物鹼水解後更易吸收。因此，民間也常將石斛入膳做羹、煲湯食用。將石斛洗淨切碎或拍破後和烏雞、老鴨、鴿子、瘦肉等材料一起文火燉2∼3小時，連渣食用，具有一定的養陰生津、抵虛熱的作用。

對於熱病後肺、胃陰傷者，石斛粥為首選之藥。石斛用文火煎煮後取汁備用，再加入粳米冰糖共煮，粥中粳米冰糖，養胃調中，扶助胃氣同煮為粥，既可滋陰清熱，又可養胃生津，三者合而為粥，頗有療效。石斛還可做成深受女性喜愛的甜品，將石斛純粉、鮮奶、木瓜、蓮子肉、紅棗、冰糖放入燉盅共煮，可起到潤膚養顏的作用，對皮膚乾燥、面色萎黃、氣血不足者有明顯療效。石斛與銀耳、冰糖共熬，對久病體弱、神經衰弱、失眠等症患者有一定療效。石斛燉雪梨，有養陰、清熱、生津之功效。石斛還可熬膏，將其洗淨切碎或拍破後可與其他中藥材加水煎汁，連煎兩次，棄渣後用小火濃縮，再加冰糖，繼續熬製成膏狀服用。對勞損虛弱、肢節多痛、體乏、夜多盜汗等症狀有顯著療效。

石斛滋陰，可以降低酒的溫熱之性，使酒更加甘醇，因此搭配麥門冬、玉竹等滋陰的藥材效果更好。石斛泡酒服用能起到祛風止痛而不傷陰的作用，有助於祛病健身。酒中加入山茱萸、山藥、熟地黃、懷牛膝、白朮等可起到補腎、養陰、健脾的功效；加入丹參、川芎、杜仲等可起到健脾補腎、活血通絡的作用；加入黃芪、山藥、當歸、炮乾薑等可起到健脾、益氣、暖胃的作用。現代科技更是將鐵皮石斛打粉，可以煲湯，也可以直接沖服，或者裝膠囊等，不僅服用簡便，而且利於人體的吸收，提高生物利用度。石斛中含有大量的膠質，而膠質是人體皮膚中膠原蛋白的最主要來源。一些愛美人士將石斛榨汁塗抹在臉、脖子、手背上，可以消除色斑、皺紋、痘痘，養護肌膚。也可以在石斛汁中加入蜂蜜或者蛋清、黃瓜汁做成面膜，可以保溼、美白肌膚。民間還有用石斛治療口腔潰瘍的做法，將石斛鮮條嚼爛後敷於口腔潰瘍面，能顯著加快潰瘍癒合。

石斛主要的成分為石斛多醣、石斛鹼、石斛般、石斛胺、總胺基酸，還有特殊的菲類、聯芐類抗癌成分。其中石斛多醣含量高達22％。鐵皮石斛含有17種胺基酸和7種無機元素，其野生品及其懸浮培養的原球莖胺基酸的總量分別達到133.1毫克／克、120.4毫克／克。其中，鐵皮石斛生品主要含有麩胺酸、天門冬胺酸、纈胺酸和白胺酸等胺基酸，4種胺基酸占總胺基酸的43.8％。而懸浮培養的原球莖主要含有麩胺酸、天門冬胺酸和精胺酸，這3種胺基酸占總胺基酸的52％。麩胺酸、天門冬胺酸的含量在野生品和原球莖中都比較高；在人體必須胺基酸中，野生品和原球莖都含有除色胺酸以外的全部人體必須胺基酸，其中又以白胺酸的占比最高。

【適宜人群】

石斛的適宜人群很廣，一般人都可以服用。可用於熱病傷津、口乾煩渴、病後虛熱、萎縮性胃炎、淺表性胃炎、慢性結腸炎等病症的治療，也可用於糖尿病、白內障、慢性咽炎、關節炎、癌症等的輔助治療，也適合需要美容的人群。

【藥食的相互作用】

1. 治療胃熱陰虛之胃脘疼痛、牙齦腫痛、口舌生瘡者，常與生地、麥門冬、黃芩等品同用，以清胃熱，養胃陰。
2. 治療熱病傷津者，配以天花粉、鮮生地、麥門冬等品，共奏清熱、生津、止渴之功。
3. 治療腎陰虧虛、目暗不明者，常與枸杞、熟地黃、菟絲子等同用，滋腎陰以明目，如石斛夜光丸。

4. 治療腎陰虧虛、筋骨痿軟者，常與熟地、山茱萸、杜仲、牛膝等補肝腎、強筋骨之品同用。
5. 治療腎虛火旺、骨蒸勞熱者，宜與生地黃、枸杞、黃柏、胡黃連等滋腎陰、退虛熱之品同用。

【禁忌及注意事項】

1. 石斛性屬清潤，清中有補，補中有清，故最適宜虛而有熱者，凡虛而無火或是實熱症、舌苔厚膩、腹脹者，均忌服。
2. 石斛能斂邪，使邪不外達，所以溫熱病不宜早用本品。
3. 石斛能助溼邪，溼溫尚未化燥者忌服。
4. 石斛與蘿蔔、綠豆同服會大大降低其功效。
5. 石斛與石膏、巴豆、僵蠶、雷丸相剋。
6. 石斛宜先煎。

（何飛）

玉竹

《神農本草經》

【生物特性及藥源】

玉竹，又叫葳蕤、萎蕤、委萎、女萎、鈴鐺菜、尾參、地管子、小筆管菜等，為百合科玉竹 *Polygonatum odoratum*（Mill.）Druce的根莖。玉竹與多花黃精十分相似，其莖光滑，而多毛黃精莖帀有稜。玉竹莖高20～50公分，具7～12葉。葉互生，橢圓形至卵狀矩圓形，長5～12公分，寬3～16公分，先端尖，上面綠色，下面帶灰白色，下面脈上平滑至呈乳頭狀粗糙，根狀莖圓柱形，直徑5～14公釐；花序具1～4花，栽培可多至8朵，花被黃綠色至白色，全長13～30公釐，花被筒較直；花絲絲狀，近平滑至具乳頭狀突起；漿果藍黑色，直徑7～10公釐，具7～9顆種子，花期5～6月，果實7～9月。春、秋採挖，除去鬚根和泥土，蒸透心後揉至透明，曬乾。切段生用或蜜製用。

玉竹在中國分布極廣，多分布在東北、西北、華北、華東、華中、華南等地區，以及台灣；歐亞大陸溫帶地區也多分布。生於海拔500～3000公尺的林下或山野陰坡。品種品質優良者有湘玉竹，主產於湖南邵東、邵陽、耒陽等地，其特點為條較粗，表面淡黃色，味甜糖質重；海門玉竹，為主產於江蘇海門、南通等地區的栽培品，品質近似湘玉竹，其條乾亦挺直肥壯，呈扁平形，色嫩黃；西玉竹，主產於廣東連州等地區，商品在加工時分為根莖和支根莖，前者稱為「連州竹頭」，後者稱為「西竹」或「統西竹」，其商品顏色均較深，紅棕色至金黃色，不及湘玉竹和海門玉竹糖分足，甜味略淡。另外，浙江新昌等地所產的玉竹品質亦佳，有人將之與江蘇栽培品同稱為「東玉竹」。

【功效概述】

玉竹屬補益藥中的補陰藥，在東漢時期載入藥物學著作，隋唐時期被食療著作收錄，被列為藥食中的上品。其味甘、性微寒，入肺、胃經，具有養陰潤燥、生津止渴的作用，為養陰要藥，藥效較緩和，適宜久服。本品補而不膩，不寒不燥，具有清熱潤肺、養陰熄風、補益五臟、滋養氣血、平補而潤、延年益壽、護膚祛斑等功效，久服而不傷脾胃。《本草拾遺》認為玉竹「主聰明，調血氣，令人強壯」。

玉竹別名葳蕤，漢樂府詩《孔雀東南飛》中就有「妾有繡腰襦，葳蕤自生光」之詩句；司馬相如的《子虛賦》也有「錯翡翠之葳蕤，繆繞玉綏」的描述；黃公紹《古今韻會》則道，因玉竹根長多鬚，如冠纓下垂而有威儀，所以就用「葳蕤」來稱呼了；又因為它的葉子光瑩而像竹葉，很多節，所以又叫玉竹。可見，玉竹自古就被文人雅士所青睞。

玉竹補而不膩，不寒不燥，故有清熱潤肺、養陰熄風、補益五臟、滋養氣血、平補而潤、兼除風熱之功效，作用於脾胃，故久服不傷脾胃。現代醫學研究指出玉竹可養胃潤肺，有滋養、鎮靜及強心作用，可用於治療心悸、心絞痛；亦有降低血脂和血糖作用，可用於治療糖尿病。不僅如此，玉竹中還有抗氧化作用的成分，可增強人體免疫力，抑制腫瘤的生長，常服可抗衰老，延年益壽。於女性來說，玉竹還可以滋陰養顏，改善肌膚粗糙，使得面色紅潤。鮮玉竹及白蜜做成的玉竹蜜，也可以治療皮膚開裂，適用於皮膚乾燥、陰虛火旺體質的人。玉竹在古代宮廷美容方劑中也常有出現。

玉竹不僅可以入藥治病，還能作為可口的食材供大眾享用，美味與養生共存。玉竹片可水煎代茶飲用於防治冠心病，燉肉片湯用於補虛強壯，用玉竹片與粳米、桂圓肉、棗仁、茯苓粉煮粥可治虛煩失眠。還有廣東傳統的名菜——沙參玉竹老鴨湯，不僅味道鮮美，食用價值高，更能清熱健脾，對身體虛弱、病後體虛之人的恢復大有益處。

玉竹不僅具有很大的藥用和養生、食用價值，而且也被運用於園藝方面。它宛如一位秀外慧中的大家閨秀，成了許許多多中草藥中一道靚麗的風景。《本草經集注》中認為玉竹莖乾強直，似竹箭桿，有節，由此得名。它在5～6月開花，花朵白色，像風鈴一般在綠色的莖乾上連成一串，微風吹來，輕輕晃動，別具一番風味。若是將它栽至盆栽中，也能給辦公桌增添一絲清雅與美麗。

【典故及歷代名家點評】

玉竹是花容動人的植物，常用於形容女子婀娜多姿的苗條身材，而且它的美容功效又常常與人們傳說千年的身輕如燕的趙飛燕姐妹相聯繫。據傳，這姐妹倆原是父母偷情所生，出生時幾乎被拋棄，後被姑母收養，因寄人籬下不堪受辱而逃入山中，採玉竹以充飢渴，漸漸體態輕盈，膚白如玉。後來流落長安，賣身做了舞伎。漢成帝即位之後，驕奢淫逸成性，經常外出尋歡作樂，有一天出遊至富平侯張放處一同作樂，忽然見歌舞中有一女子身輕如燕，體態可人，甚是喜歡，便把她招入宮中，寵幸有加。這美女就是趙飛燕，後被漢成帝封為皇后，和她的妹妹趙合德專寵後宮十餘年。玉竹的別名很多，從意指華美下垂的「委萎」，到後來的「女萎」，儘管叫法不一，但總與美麗相關。

玉竹不但美觀，為人們所欣賞，而且是一味藥食兩用的佳品。歷代名家點讚頗多：

《神農本草經》：「主中風暴熱，不能動搖，跌筋結肉，諸不足。久服去面黑䵟，好顏色，潤澤，輕身不老。」

《本草便讀》：「氣平，質潤之品，培養脾、肺之陰，是其所長。」

《本草綱目》：「主風溫自汗灼熱及勞虐寒熱，脾胃虛乏。」

《日華子本草》：「除煩悶，止渴，潤心肺，補五勞七傷，虛損。」

《本草正義》：「治肺胃燥熱、津液枯涸、口渴嗌乾等證，而胃火熾盛，燥渴消穀，多食易飢者，尤有捷效。」

【藥用價值】

玉竹藥性甘潤，能養肺陰，且略能清肺熱，適用於陰虛肺燥、乾咳少痰、咳血、聲音嘶啞及熱傷心陰之煩熱多汗、驚悸等症。

玉竹含甾體皂素（鈴蘭苦苷、鈴蘭苷等），黃酮及其醣苷（槲皮素苷等），微量元素，胺基酸及其他含氮化合物，尚含黏液質、白屈菜酸、維生素Ａ樣物質。玉竹有促進實驗動物抗體生成、促進干擾素合成、抑制結核桿菌生長、降血糖、降血脂、緩解動脈粥樣斑塊形成、使外周血管和冠脈擴張、延長耐缺氧時間、強心、抗氧化、抗衰老等作用，還有類似腎上腺皮質激素樣作用。

降血糖：近年來，對玉竹降血糖作用的報導不斷增多，有研究表明腹腔注射玉竹甲醇提取物可使小鼠血糖明顯降低，玉竹水提物小鼠灌胃後對四氧嘧啶誘發的糖尿病小鼠血糖升高有劑量依賴性抑制作用。

調節免疫功能：實驗發現，玉竹85%酒精提取物可提高燒傷致免疫功能低下的小鼠免疫功能，能明顯提高其血清溶血素水平，提高巨噬細胞的吞噬百分數和吞噬指數，改善脾淋巴細胞對刀豆蛋白Ａ的增殖反應。藥理研究表明玉竹的甾體皂素ＰＯＤ-Ⅱ亦有誘化集落刺激因子（ＣＳＦ）的作用。

對心血管系統的作用：靜脈注射玉竹總苷後，可劑量依賴性地降低大鼠收縮壓和舒張壓，並以降低舒張壓為主。實驗表明玉竹總苷有明顯增強心肌收縮性能、改善心肌舒縮功能的作用，但對心率未見明顯影響。此外玉竹對缺氧缺糖造成的心肌細胞損害有明顯保護作用。

抗腫瘤：大量實驗研究表明，玉竹提取物在抗腫瘤方面具有肯定而顯著的作用。玉竹多醣對肉瘤180、艾氏腹水瘤實體瘤的生長有明顯抑制作用；玉竹提取物B對腫瘤細胞株CEM的增殖具有明顯時間—劑量依賴性抑制作用，對人結腸癌CL-187細胞株及宮頸癌Hela細胞具有誘導凋亡作用。

抗衰老：玉竹多醣腹腔注射能顯著提高D-半乳糖誘導的亞急性模型小鼠血清中SOD活性，降低丙二醛含量，可增強其對自由基的清除能力，抑制脂質過氧化，從而減輕對機體組織的損傷以延緩衰老。

【食療保健】

玉竹不但有觀賞價值，更有較好的藥用價值，更不可忽略的是其食療養生功效。玉竹富含維生素E、多醣和黏液物質，具有潤澤肌膚、改善皮膚乾燥粗糙的良好功效。因此，玉竹常為女人美容護膚的首選。古代宮廷妃女，常以此為食；玉竹可製成代茶飲，女性常喝之，可減肥消脂，令自己亭亭玉立，婀娜多姿。

煲湯：玉竹可謂是最常用的藥膳材料之一。廣東就有一道名菜——沙參玉竹老鴨湯，適用於病後體虛或糖尿病屬陰虛者，滋補效果佳，具有很高的營養價值。鴨肉性寒，味甘、鹹，歸脾、胃、肺、腎經，而玉竹味甜，性偏寒，入肺、胃經，兩者相輔相成，不僅在味道上形成了良好的調和，還可大補虛勞，滋五臟之陰，清虛勞之熱，可用於治療身體虛弱、病後體虛、營養不良性水腫等症。特別是在需養精蓄銳的主藏、養陰的冬季，用玉竹燉上一鍋美味又養生的湯，滋陰養血，填精益髓，可讓身體得到充分的調整和休養。

除此之外，玉竹蒲黃湯是玉竹食療中經常見到的湯品，它潤肺健胃，能緩解咽喉腫痛、口腔潰瘍等；玉竹人參雞則能穩定人的情緒，降低血糖和血壓，還能延緩衰老，改善面部黑斑。秋季是食用玉竹的最佳季節，非常著名的「清補涼」湯水就是用玉竹、沙參、山藥、桂圓、蓮子、百合、薏苡仁混合煲成的，非常適合秋燥季節食用。

茶飲：玉竹茶對高血壓、心絞痛、黃褐斑等疾病患者有很大幫助，對於病後虛弱、老人久咳不止也有很好的療效。中國古代就有用玉竹煮水飲用的習俗，可起到強身健體的功效。

【適宜人群】

玉竹藥效較緩和，適宜久服，可用於陰虛體弱、心煩口渴者，常用於治療糖尿病、冠狀動脈粥樣硬化性心臟病、心絞痛、心力衰竭、心律失常、高血壓、高脂血症、腦中風後遺症、慢性阻塞性肺病、牙周炎等病。

【藥食的相互作用】

1.與疏散風熱之薄荷、淡豆豉等同用，如加減葳蕤湯（《重訂通俗傷寒論》），治陰虛之體感受風溫及冬溫咳嗽、咽乾痰結等症，可使發汗而不傷陰，滋陰而不留邪。

2.與養陰安神之麥門冬、酸棗仁等同用，可養心陰、清心熱，用於熱傷心陰之煩熱多汗、驚悸等症。

3.與沙參、麥門冬、桑葉等同用，如沙參麥門冬湯（《溫病條辨》），可用於肺中燥熱陰液不足、乾咳少痰、口乾舌燥、聲音嘶啞者。

4.與沙參、麥門冬、生地、冰糖等同用，可養陰益胃，用於陽明溫病、胃陰損傷所致的食慾不振、口乾咽燥者。

【禁忌及注意事項】

1. 胃有痰溼氣滯者忌服，脾虛便溏者慎服，痰溼內蘊者忌服。

2. 陰虛有熱宜生用，而熱不甚者宜製用。

（徐儷穎）

白朮

《神農本草經》

【生物特性及藥源】

白朮，為菊科植物白朮 *Atractylodes macrocephala* Koidz. 的乾燥根莖，別名於朮、冬朮、浙朮、種朮、烘朮、吳朮、山薊、桴薊、楊桴、楊袍薊、山芥、山精、山薑、山連等。白朮為菊科蒼朮屬多年生草本植物，本品為不規則的肥厚團塊，長3～13公分，直徑1.5～7公分；表面灰黃色或灰棕色，有瘤狀突起及斷續的縱皺和溝紋，並有鬚根痕，頂端有殘留莖基和芽痕；質堅硬不易折斷，斷面不平坦，黃白色至淡棕色，有棕黃色的點狀油室散在分布；烘乾者斷面角質樣，色較深或有裂隙；氣清香，味甘、微辛，嚼之略帶黏性。白朮在霜降至立冬採挖，此時下部葉枯黃，上部葉變脆，除去莖葉和泥土，烘乾或曬乾，再除去鬚根即可。烘乾者稱烘朮，曬乾者稱生曬朮，亦稱冬朮。白朮生於山坡、林邊及灌木林中，分布於浙江、安徽、江蘇、福建、江西、湖南、湖北、四川、貴州等地，主產於浙江、安徽，以浙江嵊州、新昌地區產量最大，於潛所產者品質最佳。

白朮是中醫推崇的「參、朮、芪、草」四大補氣要藥之一，俗有「十方九術」之說，也是我們所說的「浙八味」之一。白朮藥學價值頗高，臨床應用普遍，目前已經被製成各類保健、美容產品，有很高的深加工價值。化學成分含揮發油1.4％，主要成分為蒼朮醇、蒼朮酮等，並含有維生素A。

【功效概述】

白朮歷史悠久，最早見於《神農本草經》。其味甘苦，性溫，歸脾、胃經，具有健脾益氣、燥溼利尿、止汗、安胎的作用。常用於脾虛食少、腹脹泄瀉、痰飲眩悸、水腫、自汗、胎動不安等。土炒白朮，是先將土置鍋內，用中火加熱，炒至土呈靈活狀態時，投入白朮片，炒至白朮表面均勻掛上土粉時，取出，篩去土粉，放涼而成。麩炒白朮，先將鍋用中火燒熱，撒入麥麩，待冒煙時，投入白朮片，不斷翻炒，炒至白朮呈黃褐色，取出，篩去麥麩，放涼而成。焦白朮則是將白朮片置鍋內用武火炒至焦黃色，噴淋清水，取出晾乾而成。土炒白朮，借土氣助脾，補脾止瀉力勝，用於脾虛食少、泄瀉便溏等。麩炒白朮能緩和燥性，借麩入中，增強健脾作用，用於脾胃不和、運化失常、食少脹滿、倦怠乏力、表虛自汗、胎動不安等。焦白朮以溫化寒溼、收斂止瀉為優。

【典故及歷代名家點評】

《神農本草經》將白朮列為上品。白朮與蒼朮在秦漢時期統稱朮，陶弘景始分為二，因其色較蒼朮淡白，故名白朮。《本草綱目》記載：「按《六書本義》，朮字篆文，象其根乾枝葉之形。」《吳普本草》記載白朮一名山芥，一名天蘇，因其葉似薊，味似薑、芥也。西域謂之吃力伽，故《外台祕要》有吃力伽散，揚州之域多種白朮，其狀如桴，故有楊桴及桴薊之名，今人謂之吳朮是也。桴乃鼓槌之名。古方二朮通用，後人始有蒼、白之分。宋代陳直的《壽親養老新書》中收有白朮養生酒方一則，說堅持服用能髮白再黑，齒落更生，面有光澤，久服，延年不老。並引用邵康節的詩句讚之曰：「頻頻到口微成醉，拍拍滿懷都是春。」梁・庾肩吾《答陶隱居齎朮蒸啟》曰：「味重金菜，芳逾玉液，足使芝慚九明，丹愧芙蓉，長生坐致延生，伏深銘載。」古代君王都在尋覓一種能夠長生不老的神奇藥物，時刻想讓自己容光煥發，長生不老。關於漢武帝曾有一個傳說，漢武帝巡符東方，遇見一位老漢在農田裡做農活，只見老漢頭上散發白色光環，竟高達數尺。這光環只有高深道行者才有，漢武帝很好奇，便詢問老漢。老漢回答說：「我85歲時，就已經髮白齒落。後來有一個道者教我絕穀方法，只飲白朮水。沒過多久，老漢便返老還童，長出烏黑頭髮，生出了新牙齒，能日行三百里路，如今我已經一百八十歲了。」《抱朴子》也記載類似的一則故事：南陽文氏，漢末逃難壺山中，飢困欲死，有人教食朮，遂不飢。數十年乃還鄉里，顏色更少，氣力轉勝。誠然，上述傳說有可能誇大了白朮養顏益壽的功效，但是白朮根莖均能入藥，藥用功能廣泛這是毋庸置疑的。

關於白朮，還有一則小故事。傳說南極仙境有隻仙鶴，銜著一株藥草，把它帶到人間，種植在最好的地方。仙鶴日裡除草、鬆土、澆水，夜裡就垂頸俯首守護在旁。日子一長，仙鶴竟化成了一座小山，人稱「鶴山」。有一年，鶴山附近發生一場大瘟疫，不少人染病在床。這一天正是九月重陽，秋高氣爽。於潛街頭，來了一位姑娘，白衣白裙，上繡朵朵菊花和點點朱砂，擺了攤在叫賣白朮。有個藥店老闆見有利可圖，就全部收買了下來。果然，這白朮奇效無比，百姓個個擺脫了病魔。藥店老闆發了一筆大財。他貪得無厭，等到第二年重陽，姑娘又來賣白朮之時，老闆娘偷偷地用針穿了一根紅線，別在了姑娘的衣裙上。白姑娘收了錢就走，老闆卻帶了一個夥計，悄悄地跟了上去。果真在山崗找著了一株穿著紅線的藥草，香味撲鼻。老闆開心極了，大聲叫喊夥計：「快！快！拿鋤頭來。」誰知一鋤頭掘下去「啪」的一聲，閃出一道金光，刺瞎了老闆的眼睛。那株千年老白朮，就無影無蹤，再也找不著了。以後，再沒有人見到那白衣姑娘。於潛鶴山所產的白朮，特別珍貴，你若切開來看一看，還有朱砂點和菊花般的雲頭形狀哩！

歷代名家對白朮的論述也很多。

《神農本草經》：「主風寒溼痺，死肌，痙，疸，止汗，除熱消食。」

《名醫別錄》：「主大風在身面，風眩頭痛，目淚出，消痰水，逐皮間風水結腫，除心下急滿及霍亂吐下不止，利腰臍間血，益津液，暖胃，消穀，嗜食。」

《藥性論》：「主大風頑痺，多年氣痢，心腹脹痛，破消宿食，開胃，去痰涎，除寒熱，止下瀉，主面光悅，駐顏，去䵟，治水腫脹滿，止嘔逆、腹內冷痛、吐瀉不住及胃氣虛冷痢。」

《唐本草》：「利小便。」

《日華子本草》：「治一切風疾，五勞七傷，冷氣腹脹，補腰膝，消痰，治水氣，利小便，止反胃嘔逆，及筋骨弱軟，痃癖氣塊，婦人冷症瘕，溫疾，山嵐瘴氣，除煩長肌。」

《醫學啟源》：「除溼益燥，和中益氣。其用有九：溫中一也；去脾胃中溼二也；除胃熱三也；強脾胃，進飲食四也；和胃，生津液五也；主肌熱六也；四肢困倦，目不欲開，怠惰嗜臥，不思飲食七也；止渴八也；安胎九也。」

《本草衍義補遺》：「有汗則止，無汗則發。味亦有辛，能消虛痰。」

《本草匯言》「白朮，乃扶植脾胃、散溼除痺、消食除痞之要藥也。脾虛不健，朮能補之；胃虛不納，朮能助之。

【藥用價值】

白朮為補氣健脾第一要藥。入藥用量一般為6～12克，用於治病，大致為以下幾方面：

1.白朮屬於補虛藥中的補氣藥，長於補氣以復脾之健運，又能燥溼、利尿以除溼邪，常用於脾氣虛諸證。

2.脾氣虛弱、衛氣不固、表虛自汗者，可用白朮補脾益氣，固表止汗，常用於氣虛自汗證。

3.脾虛胎動不安者，可用白朮益氣安胎。

現代藥理研究認為，白朮的作用主要有：

利尿作用：白朮具有明顯而持久的利尿作用，對各種動物如大鼠、兔、狗都有作用。白朮不僅能增加水的排泄，也能促進電解質特別是鈉的排出。

降血糖作用：白朮糖複合物AMP-B能顯著降低四氧嘧啶糖尿病大鼠血糖水平，減少糖尿病大鼠的飲水量和耗食量。

對胃腸平滑肌的作用：白朮對乙醯膽鹼、二氯化鋇所致的家兔離體小腸強直性收縮有明顯的拮抗作用，對腎上腺素所致的離體家兔小腸活動的抑制，白朮可以起拮抗作用。

抗胃潰瘍：白朮的丙酮提取物灌胃給藥，對鹽酸—乙醇所致大鼠胃黏膜損傷有明顯的抑制作用。

抗菌作用：水浸液在試管內對絮狀表皮癬菌、星形奴卡氏菌有抑制作用。煎劑對腦膜炎球菌亦有抑制作用。

抗腫瘤作用：體外試驗表明，白朮揮發油對食道癌細胞有明顯抑制作用。此外白朮內酯能抑制人白血球株HL-60和小鼠白血病細胞株P-388的生長。

抗凝血作用：白朮對血小板聚集有明顯的抑制作用，能顯著延長大鼠凝血酶原時間。

促進造血功能：白朮煎劑能促進小鼠骨髓紅系造血祖細胞的生長。對於化學療法或放射療法引起的白血球下降，有升高作用。

保肝作用：小鼠灌胃白朮水煎液可防治四氯化碳所致的肝損傷，減輕肝糖原減少以及肝細胞變性壞死，促進肝細胞增長，使升高的谷丙轉氨酶（ALT）下降。

抗氧化作用：白朮能有效抑制脂質過氧化作用，降低組織脂質過氧化物的含量，避免有害物質對組織細胞結構和功能的破壞。

對心血管的作用：雙白朮內酯能明顯降低豚鼠離體右心房肌的收縮力，同時減慢其心率，此作用可完全被阿托品抵消。

對子宮滑肌的作用：白朮醇提取物與醚提取物對未孕小鼠離體子宮的自發收縮呈顯著抑制作用。

免疫調節作用：白朮能顯著增強網狀內皮系統的吞噬功能，提高淋巴細胞轉化率和自然形成率，進而促進細胞免疫功能。

【食療保健】

除了藥用價值之外，白朮也是家庭食療的常備之品。俗話說「藥補不如食補」。白朮營養全面，無明顯毒副作用，長期服食有益氣、養血、扶正、健腦、強身、抗衰老的作用，對中醫認為的各種虛損症狀的調養更具實用價值。白朮性溫和，功效較多，一直以來在藥膳中都有很好的應用：白朮豬肚湯是廣東一帶的風味名菜，屬於粵菜系，能健脾益氣，消食和胃。做法是將豬肚切去肥油，洗淨，放入開水中祛除腥味，刮去白膜；同時用清水洗淨白朮、檳榔、生薑，然後將全部湯料一同放入湯鍋內，加適量清水煮湯，文火煮2小時後，調味飲用。

白朮還可配伍不同的食材加入粳米煮成稀粥。白朮五味粥是將白朮、茯苓、橘皮、生薑皮、砂仁這五味藥煎汁去渣，加入粳米同煮為稀粥，具有健脾行水的功效。人參白朮粥、白朮鯽魚粥可補正氣、療虛損、健脾益氣；白朮山藥扁豆粥可健脾養腎止瀉；白朮豬骨粥可祛溼健脾；白朮金櫻子粥可用於治療小兒遺尿……

白朮還可作為點心食用，如白朮紅棗餅是將白朮、懷山藥研為細末，焙熟。再將紅棗煮熟，去核，搗泥，與白朮、山藥末混合，做成小餅，烘乾後食用，具有健脾補氣、固腸止瀉的功效，可治療脾虛食少、久瀉不止，尤益於老人與小兒。白朮粉和綿白糖和勻，攪拌成糊狀，隔水蒸熟製成的白朮糖可健脾攝涎，用於小兒流涎。

白朮也可熬膏服食及泡酒常飲。白朮與酒合用，共奏理中焦、去溼利水之功。菖蒲白朮酒可溫中健脾，開胃消食，理氣除積。白朮還可泡茶飲用，如將白朮與甘草、綠茶一起沖水泡飲，可以起到健脾益氣、燥溼和中的作用。白朮山藥茶是將山藥、白朮、桂圓肉洗淨放入鍋中，以沸水煎煮半小時後過濾飲用，具有健胃補脾的作用，能夠有效地止瀉。《藥性論》認為白朮主面光悅，駐顏祛斑。可見古人對白朮早有美容養顏的認識及應用。用白朮沾酒（或醋）如研墨之狀，均勻塗抹臉上，可美白、清熱燥溼、殺蟎、除痘，治療雀斑和黑斑。聖醫李時珍曾說此方治雀斑「極致」。出現斑點的女性朋友如果想祛斑，可以試試本方。

白朮的主要化學成分為揮發油，油中成分複雜，主要是萜類化合物，含量最多的是蒼朮酮，其他成分有蒼朮醇、石竹烯等。此外，白朮的乙醇提取物中含有白朮內酯類化合物、杜松腦、棕櫚酸、β-香樹素乙酸酯、谷甾醇、β-谷甾醇等，並含有果糖、菊糖、具免疫活性的甘露聚醣AM-3等多醣類化合物，以及天門冬胺酸、絲胺酸、麩胺酸、丙胺酸、甘胺酸等多種胺基酸及維生素A等成分。

【適宜人群】

白朮一般人均可食用，產婦、兒童及瘦弱者更宜食用，適合脾胃氣虛、不思飲食、腸胃功能不佳、倦怠乏力、虛勞怔忡、表虛自汗、小兒流涎、痰飲水腫、關節炎風溼痛、胎動不安、妊娠惡阻等人群食用。

【藥食的相互作用】

1.用於治療脾胃虛弱，可與人參、炙甘草等配伍；用於消痞除脹可與枳殼等同用；用於健脾燥溼止瀉可與陳皮、茯苓等同用。

2.用於水溼停留、痰飲、水腫。治寒飲可與茯苓、桂枝等配伍；治水腫常與茯苓皮、大腹皮等同用。

3.治療脾肺氣虛、衛氣不固、表虛自汗、易感風邪者，宜與黃芪、防風等補益脾肺、祛風之品配伍，以固表禦邪，如玉屏風散。

4.脾虛胎兒失養者，宜與人參、阿膠等補益氣血之品配伍。

【禁忌及注意事項】

1.陰虛燥渴、氣滯脹悶者忌服。

2.忌桃、李、菘菜、雀肉、青魚。

3.《藥品化義》曰：「凡鬱結氣滯，脹悶積聚，吼喘壅塞，胃痛由火，癰疽多膿，黑瘦人氣實作脹，皆宜忌用。」

（何飛）

桑葚

《唐本草》

【生物特性及藥源】

桑葚，又稱桑實、桑果、桑葚子、桑棗等，為桑科植物桑 *Morus alba* Linn. 的乾燥果穗。本品為聚花果，由多數小瘦果集合而成，呈長圓形，長1～2公分，直徑0.5～0.8公分；黃棕色、棕紅色或暗紫色，有短果序梗；小瘦果卵圓形，稍扁，長約2公釐，寬約1公釐，外具肉質花被片4枚；氣微，味微酸而甜。花期3～5月，果期5～6月。

桑葚原產於中國中部，有約4000年的栽培史，栽培範圍廣泛，中國大部分地區均產，主要在江蘇、浙江、湖南等地，每年4～6月果穗呈紅紫色時採收，曬乾，或略蒸後曬乾。桑葚有黑白之分，故又名文武實，其中以顏色紫黑稱為紫葚、黑葚者為多。作為「黑色食品」中的佼佼者，桑葚既是春末夏初佳果，又是治病良藥。

【功效概述】

桑葚味甘、酸，性寒，入心、肝、腎經，具有養肝益腎、滋陰補血的功效，臨床上常用於肝腎陰血虧虛所致的頭暈、目眩、失眠、耳鳴、盜汗、髮白以及腸燥便祕、消渴、貧血等病症的治療。中醫認為，婦女以肝腎為本、陰血為根，故桑葚堪稱婦女養生保健佳品。

【典故及歷代名家點評】

桑葚是桑樹的果穗，乃桑中之精華，葚有「甚」之義，甚者極也，故名桑葚，亦有名桑甚者。以紫黑者為佳品，成熟時飽含菜液，生食可清熱生津，而煎湯或熬膏其滋補力強，味甜而清香，味同荔枝、草莓，營養豐富。因人們都將本品視為野果，故在一般果品市場很少見售。歷來都將之作為強壯補益藥使用，主治肝腎不足，為養陰補血之佳品。

《唐本草》：「單食，主消渴。」

《本草拾遺》：「利五臟關節，通血氣。」

《滇南本草》：「益腎臟而固精，久服黑髮明目。」

《本草綱目》：「搗汁飲，解酒中毒，釀酒服，利水氣，消腫。」

《本草經疏》：「甘寒益血而除熱，為涼血補血益陰之藥。」

《本草述》：「烏椹益陰氣便益陰血，血乃水所化，故益陰血，還以行水，風與血同臟，陰血益則風自息。」

《玉楸藥解》：「治癃淋、瘰病、禿瘡。」

《隨息居飲食譜》：「滋肝腎，充血液，祛風溼，健步履，熄虛風，清虛火。」

桑葚在中國古代文學中的歷史極為悠久。中國現存最早的詩歌總集《詩經》中有「桑之未落，其葉沃若；於嗟鳩兮，無食桑葚」的詩句，這是中國文學史上最早出現的含有桑葚的詩句。

桑葚不但是一種養生美食，也是一種文化符號，甚至傳遞了中華傳統文化精髓中的孝和信。「拾葚異器」是古代「二十四孝」的故事之一。《後漢書》記載：蔡順少年喪父，非常孝順母親。王莽之亂時，糧食收成差，百姓都不夠吃。蔡順就每日出去採摘桑葚，採的時候把桑葚分開裝。赤眉軍看到之後，就問他為什麼這樣做。蔡順回答：「黑色的味甜，用來供養母親；紅色的味酸，用來自己吃。」吃過桑葚的人都知道，成熟的桑葚是由綠慢慢變紅，最後變為紫黑色，顏色愈暗，紅得發紫發黑，味道愈甜；顏色亮的、紅的則較酸。赤眉軍被他的孝心感動，就送給他二斗米和一隻牛蹄。這個流傳至今的傳說，把孝心與桑葚聯繫在一起，令人千古難忘。

【藥用價值】

近幾年來的現代藥理研究顯示，桑葚具有以下廣泛的藥效價值：

抗衰老：自由基是人體衰老的根源之一，桑葚中的花青素在清除自由基方面表現突出。

防動脈硬化：桑葚中含有脂肪酸，主要由亞油酸、硬脂酸及油酸組成，具有分解脂肪、降低血脂、防止血管硬化等作用。

調節免疫：桑葚能對T細胞介導的免疫功能有顯著的促進作用，從而能增強免疫功能，減少細菌、病毒的侵襲。

抗癌：桑葚中所含的芸香苷、花青素、葡萄糖、果糖、蘋果酸、鈣質、無機鹽、胡蘿蔔素、多種維生素及菸鹼酸等成分，都有預防腫瘤細胞擴散、避免癌症發生的功效。

烏髮美容：桑葚中含有大量人體所需要的營養物質，會增加皮膚（包括頭皮）的血液供應，改善血液循環；還含有烏髮素，能使頭髮變得黑而亮澤，可用來美容。

促消化：黑桑葚能促進胃液分泌，刺激腸蠕動及解除燥熱，幫助排便。

【食療保健】

早在2000多年前，桑葚已是中國皇帝御用的補品，被人稱為「男人果」。特殊的生長環境使桑果具有天然、無汙染的特點，所以又被稱為「民間聖果」。

歷代中醫藥學家也頗為認同桑葚的藥用價值，《滇南本草》一書記載桑葚能益腎固精，久服黑髮明目；《隨息居飲食譜》也認為桑葚能聰耳、明目、安魂、鎮魄。現代研究證實，桑葚果實中含有豐富的活性蛋白、維生素、胺基酸、胡蘿蔔素、礦物素等成分，具有多種功效，被醫學界譽為「21世紀的最佳保健果品」。常吃桑葚，可促進消化，防治便祕，延緩衰老，緩解眼睛疲勞，改善貧血，增強免疫，防癌抗癌，改善男性生殖亞健康和月經不調等。

桑葚屬繁花果類，於每年4～6月果實成熟時採收，成熟的桑葚質油潤，酸甜適口，以個大、肉厚、色紫紅、糖分足者為佳。除鮮食外，要想長期保存，須進行加工。最簡單的方法就是蒸後曬乾，做成桑葚乾，也可以製成桑葚蜜餞。將桑葚洗　煎煮後取汁，加入蜜糖，調熬濃縮至稠，即為食補食療佳品桑葚膏。另外，還可用桑葚絞取汁熬燒酒，或以桑果煎汁，與麴米同釀，製成桑葚酒飲服。

【適宜人群】

一般人群均可食用，尤其適合少年髮白者及病後體虛、貧血、高血壓、高脂血症、冠心病、神經衰弱、便祕者使用。

另外，對於糖尿病患者而言，桑葚也是一種較好的食療佳品。宋代的《本草衍義》認為桑葚可以治熱渴，生精神。這裡所謂的消渴類似於糖尿病，而糖尿病的病機正與桑葚的功能相符合。此外，桑葚還能清虛熱，能生津而止渴；桑葚還可緩解瘰癧（頸淋巴結結核），因此也是這類疾病的食療妙品。清代的《玉楸藥解》一書就記載了桑葚能治癃淋、瘰癧、禿瘡。

【藥食的相互作用】

1.桑葚與牛骨煮湯，有滋陰補血、益腎強筋之功效，適用於骨質疏鬆症、更年期症候群患者食用。對肝腎陰虧引起的失眠、頭暈、耳聾、神經衰弱等也有療效。

2.粳米和桑葚煮粥，不但能補肝益腎，養血潤燥，還可消除腦力疲勞，常吃有利於記憶力減退、精力不集中、多夢、失眠等症狀的改善。

3.桑葚與蜂蜜合用，可滋陰補血，適用於陰血虧虛所致的鬚髮早白、頭目暈眩及女子月經不調、閉經等。

4.桑葚泡酒，入胃能補充缺乏的胃液，促進消化，入腸能刺激胃黏膜，促進腸液分泌，增進胃腸蠕動，因而有補益強壯之功。

5.桑葚與枸杞子或何首烏配用，可治腎虛、鬚髮早白、眼目昏花等。

6.桑葚子與酸棗仁合用，可以治療神經衰弱、失眠健忘等症狀。

7.桑葚與紅花、雞血藤相配以熬膏釀酒食用，可補血調經，其效果更佳。眾所周知，紅花具有活血調經功效，《本草匯言》認為凡經閉不通，非紅花不能調。紅花治療閉經效果向來是十分突出的。雞血藤也是活血養血之品，常用於血虛經閉、月經不調、痛經、貧血、風溼痺痛、筋骨麻木等症。《本草綱目拾遺》認為雞血藤最活血，可治婦人經血不調，赤白帶下，婦人乾血勞及子宮虛冷不受胎。三藥相配伍，相輔相成，堪稱完美。

【禁忌及注意事項】

值得注意的是，本品性寒，主要作用是滋陰而不是壯陽，靠桑葚壯陽補腎是不可取的。桑葚可以洗淨鮮用，生食每次20～30顆，亦可曬乾或略蒸後曬乾用，但是未成熟的桑葚不能吃。另外，由於桑葚中含有溶血性過敏物質及透明質酸，所以不宜過量食用，以免發生溶血性腸炎，多吃還可能導致流鼻血。

以下特殊人群也需要特別注意：①體虛便溏者不宜食用；②孕婦不宜食用；③兒童不宜多食，因桑葚內含有較多的鞣酸，會影響人體對鐵、鈣、鋅等物質的吸收。

（周忠輝）

菟絲子

《神農本草經》

【生物特性及藥源】

菟絲子 *Cuscuta chinensis* Lam.，別名禪真、豆寄生、豆閻王、黃絲、黃絲藤、雞血藤、金絲藤等。一年生寄生草本。莖纏繞，黃色，纖細，無葉。花序側生，少花或多花簇生成小傘形或小團傘花序；苞片及小苞片小，鱗片狀；花梗稍粗壯；花萼杯狀，中部以下連合，裂片三角狀；花冠白色，壺形；雄蕊著生花冠裂片彎缺微下處；鱗片長圓形；子房近球形，花柱2。蒴果球形，幾乎全為宿存的花冠所包圍。種子淡褐色，卵形，長約1公釐，表面粗糙。

分布於中國及伊朗、阿富汗、日本、朝鮮、斯里蘭卡、馬達加斯加、澳洲等地。生於海拔200～3000公尺的田邊、山坡陽處、路邊灌叢或海邊沙丘，通常寄生於豆科、菊科、蒺藜科的植物上。該種為大豆產區的有害雜草，對胡麻、苧麻、花生、馬鈴薯等農作物也有危害。種子藥用，有補肝腎、益精壯陽及止瀉的功能。

【功效概述】

菟絲子味甘，性溫。可滋補肝腎，固精縮尿，安胎，明目，止瀉，用於陽痿遺精、尿有餘瀝、遺尿尿頻、腰膝痠軟、目昏耳鳴、腎虛胎漏、胎動不安、脾腎虛瀉等的治療，也可外治白癜風。

【典故及歷代名家點評】

相傳很早以前，有個養兔成癖的財主，專雇一個長工給他養兔。並規定，死掉一隻兔，得扣掉四分之一工錢。一天，養兔的長工不慎將一隻兔子的腰部打成重傷。他怕財主看到，便偷偷地將這隻傷兔藏在黃豆地裡。後來，他意外地發現這隻傷兔並沒有死。他把這怪事告訴了父親，父親吩咐他將此事探個究竟。那長工按照父親的吩咐，又將一隻受傷的兔子放進黃豆地裡。他跟隨著傷兔仔細觀察，發現傷兔很喜歡吃一種纏在豆秸上的野生黃絲藤。不久傷兔的傷竟漸漸痊癒了。那長工把觀察到的情況告訴了父親，父子倆斷定：那黃絲藤可以治好腰傷。他想，黃絲藤首先治好的是兔子，其形狀又如細絲，於是便將它取名為「兔絲子」。由於兔絲子是一味草藥，後人便在「兔」字上加了草字頭，這樣就成了「菟絲子」，一直沿用到現在。人們還編了一個謎語：「澄黃絲兒草上纏，亦非金屬亦非棉，能補肝腎強筋骨，此是何藥猜猜看？」

歷代名家對菟絲子的記載也相當豐富。

《神農本草經》：「主續絕傷，補不足，益氣力，肥健……久服明目，輕身延年。」

《本草經疏》：「五味之中，惟辛通四氣，復兼四味，《經》曰腎苦燥，急食辛以潤之。菟絲子之屬是也，與辛香燥熱之辛，迥乎不同矣，學者不以辭害義可也。」

《本經逢原》：「陽強不痿，大便燥結，小水赤澀者勿用，以其性偏助陽也。」

《雷公炮炙論》：「補人衛氣，助人筋脈。」

《名醫別錄》：「養肌強陰，堅筋骨，主莖中寒，精自出，溺有餘瀝，口苦燥渴，寒血為積。」

《藥性論》：「治男子女人虛冷，添精益髓，去腰疼膝冷……又主消渴熱中。」

【藥用價值】

菟絲子為平補之藥，其用量一般為10～20克。用於治病，大致為以下幾個方面：

1.用於治療腎虛腰痛、陽痿遺精、尿頻及宮冷不孕，本品辛以潤燥，甘以補虛，為平補陰陽之品，能補腎陽、益腎精以固精縮尿。如菟絲子、炒杜仲等分，合山藥為丸，治腰痛（《百一選方》）；與枸杞子、覆盆子、車前子同用，治陽痿遺精，如五子衍宗丸（《丹溪心法》）；與桑螵蛸、肉蓯蓉、鹿茸等同用，治小便過多或失禁，如菟絲子丸（《世醫得效方》）；與茯苓、石蓮子同用，治遺精、白濁、尿有餘瀝，如茯苓丸（《和劑局方》）。

2.用於治療肝腎不足，目暗不明，菟絲子滋補肝腎、益精養血而明目，常與熟地、車前子同用，如駐景丸（《和劑局方》）；《千金要方》記載菟絲子明目益精，長志倍力，久服長生耐老，配遠志、茯苓、人參、當歸等。

3.用於治療脾腎陽虛，便溏泄瀉，本品能補腎益脾止瀉，如治脾虛便溏，與人參、白朮、補骨脂為丸服（《方脈正宗》）；與枸杞子、山藥、茯苓、蓮子同用，治脾腎虛泄瀉，如菟絲子丸（《沉氏尊生書》）。

4.用於腎虛胎動不安，本品能補肝腎安胎，常以本品與續斷、桑寄生、阿膠同用，治腎虛胎元不固、胎動不安、滑胎，如壽胎丸（《醫學衷中參西錄》）。

此外，本品亦可治腎虛消渴，如《全生指迷方》記載單用本品研末製成蜜丸服用，可治消渴。

現代藥理研究認為，菟絲子的藥效主要有：

對生殖系統的作用：研究發現，菟絲子水、正丁醇、石油醚提取部位均能提高小鼠抓力，延長游泳時間。而菟絲子對睪丸、精囊腺的改善作用可能與其溫補腎陽有關。另外，通過調節滋養細胞的增殖與凋亡，菟絲子可起到保胎的作用。

抗衰老作用：菟絲子醇提液可以提高致衰大鼠神經細胞抗氧化物酶的活性，降低自由基代謝產物的含量，抑制非酶醣基化反應，減少自由基生成，發揮抗衰老作用。

免疫調節作用：菟絲子可促進小鼠免疫器官脾臟、胸腺增長，並提高巨噬細胞吞噬功能，促進淋巴細胞增殖反應，誘導白介素產生。

保肝作用：菟絲子水煎劑能降低血清ALT、AST水平，提高血清SOD水平，保護肝細胞，抑制肝損傷。

對心腦血管的作用：菟絲子醇提取物能增加心肌冠脈血流量。菟絲子水提物能提高心肌粒線體抗氧化能力，改善粒線體能量代謝障礙，維護粒線體功能，並可顯著改善腦缺血大鼠的記憶障礙。

降血糖作用：菟絲子多醣對糖尿病小鼠具有良好的治療作用，能顯著降低血糖，增加體重，增加肝糖原含量，延長游泳時間、增加脾臟和胸腺重量，作用機理可能是通過抑制胃腸道中一澱粉酶的活性、改善糖尿病機體氧化應激水平、增強免疫功能等多條途徑發揮其降糖作用，而不是通過提高胰島素的濃度。

其他作用：菟絲子多醣能促進骨缺損修復，調整骨形成和骨吸收的關係。菟絲子對小腦神經元具有保護作用。菟絲子水提取物可促進毛囊無色素黑素細胞AMMC的分化，這與其增強酪胺酸酶活性有關。

【食療保健】

一般是在秋季果實成熟的時候採收菟絲子植株，曬乾之後打下種子。種子表面灰棕色或黃棕色，具細密突起的小點，一端有微凹的線形種臍，藥食同源。將菟絲子用大火炒至裂開，呈酥狀黃色，也可與酒拌炒，有暖肌的作用；也可浸泡溫水後蒸用，可加強補腎的效果。菟絲子也可以泡水喝，不過最好砸碎了再泡。因本品是成熟種子，如果泡水作茶飲，最好用褒煎，水開後文火熬10分鐘，用紗布過濾後倒入大茶瓶內備用，這樣藥效才能充分發揮。菟絲子既可補腎陽，也可補腎陰。據《藥性論》記載，菟絲子有添精益髓的功效，故對生長發育有一定的輔助作用。

菟絲子含樹脂苷、醣苷、多醣胡蘿蔔素、卵磷脂等。菟絲子水煎液具有延緩衰老、雌激素樣作用，並有促進造血功能、增強機體免疫、強心、降血壓以及興奮子宮等作用。此外，尚有降低膽固醇、軟化血管、改善動脈硬化等作用。

【適宜人群】

腎虛腰痛者：菟絲子茶最主要的作用就是補腎。腰痛其實很多時候是由腎虛引起的，所以喝菟絲子茶可以緩解腰痛。

不孕不育者：菟絲子茶不僅可以治療腎虛，如果女性有習慣性流產的現象，也可以用菟絲子煎水進行服用，可以起到一定的療效。而且菟絲子還可以保護精子，所以對男性不育者有一定的幫助。

視力模糊者：現代人由於長時間使用電腦，不正確、不衛生的用眼習慣會導致視力下降和視力模糊。菟絲子茶具有明目的功效，所以偶爾可以喝菟絲子茶，緩解視力疲勞。

【藥食的相互作用】

1. 治心氣不足、思慮太過、腎經虛損、真陽不固、溺有餘瀝、小便白濁、夢寐頻洩。菟絲子五兩，白茯苓三兩，石蓮子（去殼）二兩。上為細末，酒煮糊為丸，如梧桐子大。每服三十丸，空心鹽湯

下。常服鎮益心神，補虛養血，清小便。（《太平惠民和劑局方》茯菟丸）

2.補腎氣，壯陽道，助精神，輕腰腳。菟絲子一斤（淘淨，酒煮，搗成餅，焙乾），附子（製）四兩。共為末，酒糊丸，梧子大。酒下五十丸。（《扁鵲心書》菟絲子丸）

3.治丈夫腰膝積冷痛，或頑痲無力。菟絲子（洗）一兩，牛膝一兩。同浸於銀器內，用酒浸過一寸五日，曝乾，為末，將原浸酒再入少醇酒作糊，搓成丸，如梧桐子大。空心酒下二十丸。（《經驗後方》）

4.治膏淋。菟絲子（酒浸，蒸，搗，焙），桑螵蛸（炙）各半兩，澤瀉一分。上為細末，煉蜜為丸，如梧桐子大，每服二十丸，空心用清米飲送下。（《普濟方》菟絲丸）

【禁忌及注意事項】

1.本品為平補之藥，但偏補陽，陰虛火旺、陽強不痿及大便燥結者禁服。

2.菟絲子的副作用體現在：長期大量使用，超出了安全劑量者，會出現胃腸道系統不適，比如會出現噁心、嘔吐、腹脹等症。

3.臨床研究發現，在使用菟絲子之後，一些人會出現過敏反應，比如有的人會頭痛、發熱、咳嗽，還會有心慌、煩躁等不適，嚴重的還會有血壓下降、呼吸急促等症。有些人還會出現水腫，或是有蕁麻疹、皰疹等症狀出現。這些不良反應需要格外注意，使用時要嚴密觀察病情。

（何飛）

女貞子

《神農本草經》

【生物特性及藥源】

女貞子，又稱女貞實、冬青子、蠟樹、鼠梓子，為木犀科常綠喬木植物女貞 *Ligustrum lucidum* Ait. 的乾燥成熟果實。本品呈卵形、橢圓形或腎形，長6～8.5公釐；表面黑紫色或灰黑色，皺縮不平，基部有果梗痕，或具宿萼及短梗；體輕，外果皮薄，中果皮較鬆軟，易剝離，內果皮木質，黃棕色，具縱稜，破開後種子通常為1粒，腎形，紫黑色，油性；無臭，味甘，微苦澀。原生於中國長江流域、南方各地以及河南、陝西、四川等地，北方不太寒冷的區域也有引種；在朝鮮半島、印度也有分布。冬季果實成熟時採收，蒸熟，曬乾入藥。生用或酒炙用。

【功效概述】

女貞子，味甘、苦，性涼，歸肝、腎經，可補腎滋陰、養肝明目、善清虛熱，可用於治療肝腎不足、陰虛內熱、頭暈耳鳴、鬚髮早白、腰膝痠軟、視物昏花等病症。女貞子雖屬滋補之品，但其藥力平和，取效緩慢。《神農本草經》就記載女貞子主補中，安五臟，養精神，除百疾，被列為上品。

本品因炮製方法的不同，可分為女貞子和酒女貞子兩種類型。女貞子為油性藥物，用酒製後，藥物的可吸收程度增強，寒涼之性減輕，功效並未因此發生變化，但應用範圍卻得以擴大。

【典故及歷代名家點評】

女貞子，考其名，據傳是古代魯國有一位女子名叫貞女，因為女貞樹負霜蔥翠，振柯凌風，而貞女慕其名，或樹之於雲堂，或植之於階庭，故名。明代醫藥學家李時珍也引證說：「此木凌冬青翠，有貞守之操，故以貞女狀之。」顧名思義，古來人們都認為，貞女乃堅貞守操的女人。

《本草蒙筌》：「黑髮黑鬚，強筋強力……多服補血去風。」

《本草綱目》：「強陰，健腰膝。」

《本草經疏》：「蓋腎本寒，因虛則熱而軟，此藥氣味俱陰，正入腎除熱，補精之要品。」

《本草再新》：「養陰益腎，補氣舒肝，治腰腿痛，通經和血。」

【藥用價值】

中醫認為，女貞子有四大功效：滋補肝腎，滋陰血，清虛熱，烏髮明目。

現代研究顯示本品具有廣泛的藥理作用，具有提高機體免疫功能，抑制變態反應，促進造血功能，降低血脂、血糖，降血壓，保護染色體，抗脂質過氧化，增加冠狀動脈血流量，抗嘌呤代謝異常和降低尿酸，護肝抗癌以及消除幽門螺桿菌感染等多種作用，常用於治療視神經炎、白血球減少症、高脂血症、高血壓、冠心病、糖尿病、兒童藥物性視力減退、面神經麻痺、溢脂性脫髮、痛風、慢性胃炎伴有幽門螺桿菌感染、慢性疲勞症候群及延緩衰老等。近年來，有報導稱女貞子治療慢性肝炎已取得明顯療效，這是因為本品富含齊墩果酸，不但能升高白血球數量，而且能改善肝功能，具有抗肝硬化、促進肝細胞再生的作用，用於晚期肝癌，也有一定的療效。

【食療保健】

女貞子富含齊墩果酸、葡萄糖、甘露醇、棕櫚酸、硬脂酸、油酸、亞油酸、維生素及銅、鋅、鐵等微量元素，具有豐富的營養價值。本品可用於製酒、做湯、做羹、燉食、煮粥，還可製成糕點，可根據自己愛好製成具有食療保健作用的食品，自供自食。但要注意的是，女貞子所含的齊墩果酸是難溶於水的物質，最宜製成丸劑。本品緩則效顯，速則寡效，所以不應求效於一時。

【適宜人群】

本品善於滋補肝腎，烏鬚髮而明目，煩虛熱而易汗，凡未老早衰、脫髮白髮、常感疲勞、睡眠不足、易感易汗、視力下降、兩目昏花、癌症術後或放化療後、慢性肝炎、高尿酸血症及「三高」（高血壓、高脂血症、高血糖）等人群，都可食以養生。

【藥食的相互作用】

1. 女貞子與旱蓮草配伍，兩藥組成的二至丸，是治療肝腎陰虛、頭昏、目眩、耳鳴、鬚髮早白、腰膝痠軟的良方，相輔相成，其效尤著。
2. 女貞子與枸杞子配伍，兩藥合用，可起到增強補益肝腎的功效，適用於肝腎陰虛之證。枸杞子以滋補之力為勝，女貞子以清虛熱之功為優；前者性質平和，兼能養肝明目，後者補而不膩，其性寒涼，滋陰補腎更勝一籌。
3. 女貞子與黃芪、白朮配伍，三藥合用，女貞子善補陰、滋肝益腎；黃芪益氣養血，白朮健脾利溼，養陰而不膩，益氣不滯溼，運化得當，促進食欲，則氣血生化旺盛，相得益彰。

【禁忌及注意事項】

脾胃虛寒、腎陽不足者忌服。一般來說，服用本品時忌辛辣、生冷、油膩食物；感冒發熱表現為邪勢熾盛的實證者不宜食用；兒童、孕婦慎用。此外，本品應與中藥鴉膽子鑑別，其要點是：女貞子果皮多皺縮，鴉膽子果皮具網狀皺紋；女貞子種仁棕黑色，不顯油性，味微苦，鴉膽子種子乳白色，富油性，味極苦，有小毒。

（蔡宛如　周忠輝）

紅景天

《西藏中草藥》

【生物特性及藥源】

紅景天 *Rhodiola rosea* Linn.，已確認的品種已超過200多個，在中國有73個，其中西藏有32個。《西藏中草藥》認為主要藥用紅景天有大花紅景天、小花紅景天、薔薇紅景天、狹葉紅景天和聖地紅景天，2015年版《中國藥典》中收錄的紅景天主要為高山紅景天、唐古特紅景天和大株紅景天。

紅景天為多年生草本植物，高10～20公分，根粗壯，圓錐形，肉質，褐黃色。根莖具多數鬚根。根莖短，粗壯，圓柱形，被多數覆瓦狀排列的鱗片狀的葉。從莖頂端三葉腋抽出數條花莖，花莖上下部均有肉質葉，葉片橢圓形，邊緣具粗鋸齒，尖端銳尖，莖葉楔形，無柄，聚傘花序頂生；花紅色，果實屬於蓇葖果；7～9月採收。

目前，《中國藥典》收載的紅景天植物是指大花紅景天的乾燥根莖，生長於海拔1800～2500公尺的高寒無汙染地帶，生長環境惡劣，主要產於中國西藏、雲南、青海等省區。市場上銷售的紅景天多為大花紅景天、高山紅景天、長鞭紅景天、狹葉紅景天、聖地紅景天和小花紅景天。研究認為，紅景天雖然品種不同，但功效近似，只是所含有效成分的含量有高低差異。

【功效概述】

紅景天味甘、苦，性平，入肺、心經。中醫認為，本品具有補氣清肺、益智養心、活血止血的作用，常用於治療病後氣虛、氣短乏力、肺熱咳嗽、咳血、帶下、泄瀉、高原反應、跌打損傷和燙火傷等病症。

紅景天藥食兩用歷史悠久。中國古代第一部藥典《神農本草經》將其列為上中品，認為紅景天多服長服不傷人，有「輕身益氣」的功效。中國藏族人民將紅景天作為習用藥物至今已有1000多年的歷史，藏醫《四部醫典》早就記載其性平，味澀，善潤肺，能補腎，理氣養血。西元8世紀時，即中國的唐代時期，紅景天逐漸被醫家所重視。明代醫藥家李時珍在其《本草綱目》中記載紅景天可祛邪惡氣，補諸不足，在已知的補益藥中實屬罕見。紅景天在清代是皇家的御品，非常珍貴。

除中國之外，西伯利亞的俄羅斯人和斯堪的納維亞地區的人們，也將紅景天用於減輕疲勞，增強機體對各種壓力的天然抵抗能力。在西伯利亞的民間傳說裡，堅持飲用紅景天茶可活過100歲，民間也將其作為治療性功能障礙、禦寒保暖及防病治病的佳品。在蒙古，紅景天曾用於肺結核病和癌症的治療。20世紀60年代，蘇聯科學家發現，紅景天具有適應原樣作用，可以幫助人體回復穩態。這就是說，紅景天能提高人體對抗各種化學、生物或物理因素的刺激。近40年來，中國對紅景天這種藥食兩用植物進行了深入的研究，不僅在化學結構、有效成分、藥理活性及臨床應用等方面取得不少成果，而且對其基源和品質的評價也取得了顯著突破。

【典故及歷代名家點評】

據傳，清代康熙年間，由於西北地區發生叛亂，康熙皇帝御駕親征，不料西出陽關，剛抵達西北高原，很多士兵一下子不能適應高原反應，出現心慌氣短、噁心嘔吐、茶食不思等現象，戰鬥力也因此而大受影響。正在一籌莫展、心急如焚之時，恰逢當地藏胞獻來紅景天酒，將士服後，虛弱的身體忽然神奇地復原了，於是士氣大振，一鼓作氣，很快就取得了平叛的勝利。康熙大喜過望，將紅景天賜名為「天賜草」，並欽定為御用貢品。

紅景天雖在《神農本草經》中已有記載，但應用於食療、食補、防病治病，則始於唐代。直至20世紀60年代，國內外醫藥學界才開始進行廣泛而深入的研究，並取得了顯著成果。對紅景天的歷代評價多散見於藏族醫書和唐代以後的一些名家典籍。

《神農本草經》：「輕身益氣，不老延年，無毒多服，久服不傷人。能補腎，理氣養血，主治周身乏力、胸悶、活血止血、清肺止咳、解熱，並止帶下。」

《千金翼方》：「景天味苦酸平，無毒。主大熱大瘡，身熱煩，邪惡氣，諸蠱毒痂疕，寒熱風痺，諸不足，花主女人漏下赤白，清身明目，久服通神不老。」

《晶珠本草》：「紅景天活血清肺、止咳退燒、止痛，用於治療肺炎、氣管炎、身體虛弱、全身乏力、胸悶、難於透氣，嘴唇和手心發紫。」

《中藥大辭典》：「性寒，味甘澀。活血止血，清肺止咳。治咳血、咳血、肺炎咳嗽。」

【藥用價值】

紅景天具有人參、刺五加的適應原樣作用，但無人參久服後出現的不良反應（人參濫用症），是一種療效好而安全性高的中藥。現代研究認為它的藥效有以下幾個方面：

雙向調節作用：紅景天能調動機體內的一切積極因素，具有補不足、損有餘的雙向調節作用，通過對人體代謝系統、循環系統、神經系統、內分泌系統、免疫系統等進行自我調節，使機體達到穩態，使體內的血壓、血紅蛋白、血糖、血脂、心血管功能等恢復到正常水平。

對神經系統的有效調節：紅景天能有效消除人的緊張情緒，均衡調節中樞神經，改善睡眠及煩躁、亢奮或抑鬱狀態，增強記憶力，醒腦益智，提高工作及學習效率，預防阿茲海默症。

抗疲勞：本品具有強心作用，可增強氧的利用率，降低血中的乳酸和丙酮酸的含量，降低肌肉耗氧量。過勞時，加速脂肪和蛋白質的分解，增加能量傳遞及肌糖原和肝糖原的儲備，可有效地防治疲勞症候群，保持旺盛的精力和活力。

抗輻射、抗腫瘤：紅景天所含的紅景天苷能有效地提高T淋巴細胞轉化率和吞噬細胞活力，增強機體免疫功能，抑制癌細胞生長，使白血球增加以增強抗微波輻射能力。用於癌症放、化療後及其他病後體弱者，有助於加速身體的康復。

耐缺氧：紅景天能使機體耗氧量降低，可提高大腦對缺氧的耐受力。

解除平滑肌痙攣：紅景天能有效地解除氣道平滑肌痙攣而起平喘作用，還能調節腸道平滑肌運動，達到通便的效果。

對風溼性關節炎和類風溼關節炎的作用：紅景天能祛風、抗寒、止痛，尤其對關節腫脹有明顯的消腫和抑制作用。

延緩衰老：紅景天能提高超氧化物歧化酶（SOD）水平，清除體內自由基，有延緩衰老的作用。

護眼：紅景天富含維生素E，能增強視力，改善視疲勞，保護眼睛的夜視功能，可用於治療夜盲症。

【食療保健】

紅景天無論藥用還是食用都具有極高的價值。紅景天富含35種微量元素、18種胺基酸、維生素A、維生素D、維生素E和抗衰老的超氧化物歧化酶（SOD），還含有苯丙酯類、黃酮類、苯乙醇類、單萜類、三萜類、酚酸類物質，其營養成分齊全，且配備合理，在目前所發現的植物中是極為罕見的。所以，紅景天是一種應用廣泛的極有研究和開發價值的藥食兩用中藥。

紅景天生長環境極其惡劣，處於高寒無汙染地帶，需要經歷低溫乾燥、狂風暴雨、晝夜溫差及強紫外線輻射。在這嚴酷多變的自然低氧環境中生存的紅景天，經研究發現，富含其他植物所沒有的適應性物質，即紅景天苷。它不僅能增強機體的活力和應激能力，還能促進人體的新陳代謝，調節大腦皮質的功能，提高人的工作效率，改善睡眠障礙。特別是初到高原地區的人，出現缺氧等高原反應時，服用或預防性服用紅景天及其製品，疲勞和缺氧狀態能明顯改善。

當代人正面臨快節奏的生活，不僅要速度，要效率，而且要求活動空間更為廣闊。因此，不管在現在還是未來，人們在尋求高品質的生活之時，紅景天的抗疲勞，抗缺氧，抗衰老，提高人體的免疫功能、應激能力，增強運動耐力以提高體能及應對惡劣環境適應性等方面的卓越功效，一定會愈來愈受到科學界的重視，成為人類青睞之食品。

紅景天的食療方法多種多樣，主要推薦以下幾種：

泡茶：紅景天可代茶飲用，取10～15克，或加桂圓、枸杞各10克，沖入開水，泡10分鐘後飲用，煎煮效果更佳。另外，也可用適量紅景天，研粗末，分2次放入茶杯，沖入沸水，加蓋5～10分鐘，即可飲用。

泡酒：可用紅景天10克，配250～500克的白酒或黃酒，密封，1週後即可飲用，每日1次，每天不超過50毫升。

煲湯：可用紅景天10～15克，配枸杞子、紅棗各10克，與排骨或烏雞、瘦肉一起煲湯食用。

【適宜人群】

1.紅景天適用於免疫功能低下者、老年人、體弱早衰者、病後或手術後需要康復者，以及高血壓、高血糖、高脂血症及心腦血管疾病患者。

2.從事特殊職業者，長期面對電腦工作者、受微波輻射者及接觸放射性物質者，宜常食用紅景天，具有防護作用。

3.運動員、宇航員、潛水員、高空作業者，宜食用紅景天以提高工作效率，防止職業病的發生。

4.初次進入高原地區的人，可提前一個月食用紅景天或其製品，有助於改善體能，增強心肺功能，並能防止發生高原低氧反應。

【藥食的相互作用】

一般來說，紅景天具有雙向調節作用，與多種藥食兩用的中藥或食物同用均能起到增效作用。

【禁忌及注意事項】

1.紅景天的不良反應較少見，通常有過敏、心悸、腸胃不適、頭痛和噁心等反應。

2.紅景天有活血作用，故孕婦、經期婦女和兒童宜慎用。

（駱仙芳　周忠輝）

黃精

《名醫別錄》

【生物特性及藥源】

黃精，為百合科植物滇黃精 *Polygonatum kingianum* Coll. et Hemsl.、黃精 *Polygonatum sibiricum* Red. 或多花黃精 *Polygonatum cyrtonema* Hua 的乾燥根莖。按形狀不同，習稱大黃精、雞頭黃精和薑形黃精。大黃精即滇黃精，主產於雲南、貴州、廣西等地，呈肥厚肉質的結節塊狀，結節長可達10公分以上，寬3～6公分，厚2～3公分；表面淡黃色至黃綠色，具環節，有皺紋及鬚根痕；結節上倒莖痕呈圓盤狀，圓周凹入，中部突出，質硬而韌，不易折斷，斷面角質，淡黃色至黃棕色；氣微，味甜，嚼之有黏性。雞頭黃精即黃精，主產於河北、內蒙古、陝西等地，呈結節狀彎柱形，長3～10公分，直徑0.5～1.5公分，結節長2～4公分，略呈圓錐形，常有分枝；表面黃白色或灰黃色，半透明，有縱皺紋，莖痕圓形，直徑5～8公釐。薑形黃精即多花黃精，主產於貴州、湖南、雲南等地，呈長條結節塊狀，長短不等，常數個塊狀結節相連，表面灰黃色或黃褐色，粗糙，結節上側有突出的圓盤狀莖痕，直徑0.8～1.5公分，味苦者不可藥用。三者特徵有歌訣可供參考：黃精雞頭或薑形，節部隆起顯環紋。莖痕圓盤凹陷深，斷面色黃略透明。黃精一般在春秋兩季採挖，洗淨，置沸水中略燙或蒸至透心，乾燥，切厚片用。

【功效概述】

黃精有著2000多年的藥用歷史，《名醫別錄》將之列為上品，認為黃精味甘，平，無毒，主補中益氣，除風溼，安五臟，久服輕身延年不飢。歷代古籍一直把黃精作為補益藥使用，李時珍曾把其譽為「寶藥」。黃精性平，味平和，入脾、肺、腎經，具有補脾潤肺、養陰生津的功效，常用於治療脾胃氣虛，倦怠乏力，口乾，消渴，燥咳，咳血及病後、產後體弱，精血不足。

【典故及歷代名家點評】

在中國古代，流傳著不少關於黃精的傳說。《抱朴子》中曾說：「昔人以本品得坤土之氣，獲天地之精，故名。」也有人說黃精是取義「黃土的精華」。兩種說法差不多，都是說吸收了自然界靈氣的意思。

宋朝徐鉉的《稽神錄》記載：江西臨川有一個富豪，生性殘暴，經常虐待家人。家中的一個婢女不堪受虐，逃入深山中。過了一段時間，帶的乾糧都吃完了，飢勞之中，她坐在溪水邊發呆。突然，她發現水邊的野草顏色鮮豔，肥美可愛，於是就採來洗淨後吃下。食用後飢渴頓消，神清氣爽，身輕如燕。夜晚在大樹下休息時，聽到草叢中有聲音，以為野獸要傷她性命，起身後一下子跳到樹上，天亮時跳下來，上下自如。數年以後被別人設計捉住，仔細詢問，才知道她一直以黃精為食，才練得如此身手。

《名醫別錄》：「主補中益氣，除風溼，安五臟。」

《日華子本草》：「補五勞七傷，助筋骨，止飢，耐寒暑，益脾胃，潤心肺……食之駐顏。」

《本草綱目》：「補諸虛，止寒熱，填精髓。」

《本草從新》：「平補氣血而潤。」

【藥用價值】

黃精含有蛋白質、澱粉、還原糖、多種無機鹽、胺基酸、維生素和各種活性成分。它的作用廣泛，在各種疾病的治療上都有所應用。現代藥理研究顯示，黃精具有以下藥理作用：

降血糖：黃精多醣對α-葡萄糖苷酶活性有較強的抑制作用，黃精水提液能夠增強胰島素抵抗大鼠葡萄糖轉運蛋白（GLUT-4）基因表達，從而發揮降低血糖的作用。

降血脂：有研究顯示，黃精煎劑灌胃能使兔子的三酸甘油酯、β-脂蛋白、血膽固醇濃度明顯下降。

抗衰老：黃精和黃精多醣以及其所含的黃酮類物質，能夠促進蛋白質的合成，同時減少細胞內類似脂褐素的代謝廢物的含量，進而使抗脂質過氧化能力增強，SOD活性增強，減少體內因自由基反應引起的機體損傷，從而發揮延緩衰老的作用。

抗炎、抗病原微生物：黃精多醣對金黃色葡萄球菌、副傷寒桿菌、大腸桿菌以及白葡萄球菌等均有較強的抑制作用，同時能抑制由二甲苯引起的小鼠耳腫脹。

改善記憶能力：黃精的乙醇提取物可以改善腦缺血引起的腦代謝變化，通過抑制脂酶過氧化物MDA的生成來減少氧自由基的損傷，從而起到保護腦細胞膜結構的作用，維持大腦的正常功能。

對心血管的作用：黃精中的強心苷是有強心作用的甾體皂素類化合物，同時還能顯著增加冠脈的血流量。

【食療保健】

黃精作為一味重要的滋補藥材，在很早的時候就被應用於人們的生活中。唐代詩人杜甫曾有「掃除白髮黃精在，君看他年冰雪容」的句子，可見那時候黃精就已被認為是具有神奇功效的食物了。晉代張華也在《博物志》中寫道：「太陽之草，名曰黃精，餌而食之，可以長生。」

黃精除了具有健脾潤肺的作用之外，在保健和預防方面也有愈來愈突出的作用。作為一種優良的藥食同源植物，黃精已被中國原衛生部納入《既是食品又是藥品的物品名單》中。它可以與小米、冰糖共煮，製成溫熱香甜的米粥；可以與雞肉共燉，有養血補氣之功效；還可以與枸杞一起泡茶；或是製成黃精酒，在冬日的晚上溫上一壺，也有活血暖身的效果。同時，黃精抗衰老、抗炎、抗菌的功能也頗受人們青睞，廣泛用於護髮、護膚品。利用黃精開發成的純天然中草藥保健化妝品，如沐浴露、洗髮精、護髮素、烏髮寶、腳氣露、面膜、藥膏、搽劑等，也廣受歡迎。

1. 黃精可與小米、粳米等穀物共煮，製成米粥，營養滋補，對於治療陰虛肺燥、咳嗽咽乾、脾胃虛弱等病症很有成效。
2. 黃精冷水泡發與冰糖共煎，可以做成冰糖黃精湯，服用此湯可以滋陰，潤心肺。如果體質比較虛弱，或有肺結核、支氣管擴大、低熱、咳血等症，以及婦女低熱、帶下等病症時，都可以服用這道食療方來調理改善。
3. 黃精還可以用來燉雞肉、豬肚等肉食，可以調理脾胃，潤腸通便，對於脾胃虛弱、少食便溏、消瘦乏力者非常有益。
4. 用黃精泡酒製成的黃精酒具有益脾祛溼、烏髮、潤血燥的功效，適用於面肢浮脹、髮枯髮白、肌膚乾燥易癢、心煩失眠、風溼疼痛等病症。冬天適當飲用，可以活血暖身，延年益壽。

【適宜人群】

本品男女老少四季皆宜，尤適合脾胃虛弱、體倦乏力、口乾食少、肺虛燥咳、精血不足、內熱消渴等人群食用。

【藥食的相互作用】

1.與山藥配伍，兩者均性味甘平，主歸肺、脾、腎三臟，為氣陰雙補之品。然黃精滋腎之力強於山藥，而山藥長於健脾，並兼有澀性，宜用於脾胃氣陰兩傷、食少便溏及帶下等症。

2.與枸杞配伍，補精氣的功效會提高。《本草綱目》曾記載：黃精、蒼朮各四斤；枸杞根、柏葉各五斤；天門冬三斤。煮汁一石，同麴十斤，糯米一石，如常釀酒飲。此方能壯筋骨、益精髓、消白髮。醫學名著《奇效良方》中也提出，用黃精和枸杞子互相配伍能益補精氣。

3.與沙參配伍，可潤肺止咳。沙參味甘微苦，性微寒，歸肺經，能養肺陰，清肺熱；黃精味甘，性平，既補肺陰，又益腎陰。二藥合用，既能潤肺滋陰，又能清熱益精，故可用於治療肺陰不足，燥熱咳嗽。

4.與黨參配伍，治脾胃氣虛，倦怠乏力，食少便溏。黨參味甘，性平，補脾養胃，健運中氣，鼓舞清陽；黃精也味甘，性平，平補氣陰，既補脾氣又益脾陰。二藥合用，則補脾益氣功用倍增，故善治脾胃氣虛、脾胃陰虛之證。

5.與續斷配伍，補肺腎，強筋骨。續斷質潤、補脾氣，又益腎陰，能補諸虛，填精髓。二藥相配，補肝腎，滋陰填髓，益氣血，止腰痛之力增強。

6.與玉竹配伍，魏良春老中醫喜歡用玉竹、黃精、川芎、當歸組成補腦方，起到延緩衰老、抗失智的作用，其中玉竹、黃精常常一起應用，互用可有增效作用，常用於阿茲海默症或血管性痴呆患者。

【禁忌及注意事項】

無論是入藥用，還是服食用，黃精多不宜用生品，而要用經過蒸製者，尤以蒸曬5次以上者為佳。因蒸製後還原糖增加80％以上，更有利於吸收。經過多次蒸曬的黃精，其味甜純正，可每日服20～30克，也可煎服、熬膏、燉食，或放少量煮粥食。但因本品性質黏膩，易助溼，可影響胃腸消化吸收功能，甚至導致氣滯氣脹，故脾胃虛寒或挾溼熱壅滯者、氣滯氣脹腹痛者，或大便溏泄者不宜用。此外，《本草綱目》言「忌梅實」，《貴州民間藥物》言「忌酸、冷食物」，故服黃精時需避免服用這些食物。

（徐儷穎　周忠輝）

絞股藍

《救荒本草》

【生物特性及藥源】

絞股藍，又名七葉膽、五葉參、七葉參、小苦藥等，為葫蘆科、絞股藍屬多年生攀緣草本植物絞股藍 *Gynostemma pentaphyllum*（Thunb.）Makino 的全草。莖細長，節上有毛或無毛，捲鬚常2裂或不分裂。葉呈鳥足狀，常有5～7小葉組成，小葉片長橢圓狀，披針形至卵形，有小葉柄，中間小中片長3～9公分，寬1.5～3公分，邊緣有鋸齒，背面或沿兩面葉脈有短剛毛或近無毛；圓錐花序；花小，直徑約3公釐；花萼裂片三角形，長約0.5公釐；花冠裂片披針形，長約2公釐；果球形，成熟時呈黑色；花期7～8月，果期9～10月。每年夏、秋採收，洗淨，曬乾。內服、外用均可。

絞股藍分布於中國、印度、尼泊爾、錫金、孟加拉、斯里蘭卡、緬甸、寮國、越南、馬來西亞、印尼（爪哇）、新幾內亞等地，北達朝鮮和日本。中國四川、雲南、湖北、湖南、廣東、廣西、陝西、浙江、福建、江蘇等地均有野生及栽培。絞股藍按葉片數目可分為九葉、七葉、五葉、三葉、二葉，其中以天然九葉和七葉絞股藍為極品，其皂素含量最高，為五葉絞股藍的5～10倍，特別是人參皂素Rb含量最高，故有「南方人參」之譽。三葉和二葉為其次劣品，不堪藥食使用。還有一種變種，叫毛果絞股藍，它與正宗絞股藍的區別為果實密被硬毛狀短柔毛，產於雲南南部，生於海拔1400～1650公尺的叢林中，應注意鑑別。

【功效概述】

絞股藍的記載始於明代朱橚的《救荒本草》，明代稱之為「神仙草」。絞股藍性寒，味苦，歸脾、肺經，具有清熱解毒、止咳祛痰、抗衰老、抗疲勞、增強機體免疫能力等功效，常用於脾肺氣虛患者，是一味食、藥、飲一體的治病養生藥材。絞股藍在中國民間一直都有「不老長壽藥草」的稱呼，非常適合人體服用，對於身體也有著很不錯的滋補效果。1986年，國家科學技術委員會(科委)在「星火計畫」中，把絞股藍列於待開發的「名貴中藥材」之首位，2002年3月5日中國國家衛生部（現為國家衛生健康委員會）將其列入保健品名單。因此，絞股藍是一種得到普遍承認的藥材。

【典故及歷代名家點評】

《救荒本草》：「生田野中，延蔓而生。葉似小藍葉，短小軟薄，邊有鋸齒形；又似痢見草，葉亦軟，淡綠；五葉攢生一處。開小黃花，又有開白花者；結子如豌豆大，生則青色，熟則紫黑色。葉味甜。」

《中華本草》：「清熱；補虛；解毒。主體虛乏力、虛勞失精、白血球減少症、高脂血症、病毒性肝炎、慢性胃腸炎、慢性氣管炎。」

《中藥大辭典》：「消炎解毒，止咳祛痰。現多用作滋補強壯藥。」

《全國中草藥匯編》：「清熱解毒，止咳祛痰，用於慢性支氣管炎、傳染性肝炎、腎炎、胃腸炎。」

【藥用價值】

絞股藍是近年來在化學成分研究的基礎上挖掘的人參皂素藥源植物，全草含絞股藍皂素約80種。其中絞股藍皂素Ⅲ、Ⅳ、Ⅷ、Ⅻ分別與人參皂素Rb_1、RB_2、Rd和Rf_2結構相同，另含有黃酮、醣類，性寒，味苦。絞股藍皂素對腫瘤和癌細胞有抑制作用，臨床用於治療胃癌、直腸癌、子宮癌、口腔癌、食道癌、肝癌等多種癌症；能延長細胞壽命，臨床用作抗衰老劑、細胞活化劑；還可用作中樞神經系統藥物，具有鎮靜、催眠和促進應力恢復的作用。近年來的藥理研究顯示，本品具有以下藥用價值：

提高免疫力：絞股藍能夠提高巨噬細胞能力，明顯增加白血球數，同時能增加白血球自身的吞噬功能，促進體內白介素的分泌，增加血清免疫蛋白的產生。

降血糖：絞股藍可以保護腎上腺、胸腺等內分泌器官，使之不隨年齡的增長而萎縮，維持內分泌系統的正常機能。

抗腫瘤：絞股藍能通過直接的細胞毒作用抑制腫瘤細胞的生長與繁殖，另外還有防止正常細胞癌變、促使癌細胞逐漸恢復正常的功能。

降血脂：絞股藍可以抑制脂肪細胞產生游離脂肪酸，促進三酸甘油酯合成，從而降低血清中的總膽固醇（TC）、三酸甘油酯（TG）、低密度脂蛋白（LDL）濃度，增加高密度脂蛋白（HDL）含量，減少動脈粥樣硬化的發生。

抗衰老及抗氧化：絞股藍能阻止脂質過氧化，減少鈣離子內流，增強血液中SOD活性，同時降低自由基活性，實現其抗衰老及抗氧化作用。

保護肝臟：絞股藍總皂素可以保護肝功能，抑制肝纖維化的形成，對酒精所致的肝損傷具有一定的保護作用。

【食療保健】

在古代，絞股藍是一種應對飢荒的「後備糧食」。如今人民生活富足，不再需要把絞股藍作為飢荒時的口糧。用途豐富的它搖身一變，成了現代「富貴病」的剋星。它可以保護腎上腺、胸腺等內分泌器官，維持內分泌系統的正常機能，改善糖代謝。它還可以調節葡萄糖在體內分解後產生的廢物——脂肪酸，達到降血脂的目的。除此之外，它還能調整血壓，同時保護心肌，有效緩解當代最普遍的「三高」症狀。

民間有俚語：「北有長白參，南有絞股藍。」自古以來，絞股藍不僅作為一味藥材，也作為一種食物，在食療和營養學方面發揮著舉足輕重的作用。現代研究發現，絞股藍中含有大量的黃酮類物質、多醣、胺基酸、維生素、微量元素以及磷脂等，進入身體之後不僅能夠有效降低「三高」，同時還具有促進睡眠、防治腫瘤的作用。從中醫的角度來說，絞股藍益氣健脾，可強身健體、緩解疲勞，又因性偏苦寒，兼能生津止渴、化痰止咳。

對於女性來說，絞股藍可謂美容神藥。它具有調節內分泌的功能，對由於內分泌失調引起的便祕、失眠、臉上色斑、痘點、臉色灰暗等有明顯的效果。它還具有抑制脂肪細胞產生游離脂肪酸及合成三酸甘油酯，阻止葡萄糖轉化的作用，可從根本上避免脂肪的產生，所以用於減肥後不會出現反彈，達到穩定減肥的效果。此外，絞股藍含有豐富的營養成分和多種維生素，對人體健康大有益處。

現代絞股藍最普遍的食用方法便是茶飲。絞股藍茶是中國南部的一種古老的中草藥和常飲茶，由當地茶農手工甄選，選用絞股藍嫩葉和嫩芽，採用現代中藥加工工藝與古法炒茶工藝相結合炮製而成，茶湯碧綠，稍帶清香、微苦，入喉回甘，具有「形、色、香、道」的特點，內含豐富的有效成分，具有很好的藥用和保健價值。絞股藍茶的獨特口感和碧綠的茶色，在品茶的同時讓人得到美的享受。絞股藍作為茶飲，其配方眾多，均獲佳效，現介紹一二：

絞股藍交藤飲：絞股藍10克，夜交藤15克，麥門冬12克。煎水或沸水浸泡飲。本方以絞股藍益氣安神，夜交藤養心安神，麥門冬養陰清心，用於治療氣虛、心陰不足、心悸失眠、煩熱不寧等症。

絞股藍杜仲茶：絞股藍15克，杜仲葉10克。沸水浸泡飲。兩者兼可降血壓，絞股藍兼以清熱、安神。用於治療高血壓、眩暈頭痛、煩熱不安、失眠煩躁等症。

絞股藍金錢草飲：絞股藍15克，金錢草50克。加紅糖適量，煎水飲。本方以絞股藍清熱解毒，金錢草清熱利溼、退黃，用於病毒性肝炎，症見溼熱發黃，小便黃赤短少。

絞股藍山楂飲：絞股藍15克，生山楂30克。加水煎煮半小時，去渣取汁，頻頻代茶飲用，當天飲完。本方對於高脂血症很有療效，可作為降脂通用方長期飲用。

絞股藍降脂飲：絞股藍15克，決明子30克，槐花10克。加水煎煮半小時，去渣取汁，兌入少量蜂蜜，早晚兩次分服。服用本方可以疏通血管，對高血壓、高脂血症、動脈粥樣硬化症患者非常有益。

絞股藍活血飲：絞股藍15克，紅花10克，蜂蜜5克。先將絞股藍、紅花加水煎煮20分鐘，晾涼後兌入蜂蜜，攪勻即成。早晚兩次分服。本方具有滋補活血功能，對於冠心病有輔助治療效果。

【適宜人群】

有「三高」（高血壓、高脂血症、高血糖）及心腦血管疾病高風險人群，吸菸酗酒、失眠健忘、未老先衰、肥胖、便祕、疲勞症候群者，B肝病毒攜帶者或慢性肝病、腎病、慢性支氣管炎、白血球減少以及手術後、癌症放化療後、偏頭痛者，均適宜代茶飲用或服用本品。目前絞股藍已有多種保健產品問世，如絞股藍飲料、絞股藍茶、絞股藍沖劑等，都深受廣大消費者的青睞。

【藥食的相互作用】

1. 與白朮、茯苓同用，能治療脾胃氣虛、體倦乏力、納食不佳等症，因其性苦寒，兼能生津止渴，治脾胃氣陰兩傷之口渴、咽乾、心煩者，較為適宜，可與太子參、山藥、南沙參等益氣養陰藥同用。

2. 與川貝母、百合同用，既能益肺氣，清肺熱，又有化痰止咳之效，常用於氣陰兩虛、肺中燥熱、咳嗽痰黏。

3. 絞股藍與三七同用，可降低血脂水平，具有抗動脈粥樣硬化及促進血管重構的作用。

4. 絞股藍和決明子搭配飲用，可以達到很好的清肝明目、降脂減肥功效。

【禁忌及注意事項】

絞股藍雖可補脾、肺、腎，無毒，但性涼，虛寒證患者忌服，少數患者服用後會出現噁心嘔吐、腹脹腹瀉、頭暈眼花等。此外，絞股藍茶和其他茶飲一樣含有茶多酚，並且還含有其他無機鹽和維生素，適當飲用能夠補充營養，還能夠預防便祕，並且能抵抗神經緊張。但是青少年最好少飲用這種茶，因為正處於生長發育階段的孩子身體對鐵的需求量比較大，飲茶容易妨礙鐵的吸收。

值得注意的是，用絞股藍泡茶時不要倒掉第一次的茶。第一次泡的茶中有大量的氣泡外冒，這些氣泡便是皂素。絞股藍所含皂素總數有人參的4倍之多，它具有人參的作用，還有人參所沒有的作用——清熱解毒，且沒有過量服用人參的副作用。

（徐儷穎）

杜仲

《神農本草經》

【生物特性及藥源】

杜仲，又稱厚杜仲、棉杜仲，為杜仲科植物杜 *Eucommia ulmoides* Oliv. 的燥樹皮。本品呈板片狀或兩邊稍向內卷，大小不一，厚3～7公釐；外表面淺棕色或灰褐色，有明顯的皺紋或縱裂槽紋；有的樹皮較薄，未去粗皮，可見明顯的皮孔；內表面暗紫色，光滑；質脆，易折斷，斷面有細密、銀白色、富彈性的橡膠絲相連；氣微，味稍苦。杜仲是中國的特有品種，廣泛分布於陝西、甘肅、河南、湖北、四川、雲南、貴州、湖南、安徽、江西、廣西及浙江等地區。在自然狀態下，生長於海拔300～500公尺的低山、穀地或低坡的疏林裡，對土壤的選擇並不嚴格，在瘠薄的紅土或岩石峭壁上均能生長。夏、秋採收，去外表粗皮，曬乾。生用或鹽水炒用。

【功效概述】

杜仲入藥至今已有2000多年歷史。其味甘，性溫，歸肝、腎經，可補肝腎，強筋骨，安胎，能治腰膝痛、風溼及習慣性流產等。

治療腎虛腰痛及各種腰痛：以其補肝腎、強筋骨之效，尤適合用於腎虛腰痛。其他腰痛如慢性關節疾病、骨結核用之，均有扶正固本之效。常與胡桃肉、補骨脂同用，可治腎虛腰痛或足膝痿弱，如青娥丸（《和劑局方》）；與獨活、桑寄生、細辛等同用，治風溼腰痛冷痛，如獨活寄生湯（《千金要方》）；與川芎、桂心、丹參等同用，治外傷腰痛，如杜仲散（《太平聖惠方》）；與當歸、川芎、芍藥等同用，治婦女經期腰痛；與鹿茸、山茱萸、菟絲子等同用，治療腎虛陽痿、精冷不固，小便頻數，如十補丸（《鮑氏驗方》）。

治療胎動不安、習慣性流產：常以本品補肝腎、固衝任以安胎，單用有效，亦可與桑寄生、續斷、阿膠、菟絲子等同用。用於治療痛經、功能失調性子宮出血、慢性盆腔炎等。如《聖濟總錄》杜仲丸，單用本品為末，棗肉為丸，治胎動不安；《簡便單方》以之與續斷、山藥同用，治習慣性流產。

降血壓：杜仲在降血壓、防治動脈粥樣硬化、冠心病、腦血管意外、眩暈症、慢性腎臟疾病、脊髓灰質炎等方面均有療效。

【典故及歷代名家點評】

相傳，湖南洞庭湖貨運主要靠縴夫拉縴用小木船運輸，縴夫長期彎腰，積勞成疾，均患上了腰膝疼痛的頑症。有一位名叫杜仲的青年縴夫，為解除縴夫們的疾苦，告別家人，不懼險阻，上山採藥。他歷經一個多月的艱辛，飢寒交迫中滾落山崖，命懸一線時找到藥樹，並拼命採集，但終因精疲力竭，再次昏倒在懸崖，最後被山水沖入洞庭湖。洞庭湖的縴夫們聽到這一噩耗，立即尋找，找了三個月，終於在洞庭湖畔一樹林中找到了杜仲的屍體，他手上還緊緊抱著一捆採集的樹皮，縴夫們含著淚水，吃了他採集的樹皮，果真腰膝痛就好了。為了紀念杜仲，人們將此樹皮正式命名為「杜仲」。

《本草綱目》中記載：「昔有杜仲服此得道，因以名之。思仲、思仙，皆由此義。」杜仲，能入肝而補腎，補中益精氣，堅筋骨，強志，治腎虛腰痛，久服，輕身耐老。相傳，古時候有一位叫杜仲的醫生，筋骨不強，腰腿疼痛。一次進山採藥之間，偶遇一棵粗壯挺拔的參天大樹，其樹皮有如筋骨般白絲縷縷，便嘗試服用，從此他的頑疾得以治癒，並身體輕健、健康長壽，最終得道成仙而去。後人為了表達對杜仲的崇敬思念之情，便將該植物取名「思仙」、「思仲」、「杜仲」。

此外，《神農本草經》認為杜仲主腰脊痛，補中，益精氣，堅筋骨，強志，除陰下癢溼，小便餘瀝，久服輕身耐老。《名醫別錄》記載杜仲可治腳中痠痛，不欲踐地。《本草正》記載杜仲可暖子宮，安胎氣。《蜀本》記載杜仲生深山大谷。樹高數丈，葉似辛夷，折其皮多白綿者好，今所在大山皆有。

【藥用價值】

化學成分：本品含杜仲膠、杜仲苷、松脂醇二葡萄糖苷、桃葉珊瑚苷、鞣質、黃酮類化合物等。

藥理作用：杜仲皮煎劑可顯著減少小鼠活動次數。杜仲煎劑能延長戊巴比妥鈉的睡眠時間，並能使實驗動物反應遲純、嗜睡等。杜仲皮能抑制二硝基氯苯（DNCB）所致小鼠遲發型超敏反應；能對抗氫化可的松的免疫抑制作用，具有調節細胞免疫平衡的功能，且能增強小鼠肝糖原含量，使血糖增高。生杜仲、炒杜仲和砂燙杜仲的水煎劑對家兔和狗都有明顯的降壓作用，但生杜仲降壓作用較弱，炒杜仲和砂燙杜仲的作用幾乎完全相同，其降壓的絕對值相當於生杜仲的兩倍，均能對抗垂體後葉素對離體子宮的作用，顯著抑制大白鼠離體子宮自主收縮的作用。杜仲皮分離出的環烯醚　苷類、木脂素類水溶性提取物口服有降壓作用，對正常兔冠狀動脈及腎血管有擴張作用；此外，現代藥理實驗證實杜仲有一定抗癌功效，這與其含有木脂素、苯丙素及環烯醚　類化合物有關；有研究發現杜仲煎劑對金黃色葡萄球菌、福氏痢疾桿菌、大腸桿菌等多種病原體有不同程度的抑制作用。

臨床研究：用杜仲葉和皮片劑治療高血壓，對主要症狀均有一定程度改善；杜仲可以興奮垂體－腎上腺皮質系統，增強腎上腺皮質功能，提升機體免疫力；有鎮靜、鎮痛和利尿作用；有一定強心作用；能使子宮自主收縮減弱，對子宮收縮藥有拮抗作用；有較好的降壓作用，能減少膽固醇吸收；短期內服用能改善腰痠腰痛，長期服用可減少蛋白尿。它還可用於下肢痿軟、陽痿尿頻等。

【適宜人群】

適宜腎氣不足，腰膝疼痛，腿腳軟弱無力，小便餘瀝者；婦女體質虛弱，腎氣不固，胎漏欲墮及習慣性流產者保胎時；小兒麻痺後遺症，小兒行走過遲，兩下肢無力者；高血壓患者。

【藥食的相互作用】

自20世紀80年代初，在國內外醫藥學家、植物化學專家對杜仲保健功能研究的基礎上，日本最先以杜仲葉為主要原料開發生產出杜仲茶、杜仲酒、杜仲飲料、杜仲掛麵等天然保健食品，迄今各種杜仲系列食品仍然遍布日本各大超市，並出口美洲、歐洲和亞洲一些國家。在20世紀90年代，杜仲產品在中國被允許作為食品在市場上銷售，社會上陸續開發上市了一系列以杜仲葉、皮為原料的杜仲保健食品，如秦巴杜仲酒、杜仲菸、杜仲飲料等，曾一度暢銷市場。貴州遵義地區生產的杜仲茶甚至遠銷日本。

近年來，杜仲食療如杜仲煨豬腰、杜仲爆羊腎、杜仲寄生茶、續斷杜仲燉豬尾、杜仲炒蘑菇等，逐漸受到人們的青睞。

杜仲煨豬腰

做法：選用10克杜仲，1個豬腰。豬腰剖開，去筋膜，洗淨，用花椒、鹽醃過；杜仲研末，納入豬腰，用荷葉包裹，煨熟食。

功效：服用杜仲煨豬腰可以補肝腎、強腰止痛，對腎虛腰痛，或肝腎不足、耳鳴眩暈、腰膝痠軟等病症患者很有療效。

杜仲爆羊腎

做法：準備15克杜仲，6克五味子，2個羊腎。杜仲、五味子加水煎取濃汁；羊腎剖開，去筋膜，洗淨，切成小塊腰花放入碗中，加入前汁、芡粉調勻，用油爆炒至嫩熟，以鹽、薑、蔥等調味食用。

功效：杜仲爆羊腎可以治療腎虛腰痛，遺精尿頻。

杜仲寄生茶

做法：準備杜仲、桑寄生各等分。共研為粗末。每次服用10克，沸水浸泡飲。

功效：服用杜仲寄生茶可以補肝腎，降血壓，適用於血壓高且肝腎虛弱、耳鳴眩暈、腰膝痠軟者。

續斷杜仲燉豬尾

做法：準備豬尾300克，去毛洗淨，與杜仲30克、續斷25克同入陶瓷器皿中，加水煮至豬尾熟透，調入精鹽。

功效：補陽滋陰，壯腰健腎，可用於耳鳴、腰痛者。

杜仲炒蘑菇

做法：將杜仲除去粗皮，潤透後切成絲，用鹽水炒焦；蘑菇、豬瘦肉洗淨後切成薄片；將油燒至六成熟時，放入薑片、蔥段爆香；再下豬肉片、料酒炒至變色；然後下入蘑菇，炒熟，加入鹽即成。

功效：具有補肝腎、降血壓之功效，適於腎虛腰痛、癌症、高血壓等症患者食用。

此外，在四川羌族部落，杜仲葉與麵粉製成的油炸菜餚、杜仲葉蕎麥麵、杜仲樹皮豬肉湯等是當地的傳統食品。

綜上所述，食用杜仲葉、皮在中國早有傳統，在國家藥品監督管理局公布的保健食品27個功能中，杜仲具有的功能占一半以上。杜仲保健功能的多面性在中藥中是少有的，與冬蟲夏草、石斛、人參等珍貴中藥材相比，無論在功能、毒副作用、稀缺度上，還是在利用率、性價比、性味接受度、真偽辨別上，都具有其優越性。

【禁忌及注意事項】

杜仲性味平和，補益肝腎的功用廣為人知，但它的副作用卻往往被忽視。服用較大劑量的杜仲或杜仲複方後可出現頭暈、疲倦乏力、心悸、嗜睡等現象；嚴重者會呼吸減弱、抽搐、昏迷。杜仲適用於筋骨失養之腰痛、肝腎不足，低血壓、虛火旺盛及實熱證者就不適用。

（徐儷穎）

鎖陽

《本草衍義補遺》

【生物特性及藥源】

鎖陽 *Cynomorium songaricum* Rupr. 又名不老藥、地毛球、黃骨狼、誘鐵棒、鎖嚴子，為鎖陽科鎖陽屬多年生肉質草本植物，無葉綠素，全株紅棕色，大部分埋於沙中。寄生根上著生大小不等的鎖陽芽體，初近球形，後變橢圓形或長柱形，具多數鬚根與脫落的鱗片葉；莖圓柱狀，直立，棕褐色，埋於沙中的莖具有細小鬚根，莖基部略增粗或膨大。莖上著生螺旋狀排列脫落性鱗片葉，向上漸疏；鱗片葉卵狀三角形，花絲極短，花藥同雄花，雌蕊也同雌花；果為小堅果狀，多數非常小，近球形或橢圓形，果皮白色，頂端有宿存淺黃色花柱；種子近球形，深紅色，種皮堅硬而厚；花期5～7月，果期6～7月。春、秋均可採收，而以春季採者為佳。除去花序，置砂土中半埋半露，連曬帶燙使之乾燥。潤透切片或趁鮮切片，曬乾即可。主產於甘肅河西走廊，內蒙古阿拉善盟、新疆阿勒泰、青海海西亦有產，瓜州三九鎖陽品質最佳。

鎖陽含花色苷、三萜皂素、鞣質、胡蘿蔔苷、*β*-谷甾醇、熊果酸、兒茶素、沒食子酸。尚含揮發性成分，其中含有22個化合物，棕櫚酸和油酸為其主要成分。其次含鉀、鈉、鐵、錳、鋅等15種元素及SO_4^{2-}、Cl^-和PO_4^{3-}等離子，所含的可溶性無機物總量約為生藥量的7％，亦含有門冬胺酸、脯胺酸等15種胺基酸。

【功效概述】

鎖陽，先秦時期就有記載，漢代始入藥，早為歷代名家所珍視。明代的大醫藥學家李時珍的《本草綱目》中就有詳細的介紹：鎖陽出肅州……甘溫，無毒，大補陰氣，益精血，利大便，潤燥養筋，治痿弱。陶九成《輟耕錄》言：鎖陽生「韃靼田地，野馬或蛟龍遺精入地，久之發起如勢，上豐下儉，鱗甲櫛比，筋脈連絡，絕類男陽，即肉蓯蓉之類。或謂里之淫婦就而合之，一得陰氣，勃然怒長。土人掘取洗滌，去皮薄切曬乾，以充藥貨，功力百倍於蓯蓉也。」

鎖陽，味甘，性溫，歸肝、腎經，其功效、用途與肉蓯蓉相近，有時可用肉蓯蓉替代，可補腎陽、益精血、潤燥滑腸，可治因腎陽不足、精血虧虛所致的男性陽痿、女性不孕以及腸燥津虧所致的便祕等症，對腰膝痠軟、筋骨無力等，應用尤多。常用量為10～15克。

【典故及歷代名家點評】

唐貞觀年間，邊陲屢遭異族侵犯，唐太宗派名將薛仁貴西征。唐軍到鎖陽城（今甘肅定西市東南50公里）時，中了埋伏，被哈密國元帥蘇寶同包圍在城中，屢次衝擊突圍不成，只能苦守。由於鎖陽地處大漠，糧食匱乏，將士們只得挨凍受餓。一日，薛仁貴無意中得知大漠中有一種像棒槌的肉質地下莖根可以充飢，於是，命人在大漠中挖此物充飢。不料，全軍將士吃了此物，不僅飢餓頓消，而且精神倍增。薛仁貴率部隊全力出擊，把早已懈怠的敵軍打了個措手不及，終於把敵軍趕出邊境。薛仁貴回京後，將此事向唐太宗奏明，唐太宗大喜，馬上命人重賞獻植物根莖者。因為此物長在鎖陽城的大漠中，所以特賜名為「鎖陽」。

其實，歷代名家對鎖陽多讚不絕口。

《本草衍義補遺》：「補陰氣，治虛而大便燥結用。」

《本草從新》：「益精興陽，潤燥養筋，治痿弱。滑大腸。泄瀉及陽易舉而精不固者忌之。」

《本草綱目》：「甘溫，無毒……大補陰氣，益精血，利大便……潤燥養筋，治痿弱。」

《本草原始》：「補陰血虛火，興陽固精，強陰益髓。」

《內蒙古中草藥》：「治陽痿遺精，腰腿痠軟，神經衰弱，老年便祕。」

【藥用價值】

鎖陽稱為「不老藥」，歷代以來，鎖陽補腎養陽以固精止遺，用於男子遺精不育、女子不孕及便祕等的治療。古人也認為鎖陽有輕身不老的作用。現代藥理研究認為，鎖陽的藥效主要有：

清除自由基，提高端粒酶活性，發揮抗衰老作用：鎖陽可增強小鼠血清和粒線體內超氧化物歧化酶（SOD）活性，可有效清除小鼠體內的自由基。另外，鎖陽還能提高端粒酶活性，從而具有抗衰老作用。提高端粒酶活性為鎖陽這一「不老藥」的抗衰老功效提供了科學依據。2009年，因發現端粒和端粒酶保護染色體的機理，3位美國教授榮獲諾貝爾生理學或醫學獎，他們是加州舊金山大學的伊麗莎白·布萊克本、約翰·霍普金斯大學醫學院的卡蘿·格萊德以及哈佛醫學院的傑克·索斯塔克。他們的研究成果解決了生物學上的一個重大問題：在細胞分裂時染色體如何進行完整複製並免於退化，被稱為「生命時鐘」的端粒開始進入人們的視線。鎖陽的研究也指向了端粒和端粒酶的作用。科學家採用最新的鎖陽多醣提取精製技術，從微觀角度科學論證「鎖陽多醣」這種物質能延長細胞中端粒長度，從而揭示鎖陽控制細胞衰老的作用機理。國際生物學界已經證明，端粒在端粒酶的作用下得以維持長度，對維持染色體的穩定和完全複製發揮著重要作用，端粒酶激活是細胞永生化或細胞增殖的必要條件。鎖陽多醣對抑制衰老小白鼠端粒縮短的作用非常明顯，微小劑量下也能起到作用，而較高劑量的鎖陽多醣能明顯提高衰老機體的非特異性免疫功能。研究表明，鎖陽多醣能提高端粒酶活性，抑制染色體末端端粒長度的縮短，從而延緩組織細胞的衰老進程，也就是說，鎖陽有抗衰老功效。

有研究認為鎖陽具有的補藥作用與冬蟲夏草相當。另外，鎖陽多醣抗氧化作用不是鎖陽發揮「不老」藥效的主要途徑，經過純化的鎖陽多醣表現出的增殖效應，與其他大多數多醣不同，結構表徵發現其化學結構中具有罕見的α型葡萄糖殘基，這一高度分支化的葡萄糖殘基在冬蟲夏草中也有發現，這才是鎖陽發揮藥效的根本所在。

對免疫功能的影響：鎖陽有增強動物免疫功能的作用。實驗證明，其對陽虛及正常小鼠的體液免疫有明顯的促進作用，其機理可能與增加脾臟淋巴結等有關。鎖陽可使陽虛小鼠減少的中性粒細胞增加，從而增強機體的防禦功能。

耐缺氧、抗應激作用：鎖陽總糖、總苷類、總甾體類能延長小鼠常壓耐缺氧、硫酸異丙腎上腺素所致缺氧的存活時間，使小鼠靜脈注射空氣的存活時間延長，可增加斷頭小鼠張口持續時間和張口次數。

對糖皮質激素的影響：有研究顯示，鎖陽提取物可使模型用藥組小鼠血清皮質醇明顯升高，且恢復到正常水平，而對正常小鼠血清皮質醇濃度無影響，說明鎖陽對糖皮質激素具有雙向調節作用。

通便作用：鎖陽所含無機離子能顯著增強腸蠕動，縮短小鼠通便時間。其中可溶性無機鹽含量約為7%，所含的大量無機離子在水溶液中可形成鹽類瀉藥如硫酸鎂、硫酸鈉、磷酸鈉等，從而起到潤腸通便的作用。

對生殖系統的影響：一般認為鎖陽可壯陽，但未經炮製的鎖陽可使睾丸功能顯著降低。但經鹽炮製的鎖陽，對正常和陽虛小鼠的睾丸、附睾和包皮腺的功能有明顯促進作用。在鎖陽水提物中，成熟大鼠附睪精子數量及存活率明顯增加，精子的活動率增強，是治療男性不育的常用藥。

抗炎、抗腫瘤的作用：鎖陽中的油酸及棕櫚酸分別有抗腫瘤及抗炎作用。另外，還發現鎖陽具有抗胃潰瘍、抑制血小板聚集、抗愛滋病病毒蛋白酶、抗轉錄和抗癌等作用。

【食療保健】

從名字就可以看出，鎖陽可以補腎。正因為這樣，當地人覺得經常服用的話可以讓人青春常駐。鎖陽的繁殖比較有意思，7～8月分開始成熟，在頂部有雄花和雌花，相互授粉，結籽，不同於一般植物。由於頂部鱗甲比較堅硬，所以種子無法脫落，這時候，鎖陽根部會長出一種白色小蟲，叫鎖陽蟲，蟲會從根部一直往上面吃空，直到頂部，種子就會掉到底部，隨著水分流到適合寄養的地方，到第二年三月，開始發芽，形成一個孕育週期。所以採集鎖陽最合適的時間是三月，鎖陽剛開始冒出土的時候，藥效最高，採集後要把花序去掉，避免消耗養分，然後放在沙漠上乾燥就可以了。

鎖陽的食用方法有很多，可以直接選擇內服的方法，將鎖陽以及清水一起煎煮，就可以飲用。也可製作成藥膏或者藥丸來服用。對於想要治療陽痿的朋友來說，可以將鎖陽、黃柏、熟地、陳皮、知母等藥材一起煎服，對治療陽痿等性功能障礙有很好的作用。也可能用鎖陽熬粥，也是比較簡單的。把鎖陽與粳米一起熬煮食用，也可以在熬煮過程中加入一些胡桃仁，對於改善長期便祕以及腎虛等有很好的效果。而且熬製成粥的話更容易被人體吸收，有很好的強筋健骨、養血補血的效果。用來熬湯自然也是不錯的選擇，尤其是在日常飲食當中，湯飲是我們必不可少的。將鎖陽與適量枸杞子、甘草一起放入水鍋當中煎煮，做成湯飲用，也有很好的溫陽益精效果，尤其適合陽痿、遺精者飲用，同時還能夠抗衰老，提高身體的免疫能力。

【適宜人群】

適合免疫力低下、易感染疾病者，中青年操勞事業而健康透支者，尿頻便祕、失眠脫髮、哮喘、痿弱早洩等多種慢性疾病患者食用。

【藥食的相互作用】

1.治療腎陽虧虛，精血不足之陽痿、不孕、下肢痿軟、筋骨無力等，常與肉蓯蓉、鹿茸、菟絲子等同用，如《丹溪心法》虎潛丸；用於腎虛骨瘦、筋骨羸弱、行步艱難，與熟地、牛膝等同用。

2.治療血虛津虧、腸燥便祕。可單用熬膏服，或與肉蓯蓉、火麻仁、生地等同用。如《本草切要》治陽弱精虛、陰衰血竭、大腸燥涸、便祕不通，即單用本品煎濃汁加蜜收膏服。

3.在服用鎖陽期間，要注意保持良好的作息習慣，盡量避免熬夜，少吃辛辣或者刺激性食物。

【禁忌及注意事項】

陰虛火旺、脾虛泄瀉及實熱便祕者禁服鎖陽。長期食用鎖陽，亦可致便祕。泄瀉及陽易舉而精不固者忌鎖陽。大便滑，精不固，火盛便祕，陽道易舉，心虛氣脹，皆禁用鎖陽。

（何飛）

蛤蚧

《雷公炮炙論》

【生物特性及藥源】

蛤蚧別稱蛤解、蛤蟹、仙蟾、蚧蛇、大守宮、大壁虎，為脊椎動物壁虎科動物蛤蚧 *Gekko geoko* Linn.除去內臟的乾燥體。蛤蚧為壁虎科中最大的一種，全長30公分左右，腹胸橫寬6～10公分，體長和尾長略相等或尾略長；全身灰褐色，腹面稍淡，滿布圓形或多角形小鱗片，並有黃棕色或棕色花斑。它是熱帶的一種爬行動物，為國家二級保護動物。因常雌雄成對出來活動，雄的叫聲像蛤，雌的應聲似蚧，所以稱為蛤蚧。

主產於廣西，廣東、雲南等省亦產，全年均可捕捉，以5～9月捕捉為多，氣腥，味微鹹，以體形肥大、尾完整不殘者為佳。捕後將其擊昏，挖去眼球，剖開除去內臟，用紗布拭去血液（不可用水洗），以兩條扁竹片先從橫面撐開四肢，再用一條長於蛤蚧全身三分之一的扁竹條撐住下胯延至尾末端，用微火焙乾，兩支合成一對，用線扎好。用時去頭（有小毒）、足和鱗片，也有單取其尾，或炒酥研末。蛤蚧由於曬乾後可以入藥，而遭到人們大量捕殺，目前要加以保護。

【功效概述】

蛤蚧味鹹，性平，歸肺、腎經。其用法用量常為：煎服，5～10克；研末每次1～2克，日3次；浸酒服用1～2對。有助陽益精、補肺益腎、納氣定喘的功效，常用於虛喘氣促、勞嗽咳血、陽痿遺精，例如支氣管哮喘、心源性哮喘、慢性阻塞性肺病。特別是對於肺結核引起的喘咳、痰中帶血，蛤蚧更是常用藥。蛤蚧兼入肺腎二經，長於補肺氣、助腎陽、定喘咳，為治多種虛證喘咳之佳品。常與貝母、紫菀、杏仁等同用，治虛勞咳嗽，如蛤蚧丸（《太平聖惠方》）；或與人參、貝母、杏仁等同用，治肺腎虛喘，如人參蛤蚧散（《衛生寶鑒》）；亦可治療腎虛陽痿，本品質潤不燥，補腎助陽兼能益精養血，有固本培元之功。可單用浸酒服，即效；或與益智仁、巴戟天、補骨脂等同用，如養真丹（《御院藥方》）。

【典故及歷代名家點評】

西漢時期的《方言》中有這樣的記載：「桂林之中，守宮大者而能鳴，謂之蛤解。」李時珍也稱蛤蚧「因聲而名」。蛤蚧鳴聲非常脆亮，悅耳動聽，經久不停。民間流傳這是蛤蚧在對唱戀歌，「蛤」一聲，「蚧」一聲，雄蛤蚧鳴「蛤」，雌蛤蚧呼「蚧」，一唱一和，夫唱婦隨，情真意切，十分恩愛。但是根據實地觀察研究，無論雌雄蛤蚧皆能鳴叫「蛤」和「蚧」，且蛤蚧交合之後，便各奔東西，並無終身相隨的事情發生。可見所謂「恩愛」實為盲目褒譽，或者只是一種良好願望的寄託罷了。

《雷公炮炙論》：「凡使須認雄雌，若雄為蛤，皮粗、口大、身小、尾粗；雌為蚧，口尖、身大、尾小。」

《海藥本草》：「謹按《廣州記》云，生廣南水中，有雌雄，狀若小鼠，夜即居於榕樹上，投一獲二。《嶺外錄》云，首如蝦蟆，背有細鱗，身短尾長，旦暮自鳴蛤蚧，俚人採之，割腹，以竹開張，曝乾鬻於市。力在尾，尾不全者無效。彼人用療折傷。近日西路亦出，其狀雖小，滋力一般，無毒……並宜丸散中使。」並稱蛤蚧可療折傷，「主肺痿上氣，咳血咳嗽」。

《本草經疏》：「其主久肺勞……咳嗽、淋瀝者，皆肺腎為病，勞極則肺腎虛而生熱，故外邪易侵，內證兼發也。蛤蜊屬陰，能補水之上源，則肺腎皆得所養，而勞熱咳嗽自除……肺朝百脈，通調水道，下輸膀胱；肺氣清，故淋瀝水道自通也。」

《得配本草》：「功用在尾，其毒在眼，去眼，或去頭足，洗去鱗鬣內不淨，以酥炙，或以蜜炙，或以酒浸透，隔紙緩焙熟，令黃色，研用，口含少許，奔走不喘息者為真，宜丸散中用。」

【藥用價值】

《雷公炮炙論》有蛤蚧「毒在眼，效在尾」之說，故歷代相傳去頭足。後世醫家綜合文獻後認為蛤蚧炮製「去頭」只是為了除眼，「去頭足鱗片」並無科學道理。且毒性試驗證明蛤蚧無毒，包括頭部在內的各部分均未見明顯副作用；蛤蚧尾在助陽功效上強於其他部位。可將蛤蚧整體作為藥用部位用於臨床。現代藥理實驗表明其有如下作用：

雌激素樣作用：蛤蚧的乙醇提取物可延長正常小鼠的動情期，對去卵巢鼠則可使其出現動情期，並使正常小鼠的子宮及卵巢重量增加。

雄性激素樣作用：用蛤蚧體、尾醇提取物給小鼠皮下注射，可使大鼠、小鼠精囊和前列腺重量增加，用蛤蚧醇提取物水溶性部分和脂溶性部分給雄性小鼠灌胃，均可使睪丸增重。

抗炎作用：蛤蚧醇提取物的水溶性及脂溶性部分對甲醛性大鼠踝關節腫脹、二甲苯所致小鼠耳部炎症及冰醋酸所致腹腔毛細血管通透性增加有明顯作用。

平喘作用：有報告認為，用蛤蚧體、尾醇提取物給豚鼠肌內注射，對乙醯膽鹼所致哮喘有明顯作用。

免疫調節作用：用蛤蚧體、尾醇提取物給小鼠肌內注射，能增強血清中溶菌酶活性，提高抗體效價。

抗衰老作用：其醇提取物能延長雌性果蠅的平均壽命及半數死亡時間，增加其在半分鐘內的飛翔時間，提高其在低溫下的存活率。

其藥用價值如下：

治虛症喘咳：包括腎陽虛和肺陰虛所致的慢性喘咳，例如支氣管哮喘、心性喘息、肺氣腫，特別是治療肺結核引起的喘咳、痰中帶血，蛤蚧更是常用藥。或配百部、紫菀、五味子；或配貝母、桑白皮、杏仁等。水煎服，方如蛤蚧湯。也可單用蛤蚧注射液。

用於治腎陽虛之陽痿、性機能減退、五更泄瀉、小便頻數：可與朝鮮參、五味子、核桃肉共研末為丸服食，或配馬戟、茯苓、白朮等。

此外，也用於治久病體弱、神經衰弱。

【食療保健】

獨聖餅：《聖濟總錄》獨聖餅可治肺嗽、面浮、四肢浮。蛤蚧1對（雌雄頭尾全者，淨洗，用酒和蜜塗，炙熟），人參1株（紫團參）。上二味，搗羅為末，熔蠟4兩，濾去滓，和藥末，作6餅子。每服，空心，用糯米作薄粥一盞，投藥一餅，趁熱，細細呷之。

蛤蚧酒：可治腎虛腰痛。蛤蚧1對，切成小塊，浸入500毫升白酒中，封閉2個月，飲酒，每次30毫升，每日2次。常服也有延緩衰老、祛病延年之功。

人參蛤蚧酒：有補腎壯陽、益氣安神作用，適用於身體虛弱、食慾不振、失眠健忘、陽痿早洩、肺虛咳喘、夜多小便等症。蛤蚧1對連尾，放火上烤熟，人參（或紅參）10～20克，同浸於2000毫升米酒中，七日後開始飲用，每日酌量飲20～50毫升。

蛤蚧參鹿酒：有補腎壯陽之效，可治療小便頻數。蛤蚧1對，人參30克，鹿茸6克，肉蓯蓉30克，桑螵蛸20克，巴戟天20克，白酒1公升。浸酒20日後服，每次20毫升，每日2次。

蛤蚧補骨脂粉：結合蛤蚧及補骨脂的溫補腎陽之效，多用於腎虛陽痿，亦可用於腎虛腰痛、遺精、尿頻等。蛤蚧1對，酒炒後烘乾，補骨脂25克，共研為末，每次服1.5克，溫酒送服。

人參蛤蚧粥：以人參與蛤蚧配伍，大補肺氣而平喘嗽，用於肺虛或肺腎兩虛喘息咳嗽或浮腫，現代用於慢性阻塞性肺病、支氣管哮喘、肺結核或心源性哮喘等。蛤蚧1對，用酒和蜜塗，炙熟，人參1支（或15克），與蛤蚧共研為細末，分為6份（原方系熔蠟和藥末做餅6個）。每次用糯米約30克，煮成稀粥，投藥1份，攪勻，趁熱空腹緩緩服用。

【適宜人群】

適宜患有肺萎、肺結核、肺癆久咳、行動氣促、泌尿系統結石、肺氣腫、肺源性心臟病、咳嗽、虛喘、男子陽痿遺精、老年體質虛弱等病症者食用。

【藥食的相互作用】

1. 蛤蚧與糯米、小米等搭配，可以增加食療作用，並且有助於對脾胃功能的維護，適合年老體弱、消化功能不好之人。
2. 蛤蚧與雞蛋、鵪鶉蛋及其他血肉有情之品搭配，可以增加其補腎益精的作用，適用於夜尿頻多、陽痿早洩、身體羸弱之人。

3. 蛤蚧可與豬肺等搭配，對於有長期慢性咳嗽、慢性阻塞性肺病、哮喘之人有一定的調理作用。

【禁忌及注意事項】

1. 外感風寒喘嗽、痰飲、實熱咳喘及陽虛火旺者禁服蛤蚧。急性支氣管炎、肺炎所致的喘咳，蛤蚧療效不顯著。咳喘屬風寒痰飲者也不宜用。
2. 蛤蚧一般多焙乾研末，煮用味腥味重，古來都須成對食用。
3. 廣東、廣西以及華東地區和西藏部分地區，有一種蜥鬣科動物蠟皮蜥（喜山鬣蜥）與蛤蚧類似，當地土名四腳蛇或雞公蛇，與蛤蚧的主要區別在於本品背部鱗片極細小，有較明顯的橙色花斑並常隨季節變換顏色。趾如鳥爪而無褶襞皮瓣，牙齒生於上下顎內緣並有大牙齒，尾特長，幾達身長的1.5～2.5倍。據在西藏地區工作的藥工人員介紹，以喜山鬣蜥飼畜進行試驗，有明顯的興陽作用，是否與蛤蚧同功，尚待研究，但不宜稱為蛤蚧藥用。

（徐儷穎）

益智仁

《本草拾遺》

【生物特性及藥源】

益智仁，為薑科植物益智 *Alpinia oxyphylla* Miq. 的乾燥成熟果實，別名益智子、摘艼子。益智屬多年生草本植物。果實紡錘形或橢圓形，兩端漸尖，長1.2～2公分，直徑1～1.3公分；表面棕色至灰棕色，有凹凸不平的斷續狀隆起線13～20條，頂端有花被殘基，基部殘留果柄或果柄痕；果皮薄韌，與種子緊貼，種子團中間有淡棕色隔膜分成3瓣，每瓣有種子6～11顆，呈不規則的扁圓形，略有鈍稜，直徑約3公釐，表面灰褐色或灰黃色，外被淡棕色膜質的假種皮；質硬，胚乳白色；有特異香氣，味辛、微苦。夏、秋季間果實由綠轉紅時採收，曬乾。砂炒後去殼取仁，生用或鹽水微炒用。用時搗碎。本品主產於廣東和海南，福建、廣西、雲南亦有栽培。

益智仁為中國「四大南藥」之一，藥用歷史悠久，臨床應用廣泛，作為安全性較高的植物資源，它還有食用價值，可開發成保健食品和調味品，具備良好的開發前景。

【功效概述】

益智仁，性溫，味辛，歸腎、脾經，具有暖腎固精縮尿、溫脾止瀉攝唾的作用。常用於腎虛遺尿、小便頻數、遺精白濁、脾寒泄瀉、腹中冷痛、口多唾液等症。生益智仁辛溫而燥，以溫脾止瀉、收攝涎唾力勝，多用於腹痛吐瀉，口涎白流。鹽益智仁是取益智仁，加鹽水拌勻，稍悶，待鹽水被吸盡後，置炒製容器內，用文火加熱，炒乾至顏色加深為度，取出晾涼而成。鹽製可緩和辛燥之性，專行下焦，長於補腎縮尿澀精，用於腎氣虛寒的遺精、早洩、尿頻、遺尿、白濁等。

【典故及歷代名家點評】

益智仁是中國南方四大中藥之一，風靡華夏，久服輕身，是一味補腎防衰良藥。據說益智仁還與蘇東坡有關。蘇東坡官貶至海南時，對該藥頗有研究，謂：「海南產益智，花實皆長穗，而分為三節。觀其上中下節，以候早中晚禾之豐凶，大豐則皆實，大凶皆不實，罕有三節並熟者。」即通過它便可以預測當年禾稻之豐歉，若益智的莖節三節皆實，則三收皆豐，否則歉收。

關於益智仁這一藥名還有一個典故。相傳唐代有一秀才，一心想中舉人，多年來仍未如願，因此思慮過度，勞心傷神，以致不思飲食，腹中冷痛，失眠多夢，健忘。久而腎氣虛衰，夜尿頻繁，使他極為苦惱。某晚他索性不睡，坐在院中草叢裡，偶感飢餓，無意間摘取身旁植物果實，放進口中。果實狀如筆頭，雜有五味，芬芳可口。於是接連幾天都吃此果，不覺小便次數減少，並一睡到天亮。由於夜尿減少，加上睡眠好，胃口佳，精神也大為好轉，第二年高中舉人。為了記住這種神奇植物，給它取了「益智仁」的名號。

益智仁在民間還被稱為「狀元果」，百姓經常會在學生入學或臨考時贈送益智仁，祝願其身體強壯、智商高穎、記憶力好，考取功名。相傳很久以前，有一個員外年過半百才得一子，取名來福。可是來福自小體弱多病，長到十歲了還不會數數。員外派人四處張貼榜文，重金邀請天下名醫為其子醫治。經眾醫生會診後，還是沒有效果。有一天，一個老道雲遊到此，向員外詢問了孩子的情況後，拿起拐杖往南邊一指，說：「離此地八千里的地方有一種仙果，可以治好孩子的病。」並在地上畫了一幅畫，畫中是一棵小樹，小樹葉子長得像羌葉，根部還長著幾顆欖核狀的果實，之後老道便走了。員外一路跋山涉水，終於找到了那種植物，回程途中由於所帶食物已經耗盡，他每天吃十顆仙果充飢。奇怪的是，自從吃了仙果後，他覺得記性愈來愈好，來時的路在他的腦海裡異常清晰，而且精力也十分旺盛，很快便回到家中。功夫不負有心人，來福吃到仙果後，身體一天比一天強壯，以前所有的症狀都消失了，而且變得一點即明，過目不忘，在十八歲那年參加了科舉考試，結果金榜題名高中狀元。人們為了紀念改變他命運的仙果，將仙果取名為「狀元果」。由於它能益智、強智，使人聰明，所以也叫它「益智仁」。

益智仁作為常用藥之一，歷代名家對其點評頗多。

《廣志》：「含之攝涎穢。」

《本草拾遺》：「止嘔噦。」

《開寶本草》：「治遺精虛漏，小便餘瀝，益氣安神，補不足，利三焦，調諸氣，夜多小便者，取二十四枚，碎，入鹽同煎服。」

劉完素：「開發鬱結，使氣宣通。」

《醫學啟源》：「治脾胃中寒邪，和中益氣。治人多唾，當於補中藥內兼用之。」

王好古：「益脾胃，理元氣，補腎虛滑瀝。」

《本草綱目》：「治冷氣腹痛及心氣不足，夢洩，赤濁，熱傷心系，吐血，血崩。」

《本草經疏》：「益智子仁，以其斂攝，故治遺精虛漏，及小便餘瀝，此皆腎氣不固之證也。腎主納氣，虛則不能納矣。又主五液，涎乃脾之所統，脾腎氣虛，二臟失職，是腎不能納，脾不能攝，故主氣逆上浮，涎穢泛濫而上溢也，斂攝脾腎之氣，則逆氣歸元；涎穢下行。」

【藥用價值】

益智仁是中醫臨床常用藥材，益智仁用量一般為3～10克；用於治病，大致為以下幾方面：

1.益智仁屬於補虛藥中的補陽藥，常用於下元虛寒遺精、遺尿、小便頻數等各種腎陽虛證。

2.脾胃虛寒、腹痛吐瀉及口涎自流者，可用益智仁溫脾開胃攝唾。

現代藥理研究認為，益智仁的藥效主要有：

神經保護：益智仁的乙醇提取物能夠顯著降低麩胺酸誘導的小鼠皮質神經元細胞的凋亡，提高細胞生存能力，減輕DNA降解程度。

提高學習記憶能力：益智仁水提物能抑制SD大鼠乙醯膽鹼酯酶活性，增加海馬的蛋白含量，從而改善東莨菪鹼所致的大鼠記憶獲得障礙。

抗氧化作用：益智乙醇提取物和益智渣具有較強的清除H_2O_2、羥自由基的性能。

抗衰老作用：益智仁水提液能夠加快多刺裸腹蚤生長，提高其生育能力，延長其平均壽命，有較為明顯的抗衰老作用。

抗腫瘤作用：益智仁甲醇提取物能夠顯著改善佛波酯（TPA）誘導的雌性ICR小鼠的皮膚腫瘤及人早幼粒白血球（HL-60）的生長，抑制DNA合成。

抑菌作用：益智仁揮發油對大腸桿菌、金黃色葡萄球菌和綠膿桿菌均有明顯的抑制作用。

抗過敏：益智仁水提物能抑制由抗二硝基酚免疫球蛋白-E抗體激活的鼠腹膜肥大細胞裡的致過敏物質——組織胺的釋放。

護肝作用：益智仁水提取物能改善運動對肝臟細胞的損傷，提高肝臟組織抗自由基氧化的能力，同時還對肝臟細胞超微結構具有明顯保護作用。

對心血管系統的作用：甲醇提取物對豚鼠左心房具有很強的正性肌力作用，另有研究發現益智仁的甲醇提取物在兔的大動脈中有拮抗鈣活性作用。

對胃腸道系統的作用：益智仁提取物能影響鼠小腸中磺胺咪的吸收，有止瀉作用；益智仁乙醇提取液有抗潰瘍作用；益智仁的丙酮提取物能明顯抑制鹽酸乙醇引起的大鼠胃損傷。

【食療保健】

益智仁，顧名思義，往往容易讓人聯想到智力發育，民間也常習慣稱益智仁為「狀元果」。益智仁是廣東十大道地藥材之一，也是南方常用的食物之一，可用來製作涼果、粽子等。拌米製成益智棕，既是一種美味小食，又可溫脾腎以攝涎、澀精。相傳晉安帝時，廣州刺史盧循將益智仁拌米製成益智棕，饋贈給劉裕，劉裕回敬以續命湯。益智仁溫而不熱，暖而不燥，補而不峻，澀而不泄，有緩和之性，很適合長期從事腦力勞動和體質虛弱者作為健腦益智、延緩衰老、益壽延年之品長期服用。益智仁具有溫脾止瀉攝唾的功效，《本草備要》稱其能澀精固氣，溫中進食，攝涎唾，縮小便，也是治療脾胃虛寒腹瀉、小兒流涎不止的食療良藥。小兒流涎不止者，可將益智仁與黨參、白朮、陳皮等一同調配成藥膳食用。

此外，益智仁也適合阿茲海默症患者食用，可與黨參、核桃等一同調配成藥膳食用。益智仁粥是一種比較不錯的美味，方法是先將糯米用水來煮，等快熟的時候，調和上益智仁粉末，最後加上少量鹽，再煮上片刻，等粥變得黏稠的時候，就可以吃了。同時也可以根據自己的需求加入不同的食材，如加入山藥溫脾止瀉，加入茯苓利溼健脾，加入黃芪益氣扶中等。益智仁還可煲湯食用，如益智仁羊肉湯，不僅味道鮮美，還有溫補肝腎、固澀止遺的功效。民間還有一道益智仁蛋，適用於小兒遺尿或夜尿頻多者。做法是將雞蛋洗淨，帶殼和益智仁、山藥、烏梅、枸杞子一起放進砂鍋，再加入適量水，煮至蛋熟後，去蛋殼，再文火煮至藥液全乾，吃蛋即可。益智仁還可煎茶代水或者泡酒飲用，均起到補腎固澀、縮尿止遺的作用。

益智仁中分離得到的化合物類型主要有倍半萜類、單萜類、二萜類、二苯庚烷類、黃酮類、簡單芳香族化合物及脂肪族化合物。其中倍半萜類化合物為該植物的主要化學成分類型，並顯示了一定的生物活性。益智仁具有特異的香氣，這是由於其中含有豐富的揮發油，單萜是其揮發油的主要組成部分。益智仁風乾果肉含有較高的醣類（54.2%）、粗蛋白（8.18%）和粗脂肪（5.9%），還含有豐富的維生素、8種人體必須胺基酸及11種非必須胺基酸，其中麩胺酸含量最高，此外，益智仁中還含有錳、鋅、鎂、磷等多種具有保健作用的化學成分。

【適宜人群】

益智仁適合腎氣虛寒、遺精、遺尿、健忘、尿有餘瀝、夜尿增多、脾胃虛寒導致的腹脹納少、腹痛喜溫喜按、大便溏薄、四肢不溫、食少多唾等人群。

【藥食的相互作用】

1.用於夢遺、尿頻、下焦虛寒者，常與烏藥、山藥等同用，三藥合用，腎虛得補，寒氣得散，共奏補腎縮尿之功，如三仙丸、縮泉丸。

2.用於脘腹冷痛、嘔吐泄利者，常配川烏、乾薑、青皮等同用，增強溫陽止痛的功效。

3.用於中氣虛寒、食少、多涎唾者，可單用本品含之，或與理中丸、六君子湯等同用。

【禁忌及注意事項】

1. 陰虛火旺或因熱而患遺滑崩帶者忌服益智仁。
2.《本草經疏》曰：「凡嘔吐由於熱而不因於寒；氣逆由於怒而不因於虛；小便餘瀝由於水涸精虧內熱，而不由於腎氣虛寒；泄瀉由於溼火暴注，而不由於氣虛腸滑，法並禁之。」
3. 因熱而崩、濁者禁用益智仁。
4. 血燥有火者不可誤用益智仁。

（何飛）

楮實子

《名醫別錄》

【藥源及生物特性】

楮實子，又稱穀樹子、紗紙樹或構樹子，為桑科落葉喬木構樹 *Broussonetia papyrifera* Linn. 的乾燥成熟果實。構樹小枝粗壯，密生絨毛；單葉互生，葉片闊卵形至長圓狀卵形，邊緣有細鋸齒或粗鋸齒，上面深綠色，下面灰綠色，密被絨毛；聚花果肉質，呈球形，成熟時橙紅色。本品主產於中國河南、湖南、湖北、甘肅等地，甘肅、陝西等地亦有種植。

本植物的嫩根、樹皮、樹枝、葉子、果實均可入藥。秋冬之交果實成熟時採收，洗淨，曬乾，除去灰白色膜狀宿萼及雜質。

【功效概述】

本品味甘性寒，歸肝、脾、腎經，具有補腎、清肝利尿、健脾明目的功效，甘則補養，且種子類中藥，多俱沉降、收藏之性，故適用於肝腎不足、腰膝痠軟、骨蒸潮熱、頭暈目眩、目生翳病、水腫腹脹諸症。一般內服劑量為6～12克。古代又有酒蒸、酒浸、酒拌、炒製等方法。

構樹除了入藥外，其葉、枝和白汁等均可藥用。葉能涼血、利水，可治吐血、衄血、血崩、外傷出血、水腫、疝氣、痢疾、癬疥；莖能治風疹，目赤腫痛，小便不利；其樹汁可治天行病後脹滿，外塗可治癬及蠍螯犬咬傷。煎湯能洗惡瘡癮疹。煎汁如餳，一日三服，可治水腫。

【典故及歷代名家點評】

楮實子的歷史非常悠久，早在《山海經》中就有楮樹的記載：「鳥危之山，其陽多磬石，其陰多檀楮。」楮作為藥物被記載則始見於《名醫別錄》：「主治陰痿水腫，益氣，充肌膚，明目，久服不飢，不老輕身。」列為上品。構樹不能作為木材使用，又不結好吃的水果，故少有人特意栽培，多半任其自生自滅，朱熹說它是「惡木」。關於本品的功效後世本草多有記載：

《藥性通考》：「陰痿能強，水腫可退，充肌膚，助腰膝；益氣力，補虛勞，悅顏色，輕身，壯筋骨，明目。久服滑腸。補陰妙品，益髓神膏。」

《得配本草》：「甘，平。入足太陰經氣分。益顏色，充肌膚，利陰氣，通九竅，逐水明目。得茯苓，治水臌。得大腹皮，除水腫。」

《本草求真》：「楮實專入腎，書言味甘氣寒，雖於諸臟陰血有補，得此顏色潤，筋骨壯，腰膝健，肌肉充，水腫消，以致陰痿起，陽氣助，是陰指其陽旺陰弱，得此陰血有補，故能使陽不勝而助，非云陽痿由於陽衰，得此可以助陽也。」

《日華子本草》：「壯筋骨，助陽氣，補虛勞，助腰膝，益顏色。」

《本草匯言》：「健脾養腎，補虛勞，明目。」

《本草綱目》：「主陰痿水腫，益氣充肌明目。久服，不飢不老，輕身。壯筋骨，助陽氣，補虛勞，健腰膝，益顏色。」

【藥用價值】

現代臨床報導，楮實子多用於肝病、腎病、不孕不育、阿茲海默症、斑禿等疾病的治療，尤其是眼科應用甚為廣泛。現代醫學對本品的研究主要集中在以下幾方面：

促進記憶：動物實驗證明本品對東莨菪鹼、氰毒素、亞硝酸鈉造成的記憶障礙有顯著的改善作用，其作用與本品能直接影響神經遞質，提高機體抗缺氧能力，改善腦部氧代謝，促進需氧代謝有關。此外本品能通過促進腦血液循環，抑制腦老化，改善阿茲海默症患者的症狀並減緩病情進展。

抗氧化：楮實子紅色素能顯著清除超氧陰離子和羥基自由基，因此具有較強的體外抗氧化作用。研究還發現，該成分可對因自由基過度生成引起的粒線體功能損傷起到一定的緩解作用。而美容行業亦發現楮實子提取物具有美白活性，或可以此研發新的美容產品。

治療肝、腎病：楮實子補脾而不溫燥，利尿而不傷正，故治療肯疸型肝炎有特殊療效。研究證明，含有楮實子的中藥複方對 HBV-DNA、HBsAg、HBeAg 轉陰，抗 HBs、抗 HBe 轉陽有促進作用，長期服用還可起到預防復發的作用。中醫認為，楮實子可補陰氣而助陽氣兼有利水之功效，故對慢性腎病有一定作用，對兼有面目浮腫者效更佳。

已故中國醫學大師朱良春對楮實子情有獨鍾。他說：「如此良藥，且處處有之者，竟爾廢用，實屬可惜。」同時指出，此藥為治虛勞及老弱之要藥，乃利水而無傷陰之妙品。他在臨床中常喜用楮實子配伍庵閭子治療肝硬化腹水，兩者配合，有養陰兼化瘀之功，利水而無傷陰之弊。

【食療保健】

中醫認為，種子類中藥，多俱沉降、收藏之性，其中絕大多數有補腎收斂作用。古方祕傳十子丸、五子衍宗丸、七子補酒等都是以籽藥為主的補益之劑，而有一種「補腎良子」卻少有關注，這就是楮實子。其作為食療之品，主要有以下作用：

強筋健骨：自古醫家認為本品為強筋健骨之良藥，以其味甘而入肝、腎二經，故久服可延年益壽，身強體健。

美容生髮：本品具有較好的抗氧化作用，其提取物的美白作用顯著，中國歷代醫家均言其有「益顏色」之效，故作為日常食物服用亦具有較好的美容功效。大補元煎配伍本品可使精血上榮於頭而生髮。

明目：楮實子具有清肝補腎作用，因此常被用於治療多種肝腎虧虛型眼科疾病，包括變性近視、白內障等。

不孕不育：楮實子為「補腎良子」，配以他藥能提高對不孕不育（如女性排卵障礙、男性生殖系統感染造成的不育）的治療效果。

【適宜人群】

1.記憶力減退、阿茲海默症患者宜食用。
2.陽勝陰弱而陽痿者。
3.虛勞證表現為腰膝痠軟、面色少華者。

【藥食的相互作用】

1.臨床使用時可配伍乾薑、丁香、茯苓、山藥等溫中健脾之藥，以制其偏。

2.楮實子100克，鹿茸10克，製附子、川牛膝、巴戟天、石斛各60克，炮薑、肉桂各30克，紅棗60克，醇酒2千克，釀酒8日後可飲用，每次溫飲10毫升，每日2次。此為驗方，具有溫腎壯陽、澀精、健脾的功效，適用於腎陽虛衰、陽痿精滑、脾胃虛寒等證，對命門火衰型陽痿有顯著的療效果。

3.取適量楮實子裝於紗布袋中，浸泡至其軟化，加米與少量丁香，入水煮粥。能夠補腎清肝，丁香的香味亦能除口臭。

4.楮實子配合生黃芪、當歸、金銀花，對肝腎不足導致的「視物昏朦型」角膜炎翳陷難斂有較好的治療效果。

5.丹參、熟地、赤白芍、山藥、山萸肉加減配以楮實子，煎湯服用，有促排卵作用。

【禁忌及注意事項】

1.其性陰寒，故《本草求真》言其久服令人骨痿，脾胃虛者忌用，腎水不足、口舌乾燥者，俱禁用。

2.本品含有大量的脂肪油，其含量達到31.7%，久服滑腸。

（楊德威）

薏苡仁

《神農本草經》

【生物特性及藥源】

薏苡仁，為禾本科旱本植物薏苡 *Coix lacryma-jobi* Linn. 的乾燥成熟種仁。又名薏米、苡米、苡仁、土玉米、起實、薏珠子、草珠珠、米仁、六穀子，古稱解蠡。《本草綱目》將其列為上品，野生者少，主為栽培。中國漢代已有栽培，東漢馬援曾從交趾引進優良品種。以粒大、飽滿、色白、完整、新鮮者為佳。喜生於溼潤地區，但能耐澇耐旱。中國各地均有栽培。長江以南各地有野生。生於屋旁、荒野、河邊、溪澗或陰溼山谷中，北方俗稱草珠珠，嶺南（廣州）人稱琅亞珠。

種仁寬卵形或長橢圓形，長4～8公釐，寬3～6公釐；表面乳白色，光滑，偶有殘存的黃褐色種皮。一端鈍圓，另端較寬而微凹，有一淡棕色點狀種臍。背面圓凸，腹面有1條寬而深的縱溝；質堅實，斷面白色粉性；氣微，味微甜。以粒大充實、色白、無皮碎者為佳。顯微鑑別粉末特徵為：類白色。主體為澱粉粒，單粒類圓形或多面形，直徑2～20微米，臍點星狀、三叉狀、人字形或裂縫狀，復粒少見，由2～3分粒組成。

【功效概述】

薏苡仁，味甘、淡，性微寒，入脾、胃、肺經。本品甘淡利溼、微寒清熱，具有清熱利溼、健脾補肺作用，始載於《神農本草經》。自醫聖張仲景用於治療肺癰後，歷代醫家曾廣泛用於炎症性疾病，清代的溫病學派則以薏苡仁為主組成三仁湯，用於治療溼溫。又因《溫病條辨》的薏苡仁湯而廣泛應用於關節炎、神經炎等以疼痛為主的病症或中醫所說的痺痛之類的疾病。其止痛效果存在量效關係，量大則效強，多數醫家，其用量可至100克以上，不拘泥於常用量30克。

薏苡仁古稱解蠡，質地堅硬，破開後內部為白色，有粉性，是中國傳統的藥食兩用重要資源之一，被譽為「世界禾本科植物之王」，在歐洲被稱為「生命健康之禾」，在日本被列為防癌食品，故有「天下第一米」的美名。本品甘、淡、微寒，歸脾、胃、肺經，所有功效離不開健脾和除溼之功，既可祛邪，又可扶正，用途廣泛。生用時性偏寒涼，長時利水滲溼、清熱排膿、除痺止痛；炒用性偏平和，長於健脾止瀉、除溼健脾。用量小以健脾為主，用量大則以除溼止痛為主，總之應視臨證需要而用。李時珍的《本草綱目》概括其功效為健脾益胃，補肺清熱，祛風勝溼，養顏駐容，輕身延年。現代研究認為其作用不止於此，還具有防治癌症及降血糖效果，此為後述。

中醫認為夏季熱而多雨，溼氣較重，脾臟能運化水溼，只有脾胃陽氣振奮，才能有效抵抗溼邪的侵襲。現代人少動、多吃、熬夜、壓力大、飲酒多，又喜用空調、喜食冷飲、甜食，和油膩食物。這些不良的生活方式，使現代人易脾虛溼重，往往出現頭昏頭重、四肢痠懶、沒有食慾等症。薏苡仁是藥食兩用的祛溼、健脾佳品，已成為現代家庭中不可缺少的穀類食品。

【典故及歷代名家點評】

薏苡仁作為一種中藥，有其悠久的歷史，早在《神農本草經》中即有記載：「主筋急拘攣，不可屈伸，風溼痺，下氣。」說到薏苡仁，必須提到「薏苡明珠」這個成語，意思是指無端受人誹謗而蒙冤的意思，這來自一段歷史故事：東漢名將馬援領兵到南疆打仗，軍中士卒病者甚多。當地民間有種用薏苡治瘴的方法，用後療效顯著。馬援平定南疆歸來時，帶回幾車薏苡藥種。誰知馬援死後，朝中有人誣告他帶回來的幾車薏苡是搜刮來的大量明珠。這一冤案被稱為「薏苡之謗」，白居易也曾有「薏苡讒憂馬伏波」之詩句。

歷代醫家對薏苡仁的功效都推崇有加。

《本草正》：「薏苡，味甘淡，氣微涼，性微降而滲，故能去溼利水，以其志溼，故能利關節，除腳氣，治痿弱拘攣溼痺，消水腫疼痛，利小便熱淋。」

《藥品化義》：「薏米，能健脾陰，大益腸胃。主治脾虛泄瀉，致成水腫，風溼筋緩，致成手足無力，不能屈伸，

《本草述》：「薏苡仁，除溼而不如二朮助燥，清熱而不如芩、連輩損陰，益氣而不如參、朮輩猶滋溼熱，誠為益中氣要藥。」

《本草新編》：「薏苡仁最善利水，不至損耗真陰之氣，凡溼盛在下身者，最宜用之。視病之輕重，准用藥之多寡，則陰陽不傷，而溼病易去。」

《本經疏證》：「論者謂益氣、除溼、和中，健脾，薏苡與朮略似，而不知毫釐之差，千里之謬也。」

【藥用價值】

薏苡仁富含澱粉、蛋白質及人體所需的多種胺基酸、維生素、無機鹽，其營養價值在禾本科植物中占第一位，它的胺基酸種類與數量較稻米更接近人體需求，它的膳食纖維含量比稻米高出約2倍，維生素含

量則是稻米的2～3倍。它具有健脾利溼、清熱排膿、舒筋除痺等功效，適用於脾虛泄瀉、肌肉痠重、關節疼痛、筋脈拘攣屈伸不利、水腫、腳氣、腸癰、白帶等症。薏米可入藥，可用來治療水腫、腳氣、脾虛泄瀉等。

對心血管的影響：薏苡仁油低濃度對心臟呈興奮作用，使血管收縮，高濃度則對心臟呈麻痺作用，使血管擴張；薏苡素對心臟有抑制作用。給家兔靜脈注射薏苡仁油或薏苡素能引起血壓下降。實驗證實薏苡仁注射液有顯著的抑制血管生成作用。

增強免疫力：薏苡仁油對細胞免疫、體液免疫有促進作用，能延緩衰老。發揮此作用的成分主要是薏苡仁多醣和薏苡仁酯。研究發現薏苡仁多醣能顯著拮抗環磷醯胺所致免疫功能低下小鼠的免疫器官重量減輕和白血球數量減少，明顯增加小鼠腹腔巨噬細胞的吞噬百分率及吞噬指數，顯著增加血清溶血素含量。

降血糖：可起到擴張血管和降低血糖的作用，尤其是對高血壓、高血糖有特殊功效。薏苡仁多醣是發揮降糖作用的主要成分。薏苡仁多醣能通過提高機體內ＳＯＤ活性，抑制氧自由基對細胞膜的損傷，起到保護胰島β細胞的作用，從而抑制四氧嘧啶性糖尿病的發生。

抑制骨骼肌的收縮：薏苡仁能降血鈣，減少肌肉攣縮，縮短其疲勞曲線，抑制橫紋肌之收縮。

鎮靜、鎮痛及解熱作用：薏苡仁主要成分是薏苡素，其解熱鎮痛作用與氨基比林相似，故對風溼痺痛患者有良效。研究發現，薏苡仁75%乙醇提取物對二甲苯引起的小鼠耳腫和角叉菜膠引起的小鼠足跖腫脹，輕度抑制乙酸引起的小鼠毛細血管通透性增高，具有弱的鎮痛作用，表現為延長熱痛刺激甩尾反應潛伏期。

降血脂：用薏苡仁餵食的糖尿病ＳＤ大鼠，其血糖濃度、總膽固醇、三酸甘油酯水平顯著降低，此外，還能顯著降低低密度脂蛋白和極低密度脂蛋白水平，說明薏苡仁對糖尿病大鼠的血糖和血脂代謝，有重要的調控作用。

抗癌：薏苡仁含有豐富的薏苡仁酯、薏苡仁油、薏苡仁茶、谷甾醇、生物鹼等藥用成分。薏苡仁酯不僅具有滋補作用，而且對肉瘤、消化道腫瘤等多種腫瘤有抑制作用，並能增強腎上腺皮質功能，提高白血球和血小板計數。薏苡仁的有效成分已被提取成抗癌中藥製藥，商品名稱為康萊特軟膠囊，對肺癌等有良好的治療作用。薏苡仁在日本還被列為防癌食品，有著「世界禾本科植物之王」和「生命健康之禾」的美譽。

【食療保健】

本品在民間應用極為廣泛，特別是在夏季多暑溼的南方，食用更為普遍，曾被評為「中國十大好穀物」之一。薏苡仁在五穀雜糧中營養價值很高，並且較為全面，在禾本植物中位居第一，農學家將之列為「特優」穀物一類。每100克薏苡仁含蛋白質9.4克，脂肪2.7克，醣類66.5克，維生素B_1及維生素B_2分別為0.33毫克和0.13毫克，維生素E 0.22毫克，菸鹼酸7.9克，膳食纖維4.9克。此外，磷、鐵、鈣、鋅、鉀等元素及不飽和脂肪酸含量也很高，其中亞油酸和油酸的含量可達75%以上，人體所必須的8種胺基酸，比例非常接近人體的需要，比稻米還易被人們所吸收。薏苡仁中這些成分的含量均大大超過稻米、麵，它可做成粥、飯、麵食或炒熟磨粉製成餅乾等用於食療養生保健，對老弱病者更為適用。其重金屬及有毒物質殘留量極低，是一種典型的「綠色食品」。

薏苡仁粥食：薏苡仁粥具有健脾祛溼的功效，適用於脾虛腹瀉、脾虛水腫、關節疼痛以及夏季保健等，中國醫藥大師何任老先生不到60歲就得了癌症，可是他一直活到90多歲，這30年中，他堅持使用一個很妙的抗腫瘤食療方，那就是每天午後喝一碗薏苡仁粥。他認為薏苡仁具有扶正抗腫瘤的作用，並規律服用了30餘年，這足以證實薏苡仁的神奇功效。薏苡仁蓮子百合粥有健脾祛溼、潤肺止瀉、健膚美容作用，適用於大便溏爛、下肢溼疹、面部痤瘡等症；薏苡仁八寶粥（薏苡仁、紅棗、白扁豆、蓮子肉、核桃仁、桂圓肉、糯米等）具有健脾開胃、益氣養血的功效，適用於脾虛體質或脾胃虛弱、食納不香、心煩失眠者。

薏苡仁湯：薏苡仁白果湯有健脾除溼、清熱排膿作用，適用於脾虛泄瀉、痰喘咳嗽、小便溼痛、糖尿病、水腫、青年扁平疣等症；薏苡仁冬瓜豬肉湯具有健脾祛溼的功效，適用於夏季暑溼的保健；薏苡仁赤豆鯽魚湯具有健祛溼、消腫的功效，適用於脾虛水腫、腳氣浮腫者。

薏苡仁酒飲：薏苡仁美容酒有健膚美容、美豔肌膚作用，可治皮膚粗糙、皮膚扁平疣等症，若用橘汁、檸檬汁、蘋果汁等水果汁調和飲用效果更好；薏苡仁車前草飲適用於夏季溼熱腹瀉、泌尿系統感染等人群食用。

【適宜人群】

一般人群均可食用。適合各種癌症患者、關節炎、急慢性腎炎水腫、癌性腹水、面浮肢腫、腳氣病浮腫者、疣贅、美容者、青年性扁平疣、尋常性贅疣、傳染性軟疣、青年粉刺疾瘡以及其他皮膚營養不良粗糙者及肺痿、肺癰者食用。本品力緩，宜多服久服。

【藥食的相互作用】

1.與白朮、茯苓、山藥、炒扁豆、芡實等同用，如參苓白朮散（《和劑局方》），可治療脾虛瀉泄。

2.與茯苓、白朮、黃芪等同用，可治療脾虛溼盛之水腫腹脹，小便不利。

3.與車前子、豬苓、茯苓、澤瀉同用，可利小便，用於治療水腫。

4.與木瓜、牛膝、防己、紫蘇、檳榔等同用，可治療足脛腫痛、腳氣。

5.與郁李仁汁煮飯服食，可治水腫喘急。

6.與葦莖、冬瓜仁、桃仁等同用，如葦莖湯（《千金要方》），用於治療肺癰胸痛，咳吐膿痰。

7.與獨活、防風、蒼朮同用，如薏苡仁湯（《類證治裁》），可滲溼除痺，能舒筋脈，緩和拘攣，用治溼痺而筋脈攣急疼痛者。

【禁忌及注意事項】

凡汗少、便祕者不宜食用，津液不足者、孕婦及嬰幼兒慎用。因為薏苡仁性偏涼，所以陽虛體冷的人不適宜長期服用。薏苡仁所含的醣類黏性較高，所以不宜吃太多，以免妨礙消化。

此外，薏苡仁不容易煮熟，過度烹煮也會破壞效果，所以煮之前最好先用水浸泡3小時以上。

（徐儷穎）

黑芝麻

《神農本草經》

【生物特性及藥源】

芝麻為脂麻科植物脂麻 *Sesamum indicum* Linn. 的乾燥成熟種子。本品呈卵圓形，長約3公釐，寬約2公釐；表面黑色，平滑或有網狀皺紋，尖端有棕色點狀種臍；種皮薄，子葉2，白色，富油性；氣微，味甘，有油香氣；8～9月間果實黃黑色時採收。割取全草，捆成小把，打下種子，除去雜質再曬乾，生用或炒用。

芝麻原產地中海，歐亞溫帶多有栽培，中國各地均有栽培，主要分布於東北、內蒙古、山西、陝西、山東、湖北、湖南、廣東、廣西、四川、貴州、雲南等地。但以北方和西南地區較為普遍，有時逸為野生。

【功效概述】

芝麻，《神農本草經》稱巨勝，又稱為胡麻、胡麻仁、巨勝子。其味甘、性平，歸肝、腎經，能補益肝腎精血，又可潤燥滑腸。

芝麻分黑、白兩種，藥用以黑者為良。明代著名醫藥學家李時珍云：「胡麻取油以白者為勝，服食以黑者為良。」又說：「古以胡麻為仙藥，而近世罕用，或者未必有此神驗，但久服有益而已耶。」應予指出的是，古人也將亞麻科植物亞麻子稱為胡麻，與黑芝麻古名相同，今商品誤以亞麻子做芝麻用，但亞麻子味甘、性微溫，無毒，可祛風解毒，主治大風瘡癬，無補益功效，臨床使用應加以區別；另一稱三角胡麻，為茺蔚子別名，不可與胡麻混用。

【典故及歷代名家點評】

黑芝麻，既可食用又可藥用，還可做油料。古代養生醫藥學家陶弘景對黑芝麻的評價是「八穀之中，惟此為良」。現代研究也顯示了黑芝麻具有延緩衰老、益壽延年的功效，因而把黑芝麻稱為「生命的火花」。

南宋詞家向子諲寫過一首著名的《阮郎歸》，道出這阮郎成仙的傳說與胡麻，即黑芝麻關係頗不尋常。相傳東漢年間，有劉晨、阮肇兩人去天台山採藥，在山中與兩位仙女邂逅後，便隨兩仙女進了其家，並各行了夫妻之禮，每日以胡麻飯相待，甚是歡樂。因感離家日久，劉、阮兩人思鄉心切，於是告別仙女回歸。但歸鄉所見，已是一片零落，往日鄉親早已去世十代，所謂「山中方七日，世上已千年」，兩人方才醒悟，再回山中，已不見兩仙女蹤跡，兩人因此看破紅塵，也修道成仙去了。後人對劉、阮遇仙食胡麻飯的故事吟詠抒懷不絕，詩詞更見不少，如李孝光《水龍吟》詞「想胡麻飯熟，只應流出，向桃源路」；留元剛《滿江紅》詞「恰仙遊，一枕夢醒來，胡麻熟」；牟融《題道院壁》詩「神棗胡麻能飯客，桃花流水蔭通津」。這些傳世詩詞，都是對胡麻美餐的美好描述。當然，現在誰都明白，服食胡麻不能成仙，但人們也知道，黑芝麻具有很好的食療保健作用。

歷代名人名家對黑芝麻更是點讚不止。

《神農本草經》：「主傷中，虛羸，補五內，益氣力，長肌肉，填腦髓。」

《本草綱目》：「服至百日，能除一切痼疾。一年身面光澤不飢，二年白髮返黑，二年齒落更生。」

《食療本草》：「潤五臟，主火灼……填骨髓，補虛氣。」

《醫林纂要》：「黑色者能滋陰，補腎，利大小腸，緩肝，明目，涼血，解熱毒，赤褐者交心腎。」

《本草備要》：「補肺氣，益肝腎，潤五臟，填精髓，堅筋骨，明耳目……烏髭髮，利大小腸，逐風溼氣。」

【藥用價值】

中醫歷代醫家認為，黑芝麻具有養血益精、軟腸通便、輕身不老等功效，多用於肝腎不足所致的頭暈耳鳴、腰腳痿軟疼痛、腸燥便祕、肌膚粗糙、產後婦人少乳、癰瘡癬腫、燙火燒傷、易生白髮等症。現簡要分述如下：

治便祕：歷代醫家認為，黑芝麻富含油脂，有滑腸通便、利大小腸的作用。據《醫級》記載，以胡麻為主要原料製成的桑麻丸，具有潤燥、軟腸、通便排毒的效果，金代詩人段成己的《臨江仙》詞中寫道：「軟腸一鉢有胡麻。紛紛身外事，渺渺眼中花。」《景岳全書》中以芝麻為主要原料製成的麻仁丸，至今還是常用於治療習慣性便祕的中成藥，且特別適用於治療老年人便祕。

治瘡瘍癬腫：《玉楸藥解》云：「醫一切瘡瘍，敗毒消腫，生肌長肉。」認為黑芝麻外用，對治療感染性疾病有效，用於煎湯外洗，可治痔瘡腫痛；用生芝麻嚼爛敷塗患處，可治癬腫惡瘡；用芝麻生研如泥，擦塗患處，可治燙傷；用黑芝麻搗爛塗患處，可治陰囊生瘡。

治風溼腰腳疼痛：古代醫家認為，黑芝麻可用於治療風溼痺痛、腰肢痠痛。《本草綱目》記載，用新胡麻一升，熬香後搗爛，每日吞服適量，以薑汁、蜂湯、溫酒送下均可，可治療腰腳疼痛。《食醫心鏡》中記載，用炒黑芝麻3升，薏苡仁1升，生乾地黃半升，在酒中泡製而成的巨勝酒，能治療老年人風溼痺痛、腳膝乏力、筋軟疼痛等病症。

輕身不老：中醫幾千年前就認為本品具有益壽延年的功效，《神農本草經》中就記載其「久服，輕身不老」；晉代葛洪所著的《抱朴子》云：「巨勝一名胡麻，餌服之不老，耐風溼，補衰老也。」自古傳說胡麻為仙藥，服之可成仙，此說雖謬，但養生保健效果是可能的。

【食療保健】

黑芝麻歷代以來就是藥食兩用俱佳的中藥，被視為養生保健的滋補聖品。近幾年來，隨著科學技術的進步，黑芝麻的營養價值和保健功效引起了醫療、食品、農業等許多領域學者的關注。大量的研究顯示，黑芝麻不但富含亞油酸等不飽和脂肪酸和卵磷脂（亞油酸約占60％），而且還富含蛋白質、醣類以及維生素E、維生素A、維生素C、維生素D等多種維生素和鈣、鐵、鎂、鉀、鈉等多種元素，還含有芝麻素、芝麻酚等營養成分，是一種難得的食療保健佳品。現代藥理研究證實，本品有下列食療和食養作用：

補鈣：提到補鈣，人們很容易想到牛奶、雞蛋和豆類食品，但殊不知黑芝麻鈣含量卻高於前者，每百克黑芝麻中的鈣含量約為800毫克，而每百克牛奶的鈣含量只有200毫克，黑芝麻的鈣含量約為牛奶的4倍。由此可見，黑芝麻不失為補鈣的佳品。

降血壓：高血壓的病因是多方面的，其中高鈉鹽飲食是其重要原因之一。WHO推薦鈉鹽每人每天攝入量標準為5克，中國的營養學家則推薦每人每天攝入食鹽不超過6克，但在日常生活中，絕大多數無法做到，中國很多地區食鹽的攝入量遠高於此。因此，推薦高鉀飲食就應是理所當然的事了。眾所周知，人體攝入鉀的主要作用機理之一，就是促進鈉的排出。黑芝麻富含鉀鹽，每百克鉀含量很高，而相對鈉含量則少得多，鉀鈉含量的比例約為40：1，這對控制血壓非常有利，而血壓的下降對防治心腦血管疾病顯然是至關重要的。

烏髮護膚：業已證明，頭髮毛囊中黑素細胞黑色素分泌減少是白髮的主要原因，其中酪胺酸激酶數量減少是其重要的病理機制之一。現代研究顯示，黑芝麻水提液能增強酪胺酸激酶表達，從而提高黑色素的合成，白髮也可以由此而重新變黑。此外，清除自由基和老化代謝產物以及提高超氧化物歧化酶水平是延緩皮膚衰老的有效方法。黑芝麻含有豐富的天然抗氧化劑維生素E，高居植物性食物之榜首。現已清楚，維生素E是良好的抗氧化劑，適量補充可以起到護膚養容的效果。另外，黑芝麻是四大油料作物之一，所含的亞油酸量很豐富。而亞油酸是理想的潤膚養容劑，當人體缺乏亞油酸時，皮膚就會乾燥、鱗屑肥厚、生長遲緩，血管中膽固醇會沉積，因此亞油酸又被人們譽為「美肌酸」。

防止膽囊結石形成：膽汁中膽固醇含量過高、膽汁中的膽酸與卵磷脂比例失調，均會引起膽汁沉積而致膽囊結石形成。卵磷脂能分解和降低膽固醇，從而可以防止膽囊結石的形成。現代研究已證實，凡有膽囊結石的患者，其卵磷脂含量一定不足。黑芝麻富含卵磷脂，所以常吃黑芝麻有助於防治膽囊結石。此外，卵磷脂還具有健腦益智的功效，因此黑芝麻是中老年人優質的保健食品。

提高生育能力：黑芝麻所富含的維生素E，除具有良好的抗氧化性外，對促進人體的生育機能也具有較好的作用。維生素E能促進男性精子生成，增強精子活力；對女性則能提高雌激素水平，因而維生素E又被稱為「生育酚」。黑芝麻還含有較多的鎂元素，這對男性而言非常重要，因為鎂可以增強男子的生育能力，故又被稱為「保健素」。

【適宜人群】

黑芝麻營養價值很高，對肝腎不足所致的頭昏目眩、視物模糊、腰痠腿軟、耳鳴耳聾、鬚髮早白、髮枯齒落、病後脫髮、肌膚粗糙、婦女產後乳少等均有食療作用；凡身體虛弱、「三高」（高血壓、高脂血症、高血糖）人群、老年人健忘、失智、未老先衰、貧血、習慣性便祕、骨質疏鬆、不孕不育、血小板減少性紫癜、膽囊結石等症患者均可服用。

【藥食的相互作用】

黑芝麻與有些藥物或食品同用可增效，但與有些藥物或食品同用會出現副作用。

1. 黑芝麻富含鈣及維生素E，能軟化血管，改善血液循環，促進新陳代謝，降低血壓及膽固醇；海帶含有豐富的碘和鈣，對血液能起淨化作用，並能促進甲狀腺素的合成。兩藥配用，具有美容養顏、延緩衰老、降低血脂、降低血壓及治療骨質疏鬆等效果。
2. 黑芝麻與胡桃肉、蜂蜜配合同用，治療習慣性便祕，效果尤佳。
3. 黑芝麻與紅棗、粳米同用，補肝腎、烏鬚髮功效更為明顯。
4. 黑芝麻與雞肉同食，容易導致中毒，甘草水可解毒。

【禁忌及注意事項】

黑芝麻營養豐富，每天可食用10～30克，一年四季均可食用，尤其適合在氣候寒冷的冬季食用，可起到滋陰補腎、益精填髓的作用，可提高食用者對寒冷的抵抗力。但要注意的是，黑芝麻所含油脂多，脂溢性脫髮者不宜食用；高脂血症者應適量食用；黑芝麻通便力甚強，有慢性腸炎、大腸激躁症，容易腹瀉和白帶增多者不宜食用；炒過的黑芝麻有熱性，胃熱者宜少食用。總之，是藥三分毒，黑芝麻也與其他藥食兩用食物一樣，服用應有「度」。

（楊德威）

核桃

《千金要方》

【生物特性及藥源】

核桃，為胡桃科落葉喬木植物胡桃 *Juglans regia* Linn. 的成熟種仁。本品多破碎，為不規則的塊狀，有皺曲的溝槽，大小不一；完整者類球形，直徑2～3公分；種皮淡黃色或黃褐色，膜狀，維管束脈紋深棕色；子葉類白色；質脆，富油性；氣微甘，種皮味澀、微苦。

核桃原產於亞洲西部的伊朗，於漢代張騫出使西域後帶回中國。核桃在中國分布非常廣泛，生於海拔400～1800公尺的山坡及丘陵地帶，中國平原及丘陵地區常有栽培，幾乎遍及全國各地區。

核桃原名胡桃，自傳入中國後，因原產地為亞洲西部的伊朗，所以名為胡桃。《本草綱目》記載：「此果出自羌胡，漢時張騫使西域，始得種還，植之秦中，漸及東土，故名之。」至西元319年，羯族人石勒率軍占據中原，自稱趙王。自稱帝後，石勒對「胡」字極為敏感，忌諱非常，他不僅不准別人稱其為胡人，而且對有「胡」字的食物也非常在意，從而將傳入的「胡桃」、「胡瓜」，均改名為「核桃」、「黃瓜」，並延續至今。其實，張騫帶回的核桃品種，只是核桃類品種中最常見的一種。這種核桃後來往東西方同時傳播。核桃傳入中原時，起初是作為觀賞之物，漢武帝上林苑中，就種有胡桃多棵，是給皇家觀賞的奢侈品。在東漢末年，胡桃還是一種送給親朋好友的禮品。漢順帝在位時，設有胡桃宮，以招待外賓使臣，並以「胡桃」為宮殿之名，足見胡桃的珍貴。

晉、唐之後，種植核桃之風更盛，形成了一種以核桃為特色的文化，又叫「文玩核桃」。清代的乾隆皇帝，更是玩核桃行家，曾作詩曰：「掌上旋日月，時光欲倒流。周身氣血湧，何年是白頭？」乾隆皇帝享年89歲，是中國最長壽的帝王。時至今日，文玩核桃依然興盛不衰，核桃更是人們喜愛的藥食兩用的佳品。

【功效概述】

核桃味甘、微苦、微澀，性平、溫，無毒，入腎、肺、大腸經，具有補腎固精、溫肺定喘、潤腸通便、健腦益智、延緩衰老等功效。有腎虛喘嗽、腰痛肢軟、陽痿遺精、小便頻數、大便燥結、石淋、年老早衰，及健忘不寐等症者均可使用。

核桃先是用來觀賞的，其入藥用始載於唐代著名醫藥學家孫思邈的《千金要方》和食療學家孟詵的《食療本草》。核桃不僅仁可作藥，其葉、殼、花、枝、油、根均可入藥用，歷代本草書中均有記載。核桃內的木質隔膜稱作「分心木」，又被稱為「胡桃衣」，有收澀固精的作用。

【典故及歷代名家點評】

核桃外表堅硬，內心卻是豐滿而柔和的。它集觀賞、文玩、藥用、食療保健於一體，是深受人們喜愛的一種乾果類食物。歷代詩詞學家、醫藥學家及養生學家都將之視為珍品。明代書畫家、文學家徐文長（徐渭）將當時人們對於名貴核桃品種的推崇盛況，在其《胡桃》一詩中做了描述：「羌果薦冰甌，芳鮮占客樓。自應懷綠袖，何必定青州？嫩玉寧非乳，新苞一不油。秋風乾落近，騰貴在雞頭。」詩中所說的雞頭，就是當時產於燕京的核桃品種。

《本草綱目》：「補氣養血，潤燥化痰，益命門，利三焦，溫肺潤腸。治虛寒喘嗽，腰腳重痛，心腹疝痛。」

《醫林纂要》：「補腎，潤命門，固精，潤大腸，通熱祕，治寒瀉虛瀉。」

《醫學衷中參西錄》：「為滋補肝腎、強健筋骨之要藥，故善治腰疼腿疼，一切筋骨疼痛。為其能補腎，故能固齒牙，烏鬚髮，治虛勞喘嗽，氣不歸元，下焦虛寒，小便頻數，女子崩帶諸證。其性又能消堅開瘀，治心腹疼痛，砂淋、石淋堵塞作痛。」

【藥用價值】

核桃作為美食或用於食療養生方面比藥用更多見。現代藥理研究顯示，核桃的藥用價值有以下幾點：

治療高血壓、高脂血症及動脈粥樣硬化性心臟病：核桃富含的脂肪酸為亞油酸、亞麻酸等不飽和脂肪酸，能減少腸道對膽固醇的吸收，促進內源性膽固醇在肝內降解為膽汁酸並排出體外，從而起到降低膽固醇、降低血脂、血壓的良好作用。此外，其所含的補骨脂乙素具有擴張冠狀動脈的功效；所含的較多的蛋白質和離胺酸都是人體所必須的營養物質，特別有益於大腦組織細胞代謝，可滋養腦細胞，增強腦功能，對健腦益智極有裨益。

延緩衰老：核桃富含維生素E，這是醫學界公認的抗衰老物質，它能清除體內自由基，保護機體免受自由基損傷，增強細胞活力。

治便祕：核桃含有豐富的核桃油，還有大量的膳食纖維，這些成分能軟化大便，潤滑腸道，促進腸道蠕動，從而達到通便作用。

改善睡眠障礙：核桃富含松果體素，即常稱的褪黑素。這種成分能助人入眠，是一種能調節人體睡眠的激素，有助於改善睡眠障礙。據史料記載，清末有位荷蘭公使患失眠症，當時的直隸總督兼北洋通商大臣李鴻章獲悉，送了他一瓶用核桃熬製的核桃酪，並告訴他服用後就能見效。荷蘭公使將信將疑，但他服用1個月後，果然不再失眠了。可見，核桃確有治療失眠的效果。

美容護膚：核桃富含維生素E等多種維生素及亞油酸等不飽和脂肪酸，能使肌膚變得白嫩光滑，特別是對於皮膚老化、失去彈性而出現皺紋的老年人，核桃仁具有美容潤膚的效果。

減少抑鬱症，防止多動症：核桃含有豐富的ω-3多不飽和脂肪酸，能減少抑鬱症及兒童多動症的發病。

此外，核桃還具有抗癌抑癌、治療結石及非胰島素依賴型糖尿病的作用；核桃暗藏神奇的助孕功效；由於其含鐵量豐富，因此也是治療缺鐵性貧血的一種良好的藥食兩用食物。

【食療保健】

核桃的營養價值極高。在中國歷來享有「長壽果」、「萬歲子」、「養人之寶」的美譽；在國外則有「大力士食品」、「營養豐富的堅果」、「益智果」之美稱。業已證明，核桃仁脂肪含量達40％～50％，所含脂肪酸主要為亞油酸、亞麻酸等不飽和脂肪酸；並含有15％的蛋白質，10％的醣類；還含有鈣、鐵、磷、鋅、鎂等元素及維生素A、維生素B群等多種維生素；此外，也含有金絲桃苷、胡桃苷、槲皮素、黃酮類等多種物質。有專家認為，吃500克的核桃仁所攝入的營養素，相當於吃2500克的雞蛋或2000克牛肉。由於有豐富而多樣的營養物質，核桃對體質虛弱、有慢性疾病及其所致的營養障礙、慢性疲勞症候群的人均有良好的食療保健作用。

核桃食療食養作用佳，既可當零食，也可製成核桃糕餅、點心、麵包，可炒，可榨油，可做成涼拌菜、粥食、炒食、奶酪等多種美味佳餚，一直以來都深受人們的青睞。一般用量為10～30克。

【適宜人群】

一般人群均宜食用，對「三高」人群，年老體衰者及有不孕不育、失眠、健忘、習慣性便祕、容顏憔悴、體力透支等症的亞健康人群尤為適宜。

【藥食的相互作用】

核桃與許多藥食兩用的中藥配伍都有增效作用。

1. 核桃與補骨脂、杜仲配伍，可製成著名的青娥丸，對腎虛腰痛如折、膝軟乏力、起坐不利的患者有立竿見影的治療效果。經常食用有壯筋骨、活血脈、烏鬚髮、益顏色的良好作用。

2. 核桃與生薑合用，有止咳、化痰、平喘的作用。南宋文學家洪邁的《夷堅志》中記載了這樣一個故事：洪邁素患痰嗽之疾，連與皇帝晚對時都咳痰不停。當時，宋孝宗趙昚告訴他一個食療方：晚上睡如嚼食核桃、生薑，有咳止痰減之效。洪邁試用後，多年痰嗽之疾不再發作。方中生薑化痰止咳，核桃溫肺定喘，對於腎虛所致的咳喘，兩者同時服，其效果頗佳。

3. 清代著名詩人、書畫家曾燠，每天早晨用高粱酒送服胡桃養生。曾為廣西總督的梁章鉅自冬至日起，每夜嚼核桃一枚，至立春止。他對核桃的功效深有體會：「余服此已五閱年所，頗能益氣健脾。有同余服此者，其效正同。聞此方初傳自西域，今中土亦漸多試服者，不甚費錢，又不甚費力，是可取也。」但須指出，酒送服核桃，對陰虛火旺的人，對有肺結核病及支氣管擴張等而致咳血的患者，則非所宜。

4.凡因病後或老年人津液不足、腸燥便祕者，核桃與火麻仁、當歸、肉蓯蓉同用可有良好效果。

5.核桃與黑芝麻同食，可增加皮脂分泌，改善皮膚彈性，保持皮膚細嫩有光澤，並有增強體力及烏髮效果。

【禁忌及注意事項】

1.陰虛火旺、痰熱咳嗽及便溏泄瀉者均不宜服用。

2.吃核桃時，不必將其表面的褐色薄皮剝去，這樣可以保持其部分營養成分。有文獻資料認為，核桃不宜與野雞肉一起食用，原因未加闡明。

3.核桃含有較多的不飽和脂肪酸，多吃會影響消化，所以食用不宜過量。

（蔡宛如　周忠輝）

覆盆子

《名醫別錄》

【生物特性及藥源】

覆盆子為薔薇科植物華東覆盆子 *Rubus chingii* Hu 的未成熟果實。藤狀灌木，高1.5～3公尺；枝細，具皮刺，無毛。單葉，近圓形，直徑4～9公分，兩面僅沿葉脈有柔毛或幾無毛，基部心形，邊緣掌狀5深裂，稀3或7裂，裂片橢圓形或菱狀卵形，頂端漸尖，基部狹縮，頂生裂片與側生裂片近等長或稍長，具重鋸齒，有掌狀5脈；葉柄長2～4公分，微具柔毛或無毛，疏生小皮刺；托葉線狀披針形。單花腋生，直徑2.5～4公分；花梗長2～3.5（4）公分，無毛；萼筒毛較稀或近無毛；萼片卵形或卵狀長圓形，頂端具凸尖頭，外面密被短柔毛；花瓣橢圓形或卵狀長圓形，白色，頂端圓鈍，長1～1.5公分，寬0.7～1.2公分；雄蕊多數，花絲寬扁；雌蕊多數，具柔毛。果實近球形，紅色，直徑1.5～2公分，密被灰白色柔毛；核有皺紋。花期3～4月，果期5～6月。主產於浙江、福建等地，生於低海拔至中海拔地區，在山坡、路邊陽處或陰處灌木叢中常見。夏初果實含青時採收，沸水略燙，曬乾生用。

覆盆子為聚合果，由多數小核果聚合而成，呈圓錐形或扁圓錐形，高0.6～1.3公分，直徑0.5～1.2公分；表面黃綠色或淡棕色，頂端鈍圓，基部中心凹入。宿萼棕褐色，下有果梗痕；小果易剝落，每個小果呈半月形，背面密被灰白色茸毛，兩側有明顯的網紋，腹部有突起的稜線；體輕，質硬；氣微，味微酸澀。

【功效概述】

覆盆子味甘、酸，微溫，入肝、腎經，具有固精縮尿、益肝腎明目作用，常用於治療男子陽痿遺精、小便頻數、遺漏、虛勞、目暗等疾病。治腎虛遺精、滑精、陽痿、不孕者，常與枸杞子、菟絲子、五味子等同用，如五子衍宗丸（《丹溪心法》）；治腎虛遺尿、尿頻者，常與桑螵蛸、益智仁、補骨脂等藥同用。民間通常將覆盆子作為一種補腎壯陽的食物，與枸杞子、山藥等同食，起到養生健身的作用。

【典故及歷代名家點評】

覆盆子的歷史始於漢代，它原與蓬虆為同一種藥材，為薔薇科懸鈎子屬植物的果實。晉代蓬虆與覆盆子分化為兩種藥材，其來源本草記載不詳。自唐代起，作為覆盆子使用的有山莓、覆盆子、槭葉莓、茅莓、黃果、懸鈎子、寒莓、秀麗莓、插田泡等植物的果實。

相傳在很久以前，有位老人上山砍柴，時近中午，老人口渴異常，他發現山坡上有種植物，結了許多綠色的果實，氣味清香。他從未見過這種果實，便摘了一顆嘗嘗，味甘而酸，十分可口，於是他又摘了些果實吃下以解渴。老人原有尿頻不適，尤其到晚間，頻頻起夜。自從吃了這種野果後，老人意外發現尿頻明顯減緩，夜裡只小便一次，小便時不再尿無力、尿等待，而且精力也比以前充足，好像年輕了許多。他將這一果實的神奇效果告訴村中的其他老者，大家紛紛上山採摘服之，亦有不錯的效果。這樣一傳十，十傳百，愈來愈多的人將這種果實作為補肝益腎的藥物應用。因它的果由數個小果聚合而成，呈圓錐球形，似小盆狀，就取名為「覆盆子」，一直沿用至今。

傳說明朝開國皇帝朱元璋與覆盆子也有一段傳奇故事。元朝末年，朱元璋與陳友諒在浙江爭霸天下，朱元璋兵敗後曾屯軍千畝田，養精蓄銳，操練士兵。離千畝田不遠的半山腰有個村落，這裡青山環抱，綠樹成蔭，冬暖夏涼，氣候宜人，全年只有半個夏天，故名半夏村。春末夏初的一天，朱元璋率領一批將士來到半夏村招兵買馬，徵集糧草。只見山坡上到處是鮮紅的果子，朱元璋小時候放過牛，知道這個東西是可以吃的，於是就自己帶頭並命令士兵以果充飢。出人意料的是當晚有夜尿症的士兵起夜少了，第二天士兵們的小便如瀑傾瀉，竟把尿盆給打翻了。消息傳到朱元璋耳裡，引得他大喜：「覆盆，覆盆！天助我也！」朱元璋南征北戰幾十年就是要推翻元朝，來個天翻地覆，於是便給這個能收水縮尿的果實賜名為「覆盆子」。

歷代名家對覆盆子的記載也相當豐富。

《本草備要》：「益腎臟而固精，補肝虛而明目，起陽痿，縮小便。」

《名醫別錄》：「益氣輕身，令髮不白。」

《本草正義》：「為滋養真陰之藥，味帶微酸，能收攝耗散之陰氣而生精液，故寇宗奭謂益腎縮小便，服之當覆其溺器。」

《本草經疏》：「其主益氣者，言益精氣也。腎藏精、腎納氣，精氣充足，則身自輕，髮不白也。蘇恭主補虛續絕，強陰建陽，悅澤肌膚，安和臟腑。甄權主男子腎精虛竭，陰痿，女子食之有子。大明主安五臟，益顏色，養精氣，長發，強志。皆取其益腎添精，甘酸收斂之義耳。」

【藥用價值】

《本草衍義》記載，覆盆子益腎臟，縮小便，服之當覆其溺器，因此也被稱為「長生果」和「補腎聖品」。覆盆子用於煎服，每次劑量為5～10克。用於治病，大致為以下幾方面：

治療遺精滑精、遺尿尿頻：本品甘酸微溫，主入肝腎，既能收澀固精縮尿，又能補益肝腎。治腎虛遺精、滑精、陽痿、不孕者，常與枸杞子、菟絲子、五味子等同用，如五子衍宗丸（《丹溪心法》）；治腎虛遺尿、尿頻者，常與桑螵蛸、益智仁、補骨脂等藥同用。

治療肝腎不足，目暗不明：本品能益肝腎明目。治療肝腎不足、目暗不明者，可單用久服，或與枸杞、桑葚子、菟絲子等藥同用。

現代藥理研究認為，覆盆子的藥效主要有：

溫腎助陽：動物模型實驗發現覆盆子能增強模型的耐寒耐疲勞能力。

增強下丘腦—垂體—性腺軸功能：水提取液可降低實驗大鼠下丘腦促黃體激素釋放激素（LHRH）、垂體促黃體生成素（LH）、卵泡刺激素（FSH）及性腺雌二醇（E2）水平，而提高胸腺LHRH和血液睪酮水平。

抗衰老：可明顯縮短衰老型小鼠的游泳潛伏期，降低腦MAO－B活性，提示具有改善學習能力、延緩衰老作用。

抗誘變：對陽性誘變物具有很強的誘導抑制作用，但對環磷醯胺（CP）誘導小鼠微核率（MNR）的抑制作用不明顯。

促進淋巴細胞增殖：在有或無絲裂原ConA輔助的作用下，覆盆子均具有明顯激活淋巴細胞的作用。

對睪丸素的分泌與血液中膽固醇的影響：男性激素在投藥後立即增加。研究顯示男性激素的增加與血清膽固醇減少有關。

【食療保健】

民間通常將覆盆子作為一種補腎壯陽的食物，與枸杞、山藥等同食，來起到養生健身的作用。覆盆子是一種薔薇科懸鈎子屬的木本植物，是一種水果，果實味道酸甜，植株的枝幹上長有倒鈎刺。覆盆子有很多別名，例如懸鈎子、覆盆、覆盆莓、樹梅、樹莓、野莓、木莓、烏藨子。覆盆子的果實是一種聚合果，呈紅色、金色和黑色，在歐美作為水果，在中國大量分布但少為人知，僅在東北地區有少量栽培，市場上比較少見。

覆盆子是具有藥食兩用功能的寶。作為水果食用，其紅熟果稱樹莓果，口感香、甜、酸，可鮮食；其綠果經炮製製成傳統中藥覆盆子，《本草綱目》等中藥文獻記載其氣味甘，平，無毒，有益腎固精縮尿壯陽作用。覆盆子油屬於不飽和脂肪酸，可促進前列腺分泌激素。

主要的食療保健作用有：①具有調節腸胃的作用：水果中，類似覆盆子這樣能夠生津止渴的不多，覆盆子健脾，感覺脹氣或者消化出現問題的時候，不妨吃些覆盆子。而且覆盆子也有很好的止瀉作用，覆盆子泡酒可以止瀉，且覆盆子可以幫助消化，使腸胃恢復健康。②具有生津止渴的作用：覆盆子還可以入藥，能順氣理氣，特別是在夏季，無論是胸悶還是頭痛，覆盆子能夠成功讓人順氣，幫助排出鬱結之氣，使人恢復到原來的精神狀態。同時覆盆子也可以作用於咽喉，有助止渴。

覆盆子可以曬乾單獨食用或泡茶、泡酒飲用，也可以輔料形式添加到湯、粥中。陽痿早洩、遺精滑精者，既可單用研末服，亦可與沙苑子、山茱萸、芡實、龍骨等補腎澀精藥配伍。肝腎虧損、精血不足、目視昏花者，可單用久服，亦可與桑葚子、枸杞子、懷生地等相配。

覆盆子果實含有相當豐富的維生素A、維生素C、鈣、鉀、鎂以及大量膳食纖維，能有效緩解心絞痛等心血管疾病。富含的覆盆子酮可以燃燒體內多餘的脂肪，有助減肥。其所含的大量的超氧化物歧化酶、花青素、枸杞多醣、甜菜鹼、鞣花酸等，具有抗氧化、抗衰老、降血糖、血脂、降血壓等功能。研究表明，覆盆子還對結腸癌、食道癌、肝癌、肺癌、宮頸癌、乳腺癌等有很好的抑制作用，被譽為「生命之果」。

【適宜人群】

覆盆子主要適宜具有以下症狀的人群，如肝虧虛、陽痿、遺精、不孕不育、小便頻繁、視物不清等。

【藥食的相互作用】

1. 配補骨脂，壯陽固精。補骨脂補火壯陽，兼可收澀，配用覆盆子，則相須為用，使強腎而無燥熱之偏，固精而無凝澀之害，治療腎陽虛衰之遺精、早洩、陽痿、不孕等，療效頗佳。

2. 配益智仁，溫腎止遺縮尿。益智仁能散寒固澀，配覆盆子之甘，辛甘化陽，使其益火暖腎、固精縮尿之力增強，故可用治下元虛冷之尿頻、遺尿、滑精等症。

3. 配桑螵蛸，滋陰助陽，固精縮尿。桑螵蛸甘澀咸平，覆盆子甘酸微溫，二藥並走腎經，皆能補腎助陽，固精縮尿，治療遺精、遺尿、尿頻等症，常相須為用，覆盆子得桑螵蛸，助陽之力加強，桑螵蛸得覆盆子，其滋陰功效益彰。

4. 配巴戟天，補腎壯陽。巴戟天為溫補腎陽之專品，配覆盆子之滋養真陰，則一陰一陽，相得益彰，善治男子陽痿尿頻，女子宮冷不孕、月經不調、少腹冷痛等症。

【禁忌及注意事項】

1.腎虛有火或者身體出現小便短澀情況的患者最好不要服用覆盆子，避免對身體健康造成影響，否則不舒服的症狀會加重。

2.如果體質屬於強陽不倒，那麼也不適合將覆盆子泡水喝，避免身體出現上火等症狀。

3.小便不利的人群不可以服用覆盆子，這也是常見的覆盆子泡水喝的禁忌，特別是小便短澀的人群，應該更加注意。

4.懷孕初期的女性身體以及胎兒都處於一個比較不穩定的狀態，所以想要兩者更加健康，在飲食以及用藥上要更加謹慎。孕初期的女性最好不要服用覆盆子，避免出現胎動以及流產等嚴重後果。

5.除了上述不適合服用覆盆子的患者之外，女性將覆盆子泡水喝時濃度不要太高，因為這種藥材會導致女性的子宮收縮能力加大，如果大量服用覆盆子會出現生殖系統異常。所以說，女性將覆盆子泡水喝的時候一定要注意用量，並且也不可以長期服用，避免對健康造成嚴重影響。

6.嬰兒慎吃覆盆子。覆盆子是寒性的，嬰兒脾胃功能尚未健全，不宜吃覆盆子。

（何飛）

山茱萸

《神農本草經》

【生物特性及藥源】

山茱萸，為山茱萸科植物山茱萸 *Cornus officinalis* Sieb. et *Zucc.* 的乾燥成熟果肉。因其以果肉入藥，故又名山萸肉、山芋肉、山於肉、萸肉、肉棗、棗皮、藥棗、雞足、天木籽、實棗兒、蜀棗、蜀酸棗、鼠矢等。山茱萸為落葉喬木或灌木，果實呈不規則的片狀或囊狀，長1～1.5公分，寬0.5～1公分。表面紫紅色至紫黑色，皺縮，有光澤，頂端有的有圓形宿萼痕，基部有果梗痕；質柔軟；氣微，味酸、澀、微苦。秋末冬初果皮變紅時採收，用文火烘焙或置沸水中略燙，及時擠出果核。曬乾或烘乾用。本品主產於浙江、安徽、江蘇、江西、山西、山東、河南、陝西等地，朝鮮、日本也有分布，生於海拔400～1500公尺，稀達2100公尺的林緣或森林中，在四川有引種栽培。

山茱萸為中國40種用量大的骨幹藥材之一，是中、日、朝三國使用頻率最高的25種植物藥之一，具有多種生物活性，在調節免疫、抗菌、降血糖等方面有顯著作用，臨床應用前景廣闊。山茱萸含有豐富的皂素等功能性成分，用於保健品製造的潛力巨大，具有很好的經濟價值。

【功效概述】

山茱萸之見於典籍，最遲也當在漢代，且當時的人們已經認識到它的藥用價值，認為山茱萸味酸、澀，性微溫，歸肝、腎經，具有補益肝腎、澀精固脫的作用。常用於眩暈耳鳴、腰膝痠痛、陽痿遺精、遺尿尿頻、崩漏帶下、大汗虛脫、內熱消渴等。蒸山萸肉是取山萸肉，置籠屜或適宜的蒸器內，先用武火，待「圓氣」後改用文火，蒸至外皮呈紫黑色，熄火後悶過夜，取出乾燥。酒山萸肉是取淨山萸肉，照酒燉法或酒蒸法燉或蒸至酒吸盡。質滋潤柔軟，微有酒香氣。生山茱萸長於斂汗固脫，經蒸製後，補肝腎作用增強，多入滋補劑，酒蒸品比清蒸品滋補作用更強，兩者用途基本相同。常用於眩暈耳鳴、腰膝痠痛、陽痿遺精、遺尿尿頻、月經過多或崩漏、脅肋疼痛、目暗不明等。

【典故及歷代名家點評】

山茱萸，《神農本草經》將其列為中品。要問在中國古典詩歌中最出名的是哪味中藥，答案就是山茱萸。「獨在異鄉為異客，每逢佳節倍思親，遙知兄弟登高處，遍插茱萸少一人。」這是唐朝大詩人王維寫的著名詩句。與茱萸有關的詩文數不勝數，比如楊萬里的「莫問明年衰與健，茱萸何處不相逢」，王維的「朱實山下開，清香寒更發」，陸游的「重陽臥看登高侶，滿把茱萸只自愁」……

周代祭祀之制，把三牲（牛、羊、豬）放在祭板上，把煎過的茱萸等八種美果放在祭盤中。可見早自周代，人們就視茱萸為非凡之物了。茱萸也被古人用作佩戴用的飾物。屈原《離騷》中言：「椒專佞以慢滔兮，榝又欲充其佩幃。」指專佞而傲慢的楚王之妃，她身上佩戴著榝（茱萸）作的飾物。此外，古代詩文中，詠頌茱萸酒者屢見不鮮。如唐代著名隱士寒山詩曰：「縱爾居犀角，饒角帶虎睛。桃枝將辟穢，蒜殼取為纓。暖腹茱萸酒，空心枸杞羹。終歸不免死，浪自覓長生。」這裡，把茱萸與犀角、虎睛、桃枝、蒜殼、枸杞等作為驅鬼闢邪、長生不死之物。

山茱萸的藥用功效則更不用說，西晉初，馮翊（今陝西關中西部）太守孫楚在《茱萸賦》一文中記述茱萸能「療生民之疹疾」。古代許多醫學名著，如《神農本草經》、唐孫思邈《千金翼方》，以及《吳晉本草》、《健康記》、《圖經本草》等，均記有茱萸的藥用價值。近代名醫張錫純對山茱萸情有獨鍾，並以它作為救急之藥。他認為山茱萸能收斂元氣，固澀滑脫，振作精神，且斂正氣而不斂邪氣。張氏曾以一味山茱萸肉挽救垂危的病症。

在民間，關於山茱萸的名稱由來還有一段傳說。相傳戰國時期趙王有頸椎病，頸痛難忍，一位姓朱的御醫用一種乾果煎湯給趙王內服，很快為趙王解除了病痛。而後趙王問朱御醫用了什麼靈丹妙藥，朱御醫回答是山萸果，如若堅持服用，不但可治癒頸椎疼痛，還可安神健腦，清熱明目。趙王聽後大喜，令人大種山萸。為了表彰朱御醫的功績，就將山萸更名為山朱萸，後來人們將山朱萸寫成現在的山茱萸，並逐漸流傳了下來。

其實，歷代名家對山茱萸多讚不絕口。

《神農本草經》：「主心下邪氣寒熱，溫中，逐寒溼痺，去三蟲。」

《雷公炮炙論》：「壯元氣，祕精。」

《名醫別錄》：「腸胃風邪，寒熱，疝瘕，頭風，風氣去來，鼻塞，目黃，耳聾，面皰，溫中下氣，出汗，強陰益精，安五臟，通九竅，止小便利，明目，強力長年。」

《藥性論》：「治腦骨痛，止月水不定，補腎氣；興陽道，添精髓，療耳鳴，除面上瘡，主能發汗，止老人尿不節。」

《珍珠囊》：「溫肝。」

《本草求原》：「止久瀉，心血虛發熱汗出。」

【藥用價值】

山茱萸在古代主要用作藥物、祭祀、佩飾、辟邪之物。其藥用功效自《神農本草經》後才流傳於世。《中藥學》中記載其用量一般為5～10克，急救固脫可以用到20～30克。但2010版《中國藥典》的規定用量為6～12克。用於治病，大致為以下幾方面：

1.山茱萸屬於收澀藥中的固精縮尿止帶藥，中醫常用於遺精滑精、遺尿尿頻、崩漏帶下，以固精縮尿、補肝腎益精血、固衝任以止血止帶。

2.用於腰膝痠軟、眩暈耳鳴者，可用山茱萸補益肝腎、益精助陽，為平補陰陽之要藥。

3.用於大汗虛脫者，可用山茱萸收斂止汗、固澀滑脫，為防治元氣虛脫之要藥。

4.用於內熱消渴者，可用山茱萸滋陰清熱治療消渴證。

現代藥理研究認為，山茱萸的藥效主要有：

抗失血性休克：實驗表明淺靜脈滴注或耳靜脈注入山茱萸注射液給失血性休克家兔，能夠迅速回升血壓，對臨床搶救有肯定意義。

抗心律失常：山茱萸總提取液、乙酸乙酯提取液和山茱萸提取殘餘液均具有十分明顯的抗心律失常作用，其抗心律失常的作用可能與延長心肌動作電位、增大靜息電位絕對值和降低竇房結自律性有關。

抑制血小板聚集：靜脈給藥及離體試驗均發現，山茱萸液體能明顯抑制腺苷二磷酸鈉鹽、膠原或花生四烯酸誘導的兔血小板聚集，抑制作用隨其用量加大而增強。

抗血栓形成：山茱萸所含的環烯醚萜苷類成分能顯著抑制動靜脈旁路實驗大鼠的血栓形成，減輕血栓的乾重和溼重，縮短大鼠體外血栓實驗中血栓的長度。

降血糖作用：山茱萸粉、乙醚提取物均能明顯降低血糖、尿糖，實驗還發現本品具有胰島素樣作用。

抗炎作用：山茱萸水煎劑能抑制醋酸引起的小鼠腹腔毛細血管通透性的增高，大鼠棉球肉芽組織的增生，二甲苯所致的小鼠耳郭腫脹以及蛋清引起的大鼠足墊腫脹，並能降低大鼠腎上腺內抗壞血酸的含量。

抗菌作用：山茱萸提取液在體外對金黃色葡萄球菌、表皮葡萄球菌和腸球菌等均有抑制作用。

調節免疫作用：山茱萸不同的提取物對免疫系統的作用不同，免疫興奮作用主要歸因於多醣類成分，而免疫抑制作用主要由所含的苷類成分產生。

抗腫瘤：山茱萸的有效成分熊果酸、齊墩果酸、沒食子酸均具有抗癌作用，其中齊墩果酸能抑制腫瘤的生成，誘發以及誘導細胞的分化，能有效抑制腫瘤的血管生成、腫瘤細胞的侵襲和轉移等。

抗氧化抗衰老作用：山茱萸多醣對動物脂肪、植物油等均具有一定的抗氧化能力。山茱萸多醣可能通過改變細胞週期調控因子表達而發揮其抗人胚肺二倍形成纖維細胞（HDF 細胞）衰老作用。

保護肝臟：山茱萸炮製後中劑量組小鼠血清谷丙轉氨酶（ALT）、穀草轉氨酶（AST）活性及肝臟丙二醛（MDA）含量明顯降低，肝臟超氧化物歧化酶（SOD）水平則明顯升局。

神經保護作用：山茱萸環烯醚萜苷（CIG）對腦缺血沙土鼠學習記憶能力以及海馬區腦源性神經營養因子（BDNF）蛋白表達均有促進作用。同時，能減少切斷穹隆海馬傘的成年 SD 大鼠海馬區神經元死亡數量。

其他作用：山茱萸對因化療、放療引起的白血球下降，有使其升高的作用。山茱萸甲醇提取液對黑色素的合成有促進作用。新近從山茱萸中分離得到一種環烯醚　對丙肝病毒有抑制作用。

【食療保健】

山茱萸味酸，略帶苦澀，也正是因為這樣的原因，山茱萸不被大眾廣泛接受。山茱萸與粳米、枸杞子煮成山茱萸粥，每日服用1~2次，3~5日為一個療程，可以補益肝腎，澀精斂汗，適用於肝腎不足、帶下、遺尿、小便頻數等。山茱萸也可泡水飲用，加入適量蜂蜜或白糖調味，同樣起到了補肝益腎以及收斂固脫的作用。韓國人更是將山茱萸原液熬製後加入五味子、覆盆子、紅棗等製作成保健飲料。這種飲料在他們生活中應用十分廣泛，加入輔料後不僅緩解了其中的澀味，同時保留了原有的味道。用山茱萸冷浸製成的藥酒則在中國民間十分常見，作為滋補佳品飲用，可促進血液循環，調整身體機能，對未老先衰、脾腎虧虛等具有良效。另外，山茱萸還可用於製作果醬、果凍、蜜汁罐頭等多種食品，又可作為宴席佳餚佐料。

《本草綱目》列山茱萸為滋補上品，其食用、藥用歷史在1500年以上，具有很高的營養價值和藥用價值。山茱萸果肉中分離得到的主要成分可分為揮發性成分、醣苷類及苷元、有機酸類、鞣質類、微量元素及其他成分。果實中的油經氣相層析分析證明其中有9種單萜烴、6種倍半萜烴、7種單萜醇、6種脂肪醇、4種單萜醛及酮、3種脂肪醛及酮、4種酸、8種酯和15種芳香族化合物。醣苷類成分除山茱萸苷外，還有莫諾苷、馬錢子苷、7-甲基莫諾苷、7-脫氧馬錢子苷、脫水莫諾苷元、山茱萸新苷等。果肉含熊果酸、齊墩果酸、沒食子酸、蘋果酸、酒石酸、原兒茶酸等有機酸類成分。鞣質類化合物包括4個沒食子酸鞣質和7個鞣花鞣質。另外，果肉中還含有20餘種無機鹽元素及蘇胺酸、纈胺酸、天門冬胺酸等17種胺基酸。

【適宜人群】

山茱萸入藥適用於肝腎不足引起的腰膝痠軟、頭暈耳鳴、陽痿遺精、小便頻數、月經過多、崩漏帶下、虛汗不止及消渴等症患者。

【藥食的相互作用】

1.用於頭暈目眩、腰痠耳鳴者，與熟地、枸杞、菟絲子、杜仲等配伍，以增強補益肝腎的作用。用於命門火衰、腰膝冷痛者，常與肉桂、附子等同用，以溫腎助陽。用於腎陽虛陽痿者，多與鹿茸、補骨脂、巴戟天、淫羊藿等配伍，以補腎助陽。

2.用於月經過多、崩漏者，可與熟地、當歸、白芍等配伍應用，以增強收斂固澀、補益肝腎的作用。

3.山茱萸為固精止遺之要藥。治療遺精滑精常與熟地、山藥等同用，如六味地黃丸。用於遺尿尿頻者，常與覆盆子、金櫻子、沙苑子、桑螵蛸等藥同用。

4.用於虛汗不止者，可與人參、龍骨、牡蠣等同用，增強益氣斂汗作用。

5.治療消渴證，多與生地、天花粉等同用，以滋陰清熱。

【禁忌及注意事項】

1.凡命門火熾、強陽不痿、素有溼熱、小便淋溼者忌服。

2.《本草經集注》：「蓼實為之使。惡梧梗、防風、防己。」

（何飛）

茯苓

《神農本草經》

【生物特性及藥源】

茯苓為多孔菌科真菌茯苓 *Poria cocos*（Schw.）Wolf 的乾燥菌核。寄生於松科植物赤松或馬尾松等的樹根上。野生或栽培，主產於雲南、安徽、湖北、河南、四川等地。產雲南者稱「雲苓」，質較優。野生茯苓一般在7月至次年3月間到馬尾松林中採取。生有茯苓的地面，一般具有以下特徵：①松林中樹樁周圍地面有裂隙，敲之發出空響；②松樹附近地面有白色菌絲（呈粉白膜或粉白灰狀）；③樹樁頭爛後，有黑紅色的橫線裂口；④小雨後樹樁周圍乾燥得快，或有不長草的地方。栽培的茯苓一般在接種後第一、二年採收，以立秋後採收的品質最好，過早則影響品質和產量。

加工：茯苓出土後洗淨泥土，堆置於屋角不通風處，亦可貯放於瓦缸內，下面先鋪襯松毛或稻草一層，並將茯苓與稻草逐層鋪迭，最上蓋以厚麻袋，使其「發汗」，以析出水分。然後取出，將水珠擦去，攤放陰涼處，待表面乾燥後再行發汗。如此反覆3～4次，至表面皺縮，皮色變為褐色，再置陰涼乾燥處晾至全乾，即為茯苓個。

切製：於發汗後趁溼切製，亦可取乾燥茯苓以水浸潤後切製。將茯苓菌核內部的白色部分切成薄片或小方塊，即為白茯苓；削下來的黑色外皮部即為茯苓皮；茯苓皮層下的赤色部分，即為赤茯苓；帶有松根的白色部分，切成正方形的薄片，即為茯神。切製後的各種成品，均需陰乾，不可炕曬，並宜放置陰涼處，不能過於乾燥或通風，以免失去黏性或發生裂隙。

茯苓化學成分：菌核含β-茯苓聚醣，約占乾重的93%，並含有三萜類化合物，如乙醯茯苓酸、茯苓酸、3-β-羥基羊毛甾三烯酸等。此外，尚含樹膠、甲殼質、蛋白質、脂肪、甾醇、卵磷脂、葡萄糖、腺嘌呤、組胺酸、膽鹼、β-茯苓聚醣分解酶、脂肪酶、蛋白酶等。

【功效概述】

茯苓，早在2000多年前，《神農本草經》就將其列為上品；西漢淮南王劉安等所著的《淮南子》中有「千年之松，下有茯苓，上有兔絲」之說；晉代醫藥煉丹學家葛洪在其《神仙傳》中就有老松精化為茯苓之說，其後的《名醫別錄》、《藥性論》等諸多醫書對茯苓都讚不絕口。其藥食兩用功能廣泛，從古至今都是極為珍貴的藥材。古人稱茯苓為四時神藥，因為它功效非常廣泛，不分四季，將它與各種藥物配伍，不管寒、溫、風、溼諸疾，都能發揮其獨特功效。茯苓味甘、淡，性平，入藥具有利水滲溼、益脾和胃、寧心安神之功用，用量一般為10～15克。茯苓功能利水滲溼，而藥性平和，利水而不傷正氣，為利水滲溼要藥。凡小便不利、水溼停滯的症候，不論偏於寒溼，或偏於溼熱，或屬於脾虛溼聚，均可配合應用。偏於溼熱者，可與豬苓、澤瀉等配伍；屬於脾氣虛者，可與黨參、黃芪、白朮等配伍；對於脾虛不能運化水溼、停聚化生痰飲之症，可用半夏、陳皮同用，也可配桂枝、白朮同用；治痰溼入絡、肩痠背痛，可配半夏、枳殼同用；用於心神不安、心悸、失眠等症，常與人參、遠志、酸棗仁等配伍；對於脾虛運化失常所致泄瀉、帶下，應用茯苓有標本兼顧之效，常與黨參、白朮、山藥等配伍。可用作補肺脾、治氣虛之輔佐藥。

茯苓皮功效利水消腫，長於行皮膚水溼，多治皮膚水腫。用量15～30克。茯神功效寧心安神，專治心神不安、驚悸、健忘等。用量同茯畲。

【典故及歷代名家點評】

茯苓神話很多，《土宿真君本草》、《天王玉冊》、《太清藥要經》記述較多。從前，有一位員外生一女小玲，家有一個僕人小伏。二人相愛，員外不允，二人外逃山村。小玲因風溼病不能動，更不便起床。小伏見一小白兔，挽弓射中，兔中箭逃至松林而不見。尋至松樹旁，見有一大球狀物，箭插其上。小伏掘之，其物色白，後煮熟食之，小玲病情好轉。小伏便每天採這些東西給小玲吃，小玲風溼得以癢癒。後人將此物稱為茯苓，以示對小伏、小玲的紀念。

晉代葛洪的《抱朴子》記載了這樣一個傳說：有一個叫任子季的人，連續服用茯苓18年，天上的玉女就來與他相會，並且能有隱形之術，不食人間五穀。孫思邈《枕中記》記載，茯苓久服，百日病除，二百日晝夜不眠，二年驅使鬼神，四年玉女來侍。唐代文學家柳宗元在《柳宗元集》中記載了一個關於茯苓的故事。一次柳宗元生病，腹脘脹悶、心慌。一醫告知其用茯苓煮服可治。他便買來茯苓煮服，結果病情加重。找醫問之，醫說：你買的是芋頭，不是茯苓。他便寫了《辨茯苓文並序》，以警世人。《紅樓夢》第六十回描述：廣州官來拜賈家，送上茯苓霜做門禮，並說茯苓霜怪峻，雪白的，拿人奶和了，每日早上吃上一盅，最補人的。看來，曹雪芹深知茯苓性味。《紅樓夢》第二十八回：當王夫人說到大夫說的丸藥名字時，一時想不起來，寶玉就羅列了一堆，其中有「千年松根茯苓膽」。《紅樓夢》多處寫到茯苓，其實黛玉吃的人參養榮丸，秦可卿吃的益氣養榮補脾和肝湯中都有茯苓這味中藥。茯苓霜是新鮮茯苓去皮，磨漿，曬成白粉而成，白如霜而細膩，故而得名。

相傳成吉思汗在中原作戰，遇陰雨數月，大部分將士染上了風溼，眼看兵敗。正巧，有幾個戰士偶食茯苓而風溼痊癒。成吉思汗大喜，急忙派人到盛產茯苓的羅田弄來一批茯苓，戰士們食而病癒，便贏得了這場戰爭的勝利。還有一傳說，康熙皇帝小時候因患天花，藥食不進，命懸一線，差點就失去生命，就是靠每天食用江南名醫用道地中藥材雲茯苓製成的茯苓餅才戰勝了病魔，從此身體健康，開創了一生輝煌的盛世帝業。清同治、光緒兩朝的實際統治者——慈禧太后的壽命長達74年。慈禧長壽，除了女性這個自然因素之外，就是堅持常食藥膳。從已公布的13個補益方看，其中茯苓藥膳使用頻率最高，達78%以上。當初慈禧太后為了養身延年，採納了太醫的進言，命御膳房用精白麵和茯苓粉製成茯苓餅共膳，並常以此賞賜大臣。因茯苓餅既有清香之味，又有祛病延年的功效，故成為清王朝宮廷里的名點。

茯苓之所以能得到醫家的格外垂青，是有科學道理的。據現代醫學檢測，茯苓還含有豐富的麥角甾醇、茯苓酸、卵磷脂等。這些成分的檢出，證實了把茯苓用於長壽補益方面的正確性。茯苓多醣不僅能增強人體的免疫功能，而且有較強的抗癌作用。

歷代名家對茯苓多讚不絕口。

《神農本草經》：「主胸脅逆氣，憂恚驚邪，恐悸，心下結痛，寒熱，煩滿，咳逆，口焦舌乾，利小便。久服安魂養神，不飢延年。」

《名醫別錄》：「止消渴，好睡，大腹，淋瀝，膈中痰水，水腫淋結。開胸腑，調臟氣，伐腎邪，長陰，益氣力，保神守中。」

《藥性論》：「開胃，止嘔逆，善安心神。主肺痿痰壅。治小兒驚癇，療心腹脹滿，婦人熱淋。」

《傷寒明理論》：「滲水緩脾。」

【藥用價值】

茯苓用於治病，大致為以下幾方面：

水腫：本品味甘而淡，甘則能補，淡則能滲，藥性平和，既可祛邪，又可扶正，利水而不傷正氣，實為利水消腫之要藥。可用治寒熱虛實各種水腫。治療水溼內停所致之水腫、小便不利，常與澤瀉、豬苓、白朮、桂枝等同用，如五苓散（《傷寒論》）；治脾腎陽虛水腫，可與附子、生薑同用，如真武湯（《傷寒論》）；用於水熱互結，陰虛小便不利水腫，與滑石、阿膠、澤瀉合用，如豬苓湯（《傷寒論》）。

痰飲：本品善滲泄水溼，使溼無所聚，痰無由生，可治痰飲之目眩心悸，配以桂枝、白朮、甘草同用，如苓桂術甘湯（《金匱要略》）；若飲停於胃而嘔吐者，多和半夏、生薑合用，如小半夏加茯苓湯（《金匱要略》）。

脾虛泄瀉：本品能健脾滲溼而止瀉，尤宜於脾虛溼盛泄瀉，可與山藥、白朮、薏苡仁同用，如參苓白朮散（《和劑局方》）；茯苓味甘，善入脾經，能健脾補中，常配以人參、白朮、甘草，治療脾胃虛弱，倦怠乏力，食少便溏，如四君子湯（《和劑局方》）。

心悸、失眠：本品益心脾而寧心安神。常用治心脾兩虛、氣血不足之心悸、失眠、健忘，多與黃芪、當歸、遠志同用，如歸脾湯（《濟生方》）；若心氣虛，不能藏神，驚恐而不安臥者，常與人參、龍齒、遠志同用，如安神定志丸（《醫學心悟》）。

現代藥理研究認為，茯苓的藥效主要有：

利尿作用：茯苓煎劑3克或臨床常用量對健康人並無利尿作用，犬靜脈注射煎劑0.048克／千克亦不使尿量增加，對大白鼠亦無效或很弱，兔口服煎劑（接近臨床人的用量）亦不增加尿量。但有用其醇提取液注射於家兔腹腔，或用水提取物於兔實驗，謂有利尿作用。煎劑對切除腎上腺大鼠單用或與去氧皮質酮合用能促進鈉排泄，因此茯苓的利尿作用還值得進一步研究。

五苓散在慢性輸尿管瘺犬（靜脈注射）、健康人及兔（口服煎劑）、大鼠（口服醇提溶液）身上表現出明顯的利尿作用。在犬的實驗中可使鈉、鉀、氯排出增加，但五苓散中主要利尿藥物為桂枝、澤瀉、白朮。也有報導，五苓散煎劑給大鼠口服，劑量增至1克／100克亦未能證明有利尿作用。

抗菌作用：試管內未發現茯苓有抑菌作用。乙醇提取物體外能殺死鈎端螺旋體，水煎劑則無效。

對消化系統的影響：茯苓對家兔離體腸管有直接鬆弛作用，對大鼠幽門結紮所形成的潰瘍有預防效果，並能降低胃酸。

抗腫瘤作用：茯苓的主要成分為茯苓聚醣，含量很高。茯苓聚醣本身無抗腫瘤活性，若切斷其所含的β-1,6吡喃葡萄糖支鏈，成為單純的β-1,3葡萄糖聚醣（稱為茯苓次聚醣），則對小鼠肉瘤S180的抑制率可達96.88％。

其他作用：茯苓能降低血糖，酊劑、浸劑能抑制蟾蜍離體心臟，乙醚或乙醇提取物則能使心收縮力加強。對洋地黃引起的鴿嘔吐無鎮吐作用。

【食療保健】

明清時期羅田茯苓常作為貢品。北京已故名中醫岳美中用500～1000克茯苓磨成粉，每天6克，開水送服，治好了禿髮。他認為禿髮是上行水溼所致。所以，用茯苓飲治療禿髮效靈。

歷代醫家、道家，特別是養生家對茯苓特別重視。《神農本草經》認為久服安魂養神，不飢延年。到了魏晉時期，服餌茯苓以求長生已經蔚然成風。當時道教思想家、醫家陶弘景（南朝齊梁時期）辭官隱退，梁武帝每日賜茯苓五斤，白蜜二斤，以供服餌。到了唐宋，食用茯苓之風更盛。宋代文學家蘇東坡就是製作茯苓餅的能手，他的《服茯苓賦》記述了他服茯苓之方法：「以九曬九蒸之胡麻，用茯苓加白蜜少許，為餅食之，日久氣力不見衰，百病自去。此乃長生要訣。」他60歲時記憶力驚人。宋代蘇頌《圖經本草》記：茯苓粉浸在酒蜜中封月餘成甘美的茯苓酥。到了清代，茯苓成了養生之要藥，尤其慈禧太后經常食用茯苓，並以此賞賜大臣。經研究，慈禧太后養生補益藥共64種，而使用率最高的一味便是茯苓。

民間做茯苓餅方法：用粳米、白糯米（粳米與白糯米的比例為7：3）加上與粳米重量相等（略少亦可）的茯苓、芡實、蓮子肉、山藥等（少一兩種無關緊要），共碾成粉，拌勻做餅，蒸熟當作點心。

明代李時珍的《本草綱目》除介紹了茯苓粥外，還介紹了茯苓餛飩的做法：黃雌雞肉四兩，茯苓末二兩，白麵六兩，做成餛飩，入豉汁煮食，三五次可治療噎食不通。北京除茯苓餅外，還有茯苓包子、茯苓糕。

【適宜人群】

茯苓適宜於一般人群。尤適宜水溼內困、水腫、尿少、眩暈心悸、胃口欠佳、大便稀爛、心神不安、失眠、多夢者。

【藥食的相互作用】

1.凡小便不利、水溼停滯等症，不論偏於寒溼，偏於溼熱，還是屬於脾虛溼聚，均可配合應用。如偏於寒溼者，可與桂枝、白朮等配伍；偏於溼熱者，可與豬苓、澤瀉等配伍；屬於脾氣虛者，可與黨參、黃芪、白朮等配伍；屬虛寒者，還可配附子、白朮等同用。

2.用於心悸、失眠等症，茯苓能養心安神，故可用於心神不安、心悸、失眠等症，常與人參、遠志、酸棗仁等配伍。

3.用於脾虛泄瀉、帶下，茯苓既能健脾，又能滲溼，對於脾虛運化失常所致泄瀉、帶下，應用茯苓有標本兼顧之效，常與黨參、白朮、山藥等配伍。也可用作補肺脾、治氣虛之輔佐藥。

4.用於痰飲咳嗽，痰溼入絡，肩背痠痛，茯苓既能利水滲溼，又具健脾作用，對於脾虛不能運化水溼、停聚化生痰飲之症，具有治療作用。可用半夏、陳皮同用，也可配桂枝、白朮同用。治痰溼入絡、肩痠背痛，可配半夏、枳殼同用。

【禁忌及注意事項】

陰虛而無溼熱、虛寒滑精、氣虛下陷者慎服。馬藺為之使，惡白斂，畏牡蒙、地榆、雄黃、秦艽、龜甲，忌米醋。病人腎虛，小便自利或虛寒精清滑者，皆不得服。

（何飛）

各論

第二章

溫熱類

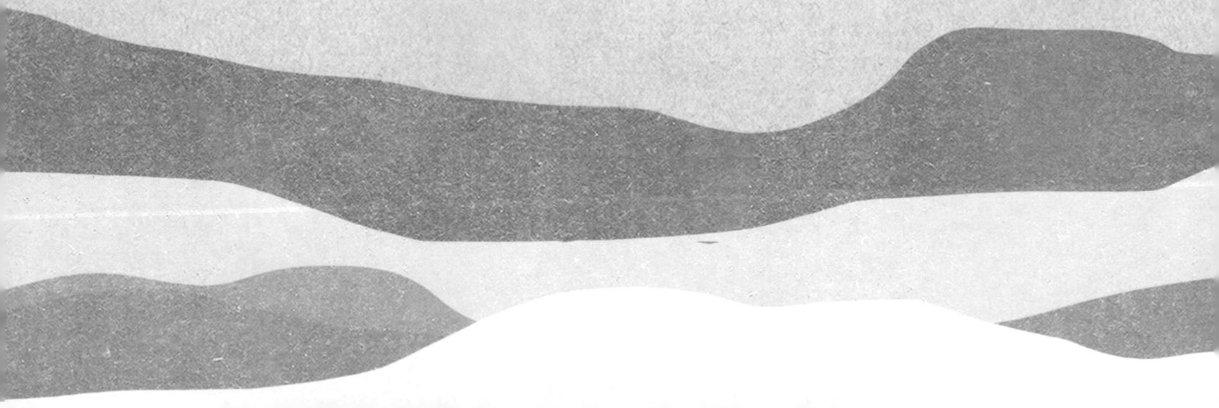

八角茴香

《本草品匯精要》

【生物特性及藥源】

八角茴香為木蘭科八角屬植物八角茴香 *Illicium verum* Hook.f. 的果實，別名舶上茴香、舶茴香、八角珠、八角香、八角大茴、八角、原油茴、八月珠、大料、五香八角、大茴香、茴香八角珠、大八角。植物常綠喬木，高10～20公尺。樹皮灰色至紅褐色，有不規則裂紋。枝密集，呈水平伸展。單葉互生或3～6簇生於枝頂；葉柄粗壯，長約1公分；葉片革質，長橢圓形或橢圓狀披針形，長6～12公分，寬2～4公分，先端漸尖或急尖，基部楔形，全緣，上面深綠色，有光澤和油點，下面淺綠色，疏生柔毛，葉柄短；花兩性，單生葉腋或近頂生，花蕾球形，花被片7～12；數輪，覆瓦狀排列，內輪粉紅色；雄蕊11～19，排成1～2輪；心皮7～9，離生。聚合蓇葖果，多由8個蓇葖果放射狀排列成八角形，直徑3.5～4公分，紅褐色，木質；蓇葖果先端鈍尖或鈍，成熟時沿腹縫線開裂。種子扁卵形，亮棕色；花期2～5月及8～10月，果實成熟期9～10月及翌年3～4月。分布於福建、廣西、廣東、貴州、雲南及台灣等地，主產於廣西西部和南部（百色、南寧、欽州、梧州、玉林等地區多有栽培），海拔200～700公尺，而天然分布海拔可到1600公尺。桂林雁山（約北緯25°11′）和江西陡水鎮（北緯25°50′）都已引種，並正常開花結果。

【功效概述】

八角茴香始載於《本草品匯精要》，謂其形大如錢，有八角如輻而銳，赤黑色，每角中有子一枚，如皂莢子小匾而光明可愛，今藥中多用之。八角茴香是傳統的食物調料，又可作藥物，具有溫陽散寒、理氣止痛的作用。用於寒疝腹痛、腎虛腰痛、胃寒嘔吐、脘腹冷痛。新鮮枝葉或成熟果實經水蒸氣蒸餾得到的揮發油可作為芳香調味及健胃藥。

八角茴香性溫，味辛，歸肝、腎、脾、胃經，目前認為其主治寒疝腹痛、腰膝冷痛、胃寒嘔吐、脘腹疼痛、寒溼腳氣等。對於治療小腸氣墜、疝氣偏墜、腰重刺脹、腰病如刺、大小便皆祕、腹脹如鼓、氣促、風毒溼氣、攻疰成瘡、皮肉紫破膿壞、行步無力，皮肉燥熱等有顯著效果。主要歸納為以下幾個方面作用：

溫陽散寒，理氣止痛：本品辛溫氣香，有散寒止痛之功，善於溫散中下二焦之寒邪，故常用於寒疝腹痛、腰膝冷痛、乾溼腳氣等症。凡寒疝腹痛者，可與吳茱萸、荔枝核、橘核等配伍，如《扶壽精方》回春丸；若疝氣偏墜急痛者，可與胡椒、縮砂仁、肉桂同用，如《仁齋直指方》茴香雀酒，或與蒼朮、破故紙、巴戟、杜仲等相伍，如《德生堂方》茴香蒼朮丸；凡腰膝冷痛者，既可單味應用，亦可與杜仲、狗脊等合用，以增補腎強腰之功，凡溼毒腳氣，行步無力者，可與川烏、地龍、牽牛、烏藥相配，以增散寒除溼之效，如《腳氣治法總要》茴香丸。

調中和胃：本品具辛溫香散之性，又能溫胃調中，理氣止痛，故常用於中寒嘔吐、飲食不消、脘腹脹痛等症。凡胃寒嘔吐者，可與生薑、丁香配伍，以增溫胃止嘔之力；凡食不消化者，可與炒枳殼、焦山楂並施，以增健胃消食之功；凡脘腹脹滿冷痛者，可與橘皮、白豆蔻同用，如《古今醫統》茴香橘皮酒。

【典故及歷代名家點評】

人類使用八角茴香的歷史非常古老，這種原產自中東的香料植物，很早就為周邊人民所用。埃及人、中東人都拿八角茴香作為烹製肉食的重要調味。可能不少人都知道「馬拉松」這個名字與一個報信兵有關，當年他從一個叫馬拉松的地方跑了四十多公里到雅典傳遞捷報。「馬拉松」這三個字由腓尼基語「marathus」，翻譯而來，意思是長著很多八角茴香的地方。等八角茴香傳入中國，已經是魏晉南北朝時期了。它之所以叫八角茴香，是因為人們覺得它真能「回香」。《本草綱目》有言：「煮臭肉，下少許，即無臭氣，臭醬入末亦香，故曰回香。」話雖然這麼說，但其實只是茴香自己的氣味遮住了腐敗食品的臭味。大、小茴香都是常用的調料，是燒魚燉肉、製作滷製食品時的必用之品。大茴香因其有八角，故名「八角茴香」。

【歷代名家點評】

《本草求真》：「大茴香，據書所載，功專入肝燥腎，凡一切沉寒痼冷而見霍亂。寒疝、陰腫、腰痛，及乾、溼腳氣，並肝經虛火，從左上衝頭面者用之，服皆有效。蓋茴香與肉桂、吳茱萸，皆屬厥陰燥藥，但萸則走腸胃，桂則能入肝腎，此則體輕能入經絡也。必得鹽引入腎，發出陰邪，故能治疝有效。余細嚼審八角茴味，其香雖有，其味甚甘，其性溫而不烈，較之吳茱萸、艾葉等味，更屬不同，若似八角大茴甘多之味，而謂能除沉寒痼冷，似於理屬有礙。鹽水炒用，得酒良。」

《品匯精要》：「主一切冷氣及諸疝痛。」

《本草蒙筌》：「主腎勞疝氣，小腸吊氣攣疼，乾、溼腳氣，膀胱冷氣腫痛。開胃止嘔，下食，補命門不足。（治）諸瘺，霍亂。」

《醫學入門》：「專主腰痛。」

《本草正》：「除齒牙口疾，下氣，解毒。」

《醫林纂要》：「潤腎補腎，舒肝木，達陰鬱，舒筋，下除腳氣。」

【藥用價值】

八角茴香作為藥物來使用的用量一般為3～6克。主要用法為煎服，或入丸、散。外用用法為：適量，研末調敷。

現代藥理研究認為，八角茴香的主要成分是茴香油，它能刺激胃腸神經血管，促進消化液分泌，增加胃腸蠕動，有健胃、行氣的功效，有緩解痙攣、減輕疼痛的作用；茴香烯能促進骨髓細胞成熟並釋放入外周血液，有明顯的升高白血球的作用，主要是升高中性粒細胞，可用於白血球減少症的治療。具體如下：

抑菌作用：本品水煎劑對人型結核桿菌及枯草桿菌有抑制作用。醇提取物體外對革蘭氏陽性菌（如金黃色葡萄球菌、肺炎球菌、白喉桿菌等）和革蘭氏陰性菌（如枯草桿菌、大腸桿菌、霍亂弧菌、傷寒桿菌、副傷寒桿菌、痢疾桿菌等），以及常見致病真菌均有抑制作用。

升白血球作用：給正常犬灌服或肌內注射茴香腦，給正常兔和猴肌內注射茴香腦，給藥後24小時即出現白血球升高現象，連續用藥，白血球可繼續增加，停藥後2小時白血球仍為用藥前的157%，骨髓細胞數為用藥前的188%，骨髓有核細胞呈活躍狀態。對犬用環磷醯胺所致的白血球減少症，同時服用茴香腦可使犬全部存活，白血球下降慢、恢復快。對化療患者的白血球減少症有較好療效。

其他作用：茴香腦具有雌激素活性。茴香腦能促進腸胃蠕動，緩解腹部疼痛；對呼吸道分泌細胞有刺激作用，可用於祛痰。

【食療保健】

八角是最常用的調味料之一，可烹製出許多美味菜餚。

八角芝麻酥雞：將經細鹽搓過的母雞裝入一大盤內，將生薑末、八角茴香粉、蔥、料酒、醬油抹於雞身，上籠蒸至八成熟，去掉已用過的薑絲等，將雞壓成餅狀，周身塗滿雞蛋麵糊，在肉面上撒芝麻，輕按。1升花生油下鍋，旺火燒至八成熟，將雞慢慢送入油鍋內，改用文火，將雞炸成金黃時撈出。可提高孕婦食慾，緩解孕婦便祕症狀，改善皮膚的不良情況，使皮膚滋潤富有光澤。

八角核桃仁粉：取核桃一個砸開，取仁，配以八角茴香一枚搗碎，飯前共咀嚼至爛如泥吞下，每日3次。乳癖輕者連用一月可癒，重者也能減輕症狀。

茴香粥：主要原料為小茴香15克，粳米100克。先煎小茴香取汁、去渣，燒粳米煮成稀粥。或用小茴香5克研成細末，調入粥中食用。可行氣止痛，健脾開胃，適宜於小腸疝氣、脘腹脹滿、睪丸腫脹偏墜、胃寒嘔吐、食慾減退，以及鞘膜積液、陰囊象皮腫、嵌閉性小腸疝、慢性胃炎、胃弱、胃腸下垂、乳汁缺乏等症。

茴香湯：主要原料為炒茴香500克，川楝子250克，陳皮250克，炒甘草120克，炒鹽適量。將五物合研成細末，用滾開水沖調約5克，每日晨起空腹食用。可溫腎散寒，理氣止痛。凡屬寒氣下流而引起的疝氣、小腹脹痛等症，可常飲此湯。

【適宜人群】

八角茴香既是一種香料、調料，同時也是一種藥食同源的中藥材，其適宜人群較廣。但其性質本身比較燥熱，較適合虛寒體質之人食用，每次食用的量也不宜過多，不宜短期大量使用，每天應以10克為上限。不適合體質熱的人群、易上火的人群大量服用，尤其是熱性體質的老人和小孩。陰虛火旺者慎服。《得配本草》認為其多食損目發瘡。《會約醫鏡》認為陽旺及得熱則嘔者均戒。

【藥食的相互作用】

1. 治小腸氣墜：八角茴香、小茴香各三錢，乳香少許。水（煎）服取汗（《仁齋直指方》）。
2. 治疝氣偏墜：大茴香末一兩，小茴香末一兩。用豬尿泡一個，連尿入二末於內，系定罐內，以酒煮爛，連胞搗丸如梧子大。每服五十丸，白湯下（《衛生雜興》）。
3. 治腰重刺脹：八角茴香，炒，為末，食前酒服二錢（《仁齋直指方》）。
4. 治腰病如刺：八角茴香（炒研）每服二錢，食前鹽湯下。外以糯米一二升，炒熱，袋盛，拴於痛處（《簡便單方》）。
5. 治大小便皆祕，腹脹如鼓，氣促：大麻子（炒，去殼）半兩，八角茴香七個。上作末，生蔥白三七個，同研煎湯，調五苓散服（《永類鈐方》）。
6. 治風毒溼氣，攻疰成瘡，皮肉紫破膿壞，行步無力，皮肉燥熱：舶上茴香（炒）、地龍（去土，炒）、川烏頭（炮，去皮尖）、烏藥（銼）、牽牛（炒）各一兩。研杵勻細，酒煮糊為丸，如梧桐子大。每服空心鹽湯下十五丸，日二（《腳氣治法總要》中的茴香丸）。
7. 治脅下刺痛：配枳殼，麩炒研末，鹽、酒調服（《得配本草》）。

【禁忌及注意事項】

1. 有研究顯示八角茴香研粉，給小鼠灌胃25克／千克，觀察7日，無一隻死亡。另外，八角茴香含少量黃樟醚，該成分可誘發大鼠和犬的肝癌。用從八角茴香提取的揮發油進行鼠傷寒沙門菌營養缺陷型恢復突變試驗（Ames 試驗），揮發油中黃樟醚未顯示出致突變作用。
2. 1960年前湖南省邵陽、常德等地曾出現收購山大茴代八角茴香，銷往河南、山東各地而發生嚴重中毒的情況。後又在廣東、四川、湖北等地出現居民誤服其同科同屬他種植物果實的情況，亦多次發生中毒事故。甚至因用偽品做調味香料，發生嚴重的集體中毒，所以切不可用偽品做八角茴香用，必須注意鑑別。常見偽品有下列幾種：

⑴ **莽草：**為木蘭科植物莽草 *Illicium lanceolatum* A. C. Smith 的果實，又稱「山大茴」、「山木蟹」。產於安徽、江蘇、浙江、江西、福建等地。由10～13個蓇葖果放射排列於中軸上，直徑3.8～4.2公分，表面紅褐色。單一蓇葖果呈小艇狀，先端有一較長而向後彎曲的鈎狀尖頭，果皮較薄。種子扁卵形，種皮褐黃色。具特異香氣，嘗之味先微酸而後甜。

⑵ **紅茴香：**為木蘭科植物紅茴香 *Illicium henryi* Deils 及多蕊紅茴香 *Iliciumhenryi* Deils var. multistamineum Smith 的果實。產於河南、陝西、湖北、四川等地。由7～8個較瘦小的蓇葖果放射排列於中軸上，直徑2.4～3.0公分，表面紅褐色。單一蓇葖果呈鳥喙狀，先端漸尖，略彎曲，果皮較薄。種子扁卵形，種皮褐黃色。具特異香氣，嘗之味先微酸而後甜。多蕊紅茴香性狀與紅茴香頗相似，唯果瓣較寬。

⑶ **野八角：**為木蘭科植物野八角 *Illicium majus* Hook. f. & Thomson 的果實。產於貴州、廣東、廣西、雲南、江西等地。由10～14個蓇葖果放射排列於中軸上，直徑4～4.5公分，表面棕色。單一蓇

葖果呈不規則廣錐形，先端長漸尖，略彎曲，果皮較薄。種子扁卵形，種皮黃棕色。嗅微具特異香氣，味淡，久嘗有麻辣感。

(4) **短柱八角：**為木蘭科植物短柱八角 *Illicium brevistylum* Smith 的果實。產於廣東、廣西等地區。由10∼13個蓇葖果放射排列於中軸上，表面褐色。單一蓇葖果呈小艇形，先端極尖，頂端不彎曲，果皮略厚。種子扁卵形，種皮棕色。氣微，味微苦、辣，麻舌。

3. 過敏者禁用。

（朱詩乒）

白豆蔻

《本草拾遺》

【藥源及生物特性】

白豆蔻 *Amomum kravanh* Pierre ex Gagnep.，又稱叩仁、白寇、蔻米，薑科，多年生草本植物，根莖匍匐，莖圓柱狀直立，葉片披針形，裂片黃色或帶赤色條紋，果實扁球形，灰白色。本品原產於柬埔寨、泰國，現越南、泰國及中國雲南、廣東、廣西等地均有種植。

【功效概述】

本品性溫，味辛，入肺、脾、胃經，因其性辛溫，具有溫中化溼、行氣止嘔、健脾止瀉的功效，臨床上常用於痰溼阻滯，胸悶氣滯，脘腹脹滿，及胃寒引起的呃逆、噯氣、胃脘疼痛等症，此藥用量宜輕，因其芳香醒脾，不可久煎，煎煮時應後下，否則其有效成分將揮發而減弱藥效，一般用量為6克。

【典故及歷代名家點評】

宋朝方書中記載了多個版本的白豆蔻丸，以此藥為君，可治療脾胃受寒而致的上吐下瀉等症。金元時期的李東垣也曾多次應用此藥，有名的方劑要屬葛花解醒湯，用以溫中化溼以解酒毒。

《開寶本草》：「主積冷氣，止吐逆，反胃，消穀下氣。」

《本草圖經》：「主胃冷。」

《醫學啟源》：「《主治祕要》云，肺金本藥，散胸中滯氣，感寒腹痛，溫暖脾胃，赤眼暴發，白睛紅者。」

楊士瀛：「治脾虛瘧疾，嘔吐，寒熱，能消能磨，流行三焦。」

王好古：「補肺氣，益脾胃，理元氣，收脫氣。」

《本草綱目》：「治噎膈，除瘧疾，寒熱，解酒毒。」

《本草匯言》：「凡喘嗽嘔吐，不因於寒而因於火者；瘧疾不由於瘴邪，而因於陰陽兩虛者；目中赤脈白翳，不因於暴病寒風，而因於久眼血虛血熱者，皆不可犯。」

【藥用價值】

止咳平喘：本品含有 α- 萜品醇，具有較強的平喘作用。

抑制腸管：現代藥理研究發現，白豆蔻煎劑在一般劑量下具有抑制腸道推進運動的作用。

芳香健脾：豆蔻的揮發成分為豆蔻油，具有特殊的香味，可促進胃液的分泌，有良好的芳香健胃的作用。但該成分具有不穩定性，不易儲藏，揮發後會喪失其特有香味，且影響藥效。

【食療保健】

溫中祛溼：脾陽常易受損，常由飲冷過多、飲食不節所致，或是外感寒溼而邪氣內侵入中焦，本品可溫脾而祛寒溼，治療脾陽不足、溼氣困脾導致的諸症。

消食化積：小兒脾常不足，若餵養不當則易出現小兒食積；或是成人飽食無度，食飲無常，肥甘不節，生冷不畏，致使脾胃損傷、食積內留。本品專攻和胃，可化食醒脾。

芳香醒脾：脾失健運者通常會出現食少納差、脘腹脹滿的症狀，本品含有的豆蔻油揮發性成分清香醒脾，是為對症之藥。

作為食材入菜：這是發揮功效與作用的最好方式之一。很多血液病及慢性疾病患者，希望通過吃各種補藥來調理，但過補後常常會出現腹脹、納差等症狀。這是由於補藥大多滋膩，容易阻礙脾胃的運化。若用此藥化溼行氣，胃口就會好起來。

【適宜人群】

脾胃不和者：脾胃不和由脾陽不足、脾虛溼困所致，主要表現為脘腹痞滿、食少納呆、胃脘時痛且脹。本品具有溫脾陽、化寒溼的功效，適宜此類人群。

寒溼泄瀉者：泄瀉可分為寒證與熱證，寒性泄瀉常表現為便下如鼻涕、腹痛、裡急後重、小便清冷、手足不溫等，臨床上應仔細鑑別。

胸悶氣滯者：六腑以通為用，脾氣主升，胃氣主降，若脾胃不和則氣機不暢，表現為呃逆、嘔吐、噯氣、胸悶等，當以理氣健脾。

小兒腹脹、食積、吐酸水者：亦可以此藥治療。

其他：小兒流口水、婦女妊娠嘔吐亦可用本品作日常茶飲服用。

【藥食的相互作用】

1.本品與砂仁相配，香竄而氣濁，宣通上、中、下三焦之氣機，具有和胃止嘔、行氣止痛的功效；或配以木香，重在溫脾理氣，對於胃寒冷痛、胸悶氣滯者尤為適宜。

2.將白豆蔻少量磨粉混入發酵後的麵粉，以常法製成麵包食用，可作為保健食品，具有溫脾消食的作用。

3.本品亦可熬粥食用，配入藿香、煨薑、防風，以粳米熬粥趁熱服用，微微發汗為佳，具有祛寒溼的功效。

4.本品可與半夏、厚朴合用，半夏燥溼化痰，厚朴理氣化溼，三藥相須為用，健脾和胃，除溼化痰，可治療脾胃氣滯、中焦不運，起效較快。

【禁忌及注意事項】

1.本品性溫燥，易耗傷津血，故陰虛血燥且無寒溼者應忌服。

2.凡喘嗽吐瀉、赤脈白翳，不因於寒邪，而是肺胃火盛、血虛血熱者，皆不可用。

（楊德威）

大蒜

《名醫別錄》

【生物特性及藥源】

大蒜，為百合科蔥屬植物蒜 *Allium sativum* Linn. 的鱗莖，呈扁球形或短圓錐形，外面有灰白色或淡棕色膜質鱗皮，剝去鱗葉，內有6～10個蒜瓣，輪生於花莖的周圍，莖基部盤狀，生有多數鬚根。每一蒜瓣外包薄膜，剝去薄膜，即見白色、肥厚多汁的鱗片。有濃烈的蒜辣氣，味辛辣。有刺激性氣味，可食用或供調味，亦可入藥。地下鱗莖分瓣，按皮色不同分為紫皮種和白皮種。以獨頭紫者為好。故方書又有獨頭蒜、獨蒜之名。5月葉枯時採取，剝去膜質鱗被，洗淨用。

大蒜原產地在西亞和中亞。漢代張騫出使西域，把大蒜帶回國安家落戶，至今已有2000多年的歷史。南北各地均有分布，主要生產基地集中在山東、河南、江西、廣西、安徽等。中國是全球最主要的大蒜生產國、消費國和出口國。2012年中國大蒜產量約175萬噸，出口31萬噸，出口規模穩居世界第一。

【功效概述】

大蒜作為藥物防病治病、益壽延年的歷史，可追溯到西元1世紀。世界上首次描述蒜的藥物作用的是一位羅馬醫生，他發現用大蒜瓣擠出的汁製成藥膏，可治療難以癒合的潰瘍面和皮膚炎症；服用大蒜可提高食慾，治療咳嗽和腸道疾病。

在中醫藥學中，大蒜始載於漢末的《名醫別錄》。大蒜味辛、性溫，入脾、胃、肺經，具有溫中健脾、行滯消食、解毒、殺蟲的功效。主治飲食積滯、脘腹冷痛、水腫脹滿、食物中毒、泄瀉、痢疾、瘧疾、百日咳、癰疽腫毒、白禿癬瘡、蛇蟲咬傷、肺癆（肺結核）以及鉤蟲、蟯蟲等病症。

【典故及歷代名家點評】

《名醫別錄》：「主散癰腫䘌瘡，除風邪，殺毒氣。」

《唐本草》：「下氣消穀，除風破冷。」

《食療本草》：「除風殺蟲。」

《本草拾遺》：「去水惡瘴氣，除風溼，破冷氣，爛痃癖，伏邪惡；宣通溫補，無以加之；療瘡癬。生食，去蛇蟲溪蠱等毒度。」

《日華子本草》：「健脾，治腎氣，止霍亂轉筋、腹痛，除邪辟溫，療勞瘧、冷風、痃癖癬、溫疫氣，敷風損冷痛，蛇蟲傷……惡瘡疥、溪毒、沙虱。」

《滇南本草》：「祛寒痰，興陽遭，洩精，解水毒。」

大蒜自古就被當作天然殺菌劑，有「天然抗生素」之稱。它沒有任何副作用，是人體循環及神經系統的天然強健劑。2100年前，凱撒大帝遠征歐非大陸時，命令士兵每天服一個大蒜以增強氣力，抗疾病。時值酷暑，瘟疫流行，對方士兵得病者成千上萬，而凱撒士兵無一染上疾病腹瀉。凱撒僅用短短的幾年時間便征服了整個歐洲，建立了當時最強大的古羅馬帝國。

【藥用價值】

大蒜數千年來在中國、埃及、印度等國一直是一種藥食兩用的食品。現已備受國際醫學界和消費者的青睞，成為歐美等國抗菌、提高免疫力、調節血脂和抗腫瘤的首選天然藥物。

現代醫學研究，大蒜有多種藥理作用：

強力殺菌：大蒜約含2%的大蒜素，它的殺菌能力是青霉素的十分之一，對多種致病菌如葡萄球菌、腦膜炎球菌、肺炎球菌、鏈球菌及白喉桿菌、痢疾桿菌、傷寒桿菌、副傷寒桿菌、結核桿菌和霍亂弧菌，都有明顯的抑制和殺滅作用。還能殺死多種致病真菌和鈎蟲、蟯蟲、滴蟲，是目前發現的天然植物中抗菌作用最強的一種。

防治腫瘤和癌症：大蒜中的含硫化合物主要作用於腫瘤發生的啟動階段，通過增強解毒功能、干擾致癌物的活化、防止癌症形成、增強免疫功能、阻斷脂質過氧化形成及抗突變等多種途徑，避免正常細胞向癌細胞轉化。大蒜所含的微量元素硒能殺死癌細胞，降低癌症發病率，對胃癌尤有明顯的預防效果。

排毒清腸，預防腸胃疾病：大蒜可有效抑制和殺死引起腸胃疾病的幽門螺桿菌等微生物，清除腸胃有毒物質，刺激消化液和膽汁形成，促進食慾，加速消化，減少胃腸脹氣。

降低血糖，預防糖尿病：大蒜可促進胰島素的分泌，增加組織細胞對葡萄糖的吸收，提高人體葡萄糖耐量，迅速降低體內血糖水平，並可殺死因感染誘發糖尿病併發症的各種病菌，從而有效預防和治療糖尿病。

防治心腦血管疾病：大蒜可防止心腦血管中的脂肪沉積，誘導組織內部脂肪代謝，顯著增加纖維蛋白溶解活性，降低膽固醇，抑制血小板的聚集，降低血漿濃度，增加微動脈的擴張度，促使血管舒張，調節血壓，增加血管的通透性，從而抑制血栓的形成，預防動脈硬化。

預防感冒：大蒜中含有一種叫硫化丙烯的辣素，對病原菌和寄生蟲都有良好的殺滅作用，可預防感冒，減輕發熱、咳嗽、喉痛及鼻塞等感冒症狀。

抗衰老：大蒜裡的某些成分有類似維生素E與維生素C的抗氧化、防衰老特性。

保護肝功能：大蒜中的微量元素硒，能通過參與血液的有氧代謝來清除毒素，從而減輕肝臟的解毒負擔；同時大蒜可抑制脂質過氧化酶活性，使後者不能損傷肝細胞膜結構，從而保護肝臟。大蒜還能阻止汞、鎘等有害元素被腸壁吸收，提高肝臟的解毒功能。

旺盛精力、治療陽痿：大蒜可以顯著改善血液循環，刺激機體，尤其是一氧化氮合酶水平低的人產生一氧化氮合酶，而這個酶又是男性勃起所必須的酶。

【食療保健】

大蒜是很好的調味品，也是很好的營養品，更是很好的天然綠色藥品。有研究顯示，大蒜含有200多種有益於身體健康的物質，營養價值甚至超過了人參。且其風味獨特，具有促進食慾、幫助消化的作用，是人類日常生活中不可缺少的調料，在烹調魚、肉、禽類和蔬菜時有去腥增味的作用，特別是在做涼拌菜時，既可增味，又可殺菌。

近幾年來的研究顯示，中國大蒜具有下列良好的保健效果：

提高免疫力：俗話說「大蒜是個寶，常吃身體好」。在中國民間，常用大蒜來預防感冒、流行性腦脊髓膜炎（流腦）、痢疾、白喉、B型肝炎等各種傳染病。

抗疲勞：大蒜被咀嚼後會產生蒜素，這種蒜素與維生素B_1結合，便產生比維生素B_1效力更強的蒜硫胺素，使腸部能更多地吸收維生素，同時使身體組織與維生素B群的親和力增加，有益於對維生素的吸收，能很好地發揮消除疲勞、恢復體力的作用。

降血壓：輕度高血壓患者，可以每天早晨吃幾瓣醋泡大蒜，並喝兩勺醋汁，15天後患者血壓會有一定程度的降低。除此之外，經常食用生蒜，對降低血壓也有良好的效果。

降血脂：大蒜中的烷基二硫化物、蒜胺酸和蒜辣素可以降低血液中的膽固醇、三酸甘油酯及低密度脂蛋白的含量，從而使血脂趨於正常。

抗血栓：研究發現大蒜中的精油對血液循環有調節、平衡的作用，有助於澄清血液。能增強蛋白溶解酶活性，抑制血小板凝聚，從而抑制動脈的硬化，達到預防血栓的作用。

促進腦細胞發育：大蒜中含有蒜硫胺素，這種物質對大腦的益處比維生素B群還強許多倍。平時讓兒童多吃些蔥蒜，可使腦細胞的生長發育更加活躍。

抗衰老：大蒜素與脂質相結合具有維生素E的功能，可以美白、抗皺、抗衰老；大蒜提取物不僅能延長正常細胞壽命，清除自由基，增強吞噬細胞的能力，還可以祛除皮膚的老化角質層，軟化皮膚並增強其彈性，祛色斑，增白，達到美容的效果。

祛痘、除斑：大蒜的抗菌屬性可以消滅皮膚表層細菌，從而使膚色更好；大蒜可有效抑制和殺死胃腸道內的細菌和病毒，清除腸胃有毒物質，淨化血液，促進細胞的新生和代謝廢物的排出，從而使身體能有效吸收營養物質並及時排出廢物，有效地防止了各種毒素的堆積，達到除斑的功效。

【適宜人群】

大蒜可治上百種疾病，具有取材方便、使用簡單、價格低廉、療效特殊的優點。千百年來在民間廣為流傳，並受到普遍的讚譽與歡迎。

本品特別適宜以下人群使用：①肺結核患者；②癌症患者；③胃酸減少和胃酸缺乏者；④高血壓和動脈硬化者；⑤職業病患者中的鉛中毒者；⑥痢疾、腸炎、傷寒、副傷寒患者；⑦感冒和預防流感者；⑧百日咳患兒；⑨鈎蟲、蟯蟲病患者。

【藥食的相互作用】

大蒜與豬肉同食：因豬肉富含維生素B_1，而維生素B_1與大蒜所含有的大蒜素結合在一起，能很好地發揮消除疲勞、恢復體力的作用。

大蒜與青魚同食：大蒜能促進魚中蛋白質的消化，能夠使血液通暢。因青魚中含有豐富的不飽和脂肪酸，對於降低膽固醇、凝固血小板、溶解血栓有明顯效果，和大蒜一起吃，更有助於血液暢通。

大蒜與蜂蜜配伍：甜脆可口，一年四季，男女老少皆可食用，可謂不老的長壽祕方，可治療多種疾病，尤其適用於心腦血管疾病患者，同時也具有養生保健功效，長期適量食用，可有疏通血管、防栓、抗癌的作用。

大蒜與檳榔、鶴虱、苦楝根皮等配伍：可用於治療鈎蟲、蟯蟲病。

【禁忌及注意事項】

民間有諺語說「大蒜百益而獨害目」，長期過量食用大蒜，會導致眼睛視物模糊不清、視力明顯下降、耳鳴、口乾舌燥、頭重腳輕、記憶力明顯下降等。

另外陰虛火旺及慢性胃炎、胃潰瘍患者應慎食，非細菌性腹瀉的人亦不宜生吃大蒜，因為腸道局部黏膜組織有炎症，辛辣味的大蒜素會刺激腸道，使腸黏膜充血、水腫加重，促進滲出，使病情惡化。哮喘患者以及嚴重的心臟病患者也不宜食生蒜。由於外用可能引起皮膚發紅，灼熱，起泡，故不宜敷之過久，皮膚過敏者應慎用。

需要注意的是，大蒜素遇熱時會很快失去作用，所以大蒜適宜生食。大蒜不僅怕熱，也怕鹹，它遇鹹也會失去作用。因此，如果想達到最好的保健效果，食用大蒜最好搗碎成泥，而不是用刀切成蒜末，並且要先放10～15分鐘，讓蒜胺酸和蒜酶在空氣中結合產生大蒜素後再食用。科學家認為，每天吃生蒜兩三瓣或熟蒜四五瓣即可，兒童減半。

（周忠輝）

丁香

《藥性論》

【生物特性及藥源】

丁香，桃金娘科植物丁香 *Eugenia caryophyllata* Thunb. 的乾燥花蕾，別名丁子香、支解香、雄丁香、公丁香。常綠喬木。高達10公尺。葉對生，葉柄細長，向上漸短；葉片長方倒卵形或橢圓形，長5～10公分，寬2.5～5公分，先端漸尖，基部漸窄下延至柄，全緣。秋季開花，花有濃香，聚傘圓錐花序頂生，花徑約6公釐；花萼肥厚，綠色後轉紫紅色，管狀，先端4淺裂，裂片三角形，肥厚；花冠白色稍帶淡紫，基部管狀，較萼稍長，先端具4裂片；雄蕊多數；子房下位，頂端有粗厚花柱，柱頭不明顯；漿果紅棕色，稍有光澤，長方橢圓形，長1～1.5（～2.5）公分，直徑5～8（～12）公釐，先端有肥厚宿存花萼裂片，有香氣；種子數粒，長方形。乾燥的花蕾略呈短棒狀，長1.5～2公分，紅棕色至暗棕色；下部為圓柱狀略扁的萼管，長1～1.3公分，寬約5公釐，厚約3公釐，基部漸狹小，表面粗糙，刻之有油滲出，萼管上端有4片三角形肥厚的萼；上部近圓球形，徑約6公釐，具花瓣4片，互相抱合。將花蕾剖開，可見多數雄蕊，花絲向中心彎曲，中央有一粗壯直立的花柱。質堅實而重，入水即沉；斷面有油性，用指甲劃之可見油質滲出；氣強烈芳香，味辛。

以個大、粗壯、鮮紫棕色、香氣強烈、油多者為佳。分布於馬來群島及非洲，中國廣東、廣西等地有栽培。主產於坦尚尼亞、馬來西亞、印尼等地，中國廣東有少數出產。

【功效概述】

丁香入藥歷史悠久，是中國傳統進口南藥之一。《名醫別錄》已有雞舌香的記載。歷史上曾有丁子香等名稱。據《本草拾遺》記載，雞舌香和丁香同種，花實叢生，其中心最大者為雞舌香，乃母丁香也。以後諸家均採納此說。至於原植物，《唐本草》和《海藥本草》已有描述。但較為準確的應為宋《開寶本草》：「丁香生交、廣、南番。按《廣州圖》上丁香，樹高丈餘，木類桂，葉似櫟葉。花圓細，黃色，凌冬不凋。其子出枝蕊上如釘，長三四分，紫色。其中有粗大如山茱萸者，俗呼為母丁香。」丁香有公丁香和母丁香之分，公丁香又稱為丁子香，始載於《藥性論》。母丁香為丁香的成熟果實，又名雞舌香。性味功效與公丁香相似，但氣味較淡，功力較遜，用法、用量與公丁香同。

丁香其性味辛溫，歸脾、胃、肺、腎經，可溫中降逆，散寒止痛，溫腎助陽。目前認為其主治呃逆、嘔吐、反胃、痢疾、心腹冷痛、疝氣、癬症等，主要歸納為以下幾個方面作用：

治療胃寒嘔吐、呃逆：本品辛溫芳香，暖脾胃而行氣滯，尤善降逆，故有溫中散寒、降逆止嘔、止呃之功，為治胃寒嘔逆之要藥。常與柿蒂、黨參、生薑等同用，治虛寒嘔逆，如丁香柿蒂湯（《症因脈治》）；與白朮、砂仁等同用，治脾胃虛寒之吐瀉、食少，如丁香散（《沉氏尊生書》）；治妊娠惡阻，可與人參、藿香同用（《證治準繩》）。

治療脘腹冷痛：本品溫中散寒止痛，用治胃寒脘腹冷痛，常與延胡索、五靈脂、橘紅等同用。

治療陽痿、宮冷：本品性味辛溫，入腎經，有溫腎助陽起痿之功，可與附子、肉桂、淫羊藿等同用。

【典故及歷代名家點評】

丁香擁有「天國之花」的稱號，自古以來就備受珍視。丁香的花蕾叫丁香結，唐代李商隱在詩句「芭蕉不展丁香結，同向春風各自愁」中，用未展開的芭蕉和丁香結來表達對伊人的思念，後來有不少人將丁香結作為憂愁思念的象徵。丁香的香味，可以治療口臭。宋代《太平御覽》記載：漢桓帝時期侍中刁存因年老患有口臭，「帝賜以雞舌香，令含之」。刁存不懂藥性，對丁香特性更不了解，不知皇帝所賜何物，置於口中有辛辣刺舌感，遂未含。皇帝怒而賜毒藥「賜死」，全家哀泣不止。有一識者驗查後方知乃是丁香，才知道皇帝所賜者為香口之藥。唐代武則天掌朝時，著名詩人宋之問曾是文學侍從。宋自認為自己儀表堂堂，詩文又好，應受武則天的寵愛，可一直受到武則天的冷落。心內極不平衡，自己便寫了一首詩獻給武后。然而武后看後一笑了之。事後武則天當著近臣的面說：「宋卿哪方面都好，就是不知道自己有口臭的毛病。」宋聞知羞愧無比。從此，自己就口含雞丁香以解其臭。又傳，古代一個皇帝愛食生冷，一天深夜，突然腹滿壅塞，上吐下瀉。太醫無計可施，只能張榜徵良醫。一乞丐見而揭之入宮，曰：「脾胃乃倉廩之官也。陛下飲食生冷，傷於脾胃，須用丁香等鮮花製成的香袋懸掛於室內，方可龍體安康。」皇上遵囑行事。當夜，皇上夢見乞丐乃八仙之一藍采和是也。數天後病癒。這是一個傳說，但是說明了利用丁香和其他香氣藥材療病的方法。

《雷公炮炙論》：「凡使（丁香）。有雌雄，雄顆小，雌顆大，似棗核。方中多使雌，力大，膏煎中用雄。」

《開寶本草》：「丁香，二月、八月採。按廣州送丁香圖，樹高丈餘，葉似櫟葉，花圓細，黃色，凌冬不凋。醫家所用惟用根。子如釘子，長三四分，紫色，中有粗大如山茱萸者，俗呼為母丁香，可入心腹之藥爾……溫脾胃，止霍亂。（治）壅脹，風毒諸腫，齒疳。」

《本草經疏》：「丁香，其主溫脾胃、止霍亂壅脹者，蓋脾胃為倉凜之官，飲食生冷，傷於脾胃，留而不去，則為壅塞脹滿，上湧下泄，則為揮霍撩亂，辛溫暖脾胃而行滯氣，則霍亂止而壅脹消矣。齒痞者，亦陽明溼熱上攻也，散陽明之邪，則痞自除。療風毒諸腫者，辛溫散結，而香氣又能走竅除穢濁也。」

《本草通玄》：「丁香，溫中健胃，須於丸劑中同潤藥用乃佳。獨用多用，易於僭上，損肺傷目。」

《藥性論》：「治冷氣腹痛。」

《海藥本草》：「主風疳䘌，骨槽勞臭。治氣，烏髭髮，殺蟲，療五痔，辟惡去邪。治奶頭花，止五色毒痢，正氣，止心腹痛。」

《日華子本草》：「治口氣、反胃、鬼疰蠱毒，療腎氣、奔豚氣、陰痛，壯陽，暖腰膝，治冷氣殺酒毒，消痃癖，除冷勞。」

《本草蒙筌》：「止氣忒、氣逆。」

《本草綱目》：「治虛噦、小兒吐瀉、痘瘡胃虛灰白不發。」

《本草匯》：「療胸痺、陰痛，暖陰戶。」

《醫林纂要》：「補肝、潤命門，暖胃、去中寒，瀉肺、散風溼。」

《本草再新》：「開九竅，舒鬱氣，去風，行水。」

【藥用價值】

丁香作為藥物的用量一般為1～3克。主要用法為煎服，外用適量。現代藥理研究認為，丁香含揮發油16%～19%，油中主要成分是丁香油酚、乙醯丁香油酚，微量成分有丁香烯醇、庚酮、水楊酸甲酯、α-丁香烯、胡椒酚、苯甲醇、苯甲醛等。本品內服能促進胃液分泌，增強消化力，減輕噁心嘔吐，緩解腹部氣脹，為芳香健胃劑；其水提物、醚提物均有鎮痛抗炎作用；丁香般有抗驚厥作用；其煎劑對葡萄球菌、鏈球菌及白喉、變形、綠膿、大腸、痢疾、傷寒等桿菌均有抑制作用，並有較好的殺蟎作用；另有抗血小板聚集、抗凝、抗血栓形成、抗腹瀉、利膽和抗缺氧等作用。具體如下：

抗菌作用：丁香的浸出液及煎劑對葡萄球菌、鏈球菌及白喉、變形、綠膿、大腸、痢疾、傷寒等桿菌均有抑制作用，對肺炎、痢疾（志賀氏）、大腸、變形、結核等桿菌均有抑菌作用，對流感病毒PR8株也有抑制作用。

抗真菌作用：對星形奴卡菌、許蘭黃癬菌、石膏樣小孢子菌及腹股溝表皮癬菌等有抑制作用。

驅蟲作用：可以有殺蛔蟲的作用。

健胃作用：丁香為芳香健胃劑，可緩解腹部氣脹，增強消化能力，減輕噁心嘔吐。

止痛作用：牙痛時丁香油（少量滴入）可消毒齲齒腔，破壞其神經，從而減輕牙痛。

平喘作用：藥理實驗發現丁香對離體氣管平滑肌幾乎沒有鬆弛作用，但是其代謝產物在體外顯示出一定的舒張氣道平滑肌的作用。

【食療保健】

在食用方面，丁香因香氣馥郁，味辛辣，常用於食品（特別是肉食及麵包之類）調味，在歐洲和美國是聖誕食品特有的調味劑，在中國常作為烹製風味菜餚、滷菜及醬醃菜的輔料。丁香油為植物丁香的乾燥花蕾經蒸餾所得的揮發油。丁香枝蒸餾的丁香油可製成殺菌藥、香料、漱口劑、牙痛的局部麻醉藥、合成香草醛，還可做成增香劑和增強劑，還可用於烹調、製茶等或作為香煙、焚香的添加劑，也可作為藥用。

丁香油可以防腐，抗菌和止痛，很適合用來預防疾病。丁香本身是一種香料，因此在烹飪時經常被添加到菜裡。雖然丁香最為人知的作用是它能快速治療牙痛，但是對於消化問題及肌肉疼痛，丁香也同樣具有療效。它能治療氣喘、反胃、鼻竇炎，並且可作為鎮靜劑。丁香油是一種很強烈的精油，曾被拿來消毒手術用具。未經稀釋前，請勿塗抹到皮膚上。

【適宜人群】

脾胃虛寒者、嘔吐者、熱病及陰虛內熱者忌服，其餘人群均適宜。

【藥食的相互作用】

1.治突然心氣痛：丁香末，以酒送服3克，即效。

2.治婦女崩中：丁香62克，加酒二升，煎成一升，分次服下。

3.治鼻息肉：用棉把研好的丁香末裹好，塞在鼻子內。

4.治唇舌生瘡：丁香研為細末，用棉裹好含在嘴裡。

5.治乳房脹痛：丁香末以水送服一匙。

6.治腸梗阻：丁香30～60克，研成細末，以酒精調和後敷在肚臍上。

7.治足癬：丁香15克。加入70％酒精至100毫升，浸48小時後去渣，每日外搽患處3次。

8.治魂疰方：本品3克，膽星、半夏、茯苓各6克，上為末，每早晚服3克，燈心湯下，泊鬼疰，身似痛非痛，似癢非癢，似寒非寒，似熱非熱，似醒非醒，形神默默，語言懶出，病名鬼疰，此心胃有伏痰所致（《本草匯言》）。

9.治傷寒咳噫不止，及噦逆不定：本品一兩，乾柿蒂一兩。焙乾，搗羅為散。每服一錢，煎人參湯下，無時服（《簡要濟眾方》）。

10. 治小兒吐逆：本品、半夏（生用）各一兩。同研為細末，薑汁和丸，如綠豆大。薑湯下三二十丸（《百一選方》）。

11. 治朝食暮吐：本品二十五個研末，甘蔗汁、薑汁和丸，蓮子大，噙咽之（《摘元方》）。

12. 治霍亂、止吐：本品十四枚，以酒五合，煮取二合，頓服之。用水煮之亦佳（《千金翼方》）。

13. 治久心痛不止：本品半兩，桂心一兩，搗細。羅為散。每於食前，以熱酒調下一錢（《太平聖惠方》）。

14. 治癰疽惡肉：丁香末敷之。外用膏藥護之（《怪證奇方》）。

15. 治食蟹致傷：丁香末，薑湯服五分（《證治要訣》）。

16. 治鼻中瘜肉：本品綿裹納之（《太平聖惠方》）。

17. 感應丸：丁香45克，木香75克，豆蔻20枚，巴豆（去心膜，研除油淨如面）70枚，乾薑（炮）30克，杏仁（別研極爛）140枚，百草霜60克。除巴豆粉、百草霜、杏仁外，餘4味搗為細末，與前3味同拌研細。用好蠟180克，焙化棉濾。更以好酒1升，於銀器內煮蠟數沸，傾出候冷，去酒去蠟，用清油30克於銚內，熬令末散香熟，次下前已酒煮蠟，就鍋內乘熱拌和為丸，如綠豆大，每服20～30丸（《大同方劑學》）。

18. 治體癬、手癬：5%本品煎液擦患處（《經驗方》）。

【禁忌及注意事項】

副作用：科學家在動物的身上進行了實驗，想要弄清楚服用丁香是否會對身體產生副作用，以及是否會危害生命安全。研究發現，服用丁香以及丁香油並不會導致動物死亡，但是會導致動物出現中毒的症狀。具體的副作用表現為四肢無力、呼吸抑制以及一些反射作用的消失。如果大量服用了丁香油，那麼服用者會出現嘔吐，隨後則有可能導致死亡。丁香中含有一定的丁香酚，而丁香分則是由苯氧自由基以及醌甲基化合物所組成的，這些物質進入身體之後會導致肝細胞的代謝出現異常情況，和細胞蛋白共價鍵結合之後則會出現毒副作用，嚴重危害生命安全。

不適合服用丁香的人群：在中國的諸多中醫名著中對於丁香都有詳細的記載，例如《本草綱目》等。丁香作為一種中藥材可以治病，促進身體健康，但建議熱病患者以及陰虛內熱體質的患者不要將丁香泡水喝，避免內熱加重，不利於健康。

不要服用丁香油：通過對丁香進行提取可以獲得丁香油，很多女性都喜歡將這種揮發油用於美容，那麼是否真的安全呢？通過研究我們發現，丁香油的本身是具有一定毒性的，在服用後身體會出現一定的不良反應。所以建議日常最好不要使用丁香油，以免影響健康。

丁香的選購方法：想要更好地避免丁香泡水喝的禁忌，就應該在源頭上杜絕危害出現的可能性。掌握丁香選購的技巧，才能夠令我們在使用這種藥材時更加安全。選購丁香時要選個大並且比較粗壯的，顏色則要呈現紅棕色，同時油性也要比較強。如果條件允許，也可以將丁香放入水中，能夠沉於水是更好的。除此之外，丁香花也要選擇香味濃郁的，千萬不要貪圖小便宜購買碎末丁香。

丁香的儲存方法：新鮮的丁香應該用科學的方法進行脫水，然後曬乾儲存。應該做好密封工作，然後放在陰涼、乾燥以及通風的位置保存，除此之外也不能放到小孩可以接觸到的位置。

（朱詩乒　李敏靜）

化橘紅

《本草綱目》

【生物特性及藥源】

化橘紅，即化州橘紅，為芸香科植物化州柚 *Citru grandis* Osbeek 'Tomentosa' a Hort 或柚 *Citrus grandis* Linn. Osbeek 的乾燥未成熟外果皮。前者習稱毛橘紅，後者習稱光七爪、光五爪。別名柚皮橘紅、化州橘紅、柚子皮、橘紅、毛橘紅、光七爪、光五爪。常綠小喬木，高3～3.5公尺；枝條粗壯斜生，幼枝被濃密柔毛，並有微小針刺，葉互生；葉柄的葉翼倒心臟形；有毛，主脈及葉翼邊緣尤多；葉片呈現長橢圓形，長8～13公分，寬3～6公分，先端渾圓或微凹入，基部圓鈍，邊緣淺波狀，兩面主脈上均有柔毛；葉質肥厚柔軟；花極香，單生或腋生花序；萼4淺裂；花瓣白色，矩圓形；子房圓形，花柱柱狀，柱頭極大；果實圓形或略扁，一般高10～15公分，寬11～13公分，檸檬黃色，油室大而明顯，幼果密被白色絨毛；果頂圓鈍，頂端內凹，果蒂四周略有稜起；果皮不易剝離，厚約2公分；瓤囊16瓣，中心柱充實，果肉淺黃色，汁胞長大似紡錘形，味酸；種子共有80粒以上，呈現扁圓形，合點淺紫色；花期3月。果期8～9月。藥材呈對折的七角或展開的五角星狀，單片呈柳葉形。完整者展開後直徑15～28公分，厚0.2～0.5公分；外表面黃綠色至黃棕色，有皺紋及小油室；內表面黃白色或淡黃棕色，有脈絡紋；質脆，易折斷；氣芳香，栽培於丘陵地帶。主產於廣東、廣西、四川、湖南、湖北、浙江，醫藥著作記載入藥的橘紅是指化州當地所產的橘紅，為著名的道地藥材。

【功效概述】

化橘紅外皮淡紅色，內腹皮白色，周身亦有豬鬃皮，此種皆柚皮，亦能消痰。又一種為世所重，每個片如爪，中用化州印，名五爪橘紅，亦柚皮所製，較掌片為佳。現商品化橘紅以毛橘紅（原植物為化州柚）為正品，光橘紅（原植物為柚）也作化橘紅入藥。

歷代的醫家典籍認為化橘紅辛、苦，溫，歸脾、肺經。橘紅可理氣化痰，健胃消食，用於脾胃氣滯所致脘腹脹滿、疼痛、噁心嘔吐、不思飲食之症。其主治主要有以下幾個方面：

化痰止咳、風寒咳嗽：此為橘紅首要功效，無論寒咳還是乾咳，服用橘紅均可見效。咳嗽分為熱咳和寒咳兩種，熱咳是由肺熱造成的反覆咳嗽，例如過量食用上火食品，如煎炸、燒烤類等食品，表現為喉嚨乾癢、乾咳少痰或痰色黃質黏稠；寒咳多由受寒引起，表現為咽癢咳頻，痰液稀薄如泡沫狀，化橘紅因其性溫，對於風寒咳嗽效果顯著。

久咳、氣管炎、哮喘：中老年人長年久咳或哮喘，服用橘紅為首選。對久咳、哮喘者必須堅持服用並逐漸適應方可起效。一般建議使用2～3個月甚至更久。

食積傷酒、化濁理氣：本品為抽菸喝酒人士之佳品。菸酒對肺、胃、肝及喉嚨損傷最大。同時城市汽車及工業廢氣居多，長久吸入過量後容易導致習慣性呼吸道感染炎症。常服用化橘紅便能減輕酒精及廢氣對人體器官的損害。

嘔吐呃逆、飲食積滯：經常有飯局應酬的人士應常服用化橘紅，對腸胃有良好的消滯功效，飯後服用可緩解胃的消化壓力。因其性偏溫燥，故對寒溼阻氣者效果更佳，常配蒼朮、厚朴同用，如平胃散；偏於中氣虛寒者，常配黨參、白朮、炙甘草同用，如六君子湯；用於痰溼阻滯之咳喘、痰多而稀白、胸悶不適等症，常配半夏、茯苓同用，如二陳湯。在滋補藥中稍佐該品，能醒脾助運，便補而不滯、滋而不膩，更好發揮滋補藥的功用。

【典故及歷代名家點評】

相傳很久以前，古鎮平定居者雲集，十分興旺。一年，山瘴癘氣突發，染病者痼痰喘咳，春病夏死，夏患秋亡，人人自危，惶惶終日。一天清晨，暴風雨過後，平定南端天堂嶂下一村莊，長滿兩尺來高橘紅樹，樹上稀疏垂掛著毛茸茸果子。村民正覺驚惶之際，一位身穿道服騎著白牛的長者出現在他們面前，手拿拂塵指橘紅果對村民們說：「那物供汝等排災解難，除病健身。」聲音過後，長者與白牛已去得無影無蹤。全村男女無不竭誠下跪，朝天祀拜，奇異傳千里，此事一時遍傳州縣。自此之後，當地民庶把橘紅當作驅邪逐鬼、治病健身之神聖藥物，而其功效果真非常。故此，當地人在騎牛仙出現處建立廬庵，取名「接雲庵」，庵內設立「騎牛仙翁」之金身塑像，供後人祀祭。其楹聯書「瘴癘奈何騎牛化橘，金身靈聖濟世救民」。庵宇香煙鼎盛，四時朝拜者絡繹不絕。久而久之，人稱此神仙變化而來之橘紅為「化橘紅」，此藥也慢慢名揚天下，成為華夏珍稀國藥。這就是化橘紅由來的民間傳說。還有「鳥送橘種」、「龍化橘樹」、「羅仙翁植橘紅」、「何仙姑引橘紅」、「州官止咳」、「李宗仁與橘紅」等經典故事，讓化橘紅充滿著神話氣息。

【古籍摘要】

《藥品化義》：「消穀氣，解酒毒，止嘔吐，開胸膈痞塞也。」

《本經逢原》：「橘紅專主肺寒咳嗽多痰，虛損方多用之，然久嗽氣泄，又非所宜。」

《醫林纂要》：「橘紅專入於肺，兼以發表。去皮內之白，更輕虛上浮，亦去肺邪耳。」

《醫學啟源》：「理胸中滯氣。」

《本草綱目》：「下氣消痰。」

《本草匯》：「能除寒發表。」

【藥用價值】

化橘紅的功效在臨床上已經得到驗證，其用量為3～6克，可煎服，或入丸、散。現代藥理研究已證實，它含有揮發油，主成分為檸檬烯、牻牛兒醇、芳樟醇、鄰氨基本甲酸甲酯。另外也含有肌醇、維生素B_1、黃酮苷，又含蛋白質、脂肪、醣類、胡蘿蔔素、維生素B_1、維生素B_2、維生素C、菸鹼酸、鈣、磷等。能促進胃液分泌，有助於消化；能稀釋痰液，有利於痰的排出；還可降低膽固醇，降低毛細血管的脆性，以防止微細血管出血。其主要作用可歸納為以下幾點：

對呼吸系統的作用：化橘紅有效成分檸檬烯有顯著祛痰止咳作用。

抗氧化作用：化橘紅水提取液有抑制小鼠肝臟（在體和離體）脂質過氧化反應、清除氧自由基、減輕經O^{2-}誘導的透明質酸解聚作用。

抗炎作用：柚皮苷腹腔注射可減輕小鼠甲醛性足趾腫脹。柚皮苷靜脈注射可抑制微血管增滲素引起的大鼠毛細血管通透性增高。

其他作用：化橘紅所含黃酮類具有與低分子右旋糖酐相似的作用，可降低血小板聚集，增加血液懸浮的穩定性，增快血流。芳樟醇口服可減少小鼠的自發活動。

【食療保健】

化橘紅是中國傳統的道地藥材之一，其能消痰、利氣、散寒、燥溼、寬中、散結、治風寒痰嗽、喉癢痰多、食積傷酒、嘔惡痞悶、噁心、吐水及胸痛脹悶。在食療方面也有其獨特的作用。現將各種食療方案羅列如下：

1．將化橘紅切片，取3克用開水泡5分鐘後飲用，反覆泡3～5次直到無味為止，乾咳無痰加蜂蜜或冰糖效果更好。

2．將化橘紅切片，取約5克煲豬肉、雞肉或骨頭湯等，可去塵、去油膩、清腸胃、潤肺止咳。

3．將化橘紅兩個切成碎片或打成粉末，放入玻璃瓶，再加入純蜜蜂500克，泡浸30天後，取一湯匙用溫開水沖稀後早晚飲用。可祛寒、潤肺、去油膩、去脂肪、開胃消食、排毒養顏。

4．將化橘紅切片3～5克、冰糖50克，加雪梨一個切片，和約升水同煮10分鐘，當茶多次慢飲，對咽喉炎患者有潤喉、潤肺的作用。

5．可加茶葉泡飲，長期飲服，可消油膩、消食健胃。

6．杏仁化橘紅豬肺粥：可宣肺降氣，化痰止咳。適用於哮喘屬於痰飲內盛者，症見咳嗽，痰多，呼吸不順，甚則氣喘，喉中哮鳴，胸脯滿悶，脈滑等。取杏仁10克，化橘紅10克，豬肺90克，粳米60克。將杏仁去皮尖，洗淨。豬肺洗淨，切塊，放入鍋內出水後，再用清水漂洗淨。將洗淨的粳米與杏仁、化橘紅、豬肺一起放入鍋內，加清水適量，文火煮成稀粥，調味即可，隨量食用。

7．蟲草化橘紅花燉鴨：取水鴨肉250克，冬蟲夏草10克，紅棗4個，化橘紅花5朵。將冬蟲夏草、紅棗（去核）洗淨。將水鴨活殺，去毛、內臟，取鴨肉洗淨，斬塊。把全部用料一起放入鍋內，加開水適量，文火隔開水燉3小時。調味後隨量飲湯食肉。

8．化橘紅花粳米粥：取化橘紅花5克，粳米50克。將化橘紅花水研濾過，取汁約100毫升，加入粳米，再加水350毫升左右，煮為稀粥，每日2次，溫熱服食。可下氣定喘，健脾消食。可作為哮喘的輔助治療，特別是痰多氣急、食慾不振、腹脹不適的患者。

【適宜人群】

因為化橘紅是對呼吸道、消化道起作用的，所以它適合以下人群：歌手、新聞主播、教師、抽菸喝酒者；適合有咳嗽、痰多、哮喘、支氣管炎、咽炎等症的人群；對於由陰霾天氣引發的呼吸道問題也有效果。

【藥食的相互作用】

1.治嘈雜吐水。真橘皮（去白）為末，五更安五分於掌心舐之，即睡（《怪證奇方》）。

2.治痰飲為患，或嘔吐噁心，或頭眩心悸，或中脘不快，或發為寒熱，或因食生冷，脾胃不和。半夏（湯洗七次）、橘紅各五兩，白茯苓三兩，甘草（炙）一兩半。上細銼，每服四錢，用水一盞，生薑七片，烏梅一個，同煎六分，去滓熱服，不拘時候（《和劑局方》二陳湯）。

3.治途中心痛。橘皮（去白），煎湯飲之，甚良（《談野翁試驗方》）。

4.治風痰麻木。橘紅一斤，逆流水五碗，煮爛去滓，再煮至一碗。頓服取吐。不吐加瓜蒂末（《摘元方》）。

5.治產後脾氣不利，小便不通。橘紅為末，每服二錢，空心，溫酒下（《婦人良方》）。

6.治乳癰，未結即散，已結即潰，極痛不可忍者。陳皮（湯浸去白，日乾，面炒黃）為末，麝香研，酒調下二錢（《太平聖惠方》橘香散）。

7.小兒吐瀉。丁香、橘紅等分，煉蜜丸黃豆大。米湯化下（劉氏《小兒方》）。

8.定嗽化痰。百藥煎、片黃芩、橘紅、甘草各等分，共為細末，蒸餅丸綠豆大。時時乾咽數丸，佳（《瀕湖醫案》）。

【禁忌及注意事項】

1. 體虛、肺熱者不適合。化橘紅藥性溫，適合風寒咳嗽，肺熱者食用可能會加重症狀。
2. 陳皮、橘紅、化橘紅是2000年版《中國藥典》收載的3種不同中藥。橘皮與橘紅同來源於芸香科植物橘及其栽培變種，因兩者加工不同分為橘皮與橘紅。橘成熟時採摘，剝取果皮，陰乾稱為陳皮或橘皮；橘成熟時採摘，剝取果皮，去掉橘皮內部白色部分後，曬乾稱為橘紅，又橘皮去白留紅者為橘紅。橘皮入藥歷史悠久，療氣大勝，以東橘為好，西江者不如，須陳久才為良，故習稱陳皮。橘皮以色紅日久者為佳，故曰紅皮、陳皮，去白者曰橘紅。三者在功效上也不盡相同。《本草綱目》認為：「橘皮入和中理胃藥則留白，入下氣消痰藥則去白。」橘紅溫燥之性勝於橘皮，並兼發表散寒，外感風寒咳嗽痰多者用之為宜。化橘紅無發散之性，兼能消食，咳嗽痰多又兼食積或消化不良者用之較宜。柚子皮厚，味甘不如橘皮，味辛而苦，其肉亦如橘，有甘有酸。李時珍曰：「橘皮性溫，柑、柚皮性冷，不可不知。」寇宗奭曰：「本草橘柚作一條，蓋誤傳也，後世不知，以柚皮為橘紅，是貽無窮之患也。此乃六陳之一，天下日用所須。」《中國藥典》1977年版一部收載橘紅為芸香科植物化州柚或柚的乾燥未成熟外果皮。1985年版及1990年版一部收載橘紅為芸香科植物橘及其栽培變種的乾燥外層果皮。未單獨收載化橘紅。至1995年版，才將化橘紅與橘紅分別收載。另外，1995年版以後的《中國藥典》化橘紅和橘紅性味與功效主治完全一致，這也是造成化橘紅與橘紅臨床使用混亂的原因之一。由此可見，歷代本草在陳皮（橘皮）、橘紅、化橘紅的性狀及使用上均有區別，將此三者混用是為不妥。

（朱詩乒）

薑黃

《唐本草》

【生物特性及藥源】

薑黃、*Curcuma longa* Linn. 為芭蕉目薑科薑黃屬多年生草本植物。株高1～1.5公尺，根莖很發達，根粗壯，末端膨大呈塊根，葉片長圓形或橢圓形，葉頂端短漸尖；苞片卵圓形或長圓形，淡綠色，頂端鈍；花冠淡黃色，花期8月，味辛香輕淡。原產於印度，盛產於中國南方地區。

【功效概述】

本品別稱寶鼎香、黃薑、毛薑黃、黃絲鬱金，處方名為片薑黃。其味苦、辛，性溫，歸脾、肝經。本品苦泄、辛散、溫通，內行氣血，外散風寒，有破血行氣、通經止痛、祛風除痺等功效。臨床常用於治療氣滯血瘀所致的胸脅疼痛、經閉腹痛、產後瘀阻、跌打損傷、症瘕積聚、風溼痺痛等症。然其畢竟為破血行散之品，孕婦忌服。用量一般為3～9克。

薑黃在印度及亞洲的應用有超過6000年的歷史，廣泛應用於調味和食用，同時也是一種天然藥物，有「植物熊膽」的美名。可作為食用香精、乾酪、香料、咖哩粉、人造奶油、飲料、法式菜、西班牙菜等的配料。在喜馬拉雅山地區有「生命香料」之稱，也是印度瑜伽及傳統養生保健療法的一種重要草藥，被譽為「印度赤金」。本品更是日本人最重要的健康食品之一。沖繩島是長壽之島，據說食用薑黃是該島居民長壽的主要原因之一。

在中國，早在《唐本草》一書中就有記載：「薑黃，葉、根都似鬱金，其花春生於根，與苗並出，入夏花爛無籽。根有黃、青、白三色，其作之方法與鬱金同。西戎人謂之速。其味辛少苦多，亦與鬱金同，惟花生異耳。」其藥用價值也早有認識。近年來，對薑黃藥食兩用的研究，特別是在抗腫瘤和抗衰老方面，更是成績喜人。

【典故及歷代名家點評】

薑黃是傳統醫學，特別是中國傳統的中醫非常看重的一味藥食同源的植物藥。

《本草拾遺》：「薑黃，性熱不冷，《本經》云寒，誤也。」

《本草經疏》：「其味苦勝辛劣，辛香燥烈，性不應寒……苦能泄熱，辛能散結，故主心腹結積之屬血分者。兼能治氣，故又云下氣。總其辛苦之力，破血除風熱，消癰腫，其能事也。」

《本草綱目》：「近時以扁如乾薑形者為片子薑黃，圓如蟬腹形者為蟬肚鬱金，並可浸水染色，形雖似鬱金，而色不黃也」、「薑黃、鬱金、蒁藥三物，形狀、功用皆相近，但鬱金入心治血，而薑黃兼入脾，兼治氣，蒁藥則入肝，兼治氣中之血，為不同爾」。

《本草求原》：「薑黃，苦益火生氣，辛溫達火化氣，氣生化則津液行於三陰三陽；清者注於肺，濁者注於經，溜於海，而血自行，是理氣散結而兼泄血也。」

綜上所述，中國歷代醫家對薑黃的形態、性味歸經及功效都述之甚詳，並就薑黃、鬱金、蒁藥三者的異同也分述得極為詳盡，對實驗研究和臨床應用都具有十分重要的參考價值。

【藥用價值】

薑黃是盛產於亞洲及中國南方地區的一種薑科植物中藥材，同時也是一種藥食兩用食物。其主要的有效化學成分為薑黃素，已被世界衛生組織（WHO）和聯合國糧農組織（FAO）同薑黃本身一起列為食品添加劑。

薑黃素一種酚類色素，主要藥理作用包括抗炎、抗氧化、降血脂、抗動脈粥樣硬化、抗腫瘤、抗HIV病毒等，且毒性很低。目前特別受關注的是其抗腫瘤效果，近年的研究表明其作用機制為：①誘發腫瘤細胞凋亡；②阻斷腫瘤細胞的生長訊號傳導通路；③抑制腫瘤血管生成。

薑黃素對多種腫瘤細胞具有明顯的抑制作用。薑黃素具有光化學反應特性，並能顯著誘導細胞凋亡，有望開發成為光動力學治療腫瘤的新型光敏劑。在臨床方面，薑黃素與葉綠素聯用可用於中晚期胃癌患者的輔助化療，與γ-干擾素（IFN-γ）聯用具有協同效應，能顯著增強薑黃素抑制人卵巢癌細胞株3AO增殖的作用。動物實驗證明，給予大鼠每千克體重5克的劑量灌胃，無不良影響，連續三代餵飼薑黃素，均未發現任何致畸性依據。長期毒性實驗也未發現對生長發育有任何影響，病理學檢查證實體內各器官未見損傷性改變，說明薑黃素的使用是安全的。眾多細胞試驗和動物試驗均證明薑黃素具有明確的抗腫瘤活性，且抗癌譜廣，毒副作用小，是一種具有廣泛應用前景的新藥。美國國立腫瘤研究所已將其列為第三代癌化學預防藥。

薑黃及其主要成分薑黃素具有多種藥理作用，臨床常用於治療類風溼性關節炎、冠心病、糖尿病、代謝症候群、高脂血症、阿茲海默症、慢性阻塞性肺疾病、肺栓塞以及其他慢性疾病。

此外，薑黃素還有獨特的光效應作用。在通常情況下，其殺菌能力較弱，但給予光照射時，微克量的薑黃素就能顯示出很強的光毒性反應。革蘭氏陰性桿菌對於薑黃素光毒性的抵抗力比革蘭氏陽性菌強。這種光毒性只有在有氧環境中才能產生。因此，薑黃素可能作為一種光敏化藥物應用於牛皮癬、癌症、細菌和病毒性疾病的光療。薑黃素還能對易光解的藥物起穩定作用，如對硝苯地平的光穩定作用特別強，可使其半衰期延長6倍，有助於提高療效。

【食療保健】

薑黃素是一種經常用於咖哩食品及黃色食物的植物藥。作為一種具有食療保健作用的天然產品和食物添加劑，作用更是讓人刮目相看。

近年研究發現，世界上不同國家、不同人群惡性腫瘤的發病率有很大差異。日本人胃癌發病率世界最高，是歐美人的4～10倍，中國患肺癌人數約占世界的37.6％。美國的研究人員注意到印度人患癌症的很少，而且患肺癌、食道癌、胃癌、腸癌等多種癌症的比例遠遠低於其他國家人群。研究發現，印度人患癌症較少的原因主要歸因於被譽為「印度赤金」的薑黃素。在印度和孟加拉等南亞國家，食用薑黃已有數千年的歷史。世界權威癌症研究機構從分子生物學實驗研究直到臨床研究，系統地揭示了薑黃素參與人類細胞活動的80多個訊號調節途徑。其中主要通過抑制使癌細胞生長的細胞核因子NF-κB發揮抗癌作用。這種抑制作用對幾乎所有測試過的不同種類癌細胞株都有效，並在多個小規模臨床試驗中得到陽性結果。

薑黃屬於生薑植物家族成員，不僅有藥用價值，而且還是很好的食療食品，有一種複雜、濃郁的木質香氣，隱約有花香、柑橘香以及薑味，嘗起來有一點苦味，辣味適中，並帶有麝香味，充滿了神祕而濃郁的東方風情，令人為之神往。薑黃素幾乎無毒，作為一種食用色素和調味劑被廣泛食用，同時也用於治療各種炎症和其他慢性病，是一種潛在的癌症化學預防劑。

【適宜人群】

薑黃由於具有獨特的功效及品味，幾乎所有人群都可服用。對於未病者，可用於保健養生；對於欲病者，可用於防病杜漸；已病者則可用來治病，或作為疾病康復期的食品。一般來說，多適用於以下人群：

患有慢性疾病者：如「三高」（高血糖、高脂血症、高血壓）人群及患高黏血症、代謝症候群、動脈硬化、脂肪肝、睡眠呼吸暫停症候群、腦中風後遺症、慢性阻塞性肺病穩定期、肺間質纖維化、肝硬化等症人群，均可選用。

有慢性疼痛疾病或不明原因的疼痛者：對包括頸椎病、肩周炎、偏頭痛、骨質疏鬆症、跌打損傷所致的陳傷、三叉神經痛、乳腺增生、習慣性痛經、風溼性及類風溼性關節炎、肋間神經痛、癌症以及手術後所致的各種疼痛，有緩解疼痛作用。

老年人容易健忘或記憶力嚴重減退者：有延緩衰老、防治阿茲海默症及益壽延年的作用。

【藥食的相互作用】

1. 配桂枝：桂枝溫通經脈，助薑黃活血止痛；薑黃破血行氣，助桂枝通達陽氣，兩藥同用，溫經散寒，則血脈通行流暢，治關節痺痛。
2. 配梔子：梔子苦寒，清熱解毒，防下焦火熱，入肝膽退黃，梔子得薑黃，有助行氣祛瘀；薑黃得梔子，可清除溼熱壅滯。兩藥同用，可增強清熱利膽、解毒止痛之功效，適用於肝膽熱毒蘊結之患。
3. 配當歸：當歸甘溫辛散，養血和血，得薑黃之助，可推陳出新，一養一破，相反相成；薑黃得當歸，則能活血通絡，行氣止痛之力尤著，用於止胸痺心痛、月經不調、痛經閉經之證甚宜。
4. 配蟬蛻：蟬蛻辛涼，為輕清之品，辛可散，涼去熱，能散風除溫，清熱解鬱，能透風溫於火外；薑黃得蟬蛻，則能溫散寒遏，又可降濁泄熱，導火下行，升清降濁，開陽散火，則內外通達，氣血調暢，以消火鬱之邪。

5.配枳實：枳實苦降下行，力銳氣猛，破氣消積，化痰除痞；與薑黃同用，前重於破氣，後重於破血，症瘕積塊，行氣逐瘀，止脘腹脹痛。

最近的研究認為，肝癌患者耐藥的主要癥結在於長期應用抗腫瘤藥物索拉非尼引起的缺氧，進而使糖解增強。近年來，哈爾濱醫科大學附屬第一醫院腫瘤外科主任劉連新領銜完成的重大課題發現，將中藥薑黃組裡的天然成分薑黃素與索拉非尼聯合使用，既能顯著增強兩者的療效，又能逆轉索拉非尼的耐藥性。索拉非尼是治療惡性程度極高的原發性肝癌的唯一靶向藥物，由於此藥可產生腫瘤低氧微環境，繼而誘發腫瘤糖酵解增強，最終降低了藥效，甚至無效。他們從中藥薑黃中提取出來的薑黃素不但具有降血脂、抗炎、抗氧化作用，而且還有顯著的抗癌作用。研究表明，薑黃素及其類似物可上調ＶＨＬ蛋白，幫助索拉非尼「轉敗為勝」，兩者同用可提高療效，增加原發性肝癌患者5年生存率，改善預後。

【禁忌及注意事項】

薑黃富含薑黃素活性成分，薑黃素具有藥用價值，中醫和印度傳統醫學都用薑黃來治療消化不良、黃疸病、痢疾、關節炎、胸悶等症。作為一種藥食兩用的天然植物，雖然證明每日少量服用是安全的，但偶爾也會出現一些常見的副作用。

1.過敏體質者食用薑黃後可能會出現接觸性皮膚炎，這種表現通常是以紅疹形式暴露於皮膚上，疹子一般於24～72小時內消失，如不及時治療，皮膚會繼續發癢和灼痛，繼之還有可能會發生感染而出現水皰或蕁麻疹。

2. 高劑量攝入薑黃素可出現輕微腹痛的副作用，並可持續很長時間。過量服用可能會導致反胃，甚至嚴重嘔吐、腹瀉等不良反應。

3. 薑黃素有刺激子宮的作用，使子宮收縮，可能出現月經不調並影響孕育。因此，孕期服用有導致流產的可能，應避免食用。

4. 薑黃素因有抗凝血作用，因此不推薦血液異常性疾病患者使用，如與抗凝血劑一起應用，還會增加出血的風險。凡需要手術治療的患者，為防止手術過程中過量出血，應避免術前兩週使用薑黃素。

5. 糖尿病及高血壓患者在應用降血糖藥及降血壓藥時，為避免出現低血糖或低血壓症狀，應慎用或不用。

（周忠輝　王會仍）

生薑

《名醫別錄》

【生物特性及藥源】

生薑別稱白薑，為薑科植物薑 *Zingiber officinale* Rosc. 的新鮮根莖。本品呈不規則塊狀，略扁，呈指狀分枝，長4～18公分；表面黃褐色或灰棕色，有環節，分枝頂端有莖痕或芽；質脆，易折斷，斷面淺黃色，內皮層環紋明顯，維管束散在；氣香特異，味辛辣。中國各地均產，主要品種有丹東白薑、萊蕪片薑、銅陵白薑、嘉興紅爪薑、湖北來鳳的生薑、玉溪黃薑等。

【功效概述】

生薑為薑科植物的塊根莖，味辛，性微溫，歸脾、胃經。在中國，食薑已有3000多年的歷史。早在春秋戰國時期，儒家鼻祖孔子就提倡一年四季都要吃薑。薑不但是廚房裡常見的調料，也是一味中藥和保健佳品。

生薑具有良好的暖胃祛寒作用。中醫認為脾胃為後天之本，脾胃虛寒會導致運化失常，使生化之源失常，臟腑不得所養，必導致諸虛，進而危及身體健康和生命安全。因此，吃點薑就可祛寒溫脾暖胃，促進消化和吸收。同時，生薑還常用於治療胃寒嘔吐，功效甚捷，素有「嘔家聖藥」之譽。生薑還常用於解表散寒，治療外感風寒所致的感冒，民間經常單用煎湯或加紅糖服用，以防治感冒。

生薑還以其獨特的去腥除羶功能以及自身的特殊辛辣芳香而受到人們的喜愛，在飯店、食堂、家庭廚房、小攤排檔都能見到薑的身影。在烹調魚、肉類食物時，它就能祛除腥味，使之美味無窮，滿嘴留香，所以，一直以來就流傳有「魚不離薑，肉不離醬」之說。據介紹，生薑能消除人體內自由基，其抗衰老效果比維生素E更強；同時，對患有心腦血管疾病者，可減少其復發率；並有刺激皮膚和毛髮生長的作用，用它外擦患處，可促進毛髮生長，可用於治療神經性皮炎、斑禿、白癜風等皮膚病。

人們常說：「薑還是老的辣！」而薑類中的乾薑就是由老薑曬乾而成的，以其辣味著稱。民間常說：「三斤子薑不如一斤老薑。」中醫認為乾薑辛、熱，可用於治療虛寒重症，如陰寒內盛而致的四肢厥逆、冷汗自出，或是脾胃虛寒、胸腹冷痛、嘔吐，或是痰飲咳喘、痰多清稀、形寒怕冷等。歷來又有「男子多吃薑，勝飲人參湯」、「女子不可百日無糖，男子不可百日無薑」之說，這可能是男子多陽虛之故。

中醫用薑，常強調不須去皮。生薑性溫，有驅寒之效；生薑皮卻性涼，有清熱作用，不但可用於治療熱性病，而且也利水消腫，是治療水腫的佳品。

薑中的生薑與乾薑雖同屬一物，但乾薑為老薑之乾燥品，在臨床應用中尚有區別。生薑偏於治嘔吐，乾薑偏於治腹瀉；生薑可發汗，乾薑則化飲。《本經疏證》記載：「曰寒者多用生薑，曰冷者多用乾薑……乾薑可代生薑，生薑不可代替乾薑……嘔者多用生薑，間亦用乾薑；咳則必用乾薑，竟不得用生薑，蓋咳為肺腑病，肺主斂不主散也。」

【典故及歷代名家點評】

生薑在中國有著悠久的食用和藥用歷史，且極受青睞，《論語》早就有「不撤薑食」之記述。宋代著名詩詞學家蘇軾在《東坡雜記》中記述杭州錢塘淨慈寺80多歲的老和尚，面色童相，自言服生薑40年，故不老；傳說白娘子盜仙草救許仙，此仙草就是嫩薑。所以，生薑還有個響亮的稱譽，叫還魂草，而薑湯也叫還魂湯，它還是回陽救逆方中常用的有效藥物之一。歷代名家非常讚賞其良好的治病功效，列舉如下：

《神農本草經》：「去臭氣，通神明。」

《名醫別錄》：「主傷寒，頭痛鼻塞，咳逆上氣。」

《醫學啟源》：「溫中去溼。」

《本草綱目》：「生用發散，熟用和中，解食野禽中毒成喉痺，浸汁點赤眼……食薑久，積熱患目……凡病痔之人多食兼酒，立發甚速，癰瘡人多食則生惡肉。」

《本草從新》：「行陽分而祛寒發表，宣肺氣而解鬱調中，暢胃口而開痰下食。」

【藥用價值】

薑是很多醫學家及營養學家都非常樂於推薦的藥食同源植物。民諺常傳：「家備小薑，小病不忘」、「夏季常吃薑，益壽保健康」、「冬吃蘿蔔夏吃薑，不勞醫生開處方」、「早吃三片薑，勝過人參湯」。薑不僅是廚房中的常用調味品，而且還具有防治疾病及養生保健的功效。

驅寒：其味辛辣，含0.25%～0.3%的揮發油，主要為薑辣素、薑烯酮、薑酮等，具有發汗散寒作用，臨床常用於初期風寒感冒、外感咳嗽等的治療。

暖胃：健脾溫胃，升陽升發，促進血液循環，祛除胃中寒積。

鎮痛：生薑具有明顯的鎮痛作用，其機理在於薑的有效成分能抑制前列腺素的生物合成。而前列腺素是機體由於損傷或發炎而釋放出的致痛、致炎因子。因此薑可用於緩解關節痛、腹痛、胃痛、痛經、燒燙傷、扭傷、挫傷等各種疼痛症。

殺菌：生薑具有抗菌作用，尤其對汙染食物的沙門氏菌作用更強。外用有抑制皮膚真菌和殺滅陰道滴蟲等作用。

補腦：本品含有天然薑烯酮、氨基丁酸、麩胺酸、離胺酸、甘胺酸等人體必須的胺基酸，對大腦神經系統的訊號傳輸具有催化作用。生薑胺基酸通過薑辣素和生薑揮發油的作用，可迅速把生薑胺基酸輸送到大腦血管，從而使大腦具有足夠的營養，並及時補充「智慧元素」氫、氧、氮、碳等物質。

降脂：生薑能明顯降低血液中膽固醇的含量，可以生薑為主要原料製成降脂藥，這對高脂血症患者應該有所助益。

治暈：生薑是減輕暈動症的理想藥物，主治頭暈、噁心、嘔吐等症狀，有效率可達90%以上，藥效可持續6小時。

除斑禿：生薑汁外塗能治斑禿。

促食慾：生薑能促進消化液的分泌，增加食慾，並有抑制腸內異常發酵、促進氣體排出的作用。

防癌：生薑汁在一定程度上可抑制癌細胞生長，這將為人類與癌症作鬥爭增添一種有力的武器。

抗衰老：生薑所含的薑辣素能除去人體內致老因子——自由基，故有抗衰老的特效作用。

總而言之，生薑的藥用價值是多方面的。其主要作用為解表散寒，用於外感風寒；溫胃健脾止嘔及解毒增效，如用於生半夏、生南星、魚蟹中毒。特別是對於附子，薑不但能減其毒，而且還有增效作用，中醫歷來認為，附子無薑不熱。

【食療保健】

長期以來，生薑一直是中醫常用的一味止吐藥。最近美國科學家通過研究發現，含有薑汁的飲料用來緩解癌症化療所產生的噁心、胃部不適等症狀。認為其作用機理存在三個方面：①生薑含有一種叫作薑酚的化學成分，這是一種能抗氧化、消除自由基的物質，可以抑制和減少消化道內那些會引起噁心的氧化物；②生薑還可促使血管膨脹，產生溫暖作用；③生薑能夠抑制胃中的血清素受體，在患者感到噁心時發揮其作用。

美國《農業與食品化學雜誌》的一項新研究發現，生薑與辣椒一起吃能更有效降低癌症風險。辣椒和生薑是很多菜餚（尤其是亞洲菜餚）中的常見佐料。早期研究表明，辣椒中的關鍵物質辣椒素可能會增加患胃癌風險。然而，生薑卻具有極大的保健作用。實驗研究表明，生薑中的刺激性化合物6-薑酚可抵消辣椒素的潛在有害影響。研究人員給容易患肺癌的大鼠餵食分別含辣椒素、6-薑酚或者同時含兩種物質的食物。結果發現，所有只餵食辣椒素的大鼠都出現了肺癌，餵食6-薑酚的大鼠中肺癌發病率為50%，而同時餵食兩種物質的大鼠肺癌發病率僅為20%。這結果表明，6-薑酚與辣椒素結合，可顯著降低患癌風險。進一步生化分析結果顯示，辣椒素和6-薑酚都與相同的細胞受體相結合，該細胞受體與腫瘤生長密切相關。

生薑治病，須知三點。生薑為藥，雖已眾所周知，但何時用、怎麼用，則頗有講究。在經典名方中，對這個廚房炒菜熬湯時的佐料，是委以重任的：

治感冒：必須在嗓子不疼時使用。人們最熟悉的，就是本品能治感冒，往往口服「紅糖薑水」或單用生薑煮水使用。不論如何服用，都必須有一個前提，就是無咽痛聲嘶症狀，更不能有因急性扁桃體炎或急性咽炎而出現的紅腫疼痛，如果此時喝了薑湯，不但治不了感冒，而且會加重病情，使咽喉疼痛更如火燒灼，甚至出現發熱症狀。究其原因，在於薑性溫燥，凡風熱所致的感冒，用薑則會火上添油，有弊無利。

治水腫：要用帶皮生薑服用。人們在做菜時用生薑，一般都會剝其皮。事實上廚師多要求帶皮應用。中醫治療水腫患者，生薑一定要帶皮，有個治療各種水腫的名方叫「五皮飲」，方中用的就是生薑皮。除了水腫，生薑皮還可用於治療蕁麻疹、斑禿等皮膚病。

治身痛：生薑一定要用足量。研究《傷寒論》的已故名家劉渡舟教授有一則關於生薑的案例：一產婦分娩後因受涼而渾身疼痛難忍，劉老的學生用了各類補氣養血方均無效，又用《傷寒論》中的桂枝新加湯，居然仍無效。在這種情況下，劉老指示加重劑量，終獲效。劉老認為，補氣養血藥必須由生薑來推動至表，如用量不足，則養血的藥效不能直達病所，疼痛自然難以消除，並強調生薑用於身痛，如果感冒患者身體壯實而致渾身疼痛，則宜用老薑，其發散之力更強；如患者體質偏弱，不宜使用老薑，以避免發散過度而難耐受。

研究還指出，鮮薑的止吐效果最佳，可以將其研末，也可以將其切碎後混入食物中使用。需要注意的是，一些品質較差的生薑保健食物或飲料，未必含有天然生薑的止吐成分，效果不如鮮生薑好。

【適宜人群】

生薑在日常生活中具有廣泛的用途，既可用於「治未病」，又可用來治病，並有助於病後的康復。因此，一般人群均可食用。其優勢在於具有解表散寒、溫脾暖胃、止嘔解毒、興奮醒神、開胃納食等諸多功效，特別適用於下列人群：

1. 傷風感冒者。
2. 月經不調，經常經期延緩、卵巢早衰，或有寒性痛經者。

3.暈車、暈船者。

4.想益智防老的老年人，或有老年斑者。

5.有患癌風險或帶瘤生存、處於癌後康復期者，可降低癌毒，有防癌、抑癌效果。

6.口臭、狐臭、牙周炎、食慾不振或厭食者。

7.易於脫髮、斑禿、神經性皮炎及皮膚真菌感染者。

8.各種類型的水腫，特別是不明原因的特發性水腫患者。

國外有研究顯示，生薑能減少心臟病和腦中風發作的風險。研究人員給老年志願者每天服生薑5克，堅持8個月後，這些老人的心臟病和腦中風發病率與服前比較，竟奇跡般地降低了一半左右。由此可見，生薑可能含有一種抑制血液凝固的抗血栓物質。因此，本品還可用於防治心腦血管疾病。

【藥食的相互作用】

一般而言，生薑與多種藥物同用，都顯示有協同、減毒、增效作用。

外感風寒感冒：多與蘇葉、荊芥、防風等同用，可作為發汗解表劑的有效輔助藥。

胃寒嘔吐、痰飲咳嗽：常與半夏、陳皮相配，效果卓著，素有「嘔家聖藥」之美譽。

溫中健脾、固攝止血：本品與柏葉、艾葉同用，可起到溫中健脾、固攝止血之功效。血證用乾薑或炮薑，明代著名醫家李時珍認為這是熱因熱用，從治之法也。此說對後世影響極大。

減毒：生薑還可減除一些有毒中藥如附子、烏頭等的毒性，只要有生薑同煎或通過薑汁炮製就能達到減毒的作用；而與補氣人參同用，則可增強人參補元強心的增效作用。據現代藥理研究表明，兩藥相伍，可增強中樞神經興奮和抑制過程，並能改善心臟功能，有助於防治心血管病。

【禁忌及注意事項】

1.薑類藥，除生薑皮外，均性質溫熱，有傷陰助火之弊，故陰虛火旺、瘡瘍熱毒亢盛者或患感染性疾病、胃潰瘍、糖尿病、腎結核等症者都不宜食薑。

2.經常食用能保健強身，養生益壽，但陰虛體質的人群不宜吃薑，民間稱：「一年之內，秋不吃薑，一天之內，夜不吃美。」秋季氣候乾燥，燥氣傷肺，再吃辛辣的生薑易傷肺陰，加劇失水，乾燥，故秋季不吃薑，即食也不宜過多，以免吸收薑辣素，在經腎臟排泄過程中會刺激腎臟並產生口乾、咽痛、便祕等症。

3.生薑雖有益健康，但也須注意其負面的作用。如果吃薑不加選擇，薑也會危害健康，甚至致癌。特別要強調的是，腐敗的薑裡會產生一種叫黃樟素的致癌物質。美國食品藥品監督管理局（FDA）的一項研究顯示，黃樟素是實驗鼠的致肝癌物，在小鼠的飼料中添加0.04%～1%的黃樟素，半年至2年即可誘導小鼠產生肝癌。鑒於這種結果，美國不再允許黃樟素作為食物添加劑。此外，腐爛生薑產生毒素亦可致癌，有人認為「爛薑不爛味」，這種觀點是沒有科學根據的，且很危險。因為腐爛的生薑會產生毒素，嚴重時會導致肝癌和食道癌的發生。因此，凡事都應適度，就如生薑而言，少吃強身補體，多吃就易患肝癌。

其實，正常的生薑裡黃樟素含量極低，但在發生腐爛後，其含量就會劇增。因此，買薑時就要注意，不少薑剛從地裡挖出來時就被鏟傷，運輸過程中已經開始腐爛，但菜農會掰去腐爛的部分，再洗一下，就看不出來了。所以，買薑一定要注意：一是不要爛薑，有一點爛的也不要；二是買帶泥的完整的薑。

另外，薑是很嬌氣的，10～13℃尤是最適宜的儲存溫度，但家用冰箱冷藏溫度一般在5℃左右，而室溫又常常超過13℃，所以生薑存在家中容易腐爛。最佳方法就是隨買隨用，不宜多存。

（周忠輝　王會仍）

五加皮

《神農本草經》

【生物特性及藥源】

五加皮，為五加科植物細柱五加 *Acanthopanax gracilistylus* W. W. Smith 的乾燥根皮。別名南五加皮、刺五加、刺五甲。落葉灌木，高2～3公尺。莖直立或攀緣，分枝無刺或有外曲刺，刺通常單生於葉柄的基部。葉互生或數葉簇生於短枝上；葉柄長4～9公分，光滑或疏生有小刺；掌狀複葉，小葉5枚，少有3或4枚，頂端1枚較大，兩側小葉漸次較小，倒卵形至卵狀披針形或近菱形，長3～8公分，寬1.5～4公分，先端尖或漸尖，基部楔形，邊緣具鋸齒，兩面光滑或僅沿脈上有鏽色絨毛；小葉無柄；傘形花序，單生於葉腋或短枝末梢，花序柄長1～3公分，果時伸長；花多數，黃綠色，直徑約2公分，花柄柔細，光滑，長6～10公釐；萼5齒裂，裂片三角形，直立或平展；花瓣5片，著生於肉質花盤的周圍，卵狀三角形，頂端尖，開放後反卷；雄蕊5；子房下位，2室，花柱2枚，分離，柱頭圓頭狀；漿果狀核果近球形，側向壓扁，直徑約5公釐，熟時紫黑色，近中央有縱脈3條。種子2粒，細小，半圓形而扁，淡褐色；花期5～7月，果期7～10月。生長於山坡上或叢林間。分布於陝西、河南、山東、安徽、江蘇、浙江、江西、湖北、湖南、四川、雲南、貴州、廣西、廣東等地，主產於湖北、河南、安徽等地。夏、秋採挖，剝取根皮，曬乾。切厚片，生用。

同屬植物作五加皮入藥的尚有：無梗五加 *Acanthopanax sessiliflorus*（Rupr. et Maxim.）Seem.、紅毛五加

Acanthopanax giraldii Harms、糙葉五加 *Acanthopanax henryi*（Oliv.）Harms、藤五加 *Acanthopanax leucorrhizus*（Oliv.）Harms、烏蘝莓五加 *Acanthopanax cissifolius*（Griff.）Harms 等。

古代所用的五加皮包括五加科五加屬的多種植物，除上述品種外，似亦應包括刺五加 *Acanthopanax senticosus*（Rupr. et Maxim.）Harms 在內，而《中國藥典》現已將其作為獨立的藥物收載。

【功效概述】

五加皮始載於《神農本草經》，列為上品。無毒，久服可以輕身、延年益壽而無害。五加皮味辛、苦，性溫，歸肝、腎經，可祛風溼，補肝腎，強筋骨，利水。用於風寒溼痺、腰膝疼痛、筋骨痿軟、小兒行遲、體虛羸弱、跌打損傷、骨折、水腫、腳氣、陰下溼癢等症的治療。主治如下：

風溼痺證：本品辛能散風，苦能燥溼，溫能祛寒，且兼補益之功，為強壯性祛風溼藥，尤宜於老人及久病體虛者。治風溼痺證、腰膝疼痛、筋脈拘攣，可單用或配當歸、牛膝、地榆等，如五加皮酒（《本草綱目》）；亦可與木瓜、松節同用，如五加皮散（《沉氏尊生書》）。

筋骨痿軟，小兒行遲，體虛乏力：本品有溫補之效，能補肝腎，強筋骨。又常用於治療肝腎不足、筋骨痿軟，常與杜仲、牛膝等配伍，如五加皮散（《衛生家寶》）；治小兒行遲，則與龜甲、牛膝、木瓜等同用，如五加皮散（《保嬰撮要》）。

水腫、腳氣：本品能溫腎而除溼利水。治水腫，小便不利，每與茯苓皮、大腹皮、生薑皮、地骨皮配伍，如五皮散（《和劑局方》）；若風寒溼壅滯之腳氣腫痛，可與遠志同用，如五加皮丸（《瑞竹堂經驗方》）。

【典故及歷代名家點評】

五加皮入藥已有2000多年的歷史。《神農本草經》記載，五葉交加者良，入藥系用其根皮，故稱為五加皮。《巴蜀異物志》稱之為文章草，云：「文章做酒，能成其味，以金買草，不言其貴。」《本經逢原》云：「五加者，五車星之精也。」即《本草綱目》言：「青精入莖，則有東方之液；白氣入節，則有西方之津；赤氣入華，則有南方之光；玄精入根，則有北方之飴；黃煙入皮，則有戊己之靈。」所謂「寧得一把五加，不用金玉滿車」。可知醫家、養生家對五加皮無不稱許。陶弘景說：「煮根莖釀酒飲，益人。」古代醫家認為，很多中藥均可浸酒，唯獨五加皮與酒相合，且味美，其氣與酒相宜，酒得之其味較佳也，添酒補腦，久服延年益壽，功難盡述。

說起五加皮酒，民間還流傳著一段佳話：在很久以前，浙江西部嚴州府東關鎮（今建德境內）的新安江畔住著一個叫郅中和的青年，他為人忠厚，並有一門祖傳造酒手藝。有一天，東海龍王的五公主佳婢來到人間，愛上了淳樸勤勞的郅中和。後倆人結為伉儷，仍以營酒為生。五公主見當地老百姓多患有風溼病，建議郅中和釀造一種既能健身又能治病的酒。經五公主指點，郅中和在釀酒時加入了五加皮、甘松、木瓜、玉竹等名貴中藥，並把釀出的酒取名為「郅中和五加皮酒」。此酒問世後，黎民百姓、達官貴人紛至沓來，捧碗品嘗，酒香撲鼻，人人讚不絕口，於是郅中和的生意愈做愈興隆。由於該地屬嚴州府東關鎮，後又有人稱此酒為「嚴東關五加皮酒」。此酒距今已有200多年的歷史，並經久不衰。

《神農本草經》：「主心腹疝氣，腹痛，益氣療躄，小兒不能行，疽瘡陰蝕。」

《名醫別錄》：「主男子陰痿，囊下溼，小便餘瀝，女人陰癢及腰脊痛，兩腳疼痺風弱，五緩虛羸，補中益精，堅筋骨，強志意。」

《本草綱目》：「治風溼痿痺，壯筋骨。」

《藥性論》：「能破逐惡風血，四肢不遂，賊風傷人，軟腳，腰，主多年瘀血在皮肌，治痺溼內不足，主虛羸，小兒三歲不能行。」

《本草再新》：「化痰，消水，理腳氣腰痛，治瘡疥諸毒。」

《日華子本草》：「明目，下氣，治中風骨節攣急，補五勞七傷。」

【藥用價值】

五加皮作為藥物來使用的用量一般為4.5～9克，煎服或酒浸、入丸、散服。五加皮含有丁香苷、刺五加苷B_1、右旋芝麻素、16-α-羥基-貝殼松-19-酸、左旋對映貝殼松烯酸、β-谷甾醇、β-谷甾醇葡萄糖苷、硬脂酸、棕櫚酸、亞麻酸、維生素A、維生素B_1、揮發油等。現代研究顯示，本品還具有抗腫瘤、抗疲勞、降低全血黏度、防止動脈粥樣硬化形成等作用。具體如下：

抗炎：細柱五加皮水煎醇沉液、正丁醇提取物能明顯抑制角叉菜膠所致的大鼠足腫脹，連續給藥1週也能明顯抑制小鼠棉球肉芽組織增生。短梗五加醇提物對角叉菜膠、雞蛋清和甲醛所致大鼠足腫脹，巴豆油所致小鼠氣囊腫滲出和棉球肉芽增生均有明顯抑制作用，還能明顯抑制大鼠佐劑性關節腫脹和免疫複合物介導的變態反應性炎症反應。目前認為五加皮主要通過減少炎症介質的釋放、抑制炎症介質的致炎作用來發揮抗炎作用。

對免疫功能的影響：細柱五加皮水煎醇沉液對免疫功能有抑制作用，可明顯降低小鼠腹腔巨噬細胞的吞噬百分率和吞噬指數，明顯抑制小鼠脾臟抗體形成細胞。乳鼠半心移植試驗證明細柱五加皮有一定抗排異作用，可使移植心肌平均存活時間顯著延長。

鎮靜、鎮痛：細柱五加皮醇浸膏能對閾下戊巴比妥鈉產生協同作用，使小鼠睡眠時間明顯延長。其正丁醇提取物及短梗五加醇提取物均能提高痛閾，具有明顯鎮痛作用。

抗鎘致突變作用及抗應激作用：鎘是重金屬誘導劑，對生殖細胞有強致突變作用，可以誘發小鼠精子畸形和骨髓細胞微核增加。細柱五加總皂素可明顯延長小鼠游泳時間、熱應激存活時間和常壓耐缺氧時間。

促進核酸合成：細柱五加水提醇沉物可促進幼年小鼠肝脾細胞DNA合成，五加皮多醣對CCl_4導致的中毒性肝損傷小鼠肝細胞的DNA合成有促進作用。

【食療保健】

現代藥理研究表明，五加皮有抗炎、鎮痛、抗疲勞、抗應激（抗高溫、抗低溫、抗缺氧）、抗放射損傷、抗實驗性高血糖、增強免疫功能作用，並能興奮性腺、腎上腺，不同程度促進雄性大鼠的睪丸前列腺及精囊溼重，還有利尿、抗腫瘤、祛痰鎮咳及抑菌作用。藥食同源，五加皮也可以用於食療保健：

五加皮瘦肉粥：五加皮4.5克，絞肉31克，白米半碗，蔥、米酒、鹽各適量。香菇水發，切絲，蔥切段，備用。鍋中加適量水，放入五加皮煮藥汁，用藥汁煮粥。再將蔥爆香，加入香姑絲、絞肉、米酒、鹽拌炒，裝盤備用。將所有材料放入粥鍋中燜約5分鐘即成。此粥具有強關節、祛風溼的功效。

五加皮熘黃魚：黃魚1條（約500克），南五加皮10克，黃酒、糖、醋、鹽各適量。黃魚去鰓、鱗、內臟，洗淨，兩側切花刀；南五加皮加水煎煮兩次，取湯汁，備用。將黃魚裹好麵糊，用油炸至酥脆，放入盤中。炒鍋中放入南五加皮湯汁，加入黃酒、糖、醋、鹽，加熱拌炒至湯汁黏稠，做汁澆魚食。可補虛祛溼、驅風散溼，適合體虛、風溼病經久不癒者食用。

五加皮酒：寒冷的冬天，來點五加皮酒再好不過了。五加皮酒有溫補肝腎、祛寒溼的作用，冬季禦寒養生必不可少。原料配方為：黨參0.6克、陳皮0.7克、木香0.8克、五加皮2克、茯苓1克、川芎0.7克、豆蔻仁0.5克；紅花1克、當歸1克、玉竹2克、白朮1克、梔子22克、紅麴22克、青皮0.7克、焦糖4克、白砂糖500克、肉桂35克、熟地0.5克、白酒5000克。

製作方法：①將黨參、陳皮、木香、五加皮、茯苓、川芎、豆蔻仁、紅花、當歸、玉竹、白朮、梔子、紅麴、青皮、肉桂、熟地放入石磨內，用小石臼將其搗碎或碾成粉狀，待用。②取乾淨容器，將白砂糖、焦糖（色素）放入，加適量沸水，使其充分溶解，然後放入黨參等混合物，攪拌均勻，浸泡4小時後，倒入白酒，攪拌均勻，繼續浸泡4小時。③將容器蓋緊，放在陰涼處儲存1個月，然後啟封進行過濾，去渣取酒液，即可飲用。按照上述方法做，就能做出美味可口的五加皮酒。製作五加皮酒的中藥較多，五加皮酒的功效自然不一般，所以一定不能過多飲用此酒。

【適宜人群】

在日常保健中，五加皮因為其免疫調節及抗疲勞作用，適用於老年人及都市中的亞健康人群。另外，作為藥材，因其具有祛風溼、補肝腎、強筋骨、利水的作用，故也適用於體質虛弱者及風溼、水腫患者。但五加皮屬辛溫之品，容易耗傷陰液，陰虛津虧火旺之人慎用。

【藥食的相互作用】

1. 治男子婦人腳氣，骨節皮膚腫溼疼痛，進飲食，行有力，不忘事。五加皮四兩（酒浸），遠志（去心）四兩（酒浸令透，易為剝皮）。上曝乾，為末，春、秋、冬用浸藥酒為糊，夏則用酒為糊，丸如梧桐子大。每服四五十丸，空心溫酒送下（《瑞竹堂經驗方》五加皮丸）。

2.治一切風溼痿痺，壯筋骨，填精髓。五加皮洗刮去骨，煎汁和麴米釀成飲之；或切碎袋盛，浸酒煮飲，或加當歸、牛膝、地榆諸藥（《本草綱目》五加皮酒）。

3.治腰痛。五加皮、杜仲（炒）等分。上為末，酒糊丸，如梧桐子大。每服三十丸，溫酒下（《衛生家寶方》五加皮散）。

4.治鶴膝風。五加皮八兩，當歸五兩，牛膝四兩，無灰酒一斗。煮三炷香，日二服，以醺為度（《外科大成》五加皮酒）。

5.治四五歲不能行。真五加皮、川牛膝（酒浸二日）、木瓜（乾）各等分。上為末，每服二錢，空心米湯調下，一日二服，服後再用好酒半盞予兒飲之，仍量兒大小（《保嬰撮要》五加皮散）。

6.治虛勞不足。五加皮、枸杞根皮各一斗。上二味細切，以水一石五斗，煮取汁七斗，分取四斗，浸麴一斗，餘三斗用拌飯，下米多少，如常釀法，熟壓取服之，多少任性（《千金要方》五加酒）。

7.治婦人血風勞，形容憔悴，肢節困倦，喘滿虛煩，吸吸少氣，發熱汗多，口乾舌澀，不思飲食：五加皮、牡丹皮、赤芍藥、當歸（去蘆）各一兩。上為末，每服一錢，水一盞，將青銅錢一文，沾油入藥，煎七分，溫服，日三服（《和劑局方》油煎散）。

8.治損骨：小雞一隻，約重五六兩（連毛），同五加皮一兩，搗為糊，搦在傷處，一炷香時解下，後用山梔三錢、五加皮四錢、酒一碗，煎成膏貼之，再以大瓦松煎酒服之（梅氏《驗方新編》）。

【禁忌及注意事項】

1.辛溫之品，容易耗傷陰液，陰虛津虧火旺之人慎用。

2.《本草經集注》：「遠志為之使，畏蛇皮、玄參。」

3.《本草經疏》：「下部無風寒溼邪而有火者不用，肝腎虛而有火者亦忌之。」

4.《得配本草》：「肺氣虛，水不足，二者禁用。」

5.現在使用的五加皮藥材，有南五加皮和北五加皮之分。南五加皮與北五加皮科屬不同，功效有異，且北五加皮有毒，不應混用。南五加皮為五加科落葉小灌木細柱五加的根皮，味辛、苦，性溫，無毒，具有祛風溼、強筋骨的作用，多用於治療風溼痺痛、四肢拘攣、腰膝痠軟、小兒行遲等症。此外，五加皮還具有利水作用，可用於治療水腫，常用量為9～15克。南五加皮外觀呈不規則卷筒狀，外表灰棕色，內表面為黃白色，有細縱紋，斷面略平坦，放大鏡下可見淺黃棕色的小點，氣微香，味微辣而苦。北五加為蘿藦科植物槓柳的根皮，《中國藥典》以「香加皮」之名收入。味辛、苦，性溫，有毒，有祛風溼、壯筋骨、強腰膝的作用，可用於治療風寒溼痺、筋骨疼痛、四肢拘攣等症。現代醫學認為北五加有強心、利尿作用，故可用於治療心力衰竭、水腫、小便不利等症。因北五加皮有毒，內服不可過量，一般用量為3～6克。北五加皮外觀呈卷筒槽狀，表面呈灰棕色，栓皮呈片狀脫落，內面為黃白色或淺紅色，有細縱紋，易折斷，有濃厚的香氣，味苦，稍有麻舌感。

（朱詩乒）

木瓜

《名醫別錄》

【生物特性及藥源】

木瓜 *Chaenomeles sinensis* Koehne，別名鐵腳梨、土木瓜，薔薇科木瓜屬多年生木本植物，花瓣淡粉紅色，果實長橢圓形，呈暗黃色，中國栽培地區分布在廣東、廣西、福建、雲南等地。

中國傳統的木瓜是指宣木瓜，而現在市場上常見的品種是番木瓜，為番木瓜科番木瓜屬植物，原產於南美洲，直至17世紀傳入中國。兩者的功效較為相近，下文未特殊說明的通指宣木瓜。

【功效概述】

木瓜味酸、澀，性溫，歸肝、脾經。木瓜作為嶺南四大名果之一，具有平肝和胃、舒筋活絡的作用，對風溼痺痛、筋脈拘攣、腳氣腫痛、吐瀉轉筋等症均有較好效果，又因其香氣濃郁，營養豐富，擁有「百益之果」、「萬壽瓜」之雅稱。

【典故及歷代名家點評】

中國古代對木瓜的記載最起於先秦，《詩經．國風．衛風》中有一首《木瓜》，是人們用來表達深情厚誼、描述愛情的歌。古代認為木瓜是代表友誼的信物，後有一成語「投木報瓊」便出自此處，其中的

「木」指的就是木瓜，比喻相互贈答，禮尚往來之意。後世醫家對其功效的論述頗多：

李杲：「木瓜，氣脫能收，氣滯能和。」

《本草綱目》：「木瓜所主霍亂吐利轉筋、腳氣，皆脾胃病，非肝病也。」

《本草正》：「木瓜，用此者用其酸斂，酸能走筋，斂能固脫，得木味之正，故尤專入肝益筋走血。療腰膝無力，腳氣，引經所不可缺，氣滯能和，氣脫能固。以能平胃，故除嘔逆，霍亂轉筋，降痰，去溼，行水。以其酸收，故可斂肺禁痢，止煩滿，止渴。」

《本草新編》：「木瓜，但可臣、佐、使，而不可以為君，乃入肝益筋之品，養血衛腳之味，最宜與參、朮同施，歸、熟（地）並用。」

《得配本草》：「血為熱迫，筋轉而痛，氣為溼滯，筋緩而軟，木瓜涼血收脫，故可並治。」

《雷公炮炙論》：「調營衛，助穀氣。」

《名醫別錄》：「主溼痺邪氣，霍亂大吐下，轉筋不止。」

【藥用價值】

蛋白酶的作用：木瓜所含的蛋白分解酶，可以補償胰和腸道的分泌，補充胃液的不足，有助於分解蛋白質和澱粉。

增強抵抗力：木瓜含有豐富的胡蘿蔔素和維生素C，它們有很強的抗氧化能力，能幫助機體修復組織，消除有毒物質，增強人體免疫力，幫助機體抵抗包括A型流感病毒在內的病毒侵襲。木瓜果實中的有效成分能增強吞噬細胞的吞噬能力。

抗腫瘤作用：木瓜所含的木瓜鹼對淋巴性白血病有一定的預防作用。

保肝作用：木瓜中的所含的成分減輕乾細胞壞死和脂變程度，防止肝細胞腫脹，並促進細胞修復，顯著降低血清谷丙轉氨酶。

【食療保健】

據了解，美國人在煮食牛肉時，喜歡將番木瓜素摻入或注射到牛肉中，如此一來，牛肉便能很快煮爛，且吃起來肉感鮮嫩，易消化。熱帶美洲土著居民自古以來便有利用番木爪的綠葉包裹肉類過夜後蒸煮的習慣，或將葉與肉類共煮，以便使肉類的質地變軟。在西雙版納，半成熟的番木瓜經常被人們當作蔬菜食用。木瓜在日常食用時具有以下作用：

健胃消食：木瓜中的木瓜蛋白酶可將脂肪分解為脂肪酸；木瓜中的酶能幫助分解肉類蛋白質，對於胃潰瘍、腸胃炎、消化不良等症有較好的療效。

通乳：木瓜中的凝乳酶有通乳作用。

美顏：木瓜含有大量的胡蘿蔔素、維生素C及纖維素等，可幫助清除皮膚表面老化的角質層細胞。此外，木瓜具有一定的潤肺功效，肺主皮毛，皮毛通則氣血潤。

【適宜人群】

1.慢性萎縮性胃炎患者、消化不良者、肥胖者。
2.風溼筋骨痛、跌打扭挫傷患者。
3.缺乳的產婦。

【藥食的相互作用】

本品與其他藥食的相互作用主要體現在疏肝降逆、健胃除溼方面：

1.木瓜與木香或陳倉米共煮內服，可治療吐瀉轉筋。

2.木瓜和花生、紅棗相配煲煮2小時作湯飲用，對產婦增加乳汁顯著有效。

3.木瓜與魚尾燉湯，具有很好的滋益補氣、健胃通乳作用。婦女產後因耗血傷津過多，體虛血弱，如調理不當則易致脾虛納差、乳汁不足。此湯是較好的產後平補之品，產後飲用最為適宜。

4.木瓜與乳香、沒藥相配，具有舒筋、活血、通絡的作用，可治頸項強直、不可轉側。

5.木瓜與一些藥物相配可治乾、溼腳氣。將木瓜與明礬煎水後趁熱熏洗，或與陳皮、丁香、檳榔等煎湯內服均有效。

【禁忌及注意事項】

1.孕婦應忌用。古代文獻記載有木瓜導致墮胎的現象，近年的研究發現，木瓜蛋白酶可與孕酮發生作用，造成女性流產，尤其是未成熟的木瓜，可引起子宮收縮，導致流產。

2.過敏體質者慎用。

3.木瓜微寒，正常人每次不宜食用過多，避免造成腹瀉或胃寒型噁心、嘔吐。

（楊德威）

小茴香

《唐本草》

【生物特性及藥源】

小茴香為傘形科茴香屬植物茴香 *Foeniculum vulgare* Mill. 的果實，別名茴香子、小茴、茴香、穀茴香、香子。草本，高0.4～2公尺。莖直立，光滑，灰綠色或蒼白色，多分枝。較下部的莖生葉柄長5～15公分，中部或上部的葉柄部分或全部成鞘狀，葉鞘邊緣膜質；葉片輪廓為闊三角形，長4～30公分，寬5～40公分，4～5回羽狀全裂，末回裂片線形，長1～6公分，寬約1公釐；復傘形花序頂生與側生，花序梗長2～25公分；傘輻6～29，不等長，長1.5～10公分；小傘形花序有花14～39；花柄纖細，不等長；無萼齒；花瓣黃色，倒卵形或近倒卵圓形，長約1公釐，先端有內折的小舌片，中脈1條；花絲略長於花瓣，花藥卵圓形，淡黃色；花柱基圓錐形，花柱極短，向外叉開或者貼伏在花柱基上；果實長圓形，長4～6公釐，寬1.5～2.2公釐，主稜5條，尖銳；每個稜槽內有油管，合生面油管；胚乳腹面近平直或微凹；花期5～6月，果期7～9月。原產於中東地區，中國各地普遍栽培，適應性較強。

【功效概述】

《本草匯言》記載：「蘹香，溫中快氣之藥也。」方龍潭曰：「此藥辛香發散，甘平和胃，故《唐本草》善主一切諸氣，如心腹冷氣、暴疼心氣、嘔逆胃氣、腰腎虛氣、寒溼腳氣、小腹弦氣、膀胱水氣、陰頹疝氣、陰汗溼氣、陰子冷氣、陰腫水氣、陰脹滯氣。其溫中散寒，立行諸氣，及小腹少腹至陰之分之要品也。」

小茴香味辛，性溫，歸肝、腎、脾、胃經，能溫肝腎，暖胃氣，散塞結，散寒止痛，理氣和胃，用於寒疝腹痛、睪丸偏墜、婦女痛經、少腹冷痛、脘腹脹痛、食少吐瀉等症。主要歸納為以下兩點：

寒疝腹痛，睪丸偏墜脹痛，少腹冷痛，痛經：本品辛溫，能溫腎暖肝，散寒止痛。常與烏藥、青皮、高良薑等配伍，用於治寒疝腹痛，如天台烏藥散（《醫學發明》）；亦可用本品炒熱，布裹溫熨腹部。與橘核、山楂等同用，可治肝氣鬱滯，睪丸偏墜脹痛，如香橘散（《張氏醫通》）；治肝經受寒之少腹冷痛，或衝任虛寒之痛經，可與當歸、川芎、肉桂等同用。

中焦虛寒氣滯證：本品辛溫，能溫中散寒止痛，並善理脾胃之氣而開胃、止嘔。治胃寒氣滯之脘腹脹痛，可與高良薑、香附、烏藥等同用；治脾胃虛寒的脘腹脹痛、嘔吐食少，可與白朮、陳皮、生薑等同用。另外，《唐本早》中記載其「主諸瘺，霍亂及蛇傷」。

【典故及歷代名家點評】

人類使用小茴香的歷史非常古老，這種原產自中東的香料植物，很早就為周邊人民所用。埃及人、中東人都拿小茴香作為烹製肉食的重要調味料。等小茴香傳入中國，已經是魏晉南北朝時期了。清朝末年，俄羅斯富商米哈伊洛夫乘船遊覽杭州西湖。正當他盡情欣賞秀麗風光之時，突然疝氣發作，痛得他捧腹大叫。這時，隨行的俄羅斯醫生束手無策，幸好船夫向他推薦了一位老中醫。老中醫用中藥小茴香一兩，研成粗末，讓米哈伊洛夫用二兩紹興黃酒送服，大約過了20分鐘，他的疝痛奇跡般地減輕，並很快消失了。得知自己的疼痛是被小茴香治好，米哈伊洛夫大呼神奇，此事一時也被傳為佳話。

《本草圖經》：「《本經》不載所出，今交、廣諸番及近郡皆有之。入藥多用番舶者，或云不及近處者有力。三月生葉，似老胡荽，極疏細，作叢，至五月高三四尺；七月生花，頭如傘蓋，黃色，結實如麥而小，青色，北人呼為土茴香。茴、蘹聲近，故云耳。八九月採實，陰乾，今近道人家園圃種之甚多。」

《本草衍義》：「蘹香子，今人止呼為茴香。《唐本》注似老胡荽，此誤矣。胡荽葉如蛇床，蘹香徒有葉之名，但散如絲髮，特異諸草。」

《救荒本草》：「今處處有之，人家園圃多種，苗高三四尺，莖粗如筆管，旁有淡黃挎葉，抪莖而生。葉上發生青色細葉，似細蓬葉而長，極疏細如絲髮狀。袴葉間分生叉枝，梢頭開花，花頭如傘蓋，結子如蒔蘿子，微大而長，亦有線瓣。採苗葉炸熟，換水淘淨，油鹽調食。」

《本草綱目》：「茴香宿根深，冬生苗，作叢，肥莖絲葉，五六月開花如蛇床花而色黃，結子大如麥粒，輕而有細稜，俗呼為大茴香，今惟以寧夏出者第一。其他處小者，謂之小茴香。自番舶來者，實大如柏實，裂成八瓣，一瓣一核，大如豆，黃褐色，有仁，味更甜，俗呼舶茴香，又曰八角茴香（廣西左右江峒中亦有之），形色與中國茴香迥別，但氣味同耳。北人得之，咀嚼薦酒。」

《植物名實圖考長編》：「按胡荽結子時，極與茴香相類，《衍義》未細考老胡荽形狀，以斥《唐本》注，殊誤。但力稍緩耳。」

《本草正義》：「茴香始見於《唐本草》，據蘇頌謂結實如麥而小，青色，此今之所未見者。蘇又謂入藥多用番舶者，則今市肆之所謂八角茴香也。但八角者大辛大溫，其性最烈，瀕湖《綱目》稱其氣味辛平，必非舶來品八角茴香可知。故李亦謂結子大如麥粒，輕而有細稜，俗呼為大茴香……據此，則《綱目》中所引古書一切主治，皆子如麥粒之茴香。《唐本草》、馬志、大明、東垣、吳綏當皆指寧夏產品而言。惟李引諸方，有明言八角茴香、舶茴香者，則舶來品耳。按今肆中之大茴香，即舶來之八角者，以煮雞鴨豕肉及諸飛禽走獸，可辟腥臊氣，入藥殊不常用。」

【藥用價值】

小茴香作為藥物來使用時用量一般為3～6克。主要用法為煎服，適量可外用。現代藥理研究認為，本品含揮發油3％～6％，主要成分為反式茴香腦、檸檬烯、葑酮、愛草腦、γ-松油烯、α-蒎烯、月桂烯等，並含有少量的香檜烯、茴香腦、茴香醛等。另含脂肪油約18％，其脂肪酸主要為岩芹酸，還有油酸、亞油酸、棕櫚酸、花生酸、山萮酸等。本品對家兔的腸蠕動有促進作用；十二指腸或口服給藥對大鼠胃液分泌及Shay潰瘍、應激性潰瘍胃液分泌均有抑制作用；能促進膽汁分泌，並使膽汁固體成分增加；其揮發油對豚鼠氣管平滑肌有鬆弛作用，並能促進肝組織再生；有鎮痛及己烯雌酚樣作用；還具有中樞抑制、抗凝抗纖溶等作用等。

【食療保健】

小茴香的主要成分是蛋白質、脂肪、膳食纖維、茴香腦、小茴香酮、茴香醛等。其香氣主要來自茴香腦、茴香醛等香味物質。小茴香是集醫藥、調味、食用、化妝於一身的多用植物。嫩莖、葉作蔬菜、餡食。小茴香果實中含茴香油約2.8％，茴香腦50％～60％，α-茴香酮18％～20％，甲基胡椒粉10％，及α-蒎烯雙聚戊烯、茴香醛、莰烯等少量；胚乳中含脂肪油約15％，蛋白質、澱粉醣類及黏液質等約85％。小茴香可作香料，常用於肉類、海鮮及燒餅等麵食的烹調。小茴香、花椒各30克，大茴香、砂薑各50克，桂皮10克，共研細末，即為五香粉。五香粉是肉類或蔬菜之調味佳品，其性質溫熱，有健胃行氣的作用。

【適宜人群】

小茴香既是一種香料、調料，同時也是一種藥食同源的中藥材，適宜人群較廣。但其性質本身比較燥熱，較適合虛寒體質之人食用，每次食用的量也不宜過多，不宜短期大量使用。不適合體質熱的人或易上火的人大量服用，尤其是熱性體質的老人和小孩。陰虛火旺者慎服。

【藥食的相互作用】

大茴香與小茴香都可以作為食物調味品使用，兩者性味、功效相似，小茴香功力較強。

【禁忌及注意事項】

1.不良反應：過敏。
2.陰虛火旺者禁服。
3.《本草匯言》曰：「倘胃腎多火，得熱即嘔，得熱即痛，得熱即脹諸證，與陽道數舉、精滑夢遺者，宜斟酌用也。」
4.《本草述》曰：「若小腸、膀胱並胃腑之證患於熱者，投之反增其疾也。」
5.《得配本草》曰：「肺、胃有熱及熱毒盛者禁用。」

（朱詩兵）

石榴

《名醫別錄》

【生物特性及藥源】

石榴 *Punica granatum* Linn. 為落葉喬木或灌木，單葉，通常對生或簇生，無托葉；花頂生或近頂生，單生或幾朵簇生或組成聚傘花序，近鐘形，裂片5～9，花瓣5～9，多皺摺，覆瓦狀排列，胚珠多數；漿果球形，頂端有宿存花萼裂片，果皮厚；種子多數，漿果近球形，果熟期9～10月。外種皮肉質半透明，多汁，內種皮革質。

石榴有諸多別名，如若榴、謝榴、安石榴、海石榴、金罌等。石榴原產於伊朗、阿富汗，現在世界各地都有栽培，自漢代引進後，石榴歷來都很受中國人民歡迎，至今已有2000多年的栽培歷史。中國南北均有栽培，以安徽、江蘇、河南等地種植面積較大，並已培育出一些優質品種。其中安徽懷遠縣是中國「石榴之鄉」，「懷遠石榴」為國家地理標誌保護產品。中國傳統文化視石榴為吉祥物，將之視為多子多福的象徵。民間多食用其果，藥用則多為其果皮，稱為石榴皮。

石榴花在綠葉的襯托下非常嬌豔，光彩照人，花色絢麗。以往，女子多穿顏色常與石榴花相似的裙子，故形容男子愛上女子為「拜倒在石榴裙下」，以比擬女子的仙姿嬌態。由此可見，石榴不但可食、可藥，還可供人們觀賞。

石榴有紅、黃、白色之分，最甜的要屬黃色品種。番石榴又名番桃、雞矢果等，原產地為墨西哥及祕魯一帶，在中國主要分布於廣東、廣西、福建和四川等地，主要有胭脂紅、早熟白、七月紅、東山月拔、梨子拔等品種。

【功效概述】

石榴性溫，味甘、酸、澀，無毒，入肺、腎、大腸經，具有生津止渴、澀腸止瀉、殺蟲止痢等功效。石榴外表粗糙，一洗就乾淨，所以食用很方便。

石榴皮味酸、澀，性溫，歸肝、胃、大腸經。其性收斂，既可澀腸止瀉，又能固崩止血，且可安蛔驅蟲。故凡久瀉、久痢、脫肛、崩漏、帶下及蟲積腹痛等症，均可使用。外用尚可用於殺蟲止癢，故牛皮癬等皮膚病患者也可選用。但須注意的是，石榴根皮雖然作用類似石榴皮，且殺蟲力強，主要用於蟲積腹痛，但有一定的毒性，服後對胃有刺激作用，故不宜用於胃病者。

五月最美的紅花莫過於石榴花，它那種純粹天然的紅豔之色讓人過目不忘。但與它這種高調的美不同的是其低調的藥用價值。在臨床上，石榴花有很多良好的功效，不論是對於婦科疾病，還是對於耳鼻咽喉科的疾病，石榴花都是常用的中藥。在婦科，可用於治療吐血、月經不調、崩漏帶下；在耳鼻咽喉科，可用於治療中耳炎；在口腔科，可用於治療牙周炎和齒痛。

番石榴味甘、澀、酸，性溫，具有消炎燥溼、收斂止瀉、止血、止癢等功效，適用於泄瀉、久痢、溼疹、創傷出血等症。

【典故及歷代名家點評】

中國民間歷代以來都視石榴為吉祥物，它是多子多福的美好象徵。古人稱其：「千房同膜，千子如一。」潘岳在《詠石榴賦》中寫道：「榴者，天下之奇樹，九州之名果，滋味浸液，馨香流溢。」不僅中國視石榴為珍品，而且遠在歐洲的西班牙也不例外。石榴花是西班牙的國花，其國徽上有一個紅石榴。因此，在西班牙的國土上，不論高山平原、市鎮鄉村，房前屋後，還是別墅公園，到處都能見到石榴樹。石榴既可觀賞，又可藥食兩用，不論文人墨客還是醫藥名家都對其讚譽有加。

《名醫別錄》：「療下痢，止漏精。」

《藥性論》：「治筋骨風，腰腳不遂，步行攣急疼痛，主澀腸，止赤白下痢。」

《本草拾遺》：「主蛔蟲，煎服。」

《本草綱目》：「止瀉痢，下血，脫肛，崩中帶下。」

《本草蒙筌》：「理蟲牙。」

漢代張騫出使西域，從安石國引進石榴，因此當時石榴又叫安石榴。據傳說，女媧煉石補天時，將一塊紅色的寶石遺落在驪山腳下。有一年，安石國（今之布合拉，石國即今之塔什干）王子外出打獵，在山林中看到一隻快要凍死的金翅鳥，他急忙將之抱回宮中餵養。金翅鳥被救活後，不遠千里，將驪山腳下的那塊紅寶石銜到安石國的御花園。不久御花園就長出一棵花紅葉茂的奇樹，即「安石榴」。

【藥用價值】

中醫認為，石榴味酸者可用於治療腹瀉、痢疾、血崩帶下、遺精、脫肛、虛寒久咳、消化不良、蟲積腹痛、小兒疳積等疾病；味甜者則偏重於咽喉腫痛、酒醉不醒等的治療。

現代藥理研究表明石榴具有如下作用：

廣譜抗菌：石榴含有多種生物鹼，其浸出物及果皮水煎劑具有廣譜抗菌作用，對金黃色葡萄球菌、溶血性鏈球菌、霍亂弧菌、痢疾桿菌等均有明顯的抑制作用，特別對志賀氏痢疾桿菌的作用更強，還可抑制皮膚真菌及流感病毒。

收斂、澀腸：石榴味酸、澀，含有多種生物活性物質、熊果酸等成分，具有明顯的收斂作用，能澀腸止瀉，止便血。

驅蟲、殺蟲：石榴皮中有石榴皮鹼，石榴皮鹼對絛蟲有很強的殺滅力，能作用於蟲的肌肉，使其陷入持續收縮。鹽酸石榴皮鹼1：10000濃度，5～10分鐘後即可殺死絛蟲。臨床證實生物鹼與鞣酸結合後驅蟲效果較好，因為鞣酸能使生物鹼變成難溶而難吸收的化合物，從而可充分地對腸道寄生蟲發揮作用。石榴皮對人體寄生蟲有殺滅效果，是中藥驅蟲、殺蟲的要藥，尤其對絛蟲的殺滅作用更強，還可用於疥癬等皮膚疾病的治療。

止血、明目：石榴花曬乾研末，具有良好的止血作用，泡水洗眼有明目的效果。

還須一提的是，另一種稱為番石榴的中藥，富含水分、蛋白質、脂肪、醣類、膳食纖維、胡蘿蔔素、維生素B_1、維生素B_2、維生素C、菸鹼酸及鉀、鈉、鈣、鎂、鐵、磷、錳、鋅等多種物質，與石榴一樣，適用於泄瀉、久痢、溼疹、創傷出血等症的治療。其所含的維生素C、果糖、麩胺酸等成分，有降低血糖的作用。有實驗顯示，番石榴汁會使正常人的血糖值下降19％，使糖尿病患者的血糖值下降25％，這是因為它含有的番石榴多酚能抑制分解糖的酶活化，緩解糖的吸收，使得只有必要的少量葡萄糖被緩慢吸收。通過這一作用，可以避免人體吸收過多的糖分，從而抑制血糖升高。同時，比起蘋果，番石榴所含脂肪少，卻富含維生素C，所以它還是減肥水果。此外，它還能預防高血壓。近年來，美國研究人員發現，深受人們喜愛的深紅色石榴葉，在實驗鼠身上能抑制癌細胞，今後可望用於癌症的治療。

【食療保健】

石榴是一種漿果，其營養豐富，維生素C含量比蘋果、梨高1倍以上。石榴成熟後，全身都可用，果皮入藥；果實可食用榨汁，對老年人的身體健康有較高的營養價值，所以老人可常食用。石榴是一種珍奇的果品，其果實營養豐富。中醫認為，石榴具有清熱、解毒、平肝、補血、活血和止瀉的功效。

近年來，國外對石榴的功效已進行了不少研究，但其很多作用尚鮮為人知。

養護心血管、預防中年發胖：在第44屆美國腎臟病週上，以色列納哈里亞西加利利醫院腎臟病科Barya Kristal博士發表的報告稱，血液透析患者連續食用適量石榴汁一年後，其血脂、血壓以及需要服用降壓藥的數量等都受到持續、累積性有利影響。因此，他認為食用石榴汁可降低血透患者的心血管疾病風險。英國愛丁堡大學衛生科學院科學家發現，參加試驗人群每天飲用1瓶石榴汁，一個月之後，其腹部脂肪細胞明顯減少，血壓也相對降得更低。由此可見，服用適量的石榴汁有助於降低心臟病、腦中風、肥胖和腎病的風險。

有助於保護大腦：英國赫德斯菲爾德大學的最新研究顯示，石榴中的安石榴苷有利於對大腦的保護，這為治療阿茲海默症和帕金森氏症提供了一條新途徑。

有助於控制血糖：番石榴中的黃酮類化合物能與糖結合，提高周圍組織對葡萄糖的利用，能促進醣類和脂類的代謝，有助於控制血糖。對於輕度糖尿病患者及希望預防糖尿病的正常人，建議每日三餐後各服一杯番石榴汁。

【適宜人群】

石榴的果實紅如瑪瑙，亮如水晶，籽粒飽滿，汁多味美，其味清甜可口，具有生津止渴、澀腸止瀉、潤肺利咽、固崩止帶的良好功效，適宜於口乾咽燥、慢性腹瀉、久痢、脫肛、痔瘡出血、蟲積腹痛、崩漏帶下、月經先期、肺癆喘咳、消渴等症患者食用。

總而言之，石榴食用有「四宜」，即宜於止渴、止瀉、止血、止帶。石榴富含水分，為養陰生津良品，尤在酷夏、秋燥之時，或陰虛內熱之體者，或熱病之後、津傷陰血不足者，可取石榴榨汁飲服，其效甚捷。

【藥食的相互作用】

任何藥食兩用的中藥都存在增效減毒作用、副作用，甚至毒性，石榴及番石榴也同樣如此。

1. 不可與桂圓同用。兩者都含有豐富的鉀成分，對慢性腎病患者有致高血鉀的風險。
2. 不可與降血糖藥同用。因本品也有降低血糖的作用，兩者同用有發生低血糖的危險。
3. 不可與地高辛同用。因石榴含有較多的鞣酸，能與地高辛發生反應，降低藥效或加重病情。
4. 不可與磺胺類藥物及碳酸氫鈉同用。服用磺胺類藥物時不宜食用石榴等酸性食物，因磺胺類藥物在酸性環境中容易析出結晶物，形成結石，既會降低療效，也不利於人體健康；碳酸氫鈉在酸性環境下容易分解，影響療效。
5. 不宜與螃蟹、魚蝦、海藻等海產品同食。因海產品富含蛋白質，與石榴中的鞣酸會發生反應，導致出現腹痛腹瀉、噁心嘔吐等症狀。

應該強調的是，石榴汁攝入可能影響某些藥物的代謝，使藥物在血液中的濃度上升，這些都有可能對患者造成影響。

【禁忌及注意事項】

1.多食應慎，因石榴乃溫性藥食同源的水果類食物，富含有機酸，多食容易損傷牙齒琺瑯質，其汁液中的色素亦能使牙齒變黑，牙損有礙美觀和飲食健康。

2.習慣性便祕、陰虛內熱、平時易上火者慎用或忌用。

3.石榴食用過量並非毫無風險。南京市中西結合醫院腎內科主任徐海昌提醒大家，石榴汁含鉀量過高，過量食用存在鉀超負荷風險，慢性腎病及腎功能不全的患者更須注意。

4.在挑選番石榴時，一定要挑顏色較亮的，體表綠色不能太深且不宜發白，手感以硬脆者為佳。成熟的番石榴顏色黃中泛白，但市場上多以青色為主，因為它放置幾天就可以變熟。番石榴從成熟至完熟只有短短幾天，所以一旦變軟變黃，就要及早食用。此外，番石榴外皮凹凸不平，清洗時最好用流動的水沖洗並用軟毛刷輕輕洗刷乾淨。

5.番石榴含有鞣酸，會稀釋胃液，故不宜空腹食用。

（周忠輝　王會仍）

紫蘇

《神農本草經》

【生物特性及藥源】

紫蘇 *Perilla frutescens*（Linn.）Britt.，別稱桂荏、白蘇、赤蘇等，為唇形科一年生草本植物，具有特異的芳香，葉片多皺縮捲曲，完整者展平後呈卵圓形，長4～11公分，高2.5～9公分，先端長尖或急尖，基部圓形或寬楔形，邊緣具圓鋸齒，兩面紫色或上面綠色，下表面有多數凹點狀腺鱗，葉柄長2～5公分，紫色或紫綠色，質脆。嫩枝為紫綠色，斷面中部有髓；氣清香，味微辛；花期6～8月，果期7～9月。紫蘇原產於中國，主要分布於印度、緬甸、日本、朝鮮、韓國、印尼和俄羅斯和台灣等國，中國華北、華中、華南、西南均有野生種和栽培種。

紫蘇因其特有的活性物質和營養成分，不但有藥用、食用、油用、作香料用等多種作用，且經濟價值很高，已成為一種備受關注的多用途植物。目前，不少國家對紫蘇屬植物進行了大量的商業性栽種，已相繼開發出食用油、藥品、醃漬品、化妝品等多種產品。

【功效概述】

紫蘇，古名桂荏，又名赤蘇、白蘇、香蘇、紅蘇等。其芳香特異，在中國已有約2000年的種植歷史。入藥最早見於漢代《神農本草經》，稱水蘇或白蘇；南朝時期，陶弘景的《本草經集注》也記載了本品，其葉、梗、子均可藥用；現代植物學分類已將紫蘇、白蘇合併為一種。白蘇的葉全綠，花白色，香氣較差；紫蘇的葉兩面紫色或下面紫色，花粉紅至紫紅色，香氣較濃。

在歷代醫書的記述中，紫蘇之葉稱為蘇葉，性味辛溫，歸肺、脾經，具有發表散寒、行氣寬中、解魚蟹毒的作用，常用於外感風寒、頭痛鼻塞、咳嗽胸悶之症，並可解魚蟹中毒引起的噁心嘔吐、腹痛腹瀉等胃腸道反應；紫蘇莖稱為蘇梗，能寬胸利膈、順氣安胎，常用於胸腹氣滯、痞悶作脹及胎動不安等症；紫蘇的果實稱為蘇子，性味辛溫，歸肺、大腸經，具有止咳化痰、降氣平喘、潤腸通便的作用，多用於痰多咳喘、胸膈滿悶、腸燥便祕之症。應注意的是，蘇子入藥以飽滿均勻、灰棕色、不泛油者為佳品。中藥炮製有句諺語：「逢子必炒，藥香滿街。」炒蘇子是將蘇子置於鍋內，用文火炒至氣香、起爆聲，取出攤晾，用時搗碎或軋扁，可減少其滑腸之弊；蜜炙蘇子是將蘇子用煉蜜加少量開水稀釋後拌勻，略悶後置鍋內用文火炒至氣香不黏手。取出攤晾，有增強潤肺降氣作用。

【典故及歷代名家點評】

紫蘇，《神農本草經》將它列為中品。西漢時期，紫蘇茶頗為盛行。漢代文學家枚乘在其名賦《七發》中即提到了「鯉魚片綴紫蘇」的佳餚，可見紫蘇作為鯉魚的烹飪調料已有多年歷史。宋代仁宗皇帝曾昭示天下，進行湯飲評定，其結果是紫蘇熟水名居第一。所謂熟水即是飲品。南宋詩人章甫的《紫蘇》詩說：「吾家大江南，生長慣卑溼。早衰坐辛勤，寒氣得相襲。每愁春夏交，兩腳難行立。貧窮醫藥少，未易辦芝術。人言常食飲，蔬茹不可忽。紫蘇品之中，功具神農述。為湯益廣庭，調度宜同橘。結子最甘香，要待秋霜實。作腐器粟然，加點鬚薑蜜。由茲頗知殊，每就畦丁乞。飄流無定居，借屋少容膝。何當廣種藝，歲晚癒吾疾。」詩人自述生於江南，長期處於低窪潮溼的地方，因辛勤勞作，受寒氣侵襲而致病。最愁的是春夏之交時，兩腳痿軟得難以行立，由於貧窮無法求醫吃藥以除病苦，根據傳言常吃紫蘇而病癒。這顯然是藥食兩用作用所起的療效。其實，歷代名家對紫蘇多讚不絕口。

《名醫別錄》：「主下氣，除寒中。」

《本草綱目》：「行氣寬中，消痰利肺，和血，溫中，止痛，定喘，安胎。」

《日華子本草》：「主調中，益五臟，下氣，止霍亂、嘔吐、反胃，補虛勞，肥健人，利大小便，破癥結，消五膈，止嗽，潤心肺，消痰氣。」

《本草正義》：「外開皮毛，泄肺氣而通腠理；上則通鼻塞，清頭目，為風寒外感靈藥；中則開胸膈，醒脾胃，宣化痰飲，解鬱結而利氣滯。」

《本經逢原》：「能散血脈之邪。」

《本草圖經》：「通心經，益脾胃。」

【藥用價值】

紫蘇歷來都是藥食兩用的佳品，宋代以前多食用，重在食療；自明代著名醫學家李時珍的《本草綱目》問世後，才開始入藥，其藥用功效才被廣為流傳。紫蘇的葉、梗、果實皆可藥用。它的用量一般為6～10克，因葉、梗、子不同，用量也有所不同，因無明顯毒性，用量也可略大。

現代藥理研究認為，紫蘇的藥效主要有：

抗病原微生物感染：具有抑制葡萄球菌及病毒感染的效果。

解熱鎮靜作用：動物實驗顯示，蘇葉具有較好的解熱鎮痛效果，這可能是發汗退熱的結果。

促進腸蠕動：從蘇葉中分離出來的紫蘇酮（Perilla ketone），對大鼠有促進腸蠕動作用，從而起到排毒去汗、幫助消化的作用。

升血糖：研究顯示蘇葉可使人的血糖升高，故糖尿病患者宜慎用。

抗癌：紫蘇油能明顯抑制化學致癌物質所致的癌症發病率，可用於抗腫瘤，利於帶瘤生存者。

抗血栓形成：研究顯示，紫蘇油可抑制血小板聚集和血清素的游離基，從而抑制血栓的形成，可用於高凝狀態及心血管疾病的治療。

增強記憶、預防阿茲海默症：研究顯示，紫蘇油能促進小鼠腦內核酸及蛋白質的合成，調節腦內單胺類神經介質水平，可使小鼠跳台次數明顯減少，水迷路測試正確率明顯提高，達到終點的時間縮短，並能使大鼠視網膜反射力增強，對亮度辨別學習實驗的正確反應率明顯增高。由此而言，食用紫蘇葉有助於提高人的思維和記憶能力，或有利於預防阿茲海默症。

【食療保健】

紫蘇原產於中國。早在2000多年前，中國最早的一部詞典《爾雅》中就已有的描述：取紫蘇嫩莖葉研汁煮粥，良，長服令人體白身香。這種記載具有很強的誘惑力，會使人對紫蘇產生無限的好感和迷戀。紫蘇茶早在漢代就非常盛行，直至宋朝仍盛況不衰，時至今日，更是飲譽海內外，特別在中國、日本、韓國及越南等國，紫蘇的使用都很常見。

這種起源於中國的農作物，在西元5世紀就被記載於《名醫別錄》。嗣後，紫蘇才廣傳於朝鮮半島和日本。但現在倒是韓國及日本等鄰國成了紫蘇的消費大國。凡有魚生之類生食料理的飯店，都會提供新鮮或醃漬的紫蘇葉作為佐食，這正是利用了本品具有解魚、蟹毒的功效；同時，作為韓國非遺文化報批的泡菜中也同樣有紫蘇的成分。在餐桌上，它一般都是以純天然本色示人，不加修飾。韓國人經常用紫蘇葉來包裝各種肉類、魚類。在韓國吃韓式燒烤時，通常都可見到類似於楊梅葉的葉子，這就是韓國的異種紫蘇葉，也是韓國燒烤不可或缺的調味佐食。

日本人對紫蘇的熱衷程度也不亞於韓國人。日本的紫蘇和韓國的雖然同屬於一種植物，但其外形和口味卻有很大差異。相較於韓國的紫蘇葉，日本的紫蘇葉更大、更薄、更軟，邊緣小鋸齒也不規則。

紫蘇全株有很高的營養價值，是食療的上品食材。它含有豐富的蛋白質，內含18種胺基酸，其中離胺酸、甲硫胺酸的含量均高於高蛋白植物籽粒莧；還含有大量的膳食纖維、胡蘿蔔素、穀維素、維生素E、維生素B_1、甾醇、磷脂和微量元素等多種物質。特別值得一提的是，它除含有高濃度抑制活性氧的超氧化物歧化酶（SOD）抗衰老有效成分外，其種子中還含有大量油脂，出油率局達45%左右。紫蘇油是富含α-亞麻酸（ALA）的最佳食用油，其ALA含量高達50%～70%。而ALA屬於ω-3多不飽和脂肪酸，是人體必須的不飽和脂肪酸之一。多不飽和脂肪酸在人體中不能自主合成，只能從外界攝取。人體缺乏ALA會導致代謝紊亂和多種功能性障礙，對胎兒及兒童大腦發育尤其不利，缺乏ALA已被公認為全人類共同的健康問題。業已證明，大腦的60%由特定脂肪酸構成，ALA是唯一能在體內合成二十二碳六烯酸（DHA）和二十碳五烯酸（EPA）以滿足大腦發育需要脂肪酸。因此，ALA在增強胎兒及兒童腦神經功能，增強腦細胞訊號功能，促進大腦正常發育等方面起著至關重要的實質性作用。由此可見，紫蘇在食療方面具有重要的保健作用。

綜上所述，不論是日本、韓國、朝鮮，還是越南等東南亞地區，紫蘇大多作為生魚等料理的佐食。紫蘇在中國除了醫用外，還用於飲食中，作為烹製各種菜餚的調料。廚藝高手常以此調配出各種清香可口的飯菜。此外，紫蘇還可解魚、蟹毒，用於防治食用海鮮過量而出現的不良反應。最先將紫蘇用於解魚、蟹毒者為三國時期的著名醫家華佗。據傳，有一天，華佗在河邊採藥，忽聽河灣裡有水聲響，一看，是一隻水獺逮住了一條大魚。水獺把大魚叼到岸邊，猛吃了一陣，把大魚全吃掉了。結果水獺肚皮鼓起，看起來難受極了。水獺折騰了一番，爬到岸邊一塊紫草地旁，吃了一些草後，又跳跳蹦蹦地回到河邊，一會兒便舒坦自如地游走了。華佗見此情景，就開始用這種紫草治療魚、蟹中毒的患者，很是見效。因這草呈紫色，吃到腹裡令人很舒服，所以將之取名為紫蘇。

【適宜人群】

紫蘇藥食同源，作用多樣，且無明顯毒副作用，適用範圍極廣。一般認為，紫蘇除可作為各類菜餚的烹飪調料外，還可用於治療妊娠反應、產婦少乳、老年健忘、記憶力衰退、口臭、海鮮過敏、習慣性便祕、經常打嗝、高脂血症、動脈硬化、慢性肝病、延緩衰老、皮膚尋常疣、視力下降等症，也可用於預防魚、蟹毒及癌症復發，易感冒人群、帶瘤生存者、學齡兒童、腦力勞動者等均可食用。

1. 紫蘇葉也稱蘇葉，因屬於辛溫解表類藥，中醫常用於外感風寒感冒，雖有發汗作用，但遜於麻黃、桂枝，故也宜用於夏季胃腸型感冒的治療，其效果應不低於作為有「夏季麻黃」之稱的香薷。
2. 脾胃氣滯、胸悶痞滿者，可用紫蘇的梗，即蘇梗開胃解鬱、行氣寬中。
3. 肺氣失宣、氣逆咳喘者，可用紫蘇之子，即蘇子下氣除痰，止咳平喘。
4. 妊娠胎動不安、噁心嘔吐者，常用蘇梗、蘇葉以安胎止吐，特別是患感冒的孕婦或有咳嗽變異性哮喘的患者，更不可或缺。
5. 凡因魚、蟹等食物中毒而出現噁心、嘔吐、腹痛、腹瀉等急性胃腸道症狀者，更宜應用蘇葉、蘇梗進行治療。

【藥食的相互作用】

1.紫蘇葉與杏仁、前胡、桔梗等搭配以增強宣肺解表、止咳化痰的功效；與陳皮、香附同用，以治療風寒表證兼有氣滯、胸悶不暢的患者。

2.有正虛而外感風寒者，則合用人參或黨參，以扶正解表，益氣祛邪。

3.脾胃氣滯、胸悶不舒、噁心嘔吐者，常合用薑半夏、陳皮、藿香等理氣和胃，降逆止嘔。

4.魚蟹中毒而致腹痛、吐瀉者，可合用生薑，以水煎服。

5.咳嗽、咳痰、胸悶氣喘者，常與白芥子、萊菔子同用，止咳化痰、降氣平喘。

6.本品不宜與西藥氨茶鹼同用，因本品含有豐富的蛋白質，可抑制氨茶鹼的吸收而影響療效。

【禁忌及注意事項】

1.陰虛肺燥者不宜食用紫蘇。因本品性溫味辛，會傷津耗液，而使病情加重。同時，忌食用水長久浸泡及變質的紫蘇，因長時間浸泡後其水溶性維生素大量丟失，營養成分減少。吃變質的紫蘇會導致食物中毒。

2.紫蘇因含有大量草酸，容易與人體內的鈣和鋅生成草酸鈣和草酸鋅，它們在人體內沉積過多，會損害神經、消化系統和造血功能。因此，不能長期大劑量服用紫蘇。

3.古代文獻資料記載，紫蘇常與鯉魚搭配，但現代研究顯示，鯉魚含組織蛋白酶及多種游離胺基酸，還有生物活性物質，能與紫蘇中的某些成分起化學反應，影響其功效發揮。

（周忠輝　王會仍）

三七

《本草綱目》

【生物特性及藥源】

三七，為五加科植物三七 *Panax notoginseng*（Burk.）F. H. Chen 的乾燥根和根莖，支根習稱「筋條」，根莖習稱「剪口」。三七屬多年生草本，高達60公分。根莖短，莖直立，光滑無毛。掌狀複葉，具長柄，3～4片輪生於莖頂；小葉3～7片，橢圓形或長圓狀倒卵形，邊緣有細鋸齒；傘形花序頂生，花序梗從莖頂中央抽出，長20～30公分。花小，黃綠色；花萼5裂；花瓣、雄蕊皆為5；核果漿果狀，近腎形，熟時紅色；種子1～3，扁球形；花期6～8月，果期8～10月；主根呈類圓錐形或圓柱形，長1～6公分，直徑1～4公分，表面灰褐色或灰黃色，有斷續的縱皺紋和支根痕，頂端有莖痕，周圍有瘤狀突起，體重，質堅實，斷面灰綠色、黃綠色或灰白色，木部微呈放射狀排列，氣微，味苦回甜；筋條呈圓柱形或圓錐形，長2～6公分，上端直徑約0.8公分，下端直徑約0.3公分；剪口呈不規則的皺縮塊狀或條狀，表面有數個明顯的莖痕及環紋，斷面中心灰綠色或白色，邊緣深綠色或灰色。因三七常在春、冬兩季採挖，故又分為春七和冬七。三七主產於雲南文山、硯山、馬關、西疇、廣南、麻栗坡、富寧、丘北，廣西田陽、靖西、德保。雲南文山三七歷史悠久、產量大、品質好，習稱「文山三七」、「田七」，為著名的道地藥材。

【功效概述】

三七自古以來就被公認為具有顯著的活血化瘀、消腫定痛的功效，具有「金不換」、「南國神草」之美譽。三七同為人參屬植物，而其有效活性物質又多於人參，因此它又被現代中藥學家稱為「參中之王」。清朝藥學著作《本草綱目拾遺》中記載：「人參補氣第一，三七補血第一，味同而功亦等，故人並稱曰人參三七，為藥品中之最珍貴者。」揚名中外的中成藥「雲南白藥」和「片仔癀」，即以三七為主要原料製成。

歷代的醫家典籍認為三七味甘、微苦，性溫，歸肝、胃、大腸經，有散瘀止血、消腫定痛的功效，可用於咳血、吐血、衄血、便血、崩漏、外傷出血、胸腹刺痛、跌撲腫痛諸症。《本草綱目》云：「此藥近時始出，南人軍中用為金瘡要藥，云有奇功。又云，凡杖撲傷損，瘀血淋漓者，隨即嚼爛，罨之即止，青腫者即消散……產後服亦良。大抵此藥氣溫味甘微苦，乃陽明、厥陰血分之藥，故能治一切血病，與麒麟竭、紫礦相同。」止血，散血，定痛。金刃箭傷，跌撲杖瘡，血出不止者，嚼爛塗，或為末摻之，其血即止。亦主吐血、衄血、下血、血痢、崩中、經水不止、產後惡血不下、血運、血痛、赤目、癰腫、虎咬、蛇傷諸病。其功效目前主要可以歸納為兩個方面：

出血證：本品味甘、微苦，性溫，入肝經血分，功善止血，又能化瘀生新，有止血不留瘀、化瘀不傷正的特點，對人體內外各種出血，無論有無瘀滯，均可應用，尤以有瘀滯者為宜。單味內服、外用均有良效。

跌打損傷，瘀血腫痛：本品活血化瘀而消腫定痛，為治瘀血諸證之佳品，為傷科之要藥。凡跌打損傷，或筋骨折傷、瘀血腫痛等，本品皆為首選藥物。可單味應用，以三七為末，黃酒或白開水送服；若皮破者，亦可用三七粉外敷。若與活血行氣藥同用，則活血定痛之功更著。本品散瘀止痛、活血消腫之功，對癰疽腫痛也有良效。如《本草綱目》治無名癰腫，疼痛不已，以本品研末，米醋調塗；治癰疽破爛，常與乳香、沒藥、兒茶等同用，如腐盡生肌散（《醫宗金鑒》）。

此外，本品具有補虛強壯的作用，民間用於治虛損勞傷，常與豬肉燉服。由於其療效顯著並且功效廣泛，臨床上有多種炮製方法及使用劑型，介紹如下：①三七：取原藥材，除去雜質，用時搗碎；②三七粉：取三七，洗淨，乾燥，碾細粉；③熟三七：取淨三七，打碎，用食用油炸至表面呈棕黃色，取出，瀝出油，研細粉；④三七片：取三七，洗淨，蒸透，取出，及時切片，乾燥。生三七主要以祛邪為主，有祛瘀血的功效；熟三七主要有補血理血、補益健身的作用。

【典故及歷代名家點評】

三七作為雲南的道地藥材，其民間傳說頗多，其中以藥材兄弟的典故流傳最廣。相傳有兄弟倆，哥哥行醫看病且種植藥材。有一天，弟弟突然得了急症，七竅出血。哥哥急忙刨了一棵草藥，煎湯給弟弟服下，連服幾服後，弟弟痊癒。弟弟在得知服用的是祖傳的止血草藥後，便也在自家院子裡栽了棵草藥的小苗。第二年，這棵草藥長得枝繁葉茂。這時，鄰村有家財主的兒子也得了出血病，弟弟聽說後，就把那棵草藥挖出來，給財主的兒子煎湯喝了，沒想到服用了幾服後，財主的兒子便死了。財主告到縣官那裡，弟弟被抓了起來。哥哥得知後，急忙前去申訴，他說，弟弟給財主兒子用的確實是止血草藥熬的湯，只不過這種草藥才生長了一年，還沒有藥性，要長到三至七年時藥力才最強。後來，人們就給這種草藥起名為三七，意思是生長三至七年後其藥效最佳。

據傳，一次李時珍去南京趕「三皇會」（藥材交易會），在藥王廟前的地攤上，看到一雲南藥商擺著一種圓錐形褐黃色植物的根，識藥無數的李時珍從未見過這種藥，便上前請教。藥商說：「它叫三七，雲南特產，可止血化瘀定痛，是西南軍隊的金創要藥。」他還講述了三七的具體功效事例，李時珍取一細根頭放入口中咀嚼，其味苦後回甘。憑往日經驗，李時珍覺得可帶點回去一試，便要購買。藥商告知，此藥貴重如金，李時珍傾囊而出，但錢仍不足，只得輕嘆一聲，將欲離去。後雲南藥商得知買者是李時珍時，抓起幾塊三七遞到李手中。李時珍回去後取三七試用數人，勘驗效果，並多方面蒐集其治療作用，將其載入《本草綱目》中。

《本草綱目》：「止血散血定痛。金刃箭傷、跌撲杖瘡、血出不止者，嚼爛塗，或為末摻之，其血即止。亦主吐血衄血，下血血痢，崩中經水不止，產後惡血不下，血運血痛，赤目癰腫，虎咬蛇傷諸毒。」

《本草從新》：「散血定痛。治吐血衄血。血痢血崩。目赤癰腫。」

《本草綱目拾遺》：「人參補氣第一，三七補血第一，味同而功亦等，故稱人參三七，為藥品中之最珍貴者。」

《本草新編》：「三七根，止血之神藥也，無論上、中、下之血，凡有外越者，一味獨用亦效，加入補血補氣藥之中則更神。蓋止藥得補而無沸騰之患，補藥得止而有安靜之體也。」

《本草求真》：「三七，世人僅知功能止血住痛，殊不知痛因血瘀則痛作，血因敷散則血止。三七氣味苦溫，能於血分化其血瘀……故凡金刃刀剪所傷，及跌撲杖瘡血出不止，嚼爛塗之，或為末摻，其血即止。且以吐血、衄血、下血、血痢、崩漏、經水不止、產後惡露不下，俱宜自嚼，或為末，米飲送下即癒。」

《醫學衷中參西錄》：「善化瘀血，又善止血妄行，為吐衄要藥。病癒後不至瘀血留於經絡，證變虛勞（凡用藥強止其血者，恆至血瘀經絡成血痺虛勞）。兼治二便下血，女子血崩，痢疾下血鮮紅久不癒（宜與鴉膽子並用），腸中腐爛，浸成潰瘍，所下之痢色紫腥臭，雜以脂膜，此乃腸爛欲穿（三七能化腐生新，是以治之）。為其善化瘀血，故又善治女子症瘕，月事不通，化瘀血而不傷新血，允為理血之妙品。外用善治金瘡，以其末敷傷口，立能血止疼癒。若跌打損傷，內連臟腑經絡作疼痛者，外敷內服奏效尤捷。瘡瘍初起腫痛者，敷之可消。三七之性，既善化血，又善止血，人多疑之，然有確實可證之處。如破傷流血者，用三七末擦之，則其血立止，是能止血也；其破處已流出之血，著三七皆化為黃水，是能化血。」

【藥用價值】

三七的功效在臨床上已經得到驗證，其用法頗多，如：研末吞服，1～1.5克；煎服，3～10克，亦入丸、散；外用適量，研末外摻或調敷。現將其主要功效歸納為以下幾點：

止血不留瘀，適合瘀血引起的出血證：本品微澀能止血，又辛散而善化瘀止痛，藥效卓著，有止血不留瘀、化瘀而不傷正的特點，對出血兼有瘀滯腫痛者尤為適宜。單味內服或外用即可奏效，亦可配伍入複方用；於收斂止血、溫經止血等方中酌加本品，既可助其止血之效，又可防其留瘀之弊，也可以佐加少量涼血止血藥，配伍上也有止血不留瘀的效果。所以應用範圍可擴大，但是也要注意其溫性較明顯，熱勢較重的血熱妄行者不適合服用。

活血止痛或化瘀止痛：包括跌打損傷、婦科痛經、產後瘀血腹痛，甚至瘡癰腫痛、風溼痺證有瘀血的都可用其化瘀止痛。尤其適宜治療外傷的瘀血疼痛證。三七是金瘡要藥（金瘡指刀傷），它能全面針對金瘡病因，沒有傷口有瘀血的，化瘀止痛，作用強；有傷口或出血的，止血，且生肌不留瘀。它還能增強外傷患者對出血和疼痛的耐受性，李時珍說：「古時杖責，打得皮開肉綻，先吃三七惡血不容易攻心，不容易休克，耐受力增加。」

補氣血，滋補強壯：婦女產後用三七蒸雞蛋吃、燉雞，調理產婦氣血虧虛，補氣血。三七像人參，與人參同科同屬，從地上到地下、從形狀到氣味都非常相似，所含的皂素類成分很多也是相同的。三七可以作為補虛藥來用，氣血虧虛者適用。

現代藥理研究認為，三七的藥效主要有：

止血作用：三七素的止血效應與劑量有關，能縮短凝血時間，使血小板數量顯著增加。它主要通過機體代謝、誘導血小板釋放凝血物質而產生止血作用。三七止血宜生用，是因為三七素不穩定，經加熱處理後易被破壞。

補血、造血功能：近年來大量的實驗和臨床研究顯示，三七能促進骨髓粒細胞系統、血紅蛋白及各類紅血球的增長，具有明顯的造血功能。

抗心肌缺血，擴血管，治療冠心病、高血壓：三七總皂素可減少心肌細胞缺血損傷時細胞內酶的釋放，從而減少缺血時的心肌損傷，還能改善左室舒張功能，舒張血管產生降血壓作用。

對腦組織的保護作用：三七三醇皂素作為一種腦保護劑在缺血性腦損傷治療的中早期、後期持續使用能夠上調內源性神經保護因子，從而使受損的神經功能得到恢復。三七對腦缺血後的細胞有一定保護作用，止血、活血化瘀、鎮靜、鎮痛、消炎等作用都是三七治療腦血管疾病的藥理學基礎。

其他：能夠提高體液免疫功能，具有鎮痛、抗炎、抗衰老等作用；能夠明顯治療大鼠胃黏膜的萎縮性病變，並能逆轉腺上皮的不典型增生和腸上皮化生，具有預防腫瘤的作用。

【食療保健】

三七是中國傳統的名貴中藥材之一，近幾年來人們生活水平提高，愈來愈注重保健防病，把不屬於補益類藥的三七當成能防治百病的補益藥加以使用。紅河、文山等地，家家喜歡用當地土陶製作的汽鍋，放入雞肉，再加些滋補食品，如天麻、三七、當歸等，做成天麻汽鍋雞、三七汽鍋雞、當歸汽鍋雞等食物。這些食物珍貴，起初只為產婦或出院患者烹製。後來，紅白喜事、親朋好友來做客時，都會擺上三七汽鍋雞。三七汽鍋雞逐漸成為雲南著名的滋補名菜，頗受群眾喜愛。一些到雲南旅遊的人也常常能夠享受到美味的三七汽鍋雞。

值得注意的是，由於三七價格一路飆升，有些不法商家為謀取利益不擇手段，用土三七假冒三七出售，致使近年不斷發生中毒事件。土三七和三七，兩者雖一字之差，但作用大為不同。土三七含有吡咯烷生物鹼成分，可造成肝竇和肝小靜脈的內皮細胞損傷而致肝小靜脈阻塞、肝細胞不同程度液化壞死，其實質就是肝臟微循環障礙導致的肝損傷。病程可分為急性期、亞急性期和慢性期。急性期多有明顯的肝臟損害，黃疸和脾腫大較少；亞急性期主要表現為肝臟腫大和腹水，時輕時重，病程可達數月；慢性期為肝臟進一步硬化，腹水難以消退，後期可出現食管胃底靜脈曲張破裂出血、肝性腦病等表現。同時，這種損害一經形成，往往無法逆轉，最終發展為肝功能衰竭。需要提醒的是，三七和土三七的葉形、花形、花色均異，外形上很好分辨，但由於兩者的根均為圓錐狀或圓柱狀，一般人很難區分，所以不法分子利用其根部形態的相似性加以混淆，如再製成粉末，兩者更是無法辨認。因此，應到正規藥店或醫院購買三七。鑑於土三七有毒，且中毒後難以治療，購買者應予鑑別，切不可盲目服用，以免產生致命的後果。

另外，三七花是三七全株中三七皂素含量最高的部分。三七花質脆易碎，氣微，味甘、微苦，具有降血脂、降血壓、抗癌、提高心肌供氧能力、增強機體免疫等功效。三七花還含有多種人蔘皂素，有平清熱肝、降壓的功效，可防治高血壓和咽炎。三七花總皂素對中樞神經系統有抑制作用，表現為鎮靜、安神功效，可用於高血壓、頭昏、目眩、耳鳴、急性咽喉炎的治療，可降血壓，降血脂，減肥，生津止渴，提神補氣。另可泡茶、炒肉、煲湯等，在安眠方面三七花也有一定的功效。三七花本身的副作用很小，一般情況下沒有什麼副作用，可以放心使用，但是也有個別的人用藥期間會出現過敏反應、肝損害、皮疹等，這在臨床上不多見。有下列情況之一者慎用或禁用：

1.身體虛寒之人請小心使用或者不用，因為三七花藥性屬於涼性，對虛寒之症有加重作用（比如有些人一喝三七花茶就感冒），所以感冒期間不建議用。

2.女性月經期間最好不要用。月經期間本不能食用涼性食品，加上三七花有活血化瘀的作用，容易導致出血過多。但如果為血瘀型月經不調者，用三七花可以活血化瘀，調理月經。

3.涼感冒期間不要用，因為三七花性涼，有加重涼感冒的作用。

4.對於瘀血引起的先兆流產、胎動不安，三七有著較好的療效。不過由於孕婦是特殊人群，所以在使用時必須對孕婦的病證型進行很好的辨別，以免引起孕婦流產。不過，三七是一味很好的產後補血藥物。

5.不建議三七花和其他花茶一起使用，因為三七花單味使用效果比較好，可以加入冰糖，味道更佳。

6.肝炎患者適當服用三七花有保肝、護肝的作用。老年人也可以服用三七花來以輔助治療高血壓、高脂血症。經常坐著不動的人容易患高脂血症和心血管疾病，也可以使用三七花進行調理。

【適宜人群】

三七的適宜人群比較廣，主要有以下幾種人群：

1.易跌打扭傷人群。運動愛好者、室外勞動者容易發生意外創傷，內服三七可活血化瘀、消腫定痛，外用三七可迅速止血、消炎鎮痛。

2.心腦血管疾病患者。

3.頭昏眼花、劇烈頭痛者。

4.體質虛弱、易疲勞、失眠、記憶力減退者。

5.臉色蒼白、貧血、早衰者。

6.支氣管擴張、肺結核及肺膿腫等症患者。

7.高血壓、高脂血症及貧血者。

8.各類血證（吐血、嘔血、咳血、便血、尿血、瘀血等）患者。

10.體質虛弱、免疫力低下者。

11.婦女月經不調、閉經、痛經及產後惡露不停、小腹瘀滯疼痛等症患者。

12.生活節奏快的白領人士，可用三七保持心腦血管健康（因快節奏生活容易造成心、腦供血不足）。

13.應酬多，經常飲酒者。三七可以促進受損肝中正常細胞的生長，亦可保護肝臟免受化學性傷害，如酒精和四氯化碳。

14.臉上長斑者。三七能有效祛除斑痕（如黃褐斑），三七粉能有效抗衰老，美容護膚。

【藥食的相互作用】

1.治吐血、衄血：山七一錢，自嚼，米湯送下（《瀕湖集簡方》）。

2.治吐血：雞蛋一枚，和三七末一錢，藕汁一小杯，陳酒半小杯，隔湯燉熟食之（《同壽錄》）。

3.治咳血，兼治吐衄，理瘀血及二便下血：花蕊石三錢（煅存性），三七二錢，血餘一錢（煅存性）。共研細末，分兩次，開水送服（《醫學衷中參西錄》化血丹）。

4.治赤痢血痢：三七三錢，研末，米泔水調服。

5.治大腸下血：三七研末，同淡白酒調一二錢服。加五分入四物湯亦可。

6.治產後血多：三七研末，米湯服一錢。

7.治赤眼十分重者：三七根磨汁塗四圍。（4～7條均出自《瀕湖集簡方》）

8.治刀傷，收口：好龍骨、象皮、血竭、人參三七、乳香、沒藥、降香末各等分。為末，溫酒下。或敷之（《本草綱目拾遺》七寶散）。

9.止血：人參三七、白蠟、乳香、降香、血竭、五倍、牡蠣各等分。不經火，為末。敷之（《回生集》軍門止血方）。

10.治無名癰腫，疼痛不止：山七磨米醋調塗。已破者，研末乾塗（《本草綱目》）。

11.治虎咬蟲傷：三七研細，每服三錢，米湯送下。另取三七嚼塗傷處。

【禁忌及注意事項】

1.對三七過敏的人群不宜服用三七粉，但對三七過敏的人很少。

2.不可過量，用於日常保健，每天3～5克三七粉，用溫水分2次送服。

3.10歲以下兒童不宜長期服用三七粉，因為三七粉有提高免疫力的作用，10歲以下兒童自身免疫力還沒有發育完善，長期服用可能會影響自身免疫系統的發育。

4.孕期不宜服用三七粉，但不盡然。

5.服用三七時忌食蝦類。

（朱詩乒　李敏靜）

山楂

《神農本草經集注》

【生物特性及藥源】

山楂，又名山裡紅、山裡果，薔薇科山楂屬，落葉喬木山楂 Crataegus pinnatifida Bunge 的果實。單葉互生或於短枝上簇生，葉片寬卵形；傘房花序，花白色，後期變粉紅色；果實近球形或梨形，呈深紅色，中國多地均有分布，盛產於山東泰沂山區。

【功效概述】

山楂入藥歷史悠久，早在《爾雅》中就有記載，名「杭」（音同「球」）。歷代典籍均認為山楂是一種消食導滯、治療進食肉類油膩等引起的消化不良的佳品。明代著名醫藥學家李時珍說，古方罕用，故《唐本草》雖有赤瓜，後人不知即此也。自丹溪朱氏始著山楂之功，而後遂為要藥。李時珍認為凡脾弱食物不能克化，胸腹痠刺脹悶者，於每食後嚼二三枚，絕佳。但不可多用，恐反克伐也。《物類相感志》曰，煮老雞、硬肉，入山楂數顆即易爛，則其消肉積之功，益可推矣。

本品性微溫，味甘酸，歸脾、胃、肝經，善健脾開胃、消食化積、活血化瘀，適用於飲食積滯、脘腹脹痛、疝氣、血瘀、閉經、產後腹痛、惡露不盡等症。一般常規用量為3～10克。山楂果可生吃或作為果脯、果糕，或乾製後入藥，是中國特有的藥果兼用樹種。

山楂有南北之分。北山楂果實較大，氣香、味酸，多切片入藥，以個大、皮紅、肉厚者為佳，主要偏於健胃消食；南山楂果實小，氣微、味酸澀，多原粒入藥，以個大、色紅、質堅者為佳，主要偏用於治瀉利證。不論南北山楂，均以核小肉厚者為佳品。

【典故及歷代名家點評】

陶弘景云：「煮汁洗漆瘡。」

《唐本草》：「汁服主水痢，沐頭及身上瘡癢。」

《日用本草》：「化食積，行結氣，健胃寬膈，消血痞氣塊。」

《滇南本草》：「消肉積滯，下氣；治吞酸，積塊。」

《本草經疏》：「山楂，《本經》云味酸氣冷，然觀其能消食積，行瘀血，則氣非冷矣。有積滯則成下痢，產後惡露不盡，蓄於太陰部分則為兒枕痛。山楂能入脾胃消積滯，散宿血，故治水痢及產婦腹中塊痛也。大抵其功長於化飲食，健脾胃，行結氣，消瘀血，故小兒、產婦宜多食之。《本經》誤為冷，故有洗瘡癢之用」。

《本草蒙筌》：「行結氣，療頹疝。」

《本草綱目》：「化飲食，消肉積，症瘕，痰飲痞滿吞酸，滯血痛脹。」

《本草再新》：「治脾虛溼熱，利大小便，小兒乳滯腹疼。」

《本草撮要》：「凍瘡塗之。」

據傳當年楊貴妃為使肌膚細嫩光滑，討皇上歡心，常食一道名為「阿膠羹」的藥膳，因阿膠為血肉有情之品，藥性滋膩，過食易致脹滿不適。眾御醫為其診治，用遍各種名貴藥而未見效。後一道士號脈望舌，以「棠棣子十枚，紅糖半兩，熬汁飲服，日三次」為方，貴妃服藥近半月則癒。棠棣子即為山楂之別名，有消食化積、行氣散瘀之效，故楊貴妃在此後服食阿膠羹的同時，常佐食些許山楂，而病不復發也。

【藥用價值】

山楂是臨床常用藥及日常生活食品，現代對其藥用價值的研究已較為詳細，主要有以下藥理作用：

促消化作用：本品含有脂肪酶，同時具有增加胃消化酶分泌的作用，可促進消化。此外，對胃腸功能具有一定調節作用，對活動亢進的十二指腸平滑肌有抑制作用，面對鬆弛的大鼠胃平滑肌有較輕的增強收縮作用。

對心血管的保護作用：山楂可以增加冠脈流量，降低心肌耗氧量，對心肌缺血、缺氧有保護作用。

降脂作用：本品可降低膽固醇和脂質在器官上的沉積，對膽固醇合成酶活力有抑制作用。山裡紅水浸膏能顯著降低血清總膽固醇含量。

抗菌作用：山楂對志賀痢疾桿菌、福氏痢疾桿菌、宋內痢疾桿菌等有較強的抗菌作用；對金黃色葡萄球菌、乙型鏈球菌、大腸桿菌、變形桿菌、炭疽桿菌、白喉桿菌、傷寒桿菌、綠膿桿菌等也有抗菌作用，且一般對革蘭氏陽性細菌的作用強於革蘭氏陰性細菌。

防癌作用：在胃液的酸性條件下，山楂提取液能夠消除合成亞硝胺的前體物質，即能阻斷合成亞硝胺。山楂對黃麴霉素B_1的致突變作用有顯著抑制效果，說明山楂可能對預防肝癌有意義。臨床研究發現，山楂對於絛蟲病、急性細菌性痢疾以及降低血清膽固醇具有顯著效果。

【食療保健】

本品含有蛋白酶、脂肪酸、脂肪酶及維生素C等成分，在養生保健方面有以下作用：

消食：飲食不節、過食肥滋厚膩之品均易導致消化不良，飲食積滯，尤其是小兒餵養不當，脾運失司，臨床上常表現為納差、腹痛脹滿、大便溏瀉、生長發育遲緩等，本品對此具有消食導滯、健脾開胃的作用。

降血脂：山楂可通過抑制肝臟膽固醇的合成而降低血脂，並降低發生動脈粥樣硬化的風險。

降血壓：山楂能擴張外周血管且具有持久的降壓作用，可降低心腦血管發生疾病的可能性。

美容：本品含檸檬酸、蘋果酸、抗壞血酸、蛋白質、醣類，具有祛痘、美顏、抗衰老的養顏功效。同時，其中的維生素C、胡蘿蔔素等物質能阻斷並減少自由基的生成，增強免疫力，抗衰老。

【適宜人群】

本品含有脂肪酶、蛋白酶及維生素C等成分，其臨床保健作用適用於以下人群：

1. 飲食不節、喜肥食厚味、苔厚膩的積食者。
2. 中老年人，尤其適合高血壓、冠心病、心絞痛、高脂血症、陣發性心動過速及心臟衰弱的患者。
3. 婦女經期延後或產後腹痛瘀血、惡露不盡者。
4. 肥胖症、維生素C缺乏之症、病毒性肝炎、脂肪肝、急慢性腎炎、腸道感染者。

【藥食的相互作用】

1.焦山楂、焦神曲、焦麥芽被稱為「焦三仙」，其消積化食之力更強，較適合消化不良、飲食停滯、不思食等症者。

2.山楂和蜜棗、山藥同煮，具有健脾消食、滋腎補精、降低血糖的作用，是補益胃而不滯的好選擇。

3.本品與金銀花相配，山楂健胃消食，金銀花清熱解毒，尤其適合風寒感冒兼有傷食者。

4.山楂與羅布麻葉、五味子及冰糖可製成降壓茶，久飲可降血脂、降血壓，預防冠心病。

5.山楂與何首烏均有化濁降脂的作用，適合高脂血症患者，可以幫助降低血脂，同時具有軟化血管的作用，可預防血管斑塊形成。

【禁忌及注意事項】

1.糖尿病患者忌食。

2.酸性收斂，山楂味酸，患有胃及十二指腸潰瘍病或胃酸過多者應忌食本品，避免產酸過多。

3.炎症患者應少吃，酸味的山楂會影響炎症吸收。

4.本品屬滑痢之品，妊娠期婦女應忌食。德國科學家研究發現，本品會影響胚胎細胞的正常分裂增殖與生長發育，並誘發遺傳物質突變。另一項研究證實，本品對子宮有促收縮作用，食用不慎則易引發流產。

5.山楂不可用鐵鍋熬煮，因果酸會溶解鐵鍋中的鐵而生成鐵化合物，食用後容易引起中毒，故熬煮山楂忌用鐵器。

（楊德威）

松子

《名醫別錄》

【生物特性及藥源】

松子為松科植物紅松 *Pinus koraiensis* Sieb. et Zucc.、白皮松 *Pinus bungeana* Zucc.、華山松 *Pinus armandii* Franch. 等多種松樹的種子。紅松子為松科植物紅松的種子，又名海松子。紅松為常綠大喬木，樹皮灰褐色，鱗片開裂，小枝暗褐色，密生鏽褐色茸毛，葉針形，五針一束，粗硬，長8～12公分；雄花序圓球狀，密集成穗狀，呈紅黃色，雌花序有長柄，毬果大，卵狀長圓形，長9～14公分，徑6～8公分；種子卵狀三角形，紅褐色，長1.2～1.8公分，寬0.9～1.6公分；花期5週，果期10～11月。紅松屬國家一級瀕危物種，野生者生長50年後方開始結子，成熟期約2年，故極為珍貴。紅松生長在緯度40°～45°的地區。在中國主產於東北長白山、小興安嶺林區，所以，它又叫東北松子，也稱東北紅松子。除中國外，朝鮮、俄羅斯及歐洲少數國家略有松子出產，但數量極少。

【功效概述】

中國食用松子的歷史約始於漢代。《漢武內傳》已有食用松子的記載，並認為服食松子能益壽延年，如《海藥本草》就說「久服輕身，延年不老」，對松子的功效早就有所記載。嗣後，歷代名家對松子的藥食兩用價值也有不少記述。唐代杜甫《秋野》詩之三：「風落收松子，天寒割蜜房。」宋代翰林醫官使劉翰等撰寫的《開寶本草》認為海松子生於新羅（在今朝鮮半島）。如小栗三角，其中仁香美，東人食之當果，與中土松子不同。通過這些關於松子可食的記載，可見中國民間早已將之列為可食之品。松樹一身皆是食療入藥、釀酒烹茶的佳品，除了松子可作為乾果食用外，它的針葉、松節、松脂、松花、果殼、樹皮等都被記載於歷代重要本草著作中。

松子性味甘溫，歸肝、肺、大腸經，具有滋陰養肺、潤腸通便、補血祛風的功效。松葉性味苦溫，具有祛風燥溼、殺蟲止癢的功效，可煎服或外用，也可浸酒和釀酒。在唐代，松葉酒是當時風行的一種藥酒，這一點在當時的詩歌中就能了解到。唐代醫學家孫思邈在其《千金要方》中就記載了松葉酒的釀法，用於治療腳弱十二風，痺不能行。松花即松樹的花粉，於春末夏初時採集，又稱松黃。唐代藥學家蘇敬等在《唐本草》中載：「松花名松黃，拂取似蒲黃……酒服，輕身療病，云勝似皮、葉及脂。」宋代藥學家寇宗奭在《本草衍義》中說：「松黃一如蒲黃，但其味差淡，治產後壯熱、頭痛、頰赤、口乾唇焦、多煩躁渴、昏悶不爽。」明代李時珍在《本草綱目》中認為松花甘，溫，無毒，潤心肺，益氣，除風止血，亦可釀酒。除了藥用外，歷代食療的方書中都有用松花粉做湯、製餡、蒸餅、釀酒的記述。

【典故及歷代名家點評】

松子因藥食兩用俱佳，備受歷代名人及醫家、營養名家的推崇。

《開寶本草》：「主骨節風，頭眩，去死肌，變白，散水氣，潤五臟，不飢。」

《海藥本草》：「主諸風，溫腸胃。」

《本草再新》：「潤肺健脾，斂咳嗽，止吐血。」

《玉楸藥解》：「潤肺止咳，滑腸通便，開關逐痺，澤膚榮毛。」

《本草綱目》：「潤肺，治燥結咳嗽。」

《隨息居飲食譜》：「補氣充飢，養液熄風，耐飢溫胃，通腸辟濁，下氣香身，當益老人，乃果中仙品。」

《神仙傳》中有一則故事：有一個叫趙翟的人，得了痲風病，家人怕被他傳染，把他送到深山老林裡。有一天，趙翟遇上了一位仙人，送給他松子，並對他說：「此物不但能治好你的病，而且還可以使你長生不老。」趙翟遵照服用，病果然痊癒，於是棄林歸家，容顏轉如少年，肌膚光澤，行走如飛，活了一百七十歲，齒不落，髮不白。

【藥用價值】

歷來松子藥用有以下幾個方面：

潤肺止咳：主要用於陰虛肺燥導致乾咳無痰或咽乾癢而咳的患者。

補虛潤燥，潤腸通便：多用於年老體虛、羸弱少氣、腸燥便祕、大便無力以及婦女產後大便祕結等症，有助於生津潤腸、滑下通便，緩瀉而不傷正氣。

祛風通痺：用於治療肌膚痲木不仁、肢節痠痛等症。

益智延壽：對於有智力低下、健忘遺物、胸痺心悸，或阿茲海默症、體弱早衰等症患者，本品也是可供選用的藥物之一。

【食療保健】

目前中國在售的松子，除了主產的東北松子外，也有從巴西、巴基斯坦、阿富汗等國進口的巴西松子。它們雖然同為松子，但不論在營養價值還是植物形狀上都有著本質的區別。巴西松子由純天然優質原料，經過精心挑選，採用中國的傳統工藝，並引進先進的技術加工而成。巴西松子具有特殊的香、鬆、酥的口味和人體所必須的多種營養成分。現代研究表明，該品中的脂肪成分是油酸、亞油酸、亞麻酸等不飽和脂肪酸，具有防治動脈硬化的效果，同時還含有磷，對腦和神經系統都頗有益處，能補五臟，補虛損，美白肌膚，健腦益智。

松子不但是重要的中藥，久食益身心健康，而且能滋潤肌膚，延年益壽，也有很高的食療價值。其主要食療作用列舉如下：

預防心血管疾病：松子中富含的不飽和脂肪酸（亞油酸、亞麻油酸等）以及無機鹽（磷、鐵等）對於軟化血管、增加血管壁的彈性有一定的功效，所以食用松子具有降低血脂、預防心血管疾病的食療效果，也能給機體組織提供豐富的營養。

促進身體發育、病後康復：松子中富含的亞油酸是人體中腦髓和神經組織的組成成分，也是人體其他組織的細胞組成成分，具有促進孩子身體發育的作用。小兒在長身體之時，食用一些松子對其成長是有裨益的。同時，對於病後康復的人群來說，食用本品也有一定的輔助作用。

烏髮養顏：松子含有豐富的油脂和多種營養物質，能滋補五臟，有充飢、益氣、補血養顏的重要作用。對女性而言，養血可以潤膚美容。愛美是女人的天性，本品對於女性來說，應是不錯的選擇。

潤腸通便：松子仁富含脂肪油，是潤腸通便卻不傷正氣的藥食兩用食物，特別對老年人便祕和小兒津虧便祕有一定的治療效果。

強筋壯骨、消除疲勞：松子所含的大量無機鹽，如鈣、磷、鐵、鉀等成分，能給人體組織提供豐富的營養物質，能強筋壯骨，消除疲勞，對老年人的健康有極大的補益作用。

延緩衰老：松子所含的維生素E高達30％，其軟化血管、消除自由基、延緩衰老的作用非常顯著，是中老年人較為理想的保健食品，也是女性美容養顏的佳品。近幾年的國外研究認為，男性每週吃松子等堅果2～3粒，可有效降低猝死的危險。美國營養學家喬伊·鮑爾博士表示，松子中含有葉黃素，能幫助眼睛過濾紫外線，防止視網膜黃斑受損，還可降低老年黃斑變性和白內障的風險。研究還發現，常吃松子等堅果可延緩衰老，因為松子富含抗氧化劑成分，有助於保護細胞免受自由基損傷。另外松子還含有類黃酮，具有抗衰老作用。美國最新的一項研究表明，每天吃30克松子，有助於控制食慾，防止肥胖及體重超重，對女性效果尤為明顯。因此，早餐前吃一把松子，可使一天飯量降低37％。

【適宜人群】

歷代以來，松子一直是一種強身健體的滋養佳品，最早多為道家食用。松子富含油脂，具有良好的潤腸通便作用，特別是老年人易患便祕，服食松子有利於通便，通便則有利於排出體內的毒素。因此，自古以來，本品一直被譽為「長生果」。

松子是大腦優質的營養補充劑，特別適合腦力勞動者食用。因為其所含的不飽和脂肪酸具有增強腦細胞代謝，維護腦細胞、腦神經功能的作用。松子中的麩胺酸含量高達16.3％，因此松子有很好的益智健腦作用，還能增強記憶力。此外，松子富含磷和錳，是腦力勞動者的健腦佳品，有助於預防阿茲海默症的發生和發展。

總之，本品適合一般人群，尤其適合體質虛弱的老年人，大便祕結、慢性肺部疾病和久咳無痰者以及動脈硬化所致的心腦血管疾病患者。

有一個神話傳說，一個叫偓佺的人，喜歡吃松子，形體生毛，毛長約數寸，兩眼視力極佳，能望見遠方的事物，並能疾走如飛。當時常食松子者，都能活至兩三百歲。這個傳說雖然不可信，但可見松子延年益壽的功益並非空穴來風。

【藥食的相互作用】

一般認為，松子與其他藥食同源的物品同用都有增效作用，如與蜂蜜、桃仁搭配，對便祕具有較好的療效；與杏仁、百合同用，可起到潤肺止咳、潤腸通便的作用。

不過，本品與西藥氨茶鹼等茶鹼類藥物同用時，因其中的某些成分能加快氨茶鹼類藥物的代謝，所以會降低氨茶鹼的療效。

【禁忌及注意事項】

1. 腎虧遺精、溼痰較多的患者慎食松子。
2. 松子富含油脂，有潤腸通便的作用，因而腹瀉或脾虛溼滯、食慾不振者不宜多吃。
3. 霉變松子含有大量真菌及其毒素，食用後可能會發生食物中毒。
4. 古人服用松子的方法也有講究，李時珍在《本草綱目》中曾引用《太平聖惠方》的說法：「服松子法，七月取松實（過時即落難收也），去木皮，搗如膏收之，每服雞子大，酒調下，日三服，百日身輕，三百日行五百里，絕穀，久服神仙。」顯然，這種說法有些誇張，但也說出了吃松子的妙處。值得一提的是，松子炒熟後清香撲鼻，其味無窮，且營養豐富。

還須一提的是，除松葉可釀酒外，松花粉的食療營養價值也可與松子相媲美，而且比松葉釀酒更勝一籌。現代藥理研究證實，松花粉含有8種人體必須胺基酸，多種微量元素、14種維生素、百餘種酶與輔酶，還含有大量的不飽和脂肪酸、黃酮、核酸、單醣、多醣、磷脂等營養物質，具有抗疲勞、抗衰老、保肝益腎、改善心腦功能和性功能減退等保健作用。

（周忠輝　王會仍）

淡豆豉

《名醫別錄》

【生物特性及藥源】

淡豆豉為豆科植物大豆 *Glycine max*（Linn.）Merr. 的黑色成熟種子經蒸罨、發酵等加工而成。其原植物為一年生草本植物，高50～150公分。莖多分枝，密生黃褐色長硬毛。加工後的種子呈橢圓形，略扁，長0.6～1公分，直徑0.5～0.7公分；表面黑色，皺縮不平，一側有棕色的條狀種臍；質柔軟，斷面棕黑色；子葉2片，肥厚；花期6～7月，果期7～9月。

本品因炮製方法不同而功能也有所不同。如取桑葉、青蒿各70～100克，加水煎煮，過濾，煎液倒入1000克淨大豆中，等煎液吸盡後將大豆蒸透，取出，稍涼，再置於容器內，用煎過的桑葉、青蒿渣覆蓋，使大豆發酵至黃衣上遍時取出，除去藥渣，洗淨，置於容器內再悶15～20天，至充分發酵、香氣溢出時取出，略蒸，乾燥即可。

另一種炮製方法是取5000克黑大豆，加蘇葉、麻黃各2000克，加水浸透，將黑大豆煮透，藥汁煮乾，倒於竹匾內，曬至八成乾後將黑大豆裝入大壇內，封口，夏季3天，冬季5天，待其充分發酵後取出曬至將乾，再行蒸透，然後曬乾收存。

【功效概述】

淡豆豉又稱香豆豉、炒豆豉。其味甘、微苦，因炮製方法不同，有性偏溫、偏寒之別，歸肺、胃經。一般用量為10～15克。

豆豉，古稱「幽菽」，也叫「嗜」。最早的記載始於漢代劉熙《釋名・釋飲食》一書中，譽豆豉為「五味調和，須之而成」。西元2～5世紀的《食經》一書中還有「作豉法」的記載。古人將豆豉既用於調味，也作藥用。由此可見，古人早就認為豆豉為藥食兩用之品了。《漢書》、《史記》、《齊民要術》、《本草綱目》等都有此記載，其製作歷史可追溯至先秦時期。

據記載，豆豉的生產最早是從江西泰和縣流傳開來的，後經不斷發展和提高，豆豉才成為風味獨特且受廣大人民群眾喜愛的調味佳品，流傳海內外。台灣人稱豆豉為蔭豉，日本人稱其為納豆。據傳常食納豆是日本人長壽的主要原因之一。東南亞各國也普遍食用豆豉。

豆豉是中國漢族特色發酵豆製品，以黑豆或黃豆為主要原料，利用毛霉、麴霉或細菌蛋白酶的作用，分解大豆蛋白質，達到一定程度時，再通過加鹽、加酒、乾燥等方法，抑制酶的活力，延緩發酵過程而製成。豆豉種類很多，按加工原料分為黑豆豉和黃豆豉，按口味分為鹹豆豉和淡豆豉。

【典故及歷代名家點評】

《名醫別錄》：「主傷寒頭痛寒熱，瘴氣惡毒，煩躁滿悶，虛勞喘吸，兩腳疼冷，又殺六畜胎子諸毒。」

《藥性論》：「主下血痢如刺者，治時疾熱病發汗，又寒熱風，胸中生瘡者。」

《本草綱目》：「下氣，調中。治傷寒溫毒發痘，嘔逆。」

相傳，「初唐四傑」之一的文學家王勃，在為滕王閣作序之後受閻都督連日宴請。閻都督勞而貪杯，因感外邪、渾身發冷，汗不得出，骨節痠痛、咳喘不已，胸中煩悶，夜寐不安，急得家屬、幕僚四處尋醫問藥。當時諸多名醫都主張以麻黃類組方治之，但這個閻都督最忌麻黃，認為麻黃峻猛，自稱年老不堪此藥。諸醫只能你看著我，我瞪著你，一籌莫展。此時王勃前來告辭，聽了此事，不覺想起了幾天前自己在河邊遇見的情景。他見河灘上一位老人正在翻曬大豆，便問老人大豆是否用於做菜。老人頭也不抬，只指茅屋前的兩口大缸，王勃上前一看，只見一缸裡浸泡著藥汁，因王勃曾在長安跟名醫學過草藥，能認出其中有辣蓼、青蒿、桑葉、蘇葉等藥物。老人見他識藥，便指著另一缸說道：「這是麻黃濃煎取汁，兩缸藥汁相混合，用以浸泡大豆，然後將大豆煮熟、發酵，製成豆豉，便可以做菜，當地人很喜歡食用，放點蔥頭、辣椒、大蒜一炒，又辣又鹹，香中帶甜，下飯極了。」王勃抓了幾粒豆豉，放在嘴裡咀嚼，一股清香直衝鼻竅，於是他立即掏出錢，買了一大包回來。見眾醫束手無策，王勃便將豆豉獻給閻都督。眾醫訕笑，閻都督初時也不接受，後經王勃再三勸說，覺得豆豉只不過是食物，試了也無妨，便開始服用。最後閻都督連服三天，果然見效，病隨汗出而解。為王勃餞行時，閻都督取重金酬謝，但王勃固辭不受，說：「河旁老翁獨家經營豆豉，深受百姓喜愛，都督若要謝我，何不擴大作坊，使其不至失傳。」閻都督連連點頭。從此，豆豉不僅銷於洪州，而且行銷大江南北，至今不衰。

【藥用價值】

豆豉因炮製方法不同而異。除調味外，作藥用者，其一用青蒿、桑葉同製，藥性偏寒涼；其二用麻黃、蘇葉等同製，藥性偏溫熱；未用其他藥物同製者，透發力很弱。

不少研究認為，日本納豆含有獨特的納豆激酶（簡稱ＮＫ），具有溶血栓、降血壓、降血脂、防治糖尿病等功效。其生產原料、生產菌株甚至生產工藝都與中國傳統的食品豆豉極其相似。其實，據相關資料介紹，日本納豆與中國豆豉確實為一種物質，嚴格而形象地說，日本納豆與中國的細菌型豆豉就是一對學生姐妹。

豆豉古時稱「幽菽」，據《中國化學史》解釋，「幽菽」由大豆煮熟後，經過幽閉發酵而成，後更名為豆豉。在中國，豆豉的應用歷史非常悠久，且經久不衰，最晚在唐代傳入日本。中國的豆豉按製作工藝可分為霉菌型豆豉和細菌型豆豉兩大類，而細菌型豆豉和日本納豆的發酵菌又同為一種叫枯草桿菌的菌種，所以有中國的細菌型豆豉與日本納豆為姐妹的說法。

中國的霉菌型豆豉有根霉型豆豉、米麴霉型豆豉及毛霉型豆豉。細菌型豆豉是利用枯草桿菌在較高的溫度下，繁殖於蒸熟大豆上，借助其較強的蛋白酶生產出風味獨特且具有特異功能性的食品，其最大的特點是產生黏性物質，並可拉絲。日本製作納豆的納豆菌也屬於枯草桿菌屬。1905年尺村發現納豆上所繁殖的「拉絲」枯草桿菌的這一特性，遂提出專門將其作為一「種」，命名為納豆芽孢桿菌。但後來多數專業人員在研究了納豆芽孢桿菌的生理生化特徵後，認為其本質上與枯草桿菌相同，所以仍將納豆菌歸於枯草桿菌屬內。迄今為止，國際上一直未把納豆菌列為獨立的菌種，但習慣上仍稱之為納豆桿菌。

早在日本江戶時代，納豆就是一種有名的保健食品，可用於治療風邪、醒酒及防治心腦血管疾病，還可以調整腸胃、促進食慾和解毒。同時，從納豆中提取出來的納豆激酶具有溶栓作用。通過動物實驗顯示，納豆激酶不僅可抑制血栓的形成，而且還具有很強的溶栓效果，並有降低血壓和治療糖尿病的作用。

大豆中的胰蛋白酶抑制物可以抑制小腸中胰蛋白酶的活力，因而會妨礙蛋白質的消化、吸收和利用。大豆含有5％的纖維素，這些纖維素會形成細胞膜而包圍著蛋白質，使蛋白質不易與消化酶接觸，降低消化率。食用整粒大豆時，蛋白質的消化率為60％，而豆豉在發酵過程中因微生物的蛋白酶使原料大豆的蛋白質部分水解，故發酵成熟時，其水溶性氮的含量提高了，大豆硬度下降了，蛋白酶更容易與蛋白質接觸而水解產生一系列中間產物，如腖、多肽、胺基酸等。這些低分子量的物質在食入後，可以不經過消化而直接被腸黏膜吸收，這對消化功能減退和消化功能障礙患者十分有利。而且發酵過程破壞了胰蛋白酶抑制物，使纖維素酶水解生成單醣，吸收屏障消除了，人體對豆類的消化率也就提高了。

中國的豆豉在中醫藥學上是一味藥食同源的中藥，已被原衛生部（現更名為衛生健康委員會）定為第一批藥食兼用的品種，並以其獨特的風味、獨特的營養保健作用而蜚聲國際。早在明代，著名醫藥學家李時珍就在《本草綱目》中指出，豆豉有開胃增食、消食化滯、發汗解表、除煩平喘、祛風散寒、治水土不服、解山嵐瘴氣等療效。

【食療保健】

現代研究證實，不論是日本納豆，還是中國的豆豉，其所含營養成分極其豐富，都是食療保健的藥食佳品。

近幾年來的研究顯示，將黑豆製成的豆豉添加在食物中具有下列良好的保健效果：

高效溶血栓：現代醫學對老年人腦血栓造成的阿茲海默症尚無良好療法。最近，日本醫學家研究發現，用中國黑豆製成的豆豉，含有大量溶解血栓的尿激酶，且令人驚奇的是，它所含的細菌能產生大量的維生素B群及抗生素，認為有助於老年人預防血栓形成，改善大腦血流量，防治阿茲海默症。

抗癌和防癌：豆豉中的鉬含量是小麥的50倍，硒含量比高硒食物大蒜、洋蔥還高。這兩種微量元素都具有很強的抑癌作用，雖然不能治療癌症，但都具有抗癌、預防癌症及降低癌症發病率的作用。

降低血脂和血壓：加拿大學者的研究發現，食用豆豉能降低血脂，特別是低密度脂蛋白膽固醇（LDL）水平，不僅有助於降低動脈硬化風險，而且還可降低肥胖人群的發病率。另外，它還有明顯的降血壓作用。

延緩衰老：研究發現，豆豉含有豐富的白藜蘆醇，可與紅葡萄酒相媲美，白藜蘆醇可阻止DNA損傷；並富含維生素E和微量元素硒，能消除自由基，從而起到抗衰老作用。

改善腸道菌群失調：美國的一項研究發現，常食本品有助於防止腸道細菌的失調，對提高免疫功能、促進肌膚修復、降低腸癌風險等均具有非常重要的作用，還可使腸道攝入更多的膳食纖維，有助於腸道有益細菌產生更多的有利於健康的物質，防止腸道早衰。

安胎：本品對有胎動不安的孕婦具有良好的安胎作用。明代醫學名家陳嘉謨在其《本草蒙筌》一書中就指出：「仍安胎孕，女科當知。」可見，古代醫家早就認識到本品具有安胎保胎功效。

【適宜人群】

中國歷代名人對豆豉都情有獨鍾，民間亦然。豆豉不僅是廚房常備的調味佳料，也是增強人們體質的一種食品，既安全又有效，符合廣大人民群眾的保健需求，已成為WHO推薦的營養食物之一。

總而言之，豆豉具有可藥可食的多樣化營養成分，符合各種人群的健康需求，尤其對於老年人，可用於防治心腦血管疾病，延緩衰老。同時，本品是抗血栓形成的佳品，凡患有腔隙性腦梗死、腦中風後遺症、冠狀動脈粥樣硬化性心臟病及高脂血症等病者或有肺栓塞史者，均適合食用本品。現代醫學近幾年來常應用阿司匹林腸溶片或他汀類藥物等抗凝及軟化血管，但長期應用常易致消化道不良反應，甚或合併出血，特別是老年人更易發生。此外，對糖尿病患者來說，豆豉中的有效成分能使小腸中的消化酶活力下降，從而使由食入的澱粉和白糖消化後生成的單醣減少，而小腸只能吸收單醣，因此人體對糖分的吸收速度自然就會減緩，血糖水平自然就會降低。另外一點，大豆中的膳食纖維會在腸道內形成網狀結構，增加腸液的黏度，使食物與消化液不能充分接觸，阻礙葡萄糖擴散，減緩葡萄糖吸收。豆豉中的水溶性膳食纖維含量比大豆原料更高，故豆豉的降糖效果自然更好，它是一種適合於糖尿病患者及有糖尿病風險人群食用的健康食物。

應予指出的是，李時珍的《本草綱目》一書就記載了豆豉諸多的養生保健功效，認為其具有開胃增食、消食化滯、發汗解表、除煩平喘、祛風散寒等作用。從現代的臨床和實驗研究成果而言，豆豉的功效還遠不止於此。就以對女性來說，常食豆豉可減少皺紋，起到美容養顏、保持青春、延緩衰老及妊娠保胎等作用。

【藥食的相互作用】

古代醫家對淡豆豉與其他藥物合用時的互相作用作了詳細的介紹：黑豆性平，作豉則溫，故能升能散，得蔥則發汗，得鹽則能吐，得酒則治風，得薤則治痢，得蒜則止血，炒熟又能止汗。與蔥白同用，可用於風寒感冒初起，惡寒發熱、無汗、頭痛、鼻塞等症；與梔子同用，可用於外感熱病，邪熱內鬱胸中、心中懊憹、煩熱不眠等症。

豆豉由黑豆炮製而成。因此，與黑豆相剋的藥物與豆豉合用都會有相似的作用。例如：

1. 黑豆與蓖麻子的互相作用：《本草綱目》記載，服蓖麻子忌食炒豆，犯之脹滿。
2. 黑豆與厚朴：厚朴中含有鞣質，黑豆中含有豐富的蛋白質，兩者相遇，形成不易消化、吸收的鞣質蛋白。此外，兩者含有的有機成分甚為複雜，可能還會產生其他不良反應，可能導致黑豆營養成分降低，從而影響療效。
3. 豆豉在與西藥同用時，也要注意其有無不良反應，例如在應用左旋多巴西藥時，因其屬高蛋白食物，有可能影響腸道對左旋多巴的吸收，從而導致豆豉營養效用降低和藥物療效下降。

【禁忌及注意事項】

應該強調的是，豆豉畢竟源自黑豆、黃豆，粗纖維較多，食後可能會不易消化，容易引起腹脹，故不宜多食，特別是脾虛溼滯而致消化吸收不良者，更須注意，就食應有度。還要注意的是，糖尿病或有糖尿病風險者，最好在飯前30分鐘吃豆豉，每次吃0.3克即可。因為只有將豆豉的有效成分先送至小腸，才能起到減緩小腸吸收糖分的作用。

有關研究指出，甲狀腺功能減退者慎用或禁用豆豉食物，因它能抑制甲狀腺素的產生，食用容易加重病情。

與淡豆豉不同，鹹豆豉為加鹽之品，有些人覺得它很鹹，擔心高鹽食物對健康有負面影響。其實，鹹豆豉的鹽含量並不高，每天三頓，每頓0.3克，加起來一天還不到1克。這和每天鹽的安全攝入量6克相比，是沒有問題的。如果還擔心豆豉的鹽含量，可以選購乾豆豉。豆豉常分為乾豆豉和溼豆豉（即水豆豉），溼豆豉在發酵時，一般加較多的水或調味液及鹽，進行加鹽發酵，其鹽含量相對偏高些，在購買時可以自行選擇。

（周忠輝　王會仍）

櫻桃

《名醫別錄》

【生物特性及藥源】

櫻桃，又稱車釐子、鶯桃、櫻珠，薔薇科落葉喬木櫻桃 *Cerasus pseudocerasus*（Lindl.）G. Don 的果實。櫻桃是喜溫、喜溼、喜光、喜肥的果樹。樹皮灰白色。小枝葉灰褐色，嫩枝為綠色；葉片呈卵形或長圓狀卵形。上面暗綠色，近無毛，下面淡綠色；托葉早落，披針形，有羽裂腺齒。花序傘房狀或近傘形，有花3～6朵，先葉開放，花瓣卵圓形白色；核果近球形，無溝，成熟時鮮紅色。山東、安徽、江蘇、浙江是中國主要產地。

櫻桃的品種有紅燈、早紅、先鋒、大紫拉賓斯、早大果等，其植物的根、枝、葉、果核及新鮮果實加工後取得的櫻桃水都可入藥。

【功效概述】

本品味甘性溫，無毒，歸脾、肝經，具有補中益氣、祛風勝溼、解表透疹、健脾和胃的功效，適用於風溼腰腿疼痛、四肢不仁。本品的透疹之力較強，故亦可用於痲疹不透、凍瘡，外用可治蟲毒咬傷。可煎湯內服，外用可浸酒塗擦或搗爛外敷。

古代本草認為，本品有補虛、美容、滋潤皮膚的功效，民間還用以治汗斑。用時可將其擠汁，塗患處可美白消斑。民間的經驗表明，本品還可用於治療燒傷、燙傷，能起到收斂止痛、防止傷處起泡化膿的效果。

【典故及歷代名家點評】

櫻桃始載於《名醫別錄》。古時櫻桃也叫鶯桃，因黃鶯喜食又含食，故又名含桃，其體圓像珍珠，紅似寶石，光彩奪目，極受人們喜愛。《本草綱目》言其如瓔珠，瓔與櫻同音，故後人就稱之為櫻桃了。櫻桃先百果而熟，民諺素有「梅花開過年，櫻桃吃在前」之說。當其他水果還在開花之時，櫻桃就已上市，所以人們把櫻桃稱為「春果第一枝」。由於櫻桃體態嬌小玲瓏，形色有如朱唇，所以古人形容美女的嘴為「櫻桃小嘴」。《禮記》中云，仲夏之月，天子羞以含桃，先薦寢廟。其意是說，鮮櫻桃剛收獲時，連帝王都捨不得吃，先要用來祭祖敬神。據傳，中國栽培櫻桃的歷史已有3000多年，《本草衍義》記載櫻桃至熟時正紫色，皮裡間有細碎黃點，此最珍也。可見，紫桃是櫻桃中的佳品。歷代名家對此品有如下記載：

《名醫別錄》：「主調中，益脾氣，令人好顏色，美志。」

《滇南本草》：「治一切虛證，能大補元氣，滋潤皮膚；浸酒服之，治左癱右瘓，四肢不仁，風溼腰腿疼痛。」

《本經逢原》：「櫻桃屬火而發溼熱，舊有熱病及喘嗽者得之立發。」

《食療本草》：「多食有所損。令人好顏色，美志。此名櫻桃，俗名李桃，亦名奈桃者是也。甚補中益氣，主水穀痢，止洩精。」

《飲食須知》：「味甘澀，性熱。多食令人嘔吐，立發暗風，傷筋骨，敗血氣，助虛熱。」

《醫學入門》：「櫻桃甘溫百果先，益脾悅志顏色鮮，止痢澀精扶陽氣，多食發熱吐風涎。」

【藥用價值】

櫻桃的營養價值十分高。現代研究認為，本品所含的蛋白質、糖、磷、鐵、胡蘿蔔素及維生素C等都比蘋果要高得多，特別是鐵含量，位居水果前列。用於防治貧血，櫻桃當為首選，人們稱之「甘為舌上露，暖作腹中香」。

降血壓：最近，英國《每日郵報》報導的一項新研究發現，喝櫻桃汁降低血壓的作用堪比服用藥物。數據顯示，將60毫升櫻桃汁加水稀釋飲用後，3小時內血壓可降低7%。這一幅度相當於腦中風和心臟病危險分別降低38%和23%。本項新研究的分析結果指出，大多數心腦血管疾病都是由高血壓、高脂血症、肥胖症、吸菸、缺少鍛鍊以及糖尿病等風險因素導致的。血壓偏高是心血管疾病的頭號病因，而血壓的小幅度降低，就會對減少死亡率產生重大的積極影響。此項研究顯示，飲用櫻桃汁降低血壓的效果與服用降血壓藥相當。櫻桃汁能有效降低血壓的關鍵是其富含天然抗氧化劑酚酸。跟蹤調查發現，當患者血液中兒茶酚酸、香草酸這兩種酚酸達到峰值時，櫻桃汁降血壓效果最佳。此外，櫻桃還具有降低血糖的作用。

抗痛風：櫻桃有降尿酸、抗痛風的作用，國外的一項研究報導指出，食用櫻桃濃縮物可以降低急性痛風的發作率。另有文章指出，食用櫻桃後痛風的發生率可降低35%。除此之外，櫻桃對痛風發作者能起到消腫、減輕疼痛的作用。目前國外已從櫻桃中提取有效成分並製成藥劑，用於控制尿酸水平，預防痛風。

抗氧化、抗炎及鎮痛作用：櫻桃內所含有的花色素苷具有抗氧化能力，且其作用強度隨濃度的增加而增強，對輕自由基及超氧陰離子均有抑制作用，故櫻桃可用於抗衰老。此外，古人通過嘗試發現櫻桃對於預防和治療凍瘡有很好的效果，這也能說明其具有抗炎鎮痛的作用。動物實驗研究發現，高劑量花色素苷能減輕關節炎損傷，有助於控制由炎症引起的疼痛。

【食療保健】

預防視力下降：櫻桃中的維生素A含量比其他水果要高，是葡萄和蘋果的5～6倍。維生素A的缺乏是多種眼部疾病發生的原因之一，故常食用本品可有效保護視力。櫻桃還富含花青素，對視網膜黃斑及視紫質等有很強的抑制作用。

美容養顏：櫻桃具有一定的美容功效，中國古代文獻中有多處「令人好顏色」的記載。現代研究認為，櫻桃中含有豐富的蛋白質、糖、維生素、鐵等，將櫻桃汁塗擦面部可有美白的作用，直接食用亦有一定作用。

預防喉症：現代研究發現，食用櫻桃有助於控制和防止感染，因此對於由炎症引起的疼痛有不錯的療效，對防治喉症亦有一定作用。

【適宜人群】

1. 長期電腦工作者因眼睛過久地注視屏幕，視網膜上的感光物質被過多地消耗。維生素A補充不足將導致視力下降、眼痛、怕光等症狀，甚至誘發夜盲症。本品含有豐富的維生素A，能有效保護視力。此外，長期的電腦前工作會使身體關節與肌肉痠痛，而櫻桃含有豐富的花青素與維生素E，它們皆屬於有效的抗氧化劑。
2. 消化不良、食慾欠佳者。

3.缺鐵性貧血患者：櫻桃的含鐵量居水果之首，而鐵是血紅蛋白的原料，故櫻桃非常適合缺鐵性貧血患者。

【藥食的相互作用】

櫻桃散：將櫻桃葉與生薑入酒調研，調敷傷處，可治療蛇傷。

櫻桃羹：先將龍眼肉、枸杞子加水適量煎煮，煮至其充分膨脹後，放入適量櫻桃，煮成羹，加入調味料，每日食用一次，具有補氣養血的作用，適用於血虛導致的面色少華、頭暈心慌等。

櫻桃酒：將櫻桃與酒以1：4的比例混合後密閉放置，每3天攪拌一次，15～30天可完成製作。每日少量飲用櫻桃酒，可治腎虛腰膝痠軟、風溼痺痛等，但須警惕上火與貪酒。

【禁忌及注意事項】

1.多食可令人吐。

2.多食可出現暗風，頭旋眼黑、昏眩倦怠等症。

3.多食易致虛熱、咳嗽，小兒尤易。

4.櫻桃內的鐵含量較高，且它還含有一定量的氰苷，過多食用可能會引起鐵中毒或氰化物中毒。

5.櫻桃雖味道甜美，但因其性偏溫，多吃容易上火，故不能食用過多。

6.便祕者忌食，腎功能不全、少尿者慎食。

（楊德威）

杏仁

《神農本草經》

【生物特性及藥源】

杏仁又稱木落子、杏梅仁等，為薔薇科植物杏或山杏的成熟果實，其有兩種形態：①杏樹 *Armeniaca vulgaris* Lam. 為落葉小喬木，樹皮暗紅棕色，單葉互生。葉片圓卵形或寬卵形，花單生枝端，幾無梗，花瓣5片，白色或淺粉紅色。核果圓形，種子心狀，呈淺紅色。②山杏 *Armeniaca sibirica*（Linn.）Lam. 為灌木或小喬木，形態與杏樹相近，其葉較小，先端長漸尖。果較小，果肉較薄，核扁球形，邊緣薄而銳利，種子味苦。

這兩種植物的樹根、樹皮、樹枝、樹葉、花、果均可入作藥用，通常所用的杏仁即是其果實。杏仁可分為甜杏仁（南杏仁）與苦杏仁（北杏仁）。甜杏仁具有豐富的營養價值，常作為乾果食用，是食療佳品；苦杏仁常用來入藥，其食療價值與甜杏仁相同。本篇主要論述苦杏仁。

【功效概述】

苦杏仁味苦、性微溫，有小毒，歸肺、大腸經，具有止咳平喘、潤腸通便的作用，其性濁而沉降，潤利而下行，故適用於咳嗽氣喘、腸燥便祕、胸悶氣急、寒氣奔豚、喉痺、疥瘡等症，一般常用量為3～10

克，煎湯劑時宜後下，熬製成膏外敷可治療犬咬傷，研納女人陰戶，又治發癢蟲疽。

甜杏仁性味甘平，其功效與苦杏仁相近，但其滋潤之效更佳，更適合虛勞咳嗽者食用。

【典故及歷代名家點評】

本品的用藥歷史十分久遠。據傳，三國時期有一東吳名醫董奉，他精通醫道，妙手回春。晚年他居住於廬山腳下，為天下平民百姓免費診治，但有一個要求，病人痊癒後，需到其住處後方的山坡上栽種杏樹，小病一株，大病三五株，此樹名為「康樂樹」。董奉治病無數，故不到幾年工夫，杏樹遍及山野，鬱鬱蔥蔥，而樹上的杏仁則被他用來救濟百姓。據說現今廬山上的杏樹，即為當年董奉的遺惠。因此，我們稱讚醫德高尚之醫家為「杏林高手」，而中醫學院也有「杏林學院」之美稱。關於杏仁，歷代醫家對其記載如下：

《神農本草經》：「主咳逆上氣雷鳴，喉痺，下氣，產乳金瘡，寒心濟豚。」

《本草經集注》：「解錫、胡粉毒。」

《名醫別錄》：「(主)驚癇，心下煩熱，風氣去來，時行頭痛，解肌，消心下急，殺狗毒。」

《藥性論》：「治腹痺不通，發汗，主溫病。治心下急滿痛，除心腹煩悶，療肺氣咳嗽，上氣喘促。入天門冬煎，潤心肺。可和酪作湯，益潤聲氣。宿即動冷氣。」

《本草綱目》：「殺蟲，治諸瘡疥，消腫，去頭面諸風氣，皶皰。」

《本草便讀》：「凡仁皆降，故(杏仁)功專降氣，氣降則痰消嗽止。能潤大腸，故大腸氣閉者可用之。」

《本草新編》：「杏仁，味甘、苦，氣溫，可升可降，陰中陽也，有小毒。專入太陰肺經。乃利下之劑，除胸中氣逆喘促，止咳嗽，墜痰，潤大腸，氣閉便難，逐痺散結。」

【藥用價值】

世界上鮮少有癌症患者的國家叫斐濟，據調查，其癌症患者較少的主要原因是這個國家的人平時常食杏乾、杏仁。該國諸多的島嶼上長滿了杏樹，有些地方甚至將其作為糧食食用。杏仁主要有以下藥用價值。

止咳平喘：杏仁是中藥中止咳平喘的代表，古人認為杏仁潤利而下行，苦溫而散滯，故能止咳逆上氣，除喉痺。現代藥理研究認為，杏仁內含有苦杏仁苷，該成分在人體內可被分解為氫氰酸和苯甲醛，微量氫氰酸能鎮靜呼吸中樞而有鎮咳、平喘作用。

預防心血管疾病：現代醫學臨床調查顯示，本品有降血脂、預防動脈粥樣硬化和預防心臟病等作用。流行病學調查發現，95％的高血壓屬於原發性高血壓，杏仁可利用酶解技術產生血管收縮素轉換酶ACE抑制劑，後者能對高血壓患者起到降壓作用，且具有安全性高，效果溫和、專一、持久，無副作用等優點。

抗癌：許多藥理研究證明，杏仁具有防癌抗癌的作用，並且關於此方面的臨床研究正在推進中。實驗發現，杏仁可刺激胃酸分泌，消除毒性氧自由基，抑制癌細胞的轉移，故具有抗癌作用。另有多個歐美研究小組對帶瘤小鼠注射苦杏仁苷，發現89％的小鼠腫瘤完全消失了。本品的具體抗癌效果仍需要通過更多的臨床實驗來證明。

【食療保健】

杏仁富含蛋白質、脂肪、醣類、多種維生素及胡蘿蔔素等營養成分，還含有鎂、鐵、鈣、銅等多種元素。此外，甜杏仁中還含有水蘇糖、杏仁球蛋白等功能性成分。苦杏仁是一種富含胺基酸、利於人體胺基酸營養平衡並具有保健作用的天然乾果。本品作為食療之品具有以下功效：

消食化積，潤腸通便：杏仁的脂肪含量很高，平均每100克杏仁中含有44.5克脂肪。臨床表明脂肪油能夠有效增強腸內容物對黏膜的潤滑作用，實現潤腸通便的功效，具有一定的緩瀉作用。易水學派創始人張元素認為杏仁氣薄味厚，濁而沉墜降，有潤肺、消食積、散滯氣的作用。後世醫家一致認可杏仁有消食的作用，許多治療食滯氣悶脹滿的方子都以杏仁為主。

利氣機，化水溼：古人云，氣為水之母，氣行水則行。食用杏仁可行氣以利溼，氣化則溼亦化，無論是水飲所致水腫者，還是飲停胸中而致胸悶氣短者，食用本品均有一定的行氣化溼功效。

【適宜人群】

1. 外感風寒致咳嗽、氣喘者。
2. 咳嗽兼有大便祕結者。

【藥食的相互作用】

1. 杏仁與麻黃均入肺經，杏仁溫能解肌，苦能泄熱，佐麻黃可助發汗，逐傷寒表邪，此二者為經典藥對，故仲景麻黃湯中用之，具有發汗解表、宣肺平喘的功效，用於風寒表實證。
2. 杏仁10克，去皮尖，熬研，和米煮粥，至極熟即可。可治療氣喘浮腫、小便淋漓。
3. 麻黃、杏仁、甘草三味藥合用可為三拗湯，具有宣肺解表、止咳平喘的功效，適用於外感風寒、鼻塞流涕、咳嗽痰多、胸悶氣短等症。
4. 將杏仁與等量冰糖研碎混合，製成杏仁糖。早晚各服15克，10天為一療程，對於慢性支氣管炎有很好的治療效果，偶會出現頭暈、心悸等不良反應，1～2天可自然消失。

5.將南瓜、麵粉、糯米揉成麵團，製成南瓜餅，再在其上壓上杏仁，煎製即可。

【禁忌及注意事項】

1.過量食用可發生中毒，表現為頭暈、頭痛、心悸、噁心、嘔吐，嚴重時可出現驚厥、昏迷、紫紺等危急重症，如不及時搶救會因呼吸衰竭而死亡。本品所含的苦杏仁苷在體內的分解產物為氫氰酸，它有劇毒。過量氫氰酸可引發窒息，導致死亡。

2.大便溏瀉或陰虛咳嗽者慎用。

3.《本草分經》曰：「雙仁者殺人。」兩仁者毒性更強，禁內服。

（楊德威）

銀杏（白果）

《日用本草》

【生物特性及藥源】

銀杏 *Ginkgo biloba* L. 又稱白果、鴨腳樹，銀杏科銀杏屬落葉大喬木。樹皮灰褐色，不規則縱裂，粗糙。枝近輪生，斜上伸展；葉互生，有細長扇形葉柄，兩面淡綠色；毬花單生於短枝的葉腋；種子核果狀，具長梗，呈橢圓形、長圓狀倒卵形、卵圓形或近球形，成熟時為淡黃色或橙黃色。中國是銀杏樹的故鄉，目前產量居世界第一，主要種植於江蘇邳州、泰興以及山東郯城等地。

銀杏樹生長極慢，而壽命極長，因此它別名「公孫樹」，寓意「公種而孫得食」。銀杏為第四紀冰川運動遺留下來的最古老的裸子植物，故又被稱為植物界的「活化石」。因其葉呈扇形，前端略有淺裂，形似鴨掌，故又名「鴨腳」。其葉子（銀杏葉）、果仁（白果）均可入藥。

【功效概述】

白果味甘苦澀，性平，有小毒，歸肺、腎經，其色白屬金，故善入肺經，兼有斂肺氣、止咳逆及化痰的功效，適用於咳嗽痰多、咳喘氣逆等肺系疾病，且具有收澀止帶、縮尿的作用，故可用於帶下白濁、小便頻數、遺尿諸症。炒用可降低其毒性。臨床上常用劑量為6～10克。

古本言其花夜開，故不得見，性陰有小毒，可消毒殺蟲，外用搗敷可治無名腫毒、頭癬、疳瘡、陰部蝕癢等病。生白果搗爛後塗抹可治療酒渣鼻。

銀杏樹除果子可入藥外，其葉、根均可入藥。銀杏葉具有活血養心、斂肺澀腸的功效，可治胸痺心痛、咳喘咳痰、泄瀉痢疾、白帶。銀杏樹的根稱為白果根，亦可入藥，有益氣補虛之功，可治遺精、遺尿、夜尿頻多、白帶、石淋等病。

【典故及歷代名家點評】

在宋代，白果被列為貢品，歐陽修留有一詩：「鴨腳生江南，名實未相浮。絳囊因入貢，銀杏貴中州。」當時銀杏樹的珍貴程度可見一斑。中國記載銀杏食療的著作，首推元代飲食太醫忽思慧寫的《飲膳正要》。書中介紹了膳食內加入銀杏，對人體機能和不同疾病所產生的作用。後來，記載銀杏食療作用的著作相繼問世。銀杏常被作為藥膳使用。相傳，西天目寺僧曾用白果製羹，名為「佛手杏羹」，用來招待乾隆皇帝，以示最高禮儀。當地山民則將白果與肉同煮，稱之為「長生肉」；或與棗熬成羹，譽為「長生羹」。

清代溫病學家王士雄的《隨息居飲食譜》，詳細記載了銀杏與其他藥物、穀物搭配使用等內容。關於銀杏，主要有以下記載：

《本草綱目》：「銀杏，宋初始著名，而修本草者不收。近時方藥亦時用之。其氣薄味濃，性澀而收，色白屬金，故能入肺經，益肺氣，定喘嗽，縮小便。」

《醫學入門》：「清肺胃濁氣，化痰定喘，止咳。」

《本草蒙筌》：「白果一名銀杏，俗呼鴨腳……多食則動風作痰。食滿一千，令人少死。陰毒之果，不可不防。古方取其所能，僅治白濁獲效。小兒勿食，極易發驚。」

《本經逢原》：「銀杏，定喘方用之。生嚼止白濁，降痰，消毒殺蟲，塗鼻面手足，去皻皰黯。生搗能浣油膩，同水搗漿衣，殺蟲蝨，去痰滌垢之功，可例推矣。」

《本草再新》：「補氣養心，益腎滋陰，止咳除煩，生肌長肉，排膿拔毒，消瘡疥疽瘤。」

《本草便讀》：「上斂肺金除咳逆……下行溼濁化痰涎。」

【藥用價值】

國內外關於銀杏的研究報導頗多。人體代謝的過程中，會不斷產生高度活性的自由基，隨著年齡增長，自由基的動態平衡會被破壞，從而導致疾病和衰老的發生。研究已證明，銀杏葉提取物具有與超氧化物歧化酶類似的作用，能夠清除氧自由基。銀杏的藥理作用目前主要集中在以下幾個方面：

治療哮喘：用銀杏治療哮喘在中國已有比較久遠的歷史，早在《本草綱目》中便記載其有斂肺氣、平咳喘的功效，其藥用機理與抑制哮喘相關炎症介質及調節免疫功能有關。

防治心血管疾病：銀杏葉對於心血管疾病的治療效果已經得到了一致的認可，其提取物目前已被廣泛應用於心肌缺血再灌注損傷的治療，其作用可能與減少自由基、增加心肌細胞的抗氧化能力、抑制炎症細胞因子、促進抗炎因子的表達有關。此外，銀杏對動脈粥樣硬化亦有較好的作用。大量研究發現，銀杏提取物具有保護動脈血管、抗炎、抑制血小板活化或聚集等多種作用，故能有效防治動脈粥樣硬化。

防治腦血管疾病：對於與自由基有關的疾病如阿茲海默症、衰老等，銀杏葉也可起到一定的作用。德國一項研究顯示，銀杏葉提取物可改善血管性痴呆患者的注意力和記憶能力。各項臨床研究證明，銀杏提取物EGb 761是一個潛在的認知增強劑。有動物實驗報告指出，通過每天胃腸灌注銀杏葉提取物可改善小鼠的帕金森氏症症狀，故其在防治帕金森氏症方面可能具有不錯的研究前景。

抗癌：銀杏製劑已被應用於多種癌症的輔助治療當中，其作用機制主要與抗氧化、抗凋亡、增強免疫作用、抑制癌細胞分裂及調節相關基因有關。目前臨床已有將銀杏葉提取物與索拉菲尼合用治療癌症的方案。銀杏葉提取物亦可增強胃癌化學藥物的化療敏感性，證據顯示銀杏葉提取物對肝癌組織學特徵有顯著改善作用，並能抑制胰腺癌細胞的增殖，誘導其凋亡。此外，銀杏外種皮提取物也具有抗腫瘤和增強免疫力的作用。

祛痘：白果外用有治療粉刺（痤瘡，俗稱青春痘）的作用。用法是：每晚睡前用溫水將臉上患部洗淨（不可用肥皂或香皂洗臉），然後將去掉外殼的新鮮白果種仁，用刀切成平面，頻搓患部，邊搓邊削去用過的部分，每次用2～3粒種仁即可。用藥的第二天早上洗臉後仍可照常化妝。一般用藥7～14次。無新鮮白果時，可以用乾白果15粒代替，壓碎，在70％的酒精裡浸泡一週，過濾後取其藥液外擦患處，每天2～3次。

抗炎殺菌：銀杏樹對多種類型的病菌均有不同程度的抑制作用，其果肉的抗菌力較果皮更強。白果富含的銀杏酸對痤瘡丙酸桿菌有較強的抑制及殺滅作用；白果內酯是天然的血小板活性因子拮抗劑，對皮膚炎症反應具有明顯的抑制效果，可促進受損肌膚的癒合。

除此之外，銀杏在治療酒精性肝炎、鎮痛、治療糖尿病方面亦有一定的作用，其未來在醫學方面的價值將會不斷被挖掘。

【食療保健】

白果是營養豐富的高級滋補品，含有粗蛋白、粗脂肪、還原糖、核蛋白、無機鹽、粗纖維、多種維生素以及鐵、銅、鋅、鈣、鎂等。現代藥理研究顯示，白果具有較強的抑菌殺菌、降低膽固醇、降低脂質過氧化水平、祛斑潤膚、增強血管滲透性等作用。其作為食療之品主要有以下功效：

治療咳喘：本品味澀，故收斂作用較強，具有斂肺止咳藥的功效，對於咳嗽、氣喘、痰多等症，其效甚佳。

止婦女帶下：本品性味溫澀，同時具有除溼與收斂兩個作用，可止婦女帶下。

美容養顏：本品具有抗過敏作用，其作用與地塞米松類似，動物實驗證明銀杏外種皮具有抑制大鼠被動性皮膚過敏的作用。

【適宜人群】

1.患慢性支氣管炎、肺氣腫及肺心病的老年患者。

2.小便頻數、遺尿者。

3.尤其適用於因腎虛溼滯導致帶下白濁的女性。

4.患有痤瘡者可外用。

【藥食的相互作用】

1.將白果去殼，洗淨後與稻米同煮，熟後可食用，每日一次，具有清熱生津止渴的功效，同時具有排毒養顏的功效，故青春痘、痤瘡患者食用尤為適宜。

2.原料主要有雞肉、白果、蛋清等，其餘調味料可依個人口味選擇，炒熟後食用即可。此道食療菜品適合體虛溼重導致的久咳、氣喘、尿頻等，故對肺氣腫、老年人慢性支氣管炎患者具有較好的保健作用，對於脾腎虧虛導致的婦女白濁帶下、白帶量多亦有不錯的療效。

3.取白果5克、半夏3克、蘇子3克、桑白皮2克、杏仁2克，放入400毫升水中，煮沸後沖泡花茶飲用。該茶宣肺祛痰止咳，可作日常保健茶飲用。

4.取500克排骨與30克白果，加入適量水及配料同燉。此道食療菜品常用於化痰止咳。

5.準備牛肉、少量白果、豌豆、番茄。先將牛肉切碎，加佐料調製，再將白果去殼、煮熟，然後一起入水，煮至牛肉爛，再加入豌豆、番茄稍燉即可。該湯為秋季養肺食補之佳品，可益肺氣、止咳喘。

【禁忌及注意事項】

1.生用或過量食用有毒：白果含有少量氰化物，不可長期、大量生食，以免中毒。對於成年人來說，一般1次不超過10粒，老少須減量。白果中毒現象通常出現在食用後1～12小時內，症狀表現為發熱、嘔吐、腹痛、腹瀉，嚴重者可出現驚厥、呼吸困難等，可因呼吸衰竭而死亡，少數人可出現感覺障礙、下肢癱瘓，故白果無論是藥用或食用均不可過量。此外，白果的外種皮能刺激皮膚引起接觸性皮炎、發皰，部分人會出現過敏性皮炎，須搶救治療。急救時應洗胃或洗腸，並靜脈補液以稀釋毒物濃度，可服用蛋清或活性炭，同時對症處理。

2.銀杏葉同樣具有一定毒性，食用量過大或食用時間較長均會危害人體健康，喜歡用銀杏葉片泡水喝的朋友應注意用量。

3.白果熟食的方法很多，入菜時可採用多種烹調方法，如炒、蒸、煨、燉、燜、燒、熘、燴等。如果是新鮮的白果，需要先洗去外殼，剝出來的白果仁外面會蒙著一層淡褐色薄膜，只要將白果仁放在開水中泡3～5分鐘，就能將那層薄膜除盡。燒雞、燉肉、煲湯時都可以放幾粒白果，不僅能讓菜餚更美味，消除吃肉時的油膩感，還能避免生食白果引發的中毒現象。

（楊德威）

橘皮

《神農本草經》

【生物特性及藥源】

橘皮，又叫陳皮、廣陳皮、新會皮，為芸香科常綠小喬木橘 *Citrus reticulata* Blanco 等多種橘類的成熟果實之果皮。橘皮分為陳皮和廣陳皮：①陳皮：常剝成數瓣，基部相連，有的呈不規則的片狀，厚1～4公釐。外表面橙棕色，有細皺紋及凹下的點狀油室。內表面淺黃白色，粗糙，附黃棕色筋絡狀維管束。質稍硬而脆。氣香，味辛、苦。②廣陳皮：常3瓣相連，形狀整齊，厚度均勻，約1公釐。點狀油室較大，對光照視，透明清晰。質較柔軟。以廣東新會的廣陳皮最為道地，主要來源於橘的變種茶枝柑和四會柑的乾燥成熟果皮。

橘屬常綠小喬木或灌木，栽培於丘陵、低山地帶，江河湖泊沿岸或平原。中國主產於廣東、福建、四川、浙江、江西、湖南等省區。10～12月果實成熟時，摘下果實，剝取果皮，陰乾或通風乾燥。

【功效概述】

橘皮，藥用以愈久愈陳的陳皮為佳，而百年陳皮更是有著「一兩陳皮一兩金」的美譽。其味辛、苦，性溫，入脾、肺經，具有理氣健脾、燥溼化痰之功，常用於治療脘腹脹滿、食少吐瀉、咳嗽痰多、噯氣、呃逆等症。

明代李時珍的《本草綱目》記述道：「橘皮，苦能泄、能燥，辛能散，溫能和。其治百病，總是取其理氣燥溼之功。同補藥則補，同瀉藥則瀉，同升藥則升，同降藥則降。脾乃元氣之母，肺乃攝氣之籥，故橘皮為二經氣分之藥，但隨所配而補瀉升降也。」因此，橘皮雖應用廣泛，但須注重辨證，用之正確，則見效立顯。

青皮：未成熟的橘皮，稱為青皮。其味辛、苦，性溫，具有疏肝解鬱、散結消痰等功效，常用於治療胸脅脹滿、胃脘痞滿、疝氣、食積、乳房脹痛、症瘕等症，病情較重時，常與陳皮並用。近年來，曾用青皮製成針劑，靜脈給藥有抗休克的作用。

橘絡：為橘皮內層和橘肉之間的網狀筋絡，中藥名叫橘瓤（橘絡），味甘苦，性平，入肝、肺經，具有理氣通絡、順氣活血、化痰止咳等功效，常用於治療痰滯肺絡、胸脅脹滿、咳嗽咳痰等症。《本草崇原》中記載：「橘瓤上筋膜，治口渴吐酒，煎湯飲甚效，以其能行胸中之飲，而行於皮膚也。」可見，橘絡具有解酒的作用。此外，現代研究還顯示，橘絡有抑癌作用。

橘葉：即橘的葉子，其味辛、苦，性平，歸肝經，具有疏肝理氣、消腫散結的功效，可用於治療胸脅脹痛、乳癰、乳房結節及症瘕等症。《本草經疏》記載：「橘葉，古今方書不載，能散陽明、厥陰經滯氣，婦人妒乳、內外吹、乳岩、乳癰，用之皆效。」《本草匯言》則指出：「橘葉，疏肝、散逆氣、定脅痛之藥也……或搗汁飲，或取渣敷貼，無不應手獲效。」可見，橘葉內外均可使用。

橘核：即橘成熟的果仁，也稱橘核。其味苦，性平，無毒，歸肝經，具有理氣、散結、止痛的功效，可用於治療胃脘不適、咳嗽、咳而胸脅疼痛、腰痛、睾丸腫痛等症。《日華子本草》記載：「治腰痛，膀胱氣，腎疼。炒去殼，酒服良。」

橘白：味辛、苦，性溫，歸脾、肺經。其功效與陳皮相似，而燥散之性甚微，作用較為薄弱，長於和中化溼。如用於健脾和中宜選陳皮，用於理肺化痰宜選橘紅，和中化溼而無燥散之弊則宜選橘白。

【典故及歷代名家點評】

《醫學啟源》：「能益氣，加青皮減半，去滯氣，推陳致新。若補脾胃，不去白，若理胸中滯氣，去白。」

《本草正》：「陳皮，氣實痰滯必用。」

《本草匯言》：「味辛善散，故能開氣；味苦善泄，故能行痰；其氣溫平，善於通達，故能止嘔、止咳，健胃和脾者也。東垣曰：夫人以脾胃為主，而治病以調氣為先，如欲調氣健脾者，橘皮之功居其首焉。」

【藥用價值】

陳皮具有理氣降逆、調中開胃、燥溼化痰的功效，常用於脾胃氣滯溼阻、胸膈痞悶、脘腹脹痛、不思飲食、嘔吐穢逆、二便不利、肺氣阻滯、咳嗽痰多、乳房腫痛等症的防治。中醫常說「百年陳皮，千年人參」，足以說明陳皮有著非常高的藥用價值。近幾年的現代藥理研究表明，陳皮有下述藥用價值：

對消化系統的影響：陳皮所含的揮發油對胃腸道有溫和的刺激作用，能促進消化液的分泌、清除腸道內積氣、加強胃腸蠕動功能、促進消化吸收。

對心血管系統的影響：陳皮煎劑及醇提取物能興奮心肌，但有量效關係，劑量過大時反而會出現抑制作用。另外，陳皮還可使血管輕度收縮而迅速升高血壓，而陳皮中的果膠對高脂飲食所致的動脈硬化也有一定的預防作用。

對呼吸系統的影響：陳皮所含的揮發油有刺激性被動祛痰作用，可促進痰液的排出，並有支氣管擴張作用，其醇提取物的平喘效果較高。

對泌尿系統的影響：陳皮煎劑能使腎血管收縮，尿量減少。

抗炎抗菌作用：陳皮煎劑具有一定的抗炎抗菌作用。

【食療保健】

陳皮除了藥用外，也是生活中常見的食物和調料，曾經熱播的《舌尖上的中國》就介紹過陳皮在美食中的作用。陳皮味醇香，略甜，帶辛微辣，烹飪時加入陳皮可以起到除異味、增香、提鮮的效果。陳皮與肉類同烹還可消脂除膩。陳皮有下述五大方面的食療保健作用：

開胃排毒、美容養顏：橘皮中含有大量有利於食療保健的維生素C及香精油，將橘皮曬乾後和茶一起泡飲，不僅能起到提神通氣的作用，而且還能令茶味更加清香，有助於和胃醒脾，促進消化、排毒養顏的效果。

治燙傷、除瘢痕：陳皮用水泡後在燙傷部位進行輕輕擦拭能預防燙傷後瘢痕的形成，對已經形成的瘢痕也有很強的修復作用。

祛痰止咳、降氣平喘：陳皮所含的揮發油對支氣管有一定的刺激性，能輕度擴張支氣管平滑肌，具有祛痰、止咳、平喘的功效。

降脂減肥、預防血栓形成：陳皮中含有豐富的果膠，食用後這種成分會在胃內大量吸水而膨脹，同時會吸收脂肪，減少進入血液的脂肪，不但能減肥，而且還能預防血栓形成。

治尿頻、防遺尿：陳皮水煎劑對血管和腎小管有收斂固澀作用，能減少尿液的排出，加強腎小管重吸收的能力。因此，陳皮煎用或泡飲，對治療尿頻、尿急、小便失控者，特別是無明顯尿路感染的老年人或遺尿症兒童都有一定的輔助療效。

【適宜人群】

陳皮代茶飲用，適合脾胃氣滯引起的脘腹脹滿、消化不良、食慾不振、咳嗽多痰、脂肪肝、冠心病、乳腺增生或結節等症患者使用。

【藥食的相互作用】

1. 陳皮與蒼朮、厚朴、甘草配伍，三藥合用，可加強健脾養胃、理氣化溼和促進食慾的作用。
2. 陳皮與薑半夏、茯苓、甘草配伍，三藥合用，可增強健脾燥溼、理氣化痰的效果。
3. 陳皮與枳殼配伍，兩藥同用，有益於理氣化痰、寬胸消脹。
4. 陳皮與白朮、白芍配伍，可輔助白朮，增強其補氣健脾之力，又調理氣機，白芍則於土中瀉木，共同調和肝脾。
5. 陳皮與黨參、白朮配伍，可助參術益氣健脾，又能行氣，補中有行，使補而不滯。

【禁忌及注意事項】

陳皮因能耗氣，無氣滯、痰溼者不宜食用；氣虛、陰虛火旺及吐血等血證患者慎用或禁用。需注意的是，用於泡茶飲，千萬別用鮮橘皮替代陳皮，古來醫家一直強調愈陳愈好，因為鮮橘皮不僅藥效不及陳皮，而且其表面有可能殘留農藥和保鮮劑，用之不當，反受其害。

（周忠輝　王會仍）

胡荽

《食療本草》

【生物特性及藥源】

胡妥，又名香菜、香荽，為傘形科一年生草本植物芫荽 *Coriandrum sativum* Linn. 的帶根全草，是人們熟悉的提味蔬菜。其狀似芹，葉比芹小且嫩，莖纖細，味郁香，是湯、飲中的佐料，多用於做涼拌菜佐料，或用於湯料、麵類菜中的提味料。芫荽能耐-1～2℃的低溫，適宜生長溫度為17～20℃，超過20℃生長緩慢，30℃則停止生長，對土壤要求不嚴，但結構好、保肥保水性能強及有機含量高的土壤有利其生長。芫荽有大葉品種和小葉品種，大者植株高，葉片大，香味淡，產量高；小者植株較矮，葉片小，香味濃，耐寒，適應性強，但產量較低。原產於歐洲地中海地區，中國西漢時由張騫從西域帶回，現中國東北、河北、山東、安徽、江蘇、浙江、江西、湖南、廣東、廣西、陝西、四川、貴州、雲南、西藏等地均有栽培。

【功效概述】

胡荽，性溫，味辛，入肺、胃經，具有發汗透疹、消食下氣、醒脾和中之功效，主治麻疹初期透出不暢、食物積滯、胃口不佳、脫肛等病症。其辛香升散，能促進胃腸蠕動，有助於開胃健脾，調和中焦；其特殊香味能刺激汗腺分泌，促使機體發汗、透疹。全草適用於麻疹不透，感冒無汗；果則用於消化不良，食慾不振。用量3～9克。

胡荽相傳由漢代張騫從西域帶來。唐代醫家陳藏器曰：「石勒諱胡，故並汾人呼胡荽為香荽。」南北朝後趙時，趙皇帝石勒認為自己是胡人，因胡荽聽起來不順耳，下令改名為原荽，後來又演變為芫荽。由於其嫩莖和鮮葉有特殊香味，故又改名香荽。李時珍曰：「胡荽，辛溫香竄，內通心脾，外達四肢，能辟一切不正之氣。故痘瘡出不爽快者，能發之。諸瘡皆屬心火，營血內攝於脾，心脾之氣，得芳香則運行，得臭惡則壅滯故爾。」胡荽以鮮嫩香氣濃厚者為佳，其營養價值較高，因葉嫩，多生吃，也可炒熟食用。餐桌上多作為涼拌菜用，以香開口味，特別是吃雞、豬、牛、羊、魚等肉類食物時，配食胡荽可除羶、腥、臊、臭之味，使肉類更加鮮美爽口。

【典故及歷代名家點評】

據民間傳說，商紂王朝政敗壞，民不聊生，周文王起義討伐。在與商紂王對陣時，趙公明助商紂，命喪疆場。趙公明的三個妹妹雲霄、瓊霄、碧霄為報兄仇，與姜子牙激戰。楊戟放出哮天犬，一口就把碧霄的褲襠給扯破了，碧霄害怕露出羞處，為遮羞用手捂著蹲了下來，雲霄、瓊霄急忙趕了過來，撿起一塊石頭，對準哮天犬的後腦勺丟去，哮天犬瞬間腦漿迸裂。碧霄因褲襠被扯爛而露羞，恨死了哮天犬，扒其皮，吃其肉，喝其湯，還不解恨，乃把其皮就地挖坑埋了。誰知道哮天犬也是得道仙犬，其毛長成一種香草，後人將之稱為香菜而留世間。

歷代醫書對胡荽的藥食兩用作用也有不少記載，現略舉一二：

《嘉祐本草》：「可拔四肢熱，止頭痛，療痧疹。」

《羅氏會約醫鏡》：「辟一切不正之氣，散風寒、發熱頭痛，消穀食停滯，順二便，去目翳，善發痘疹。」

【藥用價值】

胡荽味辛性溫，香竄散寒，多做提味開胃食用。一般來說，其藥用價值如下：

和胃調中：本品具有促進胃腸蠕動、開胃醒脾的功效。

防治感冒及麻疹：本品具有解表發汗、透疹退熱的功效，可用於感冒、流行性感冒及麻疹的防治。

【食療保健】

胡荽是人類歷史上應用最早的芳香蔬菜之一，其嫩莖和鮮葉有特殊香味，常用於菜餚的點綴、提味，是人們喜歡食用的佳蔬之一。胡荽中含有許多揮發油，其特殊香味就是由揮發油散發出來的。它能祛除肉類的腥羶味，因此在一些菜餚中用本品，即能起到祛腥羶味、增添味道的獨特功能。其營養豐富，含有維生素C、胡蘿蔔素、維生素B_1、維生素B_2等成分，還含有鈣、鐵、磷、鎂等物質，其揮發油含有甘露醇、正葵醛、壬醛和芳樟醇等成分，可開胃醒脾。此外，香菜還含有蘋果酸鉀，其維生素C含量比普通蔬菜高得多，一般來說，每天食用7～10克香菜葉就可滿足人體對維生素C的需求量；香菜中胡蘿蔔素含量比番茄、菜豆、黃瓜等高出10倍多。

胡荽具有利尿、益腎、解毒作用。對於誤食毒蕈引起的中毒、毒蜂蜇傷、毒蟲咬傷、鉛中毒等，服食胡荽汁可助排毒，減輕中毒症狀。這是因為胡荽根中的皂素能保護血管內皮細胞，防止細胞老化，還能擴張血管，促進血液循環，加強機體排毒作用。

【適宜人群】

本品適宜於小兒麻疹及風疹透發不暢或透而復沒時、流行性感冒傳染期間和已患流感的人食用，具有較好的防治效果；也適宜於食慾不振、胃滯腹脹者食用。

【藥食的相互作用】

一般而言，本品可與多種藥食兩用食物配合使用以增強食療效果。

1.與白朮、牡丹皮同用：本品由於味辛能散，氣虛感冒患者食用易耗氣傷陰，或會加重病情，但與白朮、丹皮配合，則可解其溫燥、耗氣、傷陰之弊，以達到祛風散寒而不傷正的功效。

2.與生薑、陳皮同用：脾胃虛寒者適度吃點胡荽能起到溫胃散寒、助消化、緩解胃痛的功效。與消食理氣的陳皮、溫胃祛寒的生薑配伍，能增強消化、吸收和解痙止痛的作用。

【禁忌及注意事項】

1.凡有氣虛、麻疹已透、皮膚瘙癢者慎用或忌用。

2.凡屬熱毒熾盛而非風寒所致的感冒者不宜服用。

3.癌症、慢性皮膚病、眼疾、體質虛弱、胃及十二指腸潰瘍等疾病患者忌食。

4.失智、健忘、記憶力不集中者慎用或不可多食。

（徐儷穎　王會仍）

芡實

《神農本草經》

【生物特性及藥源】

芡實，又叫雞頭子、雞頭苞、雞頭蓮、芡實米、南芡實、北芡實、蘇芡實等，為睡蓮科一年生水生草本植物芡 *Euryale ferox* Salisb. 的成熟種仁。本品呈類球形，多為破粒，完整者直徑5～8公分。表面有紅棕色內種皮，一端黃白色，約占全體三分之一，有凹點狀的種臍痕，除去內種皮後顯白色。質較硬，斷面白色，粉性。氣微，味淡。

本品8～9月採收，搗碎生用或炒用。芡實被譽為「水中人參」，並有南北之分。南芡實主產於湖南、廣東、皖南以及蘇南一帶；北芡實又稱池芡，主產於山東、皖北及蘇北一帶，質地略次於南芡實。

【功效概述】

本品味甘、澀，性平，入脾、腎經。其味甘，善於補益，味澀固斂，既能健脾以止瀉，又能補腎益精以固下元，對脾虛失運、久瀉不止、夢遺滑精、白濁帶下、尿頻失禁等病症均可選用。

一般來說，芡實的功效與蓮子相似，都能健脾止瀉、補腎固下。但芡實偏於益腎固精，多用於治療澀精，止帶下、遺尿；蓮子則偏於健脾止瀉、寧心安神，多用於治療腹瀉、失眠、心悸等病症。

【典故及歷代名家點評】

芡實始載於《神農本草經》，被列為上品，是傳統藥食兩用的中藥材和珍貴的天然補品。歷代名家對其點評頗多。

《神農本草經》：「主溼痺腰脊膝痛，補中除暴疾，益精氣，強志，令耳目聰明。」

《本草綱目》：「止渴益腎，治小便不禁、遺精、白油、帶下。」

《本草從新》：「補脾固腎，助氣澀精。治夢遺滑精，解暑熱酒毒，療帶濁泄瀉、小便不禁。」

《本草求真》：「功與山藥相似，然山藥之陰，本有過於芡實，而芡實之澀，更有甚於山藥，且山藥兼補肺陰，而芡實則止於脾腎，而不及於肺。」

《日華子本草》：「開胃助氣。」

宋代文學家蘇東坡，一生坎坷，顛沛流離，雖常常處於逆境，但至老仍身體強健，面色紅潤，才思敏捷，詩詞豪放，氣勢磅礴。同時，他也是一位注意養生的大文學家。據其自述，他的健康得益於飲食調養和善於怡情養性。飲食方面，遵循《黃帝內經》「謹和五味」的飲食方式。他有一個特殊的飲食愛好就是喜吃芡實，數十年每天堅持慢慢地嚼咽10～20顆芡實。他認為芡實具有健脾開胃、滋養腸胃和健腦益智的作用，並可有效地防治咽炎。此外，通過咀嚼慢咽芡實，又可防止雙頰肌肉鬆弛、減少臉部皺紋，起到美容養顏的作用。這種科學的藥養方式，是非常值得人們借鑑的。

【藥用價值】

補中益氣：芡實為滋養強壯性食物，其功效與蓮子相似，但其收斂固精作用比蓮子強，適用於慢性泄瀉、夢遺滑精、婦女腰痠帶多等病症。

防癌抗癌：芡實能加強小腸吸收功能，提高尿木糖排泄率，增加血清胡蘿蔔素水平。已有研究證明，胡蘿蔔素可降低肺癌、胃癌等癌症的發病率。

防止衰老：芡實含有豐富的醣類，約占75％，脂肪只有0.2％，極易被人體吸收。此外，它還富含有益於健康的營養素，如蛋白質、維生素B_1、維生素B_2、維生素C、胡蘿蔔素、鈣、磷、鐵及膳食纖維等，對營養不足和未老先衰者有良好的防治效果，用之製成的「八仙糕」有延長壽命的作用。

【食療保健】

歷代醫家將芡實作為永保青春活力、益壽延年、延緩衰老的食療保健佳品，適用於體弱多病、未老先衰、慢性腸炎、大腸激躁症、男子性功能減退、遺精早洩、老年尿頻、少年遺尿、婦女帶下等症患者以及癌症高風險人群。而且本品具有補而不峻、防燥不膩的特點，是秋季進食的首選。

芡實吃法多樣，可以泡茶飲、煮食、蒸熟、熬粥等。元代著名的養生學家忽思慧在其《飲膳正要》一書中就記載了芡實的食療方，如雞頭粉雀舌餃子、雞頭粉血羹、雞頭粉餛飩、雞頭粥及雞頭粉羹等。而雞頭即芡實的別名，可見其食用價值早已被認識。古人指出芡實分生用和炒用兩種方法：生者以補腎為主，炒者以健脾開胃為主。但要強調的是，其實不論生用、炒用，都不推薦過多食用，否則難以消化。因此，古代醫家、養生學家又告誡人們：「生食過多，動風冷氣；熟食過多，不益脾胃，且難消化；小兒多食，令不長。」

食用芡實，最宜咀嚼慢咽，不可猛食暴餐。關於這個觀點，正如《本草綱目》記載：「案孫升《談圃》云，芡本不益人，而俗謂之水流黃何也？蓋人之食芡，必咀之，終日囁囁，而芡味甘平，腴而不膩，食之者能使華液流通，轉相灌溉，其功勝於乳石也。」

【適宜人群】

一般人群均可食用，尤其是年老體弱、食慾不振者。中醫認為脾虛腎虧、運化失調、小便不禁、遺精、遺尿者，都適宜食用本品。

【藥食的相互作用】

芡實與很多藥食兩用中藥都能配合使用，達到食療效果。

1.與蓮子配伍。兩藥合用，為健脾益腎佳品。自古以來就是永保青春活力、防止未老先衰的好搭檔。

2.芡實與金櫻子、菟絲子配伍。三藥組合，能增強補腎固精，止遺精、遺尿及婦女帶下、月經不調的效果。

3.芡實與瘦肉同燉。對解除神經痛、頭痛、關節痛及腰腿痛等都有良好的療效。

【禁忌及注意事項】

芡實有較強的收斂固澀的作用，食滯不化者慎服；大小便不利者禁用。凡便祕、尿赤及婦女新產後均不宜食用；芡實雖富有營養，但嬰兒也不宜食用；此外，外感前後、氣鬱痞脹等症者均應禁用。本品須煮爛熟，慢慢嚼吃，才能更好地發揮食補作用。應注意的是，本品不宜過多食用，一般來說，每日服食用量為10～20克。

（周忠輝　王會仍）

第三章

寒涼類

蘆根

《名醫別錄》

【生物特性及藥源】

蘆根，別稱蘆茅根、葦根、蘆頭、蘆柴根等，為禾本科多年生單子葉植物蘆葦 *Phragmites communis* Trin. 的新鮮或乾燥根莖。全年均可採挖，除去芽、鬚根及膜狀葉鮮用（可在採挖後埋於溼沙中或冷藏備用），或切後曬乾用。

本品以條粗、色黃白、有光澤、無鬚根、質嫩者為佳。鮮蘆根呈長圓柱形，有的略扁，長短不一，直徑1～2公分；表面黃白色，有光澤，外皮疏鬆可剝離，節呈環狀，有殘根和芽痕；體輕，質韌，不易折斷，切斷面黃白色，中空，壁厚1～2公釐，有小孔排列成環；氣微，味甘。乾蘆根呈壓扁的長圓柱形。表面有光澤，黃白色，節處較硬，顯紅黃色，節間有縱皺紋。蘆葦屬植物不超過10種，分布於溫帶和熱帶地區，中國有2種及1種變種，分布很廣。蘆葦在中國大部分地區均有分布，喜生於水邊，主要產於江蘇、浙江、安徽、湖北等地，其中以華東地區產量最大，供應全國並有少量出口。

蘆根因其特有的化學成分和藥理作用，不但可藥用，也可作為食材，甚至可製成清熱解暑保健飲品等食用。中國適宜種植蘆根的地域廣闊，故蘆根有一定的開發價值。

【功效概述】

蘆葦，古名蒹葭，蘆葦的根莖，即為蘆根。明清以後，中醫以蘆根入藥，但主要使用的是鮮蘆根，而後又推廣出切後曬乾用的方式。在歷代醫書的記述中，蘆根，性甘，味寒，歸肺、胃經，具有清熱瀉火、生津止渴、除煩、止嘔、利尿的作用，常用於治療熱病煩渴、肺熱咳嗽，肺癰吐膿、胃熱嘔噦、熱淋澀痛等症。蘆葦全株均具有藥用價值。除了蘆根有上述功效外，蘆花性味甘、寒，入肺、脾經，具有止血解毒之功效，用於治療鼻衄、血崩、上吐下瀉等症。蘆葉，春、夏、秋、冬季均可採收，其中一種蘆葉較薄且寬，可用來包裹粽子，俗稱粽葉。蘆葉性味甘、寒、無毒，主治上吐下瀉、吐血、衄血、肺癰、發背、霍亂嘔逆等。葦莖為蘆葦的嫩莖，與蘆根出自同一種植物，其功效相近。但蘆根長於生津止渴，葦莖長於清透肺熱，略有側重。藥市中多無葦莖供應，可以蘆根代之。

【典故及歷代名家點評】

蘆根始載於《名醫別錄》，列為下品。《本草再新》記載：「味甘苦，性微寒，無毒。」蘆根煎湯服用在民間有悠久的歷史。唐代孫思邈就曾提出蘆根汁多飲良，同時創制保健方——麥門冬蘆根湯。該方對夏令汗多、頭暈、咽乾、煩悶、便祕都有良好的防治作用。方中僅蘆根和麥門冬兩味藥，蘆根清熱生津，對咽喉炎、口腔炎及牙周炎等有良效；麥門冬養陰潤肺、化痰止咳，可治陰虛肺燥、乾咳少痰及咽喉不利，並能護養胃陰，生津潤腸。《溫病條辨》中的五汁飲採用鮮蘆根汁、梨汁、荸薺汁、麥門冬汁、藕汁（或用蔗漿）和勻涼服，主治太陰溫病，吐白沫黏滯不快者。

蘆根更是一味退熱良藥。相傳江南有個山區，山區裡有個開生藥鋪的老板。由於方圓百里之內只有他這麼一家藥鋪，所以這個藥鋪老闆也就成了當地的一霸。不管誰生了病都得吃他的藥，他要多少錢就得給多少錢。有家窮人的孩子高熱，病很重。窮人到藥鋪一問，藥鋪老闆說退熱得吃羚羊角，五分羚羊角就要十兩銀子。窮人說：「求你少要點兒錢吧，這麼貴的藥我們窮人吃不起呀！」藥鋪老闆說：「吃不起就別吃，我還不想賣呢。」窮人沒法，只能回家守著孩子痛哭。這時，門外來了個叫化子，聽說這家孩子高熱，便說：「退熱不一定非吃羚羊角不可，有一種藥不花一個錢。」「什麼藥？」「你到塘邊挖些蘆根回來吃。」窮人急忙到水塘邊上，挖了一些鮮蘆根。他回家煎好給孩子灌下去，孩子果然退熱了。窮人十分高興，就跟叫化子交了朋友。從此，這裡的人們高熱時就再也用不著去求那家藥鋪老闆了。蘆根便成了一味不花錢的中藥。歷代名家對蘆根的記載繁多。

《名醫別錄》：「主消渴客熱，止小便利。」

《藥性論》：「能解大熱，開胃。治噎噦不止。」

《唐本草》：「療嘔逆不下食、胃中熱、傷寒患者，彌良。」

《日華子本草》：「治寒熱時疾煩悶，妊孕人心熱，並瀉痢人渴。」

《千金要方》：「剉蘆根春取汁，多飲良，並治蟹毒。」

《玉楸藥解》：「清降肺胃，消蕩鬱煩，生津止渴，除嘔下食，治噎噦懊　之證。」

《本草綱目》：「按《雷公炮炙論》序云：益食加觴，須煎蘆、樸。注云：用逆水蘆根，並厚朴二味等分，煎湯服。蓋蘆根甘能益胃，寒能降火故也。」

《本草經疏》：「蘆根，味甘寒而無毒。消渴者，中焦有熱，則脾胃乾燥，津液不生而然也，甘能益胃和中，寒能除熱降火，熱解胃和，則津液流通而渴止矣。客熱者，邪熱也，甘寒除邪熱，則客熱自解。肺為水之上源，脾氣散精，上歸於肺，始能通調水道，下輸膀胱，腎為水臟而主二便，三家有熱，則小便頻數，甚至不能少忍，火性急速故也，肺、腎、脾三家之熱解，則小便復其常道矣。火升胃熱，則反胃嘔逆不下食及噎噦不止；傷寒時疾，熱甚則煩悶；下多亡陰，故瀉利人多渴；孕婦血不足則心熱。甘寒除熱安胃，亦能下氣，故悉主之也。」

【藥用價值】

蘆根為藥食同源的中藥，原衛生部公布的抗非典處方中也有蘆根。其乾品用量一般為15～30克；鮮品加倍，或搗汁用。蘆根味甘多液，性不滋膩，生津而不戀邪。

現代藥理研究認為，蘆根的藥效主要有：

鎮痛、解熱作用：所含薏苡素對大鼠有解熱鎮痛作用。

中樞抑制作用：具有比較弱的中樞抑制作用，表現為對大鼠及小鼠均有鎮靜作用，並能與咖啡因相拮抗。

抑制骨骼肌、鬆弛腸管平滑肌作用：所含薏苡素對骨骼肌有抑制作用，苜蓿素對腸管有鬆弛作用。

降血壓、降血糖作用：靜脈注射可引起家兔血壓短暫下降，皮下注射可使血糖略有下降。

抗氧化作用：蘆根中主要的化學成分多醣類有一定的抗氧化活性，臨床認為小劑量的蘆根多醣具有抗氧化功能，大劑量蘆根多醣具有減少膠原含量的效果。

保肝作用：多項研究表明，蘆根多醣可保護肝細胞，改善肝功能，降低肝脂肪化程度，抑制肝纖維化。

抑菌作用：有報導稱蘆根的提取物對金黃色葡萄球菌、溶血性鏈球菌、卡他球菌、白喉桿菌、傷寒桿菌等均有不同程度的抗菌作用。

抑制結石：研究表明，蘆根中的萜類化合物可能有溶解泌尿系統結石的作用。

抗腫瘤作用：蘆根多醣進一步純化後得到的多醣，有明顯的抗腫瘤作用。

改善和修飾卷菸菸氣：蘆根可降低卷菸對人體的刺激，改善餘味，在一定程度上能提高菸的細膩感和香潤感。

【食療保健】

民間有一句老話，叫「春飲蘆根水，夏用綠豆湯，百病不上身」。由此可知蘆根有很好的食用和藥用價值。據說，蘇東坡就喜歡喝蘆根熬的水來保護咽喉和口腔。中國也有許多以蘆根為主要原材料的保健飲品。最具代表性的便是唐代藥王孫思邈給後世留下的清涼消暑良方——麥門冬蘆根湯。可將蘆根與麥門冬合煎服用，或以沸水沖泡代茶飲用。泡飲時，每次可取鮮蘆根30克（乾品15克），麥門冬15克，沖入沸水，加蓋悶10分鐘即可代茶頻飲，既有兩藥獨特的保健功效，又無中藥的苦味。暑天時節，可加入適量的薄荷、白糖，放在冰箱裡製成冷飲，清涼可口、甘而不膩，是夏季防暑的理想飲料。

現有臨床研究報導，以麥門冬、蘆根為主方，用於放射治療後口乾、食慾不振、大便不暢的腫瘤患者，能明顯減輕癌症放療後的副作用。豫西地區盛行由蘆根、白茅根、蒲公英根浸煮而成的涼茶飲品，民間稱之為三根湯，具有清熱涼血、生津止渴的功效。民間還常用蘆根泡水治療胃熱口臭。此外，民間還盛行蘆根綠豆湯、蘆根薄荷飲、蘆根荸薺雪梨飲、蘆根蔥白橄欖飲等飲品，它們均有清熱生津、解暑潤肺等功效。蘆根也可煮粥食用，如蘆根青皮粳米粥，粳米的醇香與蘆根的清香結合，食用起來滑利可口，另有一番滋味，適用於肝胃積熱型消化性潰瘍病患者。

民間還用蘆根來解河豚毒。在中國，因誤食或食用去毒不淨的河豚而中毒的事件時有發生，民間自古以來就流傳著諸如蘆根汁解毒的方法，米用蘆根、橄欖解毒。唐代藥學家陳藏器曾云河豚中毒：「惟橄欖、木魚、蘆根、烏草煮汁可解。」《普濟方》云：「食河豚毒，（出本草）以蘆根，並橄欖解之。」

現代醫學證明，蘆根具有一定的營養價值，其根莖含大量的維生素B_1、維生素B_2、維生素C以及5％的蛋白質，1％的脂肪，51％的醣類，0.1％的天門冬醯胺。此外，它還含有胺基酸、脂肪酸、甾醇、生育酚、多元酚（如咖啡酸和龍膽酸）等。

【適宜人群】

蘆根藥食同源，無毒。蘆根湯液在常規劑量內水煎服沒有副作用。長期服用或大劑量服用也沒有明顯副作用。因此，其應用範圍非常廣泛。蘆根除了可以煎茶代飲之外，還適用於感冒、支氣管炎、口臭、齒衄、急性扁桃體腺炎、肺膿瘍、急慢性肝炎及膽囊炎、泌尿系統結石、嘔吐等症患者。此外，蘆根也可用於預防河豚毒、預防癌症復發、美容養顏、消暑等。

1.熱病傷津，煩熱口渴者，可用蘆根清透肺胃氣分實熱，生津止渴、除煩。對熱病傷津所致的口臭效果甚佳。

2.胃熱嘔吐者，可用蘆根清胃熱而止嘔逆。

3.肺熱咳嗽、肺癰吐膿者，可用蘆根入肺經清透肺熱。

4.熱淋澀痛、小便短赤者，可用蘆根清熱利尿。

5.河豚或其他魚、蟹中毒而出現腹痛吐瀉者，可用蘆根解毒。

【藥食的相互作用】

1.蘆根與生石膏、麥門冬、天花粉等同用，可增強清熱生津止渴的作用；鮮品配竹茹、生薑、粳米等，可增強清熱降逆、和中止嘔之功。

2.溫病初起表證未罷者，常配金銀花、連翹、荊芥穗等藥，共奏透熱解毒、生津止渴之功。

3.小兒痲疹初期疹出不暢者，可配薄荷、蟬衣，疏風清熱，宣毒透疹。

4.肺熱咳嗽者，常配桑白皮、黃芩、貝母等藥，以清熱化痰止咳；風熱咳嗽者，可配桑葉、菊花、苦杏仁等；肺癰吐膿者，常配桔梗、魚腥草、薏苡仁、冬瓜仁、金銀花等藥，以清肺排膿，解毒療癰。

5.熱淋澀痛者，常配木通、車前子、滑石等藥，以清利溼熱，通淋止痛；血淋者，當配白茅根、小薊、苧麻根等，以清熱通淋，涼血止血。

6.蘆根還可用於河豚中毒。單用搗汁，或配生薑、紫蘇葉、橄欖等，煎水飲。

【禁忌及注意事項】

蘆根屬於寒性藥物，脾胃虛寒者忌服。蘆根所含黏液質對脾虛泄瀉者不利，可能使人大便更稀。《本草害利》曰：「性味寒涼，因寒霍亂作脹，因寒反胃嘔吐，勿服。」無脾胃虛寒者不要將蘆根與巴豆同服。

（何飛）

蘆薈

《藥性論》

【生物特性及藥源】

蘆薈為百合科多年生常綠草本植物，包括庫拉索蘆薈 *Aloe vera*（L.）Burm. f.、好望角蘆薈 *Aloe ferox* Miu. 等，葉簇生、大而肥厚，呈座狀或生於莖頂，葉常披針形或葉短寬，邊緣有尖齒狀刺。花序為傘形、總狀、穗狀、圓錐形等，色紅、黃或具赤色斑點，花瓣6片、雌蕊6枚。花被基部多連合成筒狀。

蘆薈原產於地中海、非洲，據考證野生蘆薈有300多種，到2013年為止，被確認能用於食品、化妝品和醫藥保健品的只有6個品種，即庫拉索蘆薈、中國蘆薈、木立蘆薈和開普蘆薈等，其餘大多為觀賞蘆薈。據史料記載，蘆薈在漢朝通過絲綢之路傳到中國，目前福建、廣東、廣西、四川、雲南等地均有栽培，也有野生狀態的蘆薈存在。

蘆薈是集食用、藥用、美容、觀賞於一身的植物新星。其泌出物（主要有效成分是蘆薈素等蒽醌類物質）已廣泛應用於醫藥和日化中。蘆薈在中國民間被作為美容、護髮和治療皮膚疾病的天然藥物。

【功效概述】

蘆薈在中國的藥用歷史源遠流長。據史料和有關專家推測，早在唐代以前蘆薈就已成為一種普遍使用的民間藥物。在雲南元江、閩南、廣東雷州半島、海南島、台灣等地，自古以來民間就有應用蘆薈的習慣。

蘆薈全草皆可入藥。《中藥大辭典》將其藥性、功效和主治分別整理歸納為：

蘆薈（飲片）：性寒味苦，入肝、心、脾經，具有清熱、通便、殺蟲的功效，可治熱結便祕、婦女經閉、小兒驚癇、疳熱蟲積、癬瘡、痔瘺、萎縮性鼻炎、瘰癧。多製成丸散服用。

蘆薈葉：性寒味苦澀，具有瀉火、通經、殺蟲、解毒的功效，可治白濁，尿血，婦女經閉、帶下，小兒驚癇、疳積，燙傷，痔瘡，癰腫。煎湯內服或搗汁服，亦可搗爛外敷。

蘆薈花：可治咳嗽，吐血，白濁，月內嬰兒眼不開。煎湯內服或煎水洗患處。

蘆薈根：可治小兒疳積、尿路感染。水煎服。

【典故及歷代名家點評】

蘆薈傳入中國的歷史可追溯到西元前139年至西元前119年，漢武帝先後兩次令張騫出使西域，打通了舉世聞名的絲綢之路，促進了東西方的商品貿易和文化交流，也將蘆薈帶入了中國。

《藥性論》：「殺小兒疳蛔。主吹鼻殺腦疳，除鼻癢。」

《海藥本草》：「主小兒諸疳熱。」

《開寶本草》：「主熱風煩悶，胸膈間熱氣，明目鎮心，小兒癲癇驚風，療五疳，殺三蟲及痔病瘡瘺。解巴豆毒。」

《本草圖經》：「治溼癢，搔之有黃汁者；又治䘌齒。」

《得配本草》：「散瘰癧，治驚癇，鎮心明目，利水除腫。」

國外最早關於庫拉索蘆薈的記載始於西元65年。古希臘著名的外科醫生狄奧斯科里迪斯將自己經年積累下來的草藥學知識全部記錄在《藥物學》一書中。對於庫拉索蘆薈，書中有著清晰而準確的記載。狄奧斯科里迪斯曾作為隨軍醫生，跟著羅馬皇帝尼祿的軍隊一起征戰。其間，他使用庫拉索蘆薈為士兵們治療各種疾病，如咽喉腫痛、生殖器潰瘍，以及癬子和痔瘡，等等。他還將蘆薈搗成漿，敷在士兵的傷口上，以達到盡快止血的目的。

【藥用價值】

蘆薈含有蒽醌、多醣、胺基酸和有機酸、維生素、甾族化合物、無機鹽、微量元素與酶等。蘆薈提取物具有較高的生物活性，有利於人體再生過程的進行，提高疫癒能力。現代醫學研究證明蘆薈有如下藥理作用。

滅菌消炎：蘆薈含有蘆薈酊，這是一種抗菌殺菌作用很強的物質，有抑制病原體繁殖和直接殺菌的作用。蘆薈大黃素還能削弱流感病毒、假性狂犬病毒的傳染力，抑制單純性皰疹病毒。蘆薈所含的多醣類物質可以幫助人體增強抵抗力和消炎殺菌，對皮炎、慢性腎炎、膀胱炎、支氣管炎、咽喉炎、口腔炎、鼻炎等慢性炎症有較好的療效。

保肝、抗胃損傷：蘆薈大黃素能減輕非酒精性脂肪性肝炎的炎症反應及脂質過氧化損傷；蘆薈提取液可通過抑制迷走神經分泌乙醯膽鹼，進而抑制胃酸分泌，從而發揮對胃的保護作用。

促進血液循環、軟化血管：從蘆薈葉汁中分離出來的異檸檬酸鈣是一種強心的物質，具有促進血液循環的作用，對人體內臟器官或手腳的末梢，直到頭皮等各處的毛細血管都有很強的擴張作用。蘆薈蒽具有強心作用，多醣體可祛除膽固醇，從而可軟化變硬的血管，使血液暢通地到達每個毛細血管的末梢，保持血壓正常。

免疫調節作用：蘆薈凝集素可通過其醣基結合的特異性與淋巴細胞表面的特異性醣蛋白相結合，激活 C_3 補體刺激B淋巴細胞，增強對綿羊紅血球抗體的合成，從而增強機體免疫力。

延緩衰老：蘆薈中的黏液類物質是防止細胞老化和治療慢性過敏的重要成分。黏液素存在於人體的肌肉和胃腸黏膜等處，讓組織富有彈性，如果黏液素不足，肌肉和黏膜就會因喪失彈性而僵硬老化；構成人體的細胞，如果黏液素不足，細胞就會逐漸衰弱，失去防禦病菌、病毒的能力。另外，黏液素還有壯身、強精作用。

抗癌：蘆薈多醣能抑制幼鼠乾細胞對致癌物的吸收，防止致癌物－DNA加合物的形成，並增加穀胱甘肽S-轉移酶的活性，起到預防腫瘤的作用；蘆薈大黃素可通過Bax和Fas死亡途徑激活caspase-3、caspase-8、caspase-9來誘導人肺鱗狀細胞癌細胞系CH27細胞的凋亡，同時能抑制蛋白激酶C的活性，減少其同工酶的蛋白質含量，從而抑制癌細胞的生長。

鎮痛鎮靜：手指腫痛、牙痛而難以忍受時，在患部貼上蘆薈生葉，能消除疼痛。內服加外用蘆薈，也有鎮痛效果。蘆薈還能預防和治療宿醉、暈車、暈船等。

滋潤美容：蘆薈多醣和維生素對人體的皮膚有良好的營養、滋潤、增白作用。尤其對於青春期女性最煩惱的粉刺，蘆薈有很好的治療效果。蘆薈大黃素等屬蒽醌苷物質，這類物質能使頭髮柔軟而有光澤、輕鬆舒爽，且具有去頭屑的作用。

解毒排毒：蘆薈中的某些成分具有分解生物體內有害物質的作用，還能消除外部侵入的毒素。用放射線或核放射治療癌症過程會引起燒傷性皮膚潰瘍，用蘆薈治療不僅有解毒、消炎、再生新細胞的作用，還能增加因放射治療而減少的白血球。

健胃下泄：蘆薈中的蘆薈大黃素苷、蘆薈大黃素等有效成分有增進食慾、緩泄作用。服用蘆薈，能強化胃功能，增強體質。體質衰弱而失去食慾的病危患者，服用蘆薈後能恢復食慾。

防曬：蘆薈中的天然蒽　苷或蒽的衍生物能吸收紫外線，防止皮膚紅、褐斑產生。

降血糖：蘆薈醇提物能較強地抑制α-葡萄糖苷酶的活性，對糖尿病及其併發症具有治療與防治功效。

【食療保健】

蘆薈作為一種藥食同源的中藥，既可以直接食用，又可以加工成各種食品和飲料。蘆薈作為原料或添加劑已被廣泛應用於保健食品與飲料中。在美國和日本，此項產業已經很成熟，蘆薈食品和飲料隨處可見。

由於蘆薈有豐富的營養成分及特殊的醫療、保健功能，近年來很多國家掀起了蘆薈熱潮。如美國人把蘆薈作為保健食品，做成蘆薈三明治、蘆薈沙拉、蘆薈果汁、蘆薈糖果等；在日本，蘆薈更是時髦的保健品，已被製作成各種美味食品、藥酒、果汁，如蘆薈墨魚炒番茄、蘆薈炒蛋、蘆薈麵條、糕點等；在澳洲、紐西蘭、印尼、印度、泰國、新加坡等國家，有不少人把服食蘆薈作為很平常的事，認為其食用簡單方便，能達到健體強身的目的。

蘆薈含有75種元素，與人體細胞所需物質幾乎完全吻合，有著明顯的保健價值，被人們稱為「神奇植物」、「家庭藥箱」。日本把蘆薈稱為「家庭醫生」，一般家庭中都種有幾盆蘆薈。

現代醫學研究表明，長期食用新鮮蘆薈葉或飲用經研製的蘆薈口服液，具有提高人體免疫力、調節身體功能、改善多種慢性病症狀的作用；蘆薈中的膠狀液體對人體有明顯的保健作用，長期食用可以延年益壽。

【適宜人群】

蘆薈具有提高人體免疫力、抗菌消炎、抗腫瘤、治療燒傷和保護肝臟等作用，藥用價值很高，常應用於內、外、皮膚、兒、婦等各科。臨床證實蘆薈對多種慢性疾病如高血壓、心臟病、糖尿病、肝臟疾病、口腔炎等都具有獨特的療效。同時它也是燙燒傷及割傷的特效藥，可促進傷口組織的迅速再生，並起到止血、止痛的目的。它尤其適合以下人群使用：

皮膚缺乏光澤和彈性者：蘆薈中的蘆薈多醣能夠調節機體的細胞免疫和體液免疫水平，激活皮膚基底層的朗漢斯巨細胞，增強其在皮膚局部的免疫功能和修復功能，促進其清除皮膚色素、抗氧化性損害（包括紫外線）、抗衰老、增加皮膚的彈性等功能。

腸蠕動較弱的便祕患者：蘆薈所含的蒽醌類化合物及其衍生物在腸管中能釋放出蘆薈大黃素，能有效地刺激大腸蠕動，從而有效改善腸胃功能不佳、便祕等症狀，並可排毒祛火。

想要祛痘、祛斑、美白肌膚者：蘆薈所含的營養素——蘆薈多醣、胺基酸、蛋白質、維生素等可以直接用來補充人體微量元素，調節腸胃，激活機體功能，修復由便祕引起的各種內臟器官損傷，促進細胞再生，調節機體的新陳代謝，從根本上改善體質，消除由於便祕、胃腸病引起的黃褐斑、雀斑、痤瘡、青春痘等皮膚症狀，使皮膚變得光滑細膩、富有彈性，從而達到滋養容顏的目的。

長期手指腫痛、牙痛的人群：手指腫痛、牙痛而難以忍受時，在患部貼上蘆薈生葉，能消除疼痛。內服加外用蘆薈，也有鎮痛效果。

因體內毒素堆積而有口臭、口氣不清新的人群：蘆薈中的蘆薈素可以極好地刺激小腸蠕動，把腸道毒素排出體外。

【藥食的相互作用】

1. 蘆薈與藜蘆、玄參、益母草、毒毛花苷K等含有強心苷的藥物合用，可增加強心苷的毒性；與地高辛合用，可增加心律失常風險。

2. 蘆薈與蓖麻油、大黃、番瀉葉等具有刺激性輕瀉作用草藥合用，可增加鉀的消耗量；與利尿皮質醇藥合用，可增加鉀的排出量。

3. 蘆薈含有蘆薈酊，具有殺菌作用，和抗感染藥物聯用，可提高抗感染藥物的療效。

4. 尿囊素和蘆薈聯合製成外用藥，可治療輻射損傷性皮膚病變。

【禁忌及注意事項】

蘆薈的食用方法很多，其功效頗佳，但需注意並非所有的蘆薈都可食用，其中龍舌蘭和蘆薈植物形態相似，但龍舌蘭是有毒的。蘆薈性寒，食用時不宜過量且不可長期服用，體質虛弱的少兒患者，不要過量服用蘆薈，脾胃虛弱者禁用。

需要注意的是，孕婦以及經期中的女子絕對禁止服用蘆薈。蘆薈在古代曾作為婦科藥劑用來治療諸如閉經之類的症狀。因為蘆薈能使女性骨盆內臟器充血，甚至促進子宮的運動，引起腹痛，導致流產或嚴重出血。

另外，蘆薈鮮葉汁內含有一定量的草酸鈣和多種植物蛋白質。有一些患者皮膚特別敏感，在外用新鮮蘆薈葉搽抹後，皮膚會有癢的感覺或發出紅色小疹斑點，但一般不會太嚴重，半天時間就可褪去。皮膚過敏者，可以將蘆薈鮮葉汁用冷開水稀釋後應用，過敏嚴重者應立即停止使用。發現小疹斑點或有癢的感覺時，可用溫水沖洗，千萬不要用手去抓，以免抓破皮膚，造成新的感染。

（周忠輝）

綠豆（衣）

《日華子本草》

【生物特性及藥源】

綠豆 *Vigna radiata*(Linn.)Wilczek.，別名青小豆、植豆，豆科一年生直立草本，小葉卵形，花綠黃色，莢果被淡褐色、散生的長硬毛，種子短圓柱形，淡綠色或黃褐色。原產於印度、緬甸地區，現東亞各國普遍種植。

【功效概述】

綠豆性寒味甘，歸心、胃經，寒可清熱解毒，甘可養陰除煩，亦具有解暑熱的功效，又可用於解附子、巴豆毒，適用於陰虛火旺、中暑、水腫諸證。本品內服常用量為15～30克，大劑量可用至120克。

綠豆衣亦可作為單味藥，它的作用與綠豆相仿，但其清熱消暑作用要強於綠豆，一般臨床用量為3～10克。

【典故及歷代名家點評】

綠豆是人類的傳統穀類食物，它不僅具有較好的營養作用，亦是很好的中藥，有「濟世良穀」之美稱。

《開寶本草》：「主丹毒煩熱，風疹，熱氣奔豚，生研絞汁服。亦煮食，消腫下氣，壓熱解毒。」

《本經逢原》：「明目。解附子、砒石、諸石藥毒。」

《隨息居飲食譜》：「綠豆甘涼，煮食清膽養胃，解暑止渴，利小便，已瀉痢。」

《本草綱目》：「綠豆，消腫治痘之功雖同赤豆，而壓熱解毒之力過之。且益氣、厚腸胃、通經脈，無久服枯人之忌。但以作涼粉，造豆酒，或偏於冷，或偏於熱，能致人病，皆人所為，非豆之咎也。豆粉須以綠色黏膩者為真，外科治癰疽，有內托護心散，極言其效，丹溪朱氏，有論發揮。綠豆肉平、皮寒，解金石、砒霜、草木一切諸毒，宜連皮生研，水服。按《夷堅志》云，有人服附子酒多，頭腫如斗，唇裂血流，急求綠豆、黑豆各數合，嚼食，並煎湯飲之，乃解也。」

《本草拾遺》：「反榧子殼，害人。」

《本草經疏》：「脾胃虛寒滑泄者忌之。」

孟詵：「今人食綠豆皆撓去皮，即有少壅氣，若愈病須和皮，放不可去。」

【藥用價值】

本品最突出之處即為消腫治痘之功，而其清熱解毒之效益甚，歷代本草集注均對其有文獻記載。本品無明顯副作用，並有以下特點：

降血脂：本品具有明顯降低血清膽固醇的作用，且對總膽固醇及β-脂蛋白的升高有預防作用。

抗腫瘤：動物藥理實驗研究發現，綠豆對嗎啡＋亞硝酸鈉誘發的小鼠肝癌有一定的預防作用，從綠豆中提取的苯丙氨酸氨解酶對白血病有明顯的抑制作用。

抗菌：綠豆內的有些成分具有直接抑菌作用，如對葡萄球菌等有明顯作用。此外，本品亦可增加機體免疫功能，增加體內吞噬細胞的數量，增強其吞噬功能，從而起到抗菌作用。

臨床治療疾病：農藥中毒、鉛中毒、腮腺炎可用此品內服治療，對於燒傷患者則可以綠豆粉配酒精調糊塗抹患處。

輔助治療：綠豆澱粉中含有低能量值的寡醣，這些物質在人體胃腸道內沒有相應的水解酶系統，很難被消化、吸收，故對於肥胖者和糖尿病患者有輔助治療的作用。而且寡醣是人體腸道內有益菌雙歧桿菌的增殖因子，常食綠豆可改善腸道菌群，減少有害物質吸收。

【食療保健】

本品含有胡蘿蔔素、維生素B_2、球蛋白等成分，具有不錯的營養價值和保健作用。

解暑：高溫大量出汗可使機體丟失大量的無機鹽，導致內環境紊亂。本品含有豐富的無機鹽、維生素，在高溫環境下喝綠豆湯，可以及時補充丟失的營養物質。綠豆湯是夏日防暑佳飲。

祛痘：中醫認為臉上痤瘡、痘痘的起因通常為臟腑失和、溼熱內蘊、氣鬱化火等。本品具有清熱解毒的功效，可入胃經而瀉胃火，可消除熱型痤瘡與痘痘。

利水消腫：本品具有一定的利尿作用，故對於輕證水腫腹脹患者有一定的消腫作用。

【適宜人群】

1.夏日日曬或高溫環境下工作的人，出汗過多，鉀流失較多，水電解質平衡易紊亂，服用本品可補充體液。

2.誤服1059農藥中毒、鉛中毒患者。

3.患高脂血症、高血壓的中老年患者。

4. 消渴多飲者，服用本品可以生津止渴。
5. 面部有痤瘡、青春痘者。
6. 輕證水腫腹脹者。

【藥食的相互作用】

1. 鯉魚與綠豆煮熟後喝湯吃肉，可治療頑固性癤瘡。
2. 本品與薏苡仁同煮，利水滲溼之力更強，對於漆瘡的治療較有效且起效快。
3. 大量綠豆與甘草煮水，冷後作茶飲，具有防暑除溼的作用。
4. 綠豆煮沸後沖入雞蛋糊內，內服，清胃火，養脾陰，對復發性口瘡有顯著效果。

【禁忌及注意事項】

本品無明顯副作用，一般臨床無重點禁忌，但有以下幾點需注意：

1. 未煮爛的綠豆腥味強烈，食後易噁心、嘔吐。
2. 綠豆不宜煮得過爛，以免其中的有機酸和維生素被破壞，降低清熱解毒的功效。
3. 綠豆忌用鐵鍋煮。綠豆中含有單寧，在高溫條件下遇鐵會生成黑色的單寧鐵，對人體有害。
4. 服藥特別是服溫補藥時不要吃綠豆食品，以免降低藥效。
5. 綠豆性寒涼，素體陽虛、脾胃虛寒、泄瀉者慎食，且一般不宜在冬季食用。

（楊德威）

昆布

《名醫別錄》

【生物特性及藥源】

昆布 *Ecklonia kurome* Okam.，別名江白菜、綸布等，翅藻科植物，多年生大型褐藻，成熟時藻體呈橄欖褐色，乾後黑褐色，夏、秋兩季採撈。中國分布在遼東半島、山東半島及浙江、福建沿海等地。

【功效概述】

昆布性寒味鹹，歸肝、胃、腎經，因其生於海中，其善下行，鹹寒可消痰，具有軟堅散結、利水消腫的功效，對於瘰癧、癭瘤、噎膈、疝氣、腳氣水腫等證有較好療效，一般常用量為6～12克。

【典故及歷代名家點評】

本品性味與功效同海藻相近，但其藥效強於海藻。對此歷代醫家有所論述：

《本草經疏》：「主十二種水腫、癭瘤聚結氣、瘺瘡。」

《本草拾遺》：「主癩卵腫。」

《食物本草》：「裙帶菜，主女人赤白帶下，男子精洩夢遺。」

《名醫別錄》：「主十二種水腫，癭瘤聚結氣，瘺瘡。」

《玉楸藥解》：「泄水去溼，破積軟堅，清熱利水，治氣臌水脹，瘰癧癭瘤，癲疝惡瘡，與海藻、海帶同功。」

【藥用價值】

昆布的營養價值很高，其粗蛋白、糖、鈣、鐵等的含量是菠菜、油菜的幾倍甚至幾十倍，且其碘含量多達3％～10％。自古以來，本品便是一味中藥，現代已初步發掘其藥用價值。目前其所含成分中論述較多的是昆布多醣，主要有以下作用：

調節免疫作用：昆布多醣對機體非特異性免疫功能有顯著影響。

調節血脂、降血糖、降血壓作用：昆布多醣能降低血漿中膽固醇和低密度脂蛋白的含量，提高高密度脂蛋白含量，還可減少動脈粥樣硬化指數。

抗氧化作用：昆布多醣對細胞氧化溶血有顯著抑制效果，對於脂質過氧化有不錯的保護作用。

抗腫瘤作用、抗輻射作用：昆布多醣可直接殺傷腫瘤細胞、抑制血管的生成、誘導細胞凋亡以及調節機體免疫功能，進而具有抗腫瘤作用。此外，它對一些特定放射性元素亦有排除及阻止吸收的作用，能夠降低白血病的發病率。

抗菌、抗病毒作用：對犬小孢子菌、紅色毛癬菌、孢子絲菌、脊髓灰質炎病毒血型及愛滋病病毒等有抑制作用。

【食療保健】

預防及治療高血壓、冠心病、肥胖病、高脂血症：平日將本品煮湯食用，可以預防「三高」的發生，且對於「三高」亦有一定的治療效果。

補碘：昆布的含碘量十分高，一般人工養殖的昆布的碘含量更高，多食昆布可以預防及治療缺碘性甲狀腺腫大。

利水消腫：昆布內含有的昆布甘露醇，對於急性腎功能衰竭、腦水腫、急性青光眼均有不錯療效。

抗癌抗放射：現代藥理研究發現，昆布的一種提取物具有抗癌作用。此外，本品在抗放射方面也有一定優勢，能夠預防放療所導致的造血組織損傷，可刺激造血恢復，增強癌症患者免疫力。

【適宜人群】

1.「三高」患者：本品所含的海帶胺酸具有較好的降血壓作用，其含有的某些成分具有顯著降血糖效果，而昆布中的昆布素有清除血脂作用。

2.缺碘性甲狀腺疾病患者：可通過食用本品補碘以減輕症狀。

3.任何類型的水腫者。

4.肥胖患者：食用此品可輔助減肥。

【藥食的相互作用】

1.暑熱、高血壓、高脂血症：昆布30克，冬瓜100克，薏苡仁30克同煮湯，加適量白糖食用，具有清熱利水、滲溼消腫、降血壓、降低膽固醇含量的作用，為食療中的常用品。

2.治肥胖病：昆布粉2克，話梅1粒，開水浸泡服用，有一定的輔助減肥作用。

3.治睪丸腫痛：昆布和海藻共用，再配以散寒止痛的小茴香，對睪丸腫痛、疝氣有不錯的效果。

4.治缺碘性及青春期甲狀腺腫大：本品與髮菜、蠔豉煮湯食用，可補充體內碘含量，對於缺碘性甲狀腺功能減退有一定作用。

5.治皮膚溼毒瘙癢：昆布50克，綠豆50克，紅糖50克水煮服食。

簡而言之，本品與海藻的功效十分相近，平日兩者可共用以增功效。

【禁忌及注意事項】

1.本品一般無明顯副作用，但亦不宜多食，因其為海中之品，其味鹹，鹹多走血，過食則傷津耗血。

2.脾胃虛寒者應少用。

3.昆布反甘草，兩者不宜共用。

（楊德威）

柿子

《名醫別錄》

【生物特性及藥源】

柿樹 *Diospyros kaki* Thunb. 隸屬柿科柿屬，為多年生落葉果樹，花雌雄異株或雜性同株，單生或聚生於新生枝條的葉腋中。花黃白色，葉闊橢圓形，表面深綠色、有光澤，革質，入秋部分葉變紅，葉痕大、紅棕色，維管束痕呈凹入狀；花期5～6月，果熟期9～10月；果實形狀較多，如球形、扁桃形、近似錐形、方形等，不同的品種顏色從淺橘黃色到深橘紅色，直徑從2公分到10公分不等，重量從100到450克不等。

柿子原產於中國長江和黃河流域，已有3000多年的歷史，北魏《齊民要術》中就已有以君遷子為砧木，用嫁接方法繁殖柿子的記載。柿子是中國五大水果（葡萄、柑橘、香蕉、蘋果、柿子）之一。現全國各地廣為栽培，主要分布在山東、山西、河北、河南、江蘇、安徽、北京、天津等地。世界各地均有柿樹栽培，但大都從中國引種。

中國是世界上產柿最多的國家，年產鮮柿70萬噸。柿子品種繁多，約有300多種。通常柿子根據味道劃分為甜柿和澀柿兩大類；根據色澤分為紅柿、黃柿、青柿、朱柿、白柿、烏柿等；根據果形分為圓柿、長柿、方柿、葫蘆柿、牛心柿等。中國所產大部分屬於澀柿，甜柿成熟後摘下來即可吃，澀柿則需人工脫澀（即瀁柿子，用熟水或石灰等泡去柿子的澀味），兩種柿子皆味甜、汁多、肉細、適口，老少皆宜。

【功效概述】

柿子，別名米果、猴棗、金錁、紅柿、大蓋柿等，作為藥用始載於《名醫別錄》，原名柿，列為中品。柿子味甘、澀，性寒，歸肺經，具有清熱去燥、潤肺化痰、軟堅、止渴生津、健脾、治痢、止血、滑腸、降血壓等功效，可以緩解大便乾結、痔瘡疼痛或出血、乾咳、喉痛、高血壓等症，對於治療高血壓、痔瘡出血、便祕、咳嗽、吐血是一味良藥。

柿餅為柿的果實經加工而成的餅狀食品，有白柿餅、烏柿餅兩種。其味甘、澀，性寒，歸心、肺、胃經，能潤肺、澀腸、止血，可治吐血、咳血、血淋、腸風、痔漏、痢疾等。同時，柿蒂、柿霜、柿葉及柿樹的根和皮均可入藥。柿蒂味苦、澀，性平，歸胃經，能降逆止呃，為止呃要藥；柿霜為柿餅外表所生的白色粉霜，性味甘涼，歸心、肺、胃經，具有清熱生津、利咽、潤肺止咳、止血之功，可治肺熱燥咳、咽喉乾痛、口舌生瘡、吐血、咳血等症；柿子葉煎服或沖開水當茶飲，有促進機體新陳代謝、降低血壓、增加冠狀動脈血流量及鎮咳化痰的作用；柿樹的根、皮均具有涼血、止血之功，柿樹皮可治下血及燙傷。

【典故及歷代名家點評】

柿樹樹冠優美，柿子營養豐富、色澤鮮豔、柔軟多汁、香甜可口，老少喜食。古人詠柿子的詩詞有數十首之多。北宋詩人張仲殊讚美柿子曰：「味過華林芳蒂，色兼陽井沉朱，輕匀絳蠟裹團酥，不比人間甘露。」唐代劉禹錫寫了《詠紅柿子》：「曉連星影出，晚帶日光懸。本因遺採掇，翻自保天年。」歷代醫學名家對柿子及相關藥用成分的功效也頗為稱讚。

《名醫別錄》：「味甘、寒，無毒……主通鼻耳氣，腸澼不足。」

陶弘景：烏柿「治狗嚙瘡，斷下痢。」

《本草綱目》：「柿乃脾、肺血分之果也。其味甘而氣平，性澀而能收，故有健脾澀腸，治嗽止血之功」，柿霜「清上焦心肺熱，生津止渴，化痰寧嗽，治咽喉口舌瘡痛」，白柿治反胃，咳血，血淋，腸澼，痔漏下血」。

《本草經疏》：「鼻者肺之竅也，耳者腎之竅也，二臟有火上炎，則外竅閉而不通，得柿甘寒之氣，俾火熱下行，竅自清利矣。」

《隨息居飲食譜》：「鮮柿，甘寒養肺胃之陰，宜於火燥津枯之體」，柿霜「清肺，治吐血、咳血，勞嗽，上消」。

《滇南本草》：柿蒂「治氣隔反胃」，柿霜「治氣膈不通」。

《本草蒙筌》：柿霜「治勞嗽」。

《本草求真》：柿霜「治腸風痔漏」。

《本草拾遺》：柿餅「日乾者溫補，多食去面皯，除腹中宿血；火乾者，人服藥口苦及欲吐逆，食少許立止」。

《日華子本草》：柿子「潤心肺，止渴，澀腸，療肺痿、心熱、嗽，消痰，開胃。亦治吐血」，柿餅「潤聲喉，殺蟲」。

《嘉祐本草》：「紅柿補氣，續經脈氣。醂柿澀下焦，健脾胃氣，消宿血」。

《醫學衷中參西錄》：「柿霜色白入肺經……其滑也能利肺痰，其潤也能滋肺燥。」

傳說朱元璋幼時家貧，常以乞討為生。一年秋天，幾天沒討到東西吃的朱元璋餓得頭昏眼花，四肢無力。突然眼前一亮，他發現廢墟上的一株柿樹上結滿了金燦燦的柿子。朱元璋爬到樹上摘柿子吃，總算得以果腹。後來，朱元璋當了皇帝，一次領兵打仗再次經過此地時，發現那株柿子樹依然掛滿果實。想到這株柿子樹曾救過自己，他便把身上穿著的紅色戰袍披在柿子樹上，封它為「凌霜侯」。明《嵩書》中載有：「大旱，五穀不登，百姓倚柿為生。初冬削皮做餅，鬻錢完賦，即以其皮曝乾，雜橡實、荊子磨麵作糊喚之，遂免流移。」可見朱元璋飢時吃柿很可能確有其事。

【藥用價值】

近年來的研究顯示柿子具有以下藥理作用：

通便：柿子富含果膠，它是一種水溶性的膳食纖維，有良好的潤腸通便作用，對於糾正便祕、保持腸道正常菌群生長等有很好的輔助作用。

降壓：柿子屬高鉀低鈉食物，常食可降低血壓保護血管。它還含有一種叫黃酮苷的成分，也可降低血壓。

抗動脈硬化：柿子中含有大量的可溶性膳食纖維、類胡蘿蔔素和多酚類物質，具有降血脂、抗氧化的特性，而柿葉黃酮能明顯抑制血管外膜成纖維細胞的增殖。

抗腫瘤：從柿子中提取的番茄紅素可阻止亞硝酸鹽與二級胺合成亞硝胺，具有一定的抗癌作用；柿果中含有極豐富的β-胡蘿蔔素，具有預防腫瘤的作用，尤其對降低腫瘤發病率有顯著效果。

止血：柿子中的活性物質能直接作用於血管，有短暫的收縮血管作用，同時有較弱的促血小板聚集作用，可以促進血小板血栓（此血栓類似動脈中的白色血栓，當血栓形成之後，能夠機械性堵塞傷口）的形成。

抗甲狀腺腫大：柿子含有維生素和碘，能輔助治療缺碘引起的地方性甲狀腺腫大。

解酒精中毒：柿子具有促進血液中乙醇氧化的作用，並且還含有大量水分和甘露醇等，有利於酒精隨尿排泄，從而降低血中酒精濃度，減少酒精對機體的損害，加快清醒。

抗菌：柿葉提取物對金黃色葡萄球菌、白葡萄球菌、肺炎球菌、卡他球菌、大腸桿菌、流感桿菌均有抑制作用。

【食療保健】

柿子營養價值很高，含有大量胡蘿蔔素、維生素C、葡萄糖、果糖和鈣、磷、鐵等無機鹽，享有「果中聖品」之譽。其維生素和糖的含量比一般水果高1～2倍。假如一個人一天吃一個柿子，所攝取的維生素C基本上就能滿足一天需要量的一半。所以，吃些柿子對人體健康是很有益的。

柿子主要用來鮮食。在柿子銷量較大的中國、日本、菲律賓、朝鮮、新加坡、馬來西亞、印尼等國家，人們除日常食用外，還把柿子作為傳統的節日佳品。中國明、清以後，把柿子作為「木本糧食」，如今仍把柿子作為時令果品。

甜柿可以直接食用，澀柿則需要人工脫澀後方可食用。脫澀的方法一般為放置一段時間及用溫水或石灰水浸泡等方法。除鮮食外，柿子整個曬乾之後可以製成柿餅。柿餅肉質乾爽、味清甜、可長久存放且不變質。此外，柿子還可以釀成柿酒、柿醋，加工成柿脯、柿粉、柿霜、柿茶、凍柿子等。

相傳300多年前，李自成稱王西安後，臨潼老百姓用火晶柿子拌上麵粉，烙成柿子麵餅以慰勞義軍。這種餅很受義軍將士稱道。後來，為了紀念李自成及義軍，每年柿子熟了，臨潼百姓家家戶戶都會烙些柿麵餅吃。日子久了，它就演變成了今天的黃桂柿子餅，也叫水晶柿子餅。

柿子用於食療有以下保健作用：

潤肺止咳：柿子含有大量水分、糖、維生素C、蛋白質、胺基酸、甘露醇等物質，能有效補充人體的養分及細胞內液，起到潤肺生津之效。柿餅上的柿霜具有清熱潤燥、化痰止咳的功效，柿餅在民間偏方中同紅棗、梨、藕、荷葉等入藥，可治肺結核。

澀腸止血：柿子酸性收斂，故有澀腸止血之功，可用於防治痔瘡出血及血痢。

健脾開胃：柿子內含有大量的有機酸和鞣質，能促進消化，增進食慾，可用於治療呃逆、反流性胃炎等病。

補碘防病：柿內含有大量的維生素及碘，能治療因缺碘而導致的地方性甲狀腺腫大。

強心降壓：柿子含有黃酮苷，有降低血壓、增加冠脈流量之作用，可降低血壓，軟化血管。柿葉製成茶，經常飲用，能促進機體新陳代謝，利小便，通大便，淨化血液，使機體組織細胞復甦，並對穩定和降低血壓、軟化血管、防止動脈硬化等均有益處。

殺菌消炎：柿子所含的黃酮苷能活血消炎，柿葉中的成分對金黃色葡萄球菌、卡地球菌也有一定的抑制作用。

【適宜人群】

柿子含有豐富的蔗糖、葡萄糖、果糖、蛋白質、胡蘿蔔素、維生素C、瓜胺酸、碘、鈣、磷、鐵、鋅以及膳食纖維，因其甜美可口，並有清肺、潤腸、止咳等作用，深受群眾喜歡，是老少咸宜的水果。一般來說，柿子可應用於以下人群以發揮其防病治病及養生保健的作用：①高血壓患者；②冠心病患者；③痔瘡出血、大便祕結者；④缺碘引起的甲狀腺疾病患者；⑤飲酒過量或長期飲酒者；⑥急、慢性支氣管炎患者。

【藥食的相互作用】

1. 柿蒂與丁香配伍，丁香辛溫，溫中散寒、降逆止嘔，柿蒂味苦澀，性平和，善降胃氣，因寒因熱都可用，兩藥相配，有寒熱兼濟之妙，溫中散寒、降逆止嘔之功益強，為治療胃中有寒、胃氣上逆之常用藥對。
2. 柿蒂與黃連、竹茹同用，可治胃熱呃逆。
3. 柿子與螃蟹同食，會抑制人體自身消化液的分泌，而且柿子與螃蟹又同是涼性的食物，一同食用後容易傷及腸胃，加重胃腸疾病。
4. 柿子與紅薯同食，柿子中的單寧、纖維素等遇到紅薯的發酵物，會導致單寧快速沉澱，這會對人體的正常胃腸功能有影響，嚴重者可能導致腸梗阻。
5. 柿子與海鮮同吃，柿子中包含的鞣酸能夠與海鮮中的蛋白質、鈣鹽相互作用，從而出現沉澱物。這種沉澱物也會刺激胃腸，很容易引發疾病，使人出現噁心、便祕等一些症狀。

【禁忌及注意事項】

柿子性寒，凡脾虛泄瀉、便溏、體弱多病、產後及外感風寒者，忌食鮮柿子。此外，還需要注意以下幾個方面：

1. 空腹不能吃柿子。因柿子含有較多的鞣酸及果膠，在空腹情況下它們會在胃酸的作用下形成大小不等的硬塊。應盡量在飯後1小時左右食用，以避免胃柿石形成。
2. 盡量不要吃柿子皮。因為柿子中的鞣酸絕大多數集中在皮中，在柿子脫澀時，不可能將其中的鞣酸全部脫盡，連皮一起吃更容易形成胃柿石。尤其是脫澀工藝不完善時，其皮中所含的鞣酸更多。

3.胃部寒涼、慢性胃炎患者不宜多吃柿子。柿子性寒，胃部寒涼者不宜食用。患有慢性胃炎，有排空延緩、消化不良等症的胃動力功能低下者，或胃大部切除術後，不宜食柿子。

4.貧血患者少吃。柿子含單寧，易與鐵質結合，從而妨礙人體對食物中鐵質的吸收，所以貧血患者應少吃柿子。服用鐵劑時不宜吃柿子。柿子中的鞣酸與鐵結合成沉澱物，可引起胃腸不適甚至絞痛，同時影響鐵劑吸收。

5.糖尿病患者勿食。柿子中含有10.8%的醣類，且它們大多是簡單的雙醣和單醣（蔗糖、果糖、葡萄糖即屬此類），因此柿子食後很易被吸收，使血糖升高。這對於糖尿病患者，尤其是血糖控制不佳者來說是有害的。

6.因柿子中的鞣酸能與食物中的鈣、鋅、鎂、鐵等無機鹽形成不能被人體吸收的化合物，使這些營養素不能被利用，故多吃柿子容易導致這些無機鹽缺乏。

（周忠輝）

葛根

《神農本草經》

【生物特性及藥源】

葛根為豆科植物野葛 *Pueraria lobata*（Willd.）Ohwi 的乾燥根，習稱野葛。本品呈縱切的長方形厚片或小方塊，長5～35公分，厚0.5～1公分；外皮淡棕色，有縱皺紋，粗糙。切面黃白色，紋理不明顯；質韌，纖維性強；氣微，味微甜。

本品分布於中國南北各地。春、秋兩季採挖，切片，曬乾。生用、煨用或磨粉用均可。葛花可也入藥用，多用於解酒毒。

【功效概述】

葛根味甘微辛，氣清香，性平，歸脾、胃經。本品輕揚升散，具有解肌退熱、升陽透疹的作用，又有鼓舞胃氣上行、生津止渴的功效，為發表解肌、發熱無汗、頭痛、項強的主藥。煨熟服用，可治療脾胃虛弱所致的泄瀉，具有升陽止瀉的作用。本品最早記載於《神農本草經》，漢代著名醫學家張仲景首次在《傷寒論》中以葛根為主組方，包括用於解表的葛根湯及用於治療溼熱所致的腹瀉和痢疾的葛根芩連湯等。這些方子都因療效顯著而可靠，直到現在仍屢用不衰。本品在民間為老少皆宜的滋補佳品，被譽為「千年人參」。明代著名的醫藥學家李時珍對葛根進行了深入而全面的分析和歸納，認為葛根的莖、葉、花、果、根均可入藥，並在其所著的《本草綱目》中作了記載：葛根性甘、辛、平，無毒。主治消渴、身大熱、嘔吐、諸痕，起陰氣，解諸毒。

現代對葛根的作用也作了廣泛的研究，其結果更是令人矚目，一般臨床用量在10～15克之間，但目前的臨床用量已多至30克。

【典故及歷代名家點評】

自《傷寒論》之後，葛根臨床應用愈來愈廣泛，相關記載及論述也頗中肯，對後世的影響極為深遠。

《神農本草經》：「主消渴，身大熱，嘔吐，諸痺，起陰氣，解諸毒。」

《名醫別錄》：「療傷寒中風頭痛，解肌，發表，出汗，開腠理。療金瘡，止痛，脅風痛」，「生根汁，療消渴，傷寒壯熱」。

《藥性論》：「治天行上氣，嘔逆，開胃下食，主解酒毒，止煩渴。熬屑治金瘡，治時疾解熱。」

《日華子本草》：「治胸膈熱，心煩悶熱狂，止血痢，通小腸，排膿破血，敷蛇蟲嚙。」

《本草拾遺》：「生者破血，合瘡，墮胎，解酒毒，身熱赤，酒黃，小便赤澀。」

《開寶本草》：「小兒熱痞，以葛根浸搗汁飲之。」

《醫學啟源》：「除脾胃虛熱而渴。」

據傳，葛根的名字源於東晉道教醫家葛洪，因他在茅山腳下煉丹時發現了一種根，此根治好了發生在句容的一場瘟疫，當地人為了紀念葛洪，把此根稱為「葛」，於是就有了「葛根」。其實，此說似乎並不真實，因為在晉之前的漢代，張仲景的《傷寒論》中就已有用葛根組方的記述。因此，此說只能當成一個傳說而已。

【藥用價值】

在古代，葛根的應用就甚為廣泛。最早民間用它做服飾，如葛衣、葛巾之類，也常用來做葛紙、葛繩。1972年，江蘇吳縣（今位於蘇州）草鞋山發掘出土的三塊製作於新石器時代的葛布殘片，是中國從6000多年前就已經開始利用葛根的歷史見證，在今天看來其製作工藝水平依然精湛。葛根作為藥用，也早有記載，主要用於外感無汗之表證及泄瀉、消渴的治療。現代已證明葛根是藥食兩用的佳品。近年來，從葛根中提取出來的類黃酮與從桑葉中提取出來的脫氧野尻霉素結合形成的一種稱為洗胰清糖素的新成分，具有降低血糖、血脂及抗炎等作用。應關注的是，葛根還含有多種有效的藥物成分及營養物質。

明代李時珍在《本草綱目》中指出，葛根性涼，氣平，味甘，具有清熱、降火、排毒的功效。現代藥理研究表明，葛根中的異黃酮類化合物葛根素對高血壓、高脂血症、高血糖和心腦血管疾病具有較好的治療效果。葛根主要有以下藥理作用：

改善心腦血管供血不足：葛根總黃酮和葛根素能擴張血管，降低血管阻力，改善微循環，有助於改善心肌缺血，防止心肌梗死和腦梗死，糾正心律失常，軟化動脈硬化，預防腦中風，對心腦血管疾病患者有良好的作用。

解痙退熱：葛根的解痙作用可能與其所含的大豆黃酮較多有關，此成分能對抗組胺和乙醯膽鹼的作用；葛根黃酮提取物能使體溫恢復正常，能有效解除多種發熱症狀，是一種解症退熱的有效中藥。

降血糖和血脂：葛根素有明顯的降低血糖的作用，其所含的黃酮類化合物有降低膽固醇及三酸甘油酯的效果，對治療高血糖和高脂血症等有顯著療效。

延緩衰老和抗阿茲海默症：近年來研究顯示，葛根提取物能明顯改善記憶障礙，增強智力，並有消除體內自由基的作用，可用於抗衰老及阿茲海默症患者的治療。

治療眼病：葛根黃酮對因視網膜血管痙攣引起的中央性視網膜炎有較好的療效。即使在視力恢復正常或病變已經吸收後，葛根黃酮仍可用於鞏固療效和防止復發。

醒酗酒毒：對飲酒過量而致醉酒者，取葛根30克水煎服，解酒效果良好。

止瀉治痢：自漢代以來，葛根就是治療泄瀉及痢疾的常用主藥。

葛根含有豐富的黃酮類物質和葛根素。目前異黃酮主要從大豆中提取。研究發現，野葛根中異黃酮的含量和活性遠遠超過大豆。由於葛根所含的「植物雌激素」異黃酮能美容養顏，促進皮膚白皙、光潤、細膩，而且還能健乳豐胸，使女性煥發青春活力。因此，葛根大受女性青睞。

泰國美女的豐腴與婀娜多姿是世界公認的。據說，泰國的山區部落自古以來就將野葛根作為女性美容、保健的傳統祕方食品。20世紀20年代，人們在修繕一座泰國緬北部的古老寺廟時，才偶然發現廟裡珍藏野葛根美容祕方的古文獻。從此，食用野葛根的傳統在泰國民間廣泛流傳開來。到20世紀30年代，這些文獻被譯成英文流傳至境外，逐漸為世人所知。泰國的醫學美容專家注意到生活在泰國北部山區且素有食用野葛根習慣的孟族婦女，胸部豐滿、體態輕盈、膚色白皙、健康且長壽。同時，該地區女性的平均胸圍比泰國其他地區的女性要大出8公分。

【食療保健】

現代藥理研究證實，葛根含有12％的黃酮類化合物，如葛根素、大豆異黃酮、花青素等營養物質，還含有多種胺基酸，維生素B_1、維生素B_1等維生素，糖和人體必須的鐵、鈣、銅、硒等元素，既可藥用，又可用於食療保健，是一種公認的富有營養價值的綠色天然食品。

葛根含有豐富的被譽為天然「植物雌激素」的異黃酮，可調節人體內分泌功能，對於低雌激素水平者，可起到替代雌激素的補充作用，可防治因雌激素下降而引起的疾病，如血脂增高、骨質疏鬆、婦女更年期症候群，並能增加中年婦女血清中的雌二醇和高密度脂蛋白膽固醇水平，降低低密度脂蛋白膽固醇含量，從而保護心腦血管；同時，對於雌激素水平偏高者，又表現為抗雌激素樣活性，能降低子宮內膜癌、乳腺癌及肺癌等癌症的發生風險。由此而見，本品具有雙向調節作用，既有效又安全。

葛根最早應用於解表發汗、退熱解痙及治療消渴，自《傷寒論》以葛根為主藥創立葛根芩連湯，用於治療腹瀉、痢疾之後，葛根多被應用於治療胃腸道疾病。近幾年，國內同小林領銜的團隊對葛根芩連湯治療糖尿病的研究結果表明，此方具有明顯的降血糖作用。這一研究為古人將此方用於治療相當於糖尿病的消渴病提供了證據。現代藥理研究結果顯示，除了方中主藥葛根的降血糖作用外，方中的黃芩和黃連，特別是後者，其降血糖的效果也是不能忽視的。應該指出的是，囿於溫病學派葉天士、王孟英兩位名家的「葛根劫胃液」之說，後人對葛根的應用多受影響。

葛根除了上述的重要作用外，還可用於對抗烏頭鹼等所引起的心律失常，縮短腎上腺素誘發心律失常的時間，起到增效減毒的作用。同時，經常食用葛根可使皮膚潤澤，祛除黃褐斑，增添皮膚的彈性，令肌膚更加健康。特別值得一提的是，食用葛根後能有良好的增強智力及抗衰老效果。

據傳，古時湘西某土司的女兒與漢族的一位小伙子相愛，由於受到雙方家長的堅決反對，這對戀人相約逃到深山老林之中。入山不久，小伙子忽然身染重病，滿身疙瘩，生命垂危，姑娘急得大聲痛哭。哭聲驚動了一位仙人，得悉原委後，仙人立即給小伙子服用了一種仙草根，旬餘即癒。之後，兩人就長期服食，全都身輕體健，容顏不老，雙雙年過百歲，後方知此仙草根叫葛根。這傳說可能言過其實，但葛根抗衰老、延年益壽的功效應非空穴來風。

【適宜人群】

本品老少皆宜，特別適合以下人群使用：①高血壓、高脂血症、高血糖、冠狀動脈粥樣硬化性心臟病及腔隙性腦梗死等心腦血管疾病患者；②更年期症候群患者；③脂肪肝、酒精肝等慢性肝病患者；④消化不良、反覆腹瀉、痢疾、腹痛、胃腸型感冒等胃腸疾病患者；⑤嗜酒、肌膚失潤，面部易生痤瘡者；⑥記憶力衰退、智力衰退、早衰及有癌症風險的人群。其食用方式多樣，可用開水沖泡當茶飲，也可研粉熬粥食等。

【藥食的相互作用】

葛根與多種藥食兩用者合用，能起到相輔相成的作用。一般來說，多種藥材在中醫辨證論治理論指導下使用，更能相得益彰。下列是可供參考的常用配伍方法：

1.與黃芩、黃連合用配伍，共奏清熱解表、燥溼止瀉之功效，用於治療溼熱瀉痢非常有效。近年來的研究結果表明，本方有明顯的降血糖作用，提示可用於治療糖尿病。

2.與柴胡、石膏配伍，具有解肌退熱之功效，用於治療外感風寒，表現為發熱重、惡寒輕、頭痛鼻乾的邪鬱化熱之證。辨證正確，其效甚捷。

3.與麻黃、桂枝配伍，具有散寒解表、發汗退熱、緩急止痛等功效，多用於風寒外邪襲表而症見惡寒無汗、項背強痛者，是緩解項背肌肉痙攣兼項背強痛之解表要藥。

4.與人參、茯苓配合使用，對脾虛溼重所致的泄瀉患者，具有益氣健脾、化滯止瀉之功效。

5.與天花粉合用，有清熱、生津、止渴的作用，用於治療熱病口渴、病後陰虛及消渴等症。

【禁忌及注意事項】

葛根雖是營養豐富的天然綠色食品，但「是藥三分毒」，不提倡長期過量服用，若過量服用則會導致表虛自汗。體虛多汗者不宜食用，且服用期間慎用刺激性食物。一般認為，過量服用易損傷胃氣，所以應控制食用量，切忌過度。

（周忠輝　王會仍）

蘿蔔（萊菔子）

《日華子本草》

【生物特性及藥源】

蘿蔔為十字花科蘿蔔屬草本植物蘿蔔 *Raphanus sativus* Linn. 兩年或一年生根莖；根肉質，長圓形、球形或圓錐形，根皮紅色、綠色、白色、粉紅色或紫色；莖直立，粗壯，圓柱形，中空，自基部分枝。通常大頭羽狀分裂，被粗毛，側裂片1～3對，邊緣有鋸齒或缺刻；莖中向上、漸變小，不裂或稍分裂，不抱莖；總狀花序，頂生及腋生；花淡粉紅色或白色；長角果，不開裂，近圓錐形，直或稍彎，種子間縊縮成串珠狀，先端具長喙，喙長2.5～5公分，果壁海綿質；種子1～6粒，紅褐色，圓形，有細網紋。原產中國，各地均有栽培，品種極多，常見有紅蘿蔔、青蘿蔔、白蘿蔔、水蘿蔔和心里美等。種子、鮮根、葉均可入藥，具有下氣消積的功效。生蘿蔔含澱粉酶，能助消化。我們食用的部分是根。史學研究發現蘿蔔起源於歐、亞溫暖海岸的野蘿蔔，是世界上古老的栽培作物之一。遠在４５００多年前，蘿蔔就已成為埃及人的重要食品。如皋人種植白蘿蔔至少已有千年歷史。相傳在唐太和年間（827～836年）如皋定慧寺僧侶早有種植，將蘿蔔作為供品，並饋贈施主，時稱萊菔，其種子叫萊菔子，供藥用。後逐漸流傳民間，廣為種植。清乾隆庚午年（１７５０年）編修的《如皋縣誌》載：「蘿蔔，一名萊菔，有紅白二種，四時皆可栽，唯末伏秋初為善，破甲即可供食，生沙壤者甘而脆，生瘠土者堅而辣。」如今紅蘿蔔種植已很少，只在端午節前後有少量上市，中國各地普遍栽培的蘿蔔以白蘿蔔為主。

【功效概述】

蘿蔔在中國民間有「小人參」之美稱，也有「蘿蔔上市，醫生沒事」、「蘿蔔進城，醫生關門」、「冬吃蘿蔔夏吃薑，不要醫生開藥方」、「蘿蔔一味，氣死太醫」之說。還有一個俗語表現了蘿蔔的益處：「吃著蘿蔔喝著茶，氣得大夫滿街爬。」元代詩人為了讚美蘿蔔還寫下了這樣的詩句：「熟食甘似芋，生薦脆如梨。老病消凝滯，奇功值品題。」明代著名的醫學家李時珍對蘿蔔也極力推崇，主張每餐必食，他在《本草綱目》中提到蘿蔔能「大下氣，消穀和中……去邪熱氣」。

蘿蔔性涼，味辛甘，無毒，入肺、胃經，能消積滯、化痰熱、下氣、寬中、解毒，治食積脹滿、痰嗽失音、肺癆咳血、嘔吐反酸等。蘿蔔具有很強的行氣功能，還能止咳化痰、除燥生津、清熱解毒、利便。它對每個系統都有著自己的作用：

消化系統方面：如食積腹脹、消化不良、胃納欠佳者，可以將生蘿蔔搗汁飲用；噁心嘔吐、泛吐酸水、慢性痢疾者，可切碎蜜煎細細嚼咽；便祕者，可以煮食；口腔潰瘍者，可以搗汁漱口。

呼吸系統方面：咳嗽咳痰者，最好切碎蜜煎細細嚼咽；咽喉炎、扁桃體炎、聲音嘶啞、失音者，可以搗汁與薑汁同服；鼻出血者，可以生搗汁和酒少許熱服，也可以搗汁滴鼻；咳血者，與羊肉、鯽魚同煮熟食；預防感冒者，可煮食。

泌尿系統方面：各種泌尿系統結石、排尿不暢者，可將蘿蔔切片蜜炙口服；各種浮腫者，可用蘿蔔與浮小麥煎湯服用。

其他方面：用於美容，可煮食；用於治療腳氣病，可煎湯外洗；用於解毒、解酒或煤氣中毒，可用蘿蔔或葉煎湯飲汁；用於通利關節，可煮用。

蘿蔔種子為常用的中藥，有消食除脹、降氣化痰的作用，主治如下：

食積氣滯證：本品味辛行散，消食化積之中，尤善行氣消脹。常與山楂、神曲、陳皮同用，治食積氣滯所致的脘腹脹滿或疼痛，噯氣吞酸，如保和丸（《丹溪心法》）；若再配白朮，可攻補兼施，治療食積氣滯兼脾虛者，如大安丸（《丹溪心法》）。

咳喘痰多，胸悶食少：本品既能消食化積，又能降氣化痰，止咳平喘。尤宜治咳喘痰壅，胸悶兼食積者，如《食醫心鏡》單用本品為末服；或與白芥子、蘇子等同用，如三子養親湯（《韓氏醫通》）。古方中有單用生品研服以湧吐風痰者，但現代臨床很少用。

【典故及歷代名家點評】

蘿蔔味甜，脆嫩、汁多，熟食甘似芋，生吃脆如梨，其效用不亞於人參，故有「十月蘿蔔賽人參」之說。清代著名植物學家吳其濬在《植物名實圖考》中，極其生動地描繪過北京心里美蘿蔔的特點：「冬飆撼壁，圍爐永夜，煤焰燭窗，口鼻炱黑。忽聞門外有賣蘿蔔賽如梨者，無論貧富耄稚，奔走購之，唯恐其越街過巷也。」他在北京為官時，晚上總要出去挑選些蘿蔔回家，他對心里美蘿蔔的評價是：「瓊瑤一片，嚼如冷雪，齒鳴未已，眾熱俱平。」古往今來，有不少名人也都喜食蘿蔔。三國赤壁之戰時，曹操被孫劉聯軍打得大敗，從華容道奪路而逃，適值天熱，幾萬大軍又飢又渴，實在走不動了，恰好道旁有大片蘿蔔地，士兵們以蘿蔔充飢。這塊蘿蔔地為挽救曹軍生命起了關鍵作用，後來被稱為「救曹田」。

據傳，1300多年前，武則天稱帝時，華夏很少有戰爭，加之她精通政治，治國有方，天下太平，常有麥生三頭、穀長雙穗之說。一年秋天，洛陽東關菜地長出一顆特大蘿蔔，大約三尺，上青下白，農民視其為奇物，把它進貢宮廷。女皇見了，聖心大悅，傳廚師做菜。廚師深知，用蘿蔔做不出什麼好菜，懾於女皇威嚴，只得從命。廚師們苦思一番，使出百般技藝，對蘿蔔進行了多道精細加工，切成均勻細絲，並配以山珍海味，製成羹湯。女皇一吃，鮮美可口，味道獨特，大有燕窩風味，遂賜名「假燕窩」。從此，王公大臣、皇親國戚設宴均用蘿蔔為料，「假燕窩」登上了大雅之堂。「牡丹燕菜」是洛陽酒席中二十四道名菜的首席菜，它就是用蘿蔔烹製的。1973年，中國總理周恩來陪加拿大總理特魯多到洛陽訪問時，曾在「真不同」飯店品嘗到此菜。廚師在烹調此菜時，取牡丹花入肴，使之浮於湯麵，使「洛陽假燕菜」更加鮮豔奪目，深得貴賓們的稱讚。周總理見菜後說道：「洛陽牡丹甲天下，菜中生花了。」從此，洛陽燕菜又多了一個「牡丹燕菜」的美名。

歷代本草中有很多關於蘿蔔的食療方，現列舉如下：

鮮蘿蔔汁：鮮蘿蔔250克，切碎略搗，絞取汁液，冷服。每次2匙，每日2～3次，蘿蔔亦可加適量蜂蜜或白糖調味（源於《唐本草》、《食醫心鏡》）。本方能清熱、生津、止渴，用於熱病口渴或消渴多飲如用於膽石症，可防止膽石形成。此外，若遇煤氣中毒（一氧化碳中毒），輕者亦可速用蘿蔔汁頻頻灌服。

蘿蔔清酒煎：鮮蘿蔔150克，搗爛絞取汁液約2匙，加入米酒少許，煎熱一次服（源於《衛生易簡方》）。張杲《醫說》說：「饒州市民李七常苦鼻衄，垂至危困，醫授以方取蘿蔔自然汁和無灰酒飲之則止。醫云血隨氣運轉，氣有滯逆，所以妄行。蘿蔔最下氣而酒導之，是以一服效。」

蘿蔔膏：蘿蔔1000克，切碎，以水300毫升煎熬半小時左右，去渣濃縮至100毫升，另用明礬10克（以水溶化），蜂蜜100克，與蘿蔔汁混勻，共煮沸後，待冷備用。早晚空腹時服用，每次50毫升（源於《中國防癆》）。本方有涼血、止血之效，用於肺結核咳血或肺熱咳血。《普濟方》治肺痿咳血，則以之用羊肉或鯽魚煮熟頻食。

糖漬蘿蔔：大蘿蔔250克，切片，放碗中，加飴糖或白糖2～3匙，擱置一夜，即浸漬成蘿蔔糖水，頻頻飲服。亦可用蘿蔔絞汁加糖服，或用蘿蔔切片，煎湯代茶飲。本方有化痰止咳和潤肺利咽之效，可用於急、慢性支氣管炎和百日咳。咳嗽痰稠、肺胃有熱、咽喉痛亦可應用。

蘿蔔生薑汁：蘿蔔250克，生薑30克。分別切片搗爛絞汁，頻頻含咽（源於《普濟方》）。本方能清熱利咽，化痰，用於痰熱咳嗽，失音。

蘿蔔菜湯：蘿蔔連葉500克（乾者250克），煎湯頻服，或每日3～4次（源於《普濟方》）。本品解毒、治痢、止瀉之效頗好。如《清異錄》說每至夏秋有病痢者，煮水服之即止，用於痢疾、熱瀉、腹瀉作痛。重者可作輔助治療，如《普濟方》以蘿蔔汁、蜜水同煎，早、午食前服；午後以米飲下黃連阿膠丸。

鮮蘿蔔片：鮮蘿蔔60克，切片嚼食（源於《頻湖集簡方》）。蘿蔔生用亦能消食，又能清胃熱，用於食積化熱，反胃冒酸。據李時珍的經驗，本方療效絕妙，但「乾者、熟者、鹽醃者，及人胃冷者，皆不效」。

瞑眩膏：鮮大蘿蔔200克，切作6～9片，一指厚，沾白蜜，反覆放鍋上或鐵鏟上慢火炙乾，使其香熟而不焦。候冷細嚼，以淡鹽湯下，一日分3次食（源於《普濟方》）。本方能利尿通淋，用於砂石諸淋，疼不可忍。

【藥用價值】

蘿蔔中的維生素B_2及鈣、鐵、磷等的含量，比梨、橘子、蘋果還要高，尤其維生素C含量比梨高18倍，比蘋果高10倍，故有「蘿蔔賽梨」之說。蘿蔔因不含草酸，是人體鈣的良好來源。蘿蔔汁可以防止膽結石形成，蘿蔔的醇提取物有抗菌作用，特別對革蘭氏陽性菌敏感，亦有抗真菌作用。紅蘿蔔還富含維生素K，這種維生素能抗血液凝固，有效防止骨頭粗大。中醫認為，蘿蔔可以利五臟，輕身益氣，令人白淨肌細。它還是一味中藥，其性涼味辛甘，可消積滯、化痰清熱、下氣寬中、解毒。中醫學認為蘿蔔生吃健胃助消化；熟吃能補氣順氣，尤其和豬肉、羊肉等一起燉著吃，效果更佳。此外，蘿蔔中的無機鹽含量也很高，可以增強人體免疫力，預防感冒。蘿蔔的功效主要有以下幾個方面：

防癌、抗癌：蘿蔔之所以具有防癌、抗癌之功效，原因有三。一是蘿蔔含有大量的維生素A、維生素C，是保持細胞間質的必須物質，有抑制癌細胞生長的作用。美國及日本醫學界報導，蘿蔔中的維生素A可使已經形成的癌細胞重新轉化為正常細胞。二是蘿蔔含有一種澱粉酶，這種物質能分解食物中的亞硝胺，可大大減弱亞硝胺的致癌作用。三是蘿蔔中有較多的木質素，這種物質能使體內巨噬細胞吞噬癌細胞的活力提高2～4倍。最近英國研究人員發現蘿蔔中含有一種防癌化合物硫萊菔子素，這種物質能快速啟動人體的防禦功能。蘿蔔硫素是一種植物性化學物質，是存在於很多種十字花科蔬菜裡的一種生物活性化合物。據美國約翰·霍普金斯大學醫學院的研究，蘿蔔硫素可能是目前發現的所有天然抗癌物質裡效力最強、效果最好的一種。它能刺激細胞製造產生II型酶（有益酶），使細胞形成對抗外來致癌物侵蝕的膜。有研究機構在進行蔬菜、水果抑制突變作用的研究中發現，蘿蔔可抑制黃麴霉素的致癌作用，這也證實了它的防癌、抗癌效果；還發現它能激活自然殺傷細胞的活性，從而抑制惡性腫瘤的生長。1997年，美國癌症研究機構報導，根據各國腫瘤流行病學的資料分析，蘿蔔等十字花科蔬菜是所有食物中最佳的防癌、抗癌食物，對喉癌、肺癌、食道癌、胃癌、肝癌、結腸癌、直腸癌、乳腺癌和膀胱癌的預防作用最為明顯。目前，蘿蔔等十字花科蔬菜已被各國科學家、營養膳食學家列入人類的抗癌食譜中。美國抗癌協會要求美國人在日常膳食中，必須增加十字花科蔬菜的比重。

治療貧血：紅蘿蔔皮中所含有的紅蘿蔔素即維生素A原，可增加血紅素，提高血液濃度及血液品質，對治療貧血有很大作用。

止咳、化痰、平喘：《本草經疏》中說：「萊菔根……下氣消穀，去痰癖，肥健人，及溫中，補不足，寬胸膈，利大小便，化痰消導者，煮熟之用也；止消渴，制面毒，行風氣，去邪熱氣，治肺痿吐血、肺熱痰嗽、下痢者，生食之用也。」明代著名的醫學家李時珍在《本草綱目》中提到，蘿蔔能「大下氣，消穀和中……去邪熱氣」。患有急、慢性支氣管炎，或咳嗽、痰多、氣喘者，用大紅蘿蔔洗淨切塊生榨汁，有降氣、化痰、平喘的功效，其功效及見效速度超過很多藥物；失音不語，可用生蘿蔔汁、生薑汁各等分，漱咽，即可緩解症狀。具體食用方法為：將大紅蘿蔔300克洗淨，帶皮切塊，加200毫升水，加適量蜂蜜，生榨汁，10分鐘內全部飲下，30分鐘內可見效，日飲2～3次，早飯前、晚飯後飲用，15日為一療程（細嚼也可）。

治療病毒性感冒、傷風感冒、胃腸感冒、食物中毒：現代醫學證明，蘿蔔有較好的抗病毒作用。正常人體細胞中有一種干擾素基因，在誘導劑的刺激下，能產生干擾素。干擾素有抗病毒作用。而生蘿蔔就是一種良好的干擾素誘導物，動物實驗已充分證明蘿蔔的提取物有抗病毒感染的作用。同時，蘿蔔內含有纖維木質素，能提高巨噬細菌吞噬異物和壞死細胞的功能，從而提高人體抗病毒的能力。研究證實：生食大紅蘿蔔抑制病毒能力最強，青蘿蔔次之，白蘿蔔再次之。熟蘿蔔經過高溫蒸煮已經失去了其誘生干擾素的作用，所以洗淨後帶皮生吃最好，榨汁也是一種明智的吃法。如果在茶餘飯後經常攝食一點蘿蔔，定會受益無窮。具體食用方法為：將大紅蘿蔔150克洗淨，帶皮切塊，大白菜300克洗淨切塊，加200毫升水，加適量蜂蜜，生榨汁，10分鐘內全部飲下，日服2次，早飯前、晚飯後飲用，當日內可見效，5日為一療程。應用此方法者，免疫力會提高，不易再感冒。

治療胃痛、胃脹、食積、反酸：陶弘景在《名醫別錄》中對蘿蔔的藥用便有記載，認為其性涼味辛甘，入肺、胃二經，可消積滯、化痰熱、下氣貫中、解毒，用於食積脹滿、痰咳失音、吐血、衄血、消渴、痢疾、頭痛、小便不利等症。現代醫學研究發現蘿蔔中還含有很多能幫助消化的糖化酶和促進胃腸蠕動、增進食慾的芥子油，此外，還含有葡萄糖、組胺酸、膽鹼等成分。蘿蔔對鏈球菌、葡萄球菌、肺炎球菌、大腸桿菌均有抑制作用。日本科學家研究指出，蘿蔔的辣味源自硫氰化物，它具有保護胃黏膜的功效，而愈靠近根部的部位，這種物質愈多。具體食用方法為：將大紅蘿蔔100克洗淨，帶皮切塊，加50毫升50℃溫開水，加適量蜂蜜，生榨汁，10分鐘內全部飲下，日服2次，早飯前、晚飯後飲用，當晚可見效，15日為一療程（細嚼也可）。

治療高脂血症、高血壓、高膽固醇血症：醫務人員發現，常吃蘿蔔可降低血脂、軟化血管、穩定血壓，降低冠心病、動脈硬化、膽石症等疾病的發病率。同時，醫學界認為蘿蔔子具有良好的降血壓作用，它將會是一種療效高、無毒副作用、很有前景的新型降壓藥物，其降壓及改善疾病症狀效果均高於利血平、複方降壓片和羅布麻片等對照組。具體食用方法為：將大紅蘿蔔200克洗淨，帶皮切塊，加100毫升50℃溫開水，加適量蜂蜜，生榨汁，10分鐘內全部飲下，日服2次，早飯前、晚飯後飲用，3日內可見效，15日為一療程（細嚼也可）。

治療痛風：大紅蘿蔔可治療痛風頑疾，不僅有助消化的功能，而且還有超強的促進肝、腎代謝功能，能快速啟動人體防禦系統，協調五臟平衡，將嘌呤、尿酸轉化、中和並代謝出體外，同時還能快速緩解並消除痛風發作處的炎症。具體食用方法為：將大紅蘿蔔（以東北大紅蘿蔔為好）洗淨，連皮切塊，加200毫升50℃溫開水，加適量蜂蜜，生榨汁，10分鐘內全部飲下，120分鐘內可見效。日飲2次，早飯前、晚飯後飲用，15日為一療程（細嚼也可）。

消水腫、止痢疾：長在地裡的隔年老蘿蔔，中藥名「地骷髏」，利水消腫作用甚佳，對胸膈飽悶、水腫、痢疾等症有很好的療效。

治療便祕、青春痘：將大紅蘿蔔300克洗淨，帶皮切塊，加200毫升水，加適量蜂蜜，生榨汁，10分鐘內全部飲下，2日內可見效，日飲2次，早飯前、晚飯後飲用，15日為一療程（細嚼也可）。

治療扁桃體炎：將蘿蔔300克洗淨，帶皮切塊，加200毫升水，加適量蜂蜜，生榨汁，10分鐘內全部飲下，日飲2次，早飯前、晚飯後飲用，15日為一療程。

治偏頭痛：將鮮蘿蔔搗爛取汁，加少許冰片調勻滴鼻，左側頭痛滴右鼻孔，右側頭痛滴左鼻孔。

治菸癮：將大紅蘿蔔300克洗淨，帶皮切塊，加200毫升水，加適量蜂蜜，生榨汁，清晨10分鐘內全部飲下，可解菸毒，克制菸癮發作，達到戒菸的目的（細嚼也可）。

治煤氣中毒：鮮蘿蔔榨、搗汁1杯，白糖60克，攪化灌服。

治燙傷：取生蘿蔔100克，搗汁，用汁水塗患處，每日3次。

鼻炎：用過濾後的生蘿蔔汁液滴鼻，並同時以生蘿蔔汁半盞，兌黃酒少許，溫服。

消腫止痛：跌打損傷、瘀血腫痛或燙火傷灼，用生蘿蔔搗碎敷患處，有消瘀散腫、活血止痛的作用。

減肥功能：蘿蔔內含有的糖化酶能分解食物中的澱粉、脂肪等成分，使之被人體充分吸收和利用，所以蘿蔔的減肥效果極佳。

【食療保健】

1. 白菜蘿蔔湯：將白菜心250克、大紅蘿蔔100克水煎，加紅糖適量，吃菜飲湯。用於急性鼻炎風熱型：鼻塞時輕時重，鼻癢氣熱，噴嚏、涕黃稠，發熱，惡風，頭痛，咽痛，咳嗽，咳痰不爽，口渴喜飲，舌質紅，苔微黃，脈數。

2.蘿蔔煮豆腐：生蘿蔔汁1杯，麥芽糖100克，豆腐500克，三物混合煮開，每日1劑，分2次服用。能潤肺清熱，化痰平喘和中，用於熱性哮喘有效。

3.蘿蔔燉豬肺：鮮蘿蔔500～1000克，豬肺1具。將蘿蔔洗淨切塊，豬肺反覆洗淨切塊，一起燉至爛熟調味食用。能補肺降逆，順氣化痰，可治虛性哮喘。

4.海帶蘿蔔湯：準備海帶30克，蘿蔔250克。將海帶洗淨後切成菱形，備用。將蘿蔔洗淨後，連皮及根須切成細條狀。同入砂鍋中，加水煮沸，改小火燉至蘿蔔爛，酌加各種調味品，滴麻油幾滴即成。隨意吃，並飲湯。可軟堅散結，防癌抗癌，廣泛用於各期乳腺癌及胃、腸癌的防治。

5.紅燜蘿蔔海帶：準備海帶、蘿蔔各適量，丁香、大茴香、桂皮、花椒、核桃仁、素油、醬油各適量。將海帶用水浸泡24小時（中間換水2次），然後洗淨切成絲，蘿蔔亦切成粗絲。將油燒熱，加海帶絲炒幾下，放入丁香、大茴香、桂皮、花椒、核桃仁、醬油及清水燒開，改中火燒至海帶將爛，再放入蘿蔔絲燜熟即可。可利水，消氣，減肥。

6.蘿蔔餅：準備白蘿蔔150克，麵粉150克，瘦豬肉60克，薑、蔥、油、鹽各適量。將白蘿蔔洗淨切絲。用豆油翻炒至五成熟時待用。將肉剁碎，調成白蘿蔔餡，將麵粉加水合成麵團，揪成麵劑，壓成薄片。填入蘿蔔餡，製成夾心小餅，放檔內烙熟即成。可當點心服食。可健胃，理氣，消食，用於食慾不振、消化不良、咳喘多痰等症，小兒尤宜。

7.清燉牛肉蘿蔔湯：準備肥瘦黃牛肉2000克，大紅蘿蔔1000克，蔥結2個，細鹽、黃酒各適量。將牛肉洗淨，濾乾，切成大塊。蘿蔔洗淨，切成滾刀塊。起油鍋，放植物油2匙。用旺火燒熱油後，倒入牛肉，翻炒5分鐘，加黃酒4匙，再燜燒10分鐘，至出香味時，盛入大砂鍋內，一次加足冷水將牛肉浸沒。繼續用旺火燒開，放蔥結2個，黃酒1匙，然後改用小火慢燉約3小時，至牛肉筋膜熟透、已能咬碎時，倒入蘿蔔，加細鹽1匙（宜淡），最後慢燉15分鐘，待牛肉、蘿蔔均已熟爛時，離火。飯前空腹飲食，或佐膳食。盛牛肉湯時，應除去上面一層浮油。本品黃牛肉補脾胃，大紅蘿蔔利水溼。脾胃得養，運化轉輸有力，脹滿漸消。肝硬化腹水初起、脾胃虛弱、腹脹者，食之甚宜。

8. 蘿蔔粥：準備大紅蘿蔔2個，粳米50克。將蘿蔔煮熟，絞汁，與粳米煮作粥。宜早晚溫熱服食。清熱下氣止渴，止咳化痰。消食，醒酒，利尿。散瘀補虛，降膽固醇。

9. 蘿蔔茶：準備茶葉5克，大紅蘿蔔100克，生薑6克。將茶葉用開水沖泡，取汁，再將蘿蔔、生薑切片，置鍋中煮爛，加食鹽調味，倒入茶汁即可食用。每日服2次。清熱化痰，下氣寬中，適用於咳嗽多痰者。

10. 蘿蔔子粥：準備萊菔子（即蘿蔔子）20克（小兒減半），粳米50克。將萊菔子水研濾過，取汁約100毫升，加入粳米，再加水350毫升左右，同煮為稀薄粥。每日2次，溫熱服食。可消食除脹，降氣化痰，適用於食用氣滯、胸悶腹脹、噯氣吞酸、瀉痢不爽、痰涎壅盛、咳嗽痰喘等症。

【適宜人群】

一般人群均可食用，性偏寒涼而利腸，脾虛泄瀉者慎食或少食，胃及十二指腸潰瘍、慢性胃炎、單純甲狀腺腫、先兆流產、子宮脫垂者不宜多食。

【藥食的相互作用】

1. 蘿蔔不能與水果同吃。近年來科學家們發現，蘿蔔等十字花科蔬菜進入人體後，經代謝很快就會產生一種抗甲狀腺物質——硫氰酸。此時，如果攝入含大量植物色素的水果如橘子、梨、蘋果、葡萄等，這些水果中的類黃酮物質在腸道被細菌分解，轉化成輕苯甲酸及阿魏酸，它們可加強硫氰酸抑制甲狀腺的作用，從而誘發或導致甲狀腺腫。

2. 蘿蔔不能與木耳同吃，易引發皮炎。

3. 蘿蔔解人參。在服用人參、西洋參、地黃、何首烏時也應忌食蘿蔔，但在服用人參、西洋參後出現腹脹時則可以吃蘿蔔以消除腹脹。

4. 蘿蔔不能與動物肝臟同吃，會降低蘿蔔功效。

5. 蘿蔔不能與胡蘿蔔同吃。蘿蔔中的維生素C含量高，胡蘿蔔有破壞維生素C的作用。注意，胡蘿蔔與所有含維生素C的蔬菜配合烹調時都充當這種破壞者的角色，所以胡蘿蔔最好與肉類同吃。

上述食物不宜與蘿蔔同時服用，但可以分開進食，吃完一種後，最好相隔1小時以上再吃另外一種食物，尤其是各種藥物，蘿蔔有解藥的功能。

此外，還要提醒大家的是：蘿蔔性平、微寒，有順氣、行氣、下氣的功效，與補氣的食物在一起還有泄氣的作用。同樣，利用蘿蔔治病的人就更需要適量食用一些溫性、補氣的食物來調整，但應與蘿蔔間隔1～2小時以上，這樣可避免影響蘿蔔的治療效果。溫性食物有補血的桂圓、木瓜、羊肉、毛蚶、糯米等以及氣、血雙補的桃、紅棗、荔枝、松子、牛肉、雞肉、蝦、帶魚、鱔魚、黑米等。用蘿蔔治病時尤其應多食用一些桂圓、紅棗來補足氣血。此外，櫻桃、蔥、薑、蒜、洋蔥、南瓜、高粱等也是很好的溫性食物。

最後要說的是，利用生蘿蔔汁治病，效果固然很神奇，但病情好轉穩定後，劑量須減半，療程最長也不要超過15天。以後隨個人口味，生熟隨意。吃任何好東西都要有度，切記過猶不及。

【禁忌及注意事項】

蘿蔔為寒涼蔬菜，陰盛偏寒體質者、脾胃虛寒者不宜多食。胃及十二指腸潰瘍、慢性胃炎、單純甲狀腺腫、先兆流產、子宮脫垂等症患者應少食蘿蔔。此外，蘿蔔不宜與蛇肉、人參、烤魚、烤肉、橘子一起食用。蘿蔔主瀉，胡蘿蔔為補，所以兩者最好不要同食；紅蘿蔔和白蘿蔔也不能一起煮食。下面我們分開論述其主要作用及注意事項：

白蘿蔔：生吃白蘿蔔，能起到促進消化的作用。其本身所具有的辣味可以刺激胃液的分泌，並且有很好的消炎作用。白蘿蔔性寒，冬天吃涮羊肉時，可以用白蘿蔔去羶味，並能中和羊肉的溫熱，另外，還可以起到預防消化不良的作用。無論是與羊肉還是豬肉一起燉著吃，白蘿蔔都可以起到順氣補氣的效果。胃口不好、痰多的人，可以將白蘿蔔洗淨，切片煮爛，熬成蘿蔔汁，然後倒入茶水中，每天喝兩次，可以起到開胃化痰的功效。

胡蘿蔔：胡蘿蔔中含有豐富的胡蘿蔔素及各種人體所必須的胺基酸、無機鹽等。生吃胡蘿蔔可以起到養血的功效，熟食可以起到補腎的功效，對於有心腦血管疾病的患者十分有益。胡蘿蔔在食用時，最好是用油炒，這樣胡蘿蔔中的脂溶性維生素才容易被吸收。若要生食，則可以在吃過胡蘿蔔後，再吃一些含油脂的食物，來促進其消化、吸收。

青蘿蔔：青蘿蔔含有豐富的膳食纖維及維生素C，有很好的清熱舒肝功效，且有化痰、健脾、緩解口乾等功效。青蘿蔔與水蘿蔔更適合做成涼拌菜吃，清脆爽口。

（朱詩乒）

餘甘子

《唐本草》

【生物特性及藥源】

餘甘子 *Phyllanthus emblica* Linn. 系大戟科葉下珠屬熱帶、亞熱帶落葉小喬木餘甘子的果實，別稱滇橄欖、油甘子、庵摩勒、庵婆羅果、喉甘子等。

本品原為藏族習用藥材，初食時味酸溼，食用後回味甘甜爽口，故名餘甘子。全世界約有17個國家的傳統藥物體系使用了餘甘子，中國約有16個民族使用該藥。餘甘子被載入多版《中國藥典》，並於1998年被衛生部列入《既是食品又是約品的物品名單》。

本品呈球形或扁球形，直徑1～2公分。表面棕褐色至墨綠色，有淺黃色顆粒狀突起，具皺紋及不明顯的6稜，果梗約1公釐。外果皮厚1～4公釐，質硬而脆；內果皮黃白色，硬核樣，表面略具6稜，背縫線的偏上部有數條筋脈紋，乾後可裂成6瓣，種子6粒，近三稜形，棕色；氣微，味酸溼，回甜；花期4～5月，果期9～11月。果、樹根、葉均可供藥用，其果味甘、酸、澀，性涼，歸肺、胃經；其根味淡性平；其葉味辛性平。其用量為6～15克。

本品源自印度和緬甸，產於熱帶、亞熱帶等地區，但以中國生產最多。主要分布於江西、福建、台灣、廣東、海南、廣西、四川、貴州和雲南等地，也分布於印度、斯里蘭卡、印尼、馬來西亞及菲律賓等國家，南美洲也有栽培。中國的餘甘子品種資源非常豐富，野生的和栽培的同時存在，據統計其種植面積在600平方公里以上，年產量約10萬噸。

【功效概述】

餘甘子為一種常用藏藥，與訶子、毛訶子一起被稱為「三大果」，其使用率很高。《藏藥標準》所記載的290種藏藥成藥中，含餘甘子者有72種，占總數的25％；《中華人民共和國衛生部藥品標準藏藥標準（第一冊）》（1995年版）所記載的200種成藥中，有59種含餘甘子，占29％。1997年版《中國藥典》開始收載餘甘子。

餘甘子樹生長於海拔200～2300公尺的山地疏林，多見於日照強烈的向陽處，耐旱耐瘠，適應性強，可在樹上掛果保鮮6～8個月之久。特殊的生長環境造就了其超高光防護力和超強的抗氧化能力。現代認為，餘甘子富含維生素C，其含量高達0.6％～0.92％，比柑橘高100倍，比蘋果高160倍。按美國推薦的膳食標準，每天只要吃餘甘子10克（大約1個果實）即可滿足人體對維生素C的需求，而且餘甘子還具有高效的美白效果。近年來，餘甘子被世界衛生組織（WHO）指定為世界廣泛種植的三種保健植物之一。

中醫臨床認為，餘甘子具有清熱利咽、消食健胃、潤肺化痰、生津止渴等功效，常用於感冒發熱、咳嗽、咽痛、爛喉痧、梅核氣、煩熱口渴、血熱血瘀、積食腹脹等症。本品最早記載於《唐本草》，言其「主風虛熱氣」。關於餘甘子的臨床與實驗研究近幾年來才開始，杭州桐君堂藥業有限公司等多家藥業公司已採用先進的低溫乾燥技術將其加工製成服用更加方便且保留藥效、活性成分的中藥飲片。可以預見，其應用前景必被看好。

【典故及歷代名家點評】

《唐本草》：「主風虛熱氣。」

《本草拾遺》：「主補益，強氣力，取子壓取汁，和油塗頭生髮，去風癢，初塗髮脫，後生如漆。」

《海藥本草》：「主丹石傷肺，上氣咳嗽。」

《本草綱目》：「甘寒，無毒。」

《本草衍義》：「解金石毒，為末作湯服。」

【藥用價值】

近幾年的現代藥理研究顯示，餘甘子具有以下廣泛的藥效價值：

抗愛滋病逆轉錄酶（HIV-1RT）：1995年日本學者對41種埃及草藥提取物的HIV-1RT活性進行了測試，結果從餘甘子中分離得到的鞣質核果木素A（Putranji vain A）對HIV-1RT有很強的抑制作用，表明餘甘子或許可用於愛滋病的預防。

抗氧化和清除自由基：本品含有多種抗氧化成分，如維生素C、維生素E及鞣質，還含有在果蔬中較為罕見的超氧化物歧化酶（SOD），對氧自由基及羥自由基具有明顯的清除作用，是一種良好的抗氧化劑。

抗腫瘤、抗誘變及抗致畸：本品除富含維生素C外，還含有餘甘子酸、餘甘子酚和生物鹼等成分，能有效地阻斷N-亞硝基化合物（NNC）在體內的生成而直接起抗癌作用。研究認為其對亞硝基化的阻斷率達90％以上。因此，本品被認為是阻斷亞硝基化效果最好的天然藥食兩用食物之一。餘甘子所含的鞣質成分約占45%，主要為訶子酸、訶黎勒酸、原訶子酸及維生素C等，可抗環境化學因素對哺乳類細胞的誘變和致畸作用。

抗病原微生物及抗炎：本品含有豐富的油甘酸等成分，具有較強的抗菌效果。其提取液對引起皮炎的真菌有顯著的抑制作用，可用於治療腸道疾病，尤其對多重耐藥沙門氏菌有很強的抑制作用，還可以影響氣管的黏液分泌，比麻痺性鎮咳劑的鎮咳效果更好。此外，其提取液能抑制引起炎症的病原微生物的DNA和轉錄因子的交互作用。研究發現，其水提液和醇提液對降低釀酒酵母引起的小鼠發熱有顯著效果，這種退熱和止咳作用可能是與餘甘子含有生物鹼、鞣質、多酚類等物質有關。

降血糖及血脂：本品所含的皂素、黃酮類化合物、山柰素和人體必須的微量元素，能有效降低血中膽固醉和三酸甘油酯水平。臨床應用於高脂血症和糖尿病的治療時，發現餘甘子對糖尿病性視網膜病變及併發的外周神經病變有顯著的效果。此外，體外實驗表明，本品可抑制糖醛還原酶，提示本品可能可以預防糖尿病所致的白內障。所有這些臨床和實驗結果，都可能為開發出高效、安全的糖尿病併發症治療藥物提供一條新思路。

降血壓：本品水解物所含的鞣質類化合物Phy-13、Phy-16對血管內皮細胞黏附具有抑制作用，提示本品可能有降低血壓的效果。

餘甘子在民間常用於治療膽道疾病，糖尿病，急、慢性支氣管炎，感冒發熱等病。根據上述藥理研究所顯示的各種作用，餘甘子有望應用於上呼吸道感染、心腦血管疾病、胃腸道及肝膽疾病、糖尿病及其併發症等多種疾病的治療。但由於它是一種剛上市的新中藥飲片，目前只侷限於咽喉疾病，如急、慢性咽炎，扁桃體炎等的治療，尚未能體現出其廣泛用途，還有待今後進一步深入研究和推廣。

【食療保健】

明代醫藥學家李時珍在《本草綱目》中就有記載，餘甘子味甘、寒，無毒，補益強氣，主丹石傷肺，上氣咳嗽，解硫黃毒，解金石毒，久服，輕身延年長生。由此可見，中醫學對本品在養生、保健、治病或治未病方面的重要價值早有認識。

現代醫學家和營養學家也非常推崇和重視餘甘子，認為它營養豐富，含有12種維生素、16種微量元素、18種胺基酸以及有機酸、蛋白質、醣類等成分，其中維生素C含量極高，每100克果肉中有1561毫克，其平均含量是柑橘的100倍，蘋果的160倍，獼猴桃的3～5倍，並且穩定性好，即使長時間冷藏或乾燥後也能很好保存。值得一提的是，每100克本品中硒的含量為0.24～0.73毫克，而一般果蔬中的硒含量甚低（每100克果蔬中的硒含量小於0．001毫克），因此，本品對預防缺硒引起的克山病等疾病有重要意義。

近年的研究還表明，本品中還含有大量的超氧化物歧化酶（SOD）、鞣質、黃酮類物質及多醣等成分。人體衰老學說中得到普遍認同的自由基學說認為，機體代謝過程中會產生危害人體健康、促進衰老的自由基，如超氧陰離子自由基和羥自由基等，而本品含有豐富的抗氧化物，故可起到抗衰老、抗癌的功效。由於餘甘子具有多方面的食療保健作用，因此已被WHO及聯合國糧農組織指定為在全世界範圍內推廣種植的三種保健植物之一。

毋庸置疑，餘甘子的應用最早起源於印度。但他們只止步於飲食方面，直至今日對本品的研究，還著重於此。目前餘甘子產品已多元化，除藥用外，在食療養生方面，已有果汁、飲料、果脯、果醬、美容護膚、洗髮精等產品問世。近年已有報導稱，以餘甘子和一些穀物、豆類等為原料加入澱粉酶製成的低黏度的速溶食品已作為嬰兒的斷奶食品上市。餘甘子種子油已作為一種孕婦和哺乳期婦女食用的多不飽和脂肪酸的強化劑上市。另外，有些廠家還將餘甘子作為抗氧化劑替代品運用於食品的抗氧化，並用其提取物作為一種天然油脂抗氧化劑應用於餅乾的加工，添加後所製成的產品在儲存過程中的過氧化物和酸價都明顯低於添加人工合成抗氧化劑丁基羥基茴香醚（BHA）的產品。近年來中國也有一些餘甘子加工產品問世，如保健果酒、餘甘子果酚、果茶、果醬、果脯、果凍、果汁等各種風味食品及餘甘沖劑、餘甘子凍乾粉、速溶餘甘烏龍茶等保健產品相繼問世。

應該指出的是，印度作為最早應用餘甘子的國家，其在這方面的研究及所取得的成就令人矚目。餘甘子於唐代傳入中國，且先以藥用為主。但明代以後，餘甘子逐漸從以藥用為主轉為以食用為主的保健品，這個過程反映了中醫歷代名家及養生學家對藥食同源的認識進程，對後代產生了極為重要的影響。

【適宜人群】

中國利用餘甘子的文字記載雖始於唐代，但在此之前，中國的藏醫名著《四部醫典》已詳細記述了其藥食價值。元朝時餘甘子果實被列為宮廷的保健品，清朝年間的藥典《晶珠本草》也記載了餘甘子的藥用和保健作用。1977年，餘甘子被正式列入《中國藥典》；20世紀80年代餘甘子被中國國家衛生部列為第一批藥食兩用植物品種之首。近年來，餘甘子的藥食價值愈來愈受到關注。

餘甘子有廣泛的用途，不僅可藥用，而且可用於食療養生。一般來說，餘甘子適宜於以下人群使用：

心腦血管系統疾病患者：本品含有大量的維生素C，有抗氧化作用，能抑制血小板聚集，降低血液黏稠度，改善血液循環，凡高脂血症、冠心病、心肌缺血缺氧、心律失常、慢性心功能不全、腦梗死、腦動脈硬化、腦中風後遺症、腦供血不足、阿茲海默症患者均可選用。

呼吸系統疾病患者：本品具有抗菌、抗病毒的作用，能清熱利咽、潤肺止咳、化痰平喘，適用於感冒發熱、急性或慢性咽炎及扁桃體炎、急性或慢性支氣管炎、支氣管擴張、支氣管哮喘、間質性肺炎、肺部感染等症的防治。

糖尿病、高血壓患者：適合降糖、降壓效果不理想的糖尿病及高血壓患者。

肝、膽、胃腸道疾病患者：慢性肝炎、脂肪肝、肝硬化、膽囊炎、膽囊結石、慢性胃炎、胃及十二指腸潰瘍等症患者，均可選用，有改善、緩解病情的良好效果。

免疫力低下者：近年來的研究顯示，餘甘子中的總黃酮等生物活性成分有提高機體免疫功能、促進人體新陳代謝及病後康復的作用，故可用於免疫系統疾病，尤適合免疫功能低下者使用。

亞健康人群：本品含有多種營養成分及高含量的ＳＯＤ，可清除自由基，從而起到抗氧化、抗衰老作用。同時，餘甘子中豐富多樣的營養物質，有利於亞健康人群增強體質和緩解疲勞症候群，有抗衰老功效。

老年人及女性：本品含有大量的維生素、人體必須胺基酸及微量元素等，有利於美白皮膚，增加肌膚彈性，延緩皮膚衰老，營養毛髮，促進細胞再生和活力，淡化或消除皮膚色素沉著，可用於對黃褐斑、雀斑、壽斑及青春痘等的防治。

腫瘤患者：本品含有豐富的維生素及硒元素，適合難以接受手術、化療、放療或術後、放化療後的康復治療者以及腫瘤高風險的人群，或年老體弱的腫瘤患者食用。此外，本品也適用於防治地方性克山病。

【藥食的相互作用】

目前的研究尚未發現本品與其他藥食兩用的藥物及保健食品互用有不良反應的問題，反而都能起到增效的作用。

【禁忌及注意事項】

有少數前賢醫家認為脾胃虛寒者應慎用餘甘子，因為本品味苦、甘、酸，性涼，用之似有所不宜，但只要辨證施治正確、配伍適當，臨床使用也無不可。應予強調的是，是藥三分毒，是食也有滿中之時，中醫對藥食兩用的一向觀點是：量多時短而為藥，量少時長而為食。不論是藥用還是食用，以一句話概之即為「適度而用」。

（李曉娟　王會仍）

牡蠣

《神農本草經》

【生物特性及藥源】

牡蠣 *Ostrea gigas* Thunberg 是軟體動物，有兩個貝殼，上殼中部隆起，下殼附著於其他物體上，較大，頗扁，邊緣較光滑；殼的表面凹凸不平，暗灰色；兩殼的內面均白色、光滑。肉供食用，又能提製蠔油。肉、殼、油均可入藥，也叫蠔或海蠣子。牡蠣藥材為牡蠣科動物近江牡蠣、長牡蠣或大連灣牡蠣等的貝殼，全年均可採收，將牡蠣去肉、取殼，洗淨，曬乾可得。

亞熱帶、熱帶沿海都適合養殖牡蠣。牡蠣在中國分布很廣，北起鴨綠江，南至海南島，沿海皆可產。牡蠣乃軟體、有殼、依附寄生的動物，鹹淡水交界處所產者尤為肥美。

【功效概述】

牡蠣又稱蠣蛤、牡蛤、蠣黃、海蠣子殼、海蠣子皮等。《神農本草經》列之為上品，用以滋補強壯、延年益壽。本品味鹹、澀，微寒，歸肝、腎經，具有重鎮安神、潛陽補陰、軟堅散結、收斂固澀等功效。主治眩暈耳鳴、驚悸失眠、瘰癧癭瘤、症瘕痞塊、自汗盜汗、遺精、崩漏、帶下等。牡蠣的炮製方法為煅製法，在煅製過程中其藥效發生明顯改變，由生品的重鎮安神、潛陽補陰、軟堅散結功效轉變為煅製品的收斂固澀作用。此外，煅牡蠣有制酸止痛的作用。常用劑量為9～30克，外用適量。

【典故及歷代名家點評】

牡蠣藥性平和，營養價值極高，被歷代醫家視為集保健、強身、祛病三種作用為一體的佳品。張仲景所著的《傷寒論》及《金匱要略》中有11個方劑中含有牡蠣。

《神農本草經》：「主傷寒寒熱，溫瘧灑灑，驚恚怒氣，除拘緩鼠瘺，女子帶下赤白。久服強骨節。」

《湯液本草》：「入足少陰，鹹為軟堅之劑，以柴胡引之，故能去脅下之硬；以茶引之，能消結核；以大黃引之，能除股間腫；地黃為之使，能益精收澀、止小便，本腎經之藥也。」

《海藥本草》：「主男子遺精，虛勞乏損，補腎正氣，止盜汗，去煩熱，治傷陰熱疾，能補養安神，治孩子驚癇。」

《本草綱目》：「化痰軟堅，清熱除溼，止心脾氣痛，痢下，赤白油，消疝瘕積塊，癭疾結核。」

《名醫別錄》：「除留熱在關節榮衛，虛熱去來不定，煩滿；止汗，心痛氣結，止渴，除老血，澀大小腸，止大小便，療洩精，喉痺，咳嗽，心脅下痞熱。」

《藥性論》：「主治女子崩中。止盜汗，除風熱，止痛。治溫症。」

《珍珠囊》：「軟痞積。又治帶下，溫症，瘡腫。」

《醫學衷中參西錄》：「止呃逆。」

【藥用價值】

牡蠣的殼和肉均可入藥。明代李時珍《本草綱目》認為牡蠣肉甘，溫，無毒，煮食，治虛損，調中，解丹毒，補婦人血氣，以薑、醋生食，治丹毒，酒後煩熱，止渴。炙食甚美，令人細肌膚，美顏色。現代營養學研究表明，每100克牡蠣肉含鋅100毫克，鋅含量在所有食物中位居榜首。鋅對青少年的生長、男性生殖器官的發育和性功能的增強，起著特殊作用。男性若能經常食用牡蠣等富含鋅的食物，可維持正常的性功能，使夫妻和睦，婚姻美滿。因此，營養學家將牡蠣稱為「男子漢的食物」。

現代藥理研究顯示牡蠣有以下作用：

增強免疫：有研究表明，牡蠣殼溫水浸出液能促進脾臟功能，增加產生抗體的細胞數目，牡蠣多醣對小鼠的非特異性免疫和細胞免疫功能有較顯著的增強作用。

抗腫瘤：牡蠣肉中含有一種鮑靈成分，對一些瘤細胞株和動物腫瘤有細胞毒性和抑制其生長的作用。

抗疲勞：牡蠣水解物中含有粗蛋白質、糖原及多種胺基酸，並含有大量的牛磺酸、鋅等多種具有抗疲勞作用的營養成分。

降血糖：牡蠣蛋白質的胃蛋白酶酶解產物中具有α-葡萄糖苷酶活性抑制成分，而牡蠣提取物有利於胰島素分泌和利用。

預防心腦血管疾病：牡蠣糖胺聚醣對過氧化氫誘導的血管內皮細胞氧化損傷有保護作用，能有效防止血管內皮損傷引起的高血壓、動脈硬化、腦中風等多種心血管疾病的發生。

護肝利膽：牡蠣中富含的牛磺酸有明顯的保肝利膽作用，這也是防治孕期肝內膽汁淤積的良藥。

抗骨質疏鬆：牡蠣殼含碳酸鈣80%～95%，是良好的鈣源，且它富含磷，有利於鈣在體內的吸收。研究發現牡蠣提取物可有效提高潑尼松引起的骨鈣、骨磷、骨鐵含量的下降，有效預防潑尼松導致的骨代謝異常。

制酸護胃：牡蠣的主要成分為碳酸鈣、磷酸鈣及硫酸鈣，為制酸劑，有和胃鎮痛作用，可用於治療胃酸過多、身體虛弱、盜汗等症。

益智健腦：牡蠣所含的牛磺酸、DHA、EPA是智力發育所需的重要營養素。糖原是人體內能量的儲備形式，能提高人的體力和腦力的活動效率。另外藥理學試驗研究表明，運用牡蠣殼增加體內的含鋅量，可提高機體的鋅鎘比值，有利於改善和防治高血壓，起到護腦、健腦的作用。

【食療保健】

牡蠣肉味鮮美，營養價值高，歷來受世人推崇，古人認為它是「水產品之最貴者」，古羅馬人把它譽為「海中美味——聖魚」，西方人稱之為「神賜魔石」、「海中牛奶」，日本人則譽之為「根之源」。《本草綱目》記載，多食牡蠣肉，能細活皮膚，補腎壯陽，並能治虛，解丹毒。現代醫學認為牡蠣肉還具有降血壓等功效。

據資料記載，拿破崙一世在征戰中喜食牡蠣以保持旺盛的戰鬥力；美國前總統艾森豪病後每日吃一盤牡蠣以促進康復；中國名人宋美齡也經常食用牡蠣，以保持其容顏之美。

在美國，牡蠣功能食品和療效品等已經形成了一個巨大的產業，而歐洲也出現了以牡蠣中的牛磺酸、穀胱甘肽等物質為賣點的功能性食品。日本市場上的牡蠣功能食品和保健品達70多種，年產值在200億日元以上。

在歐洲，男女青年約會之前常常會吃牡蠣，他們把牡蠣稱為催情劑。在中國，牡蠣還是以食用為主，主要食用方法有清蒸、鮮炸、生灼、煮湯等。牡蠣肉也可進行初加工，主要採用曬乾、鹽漬、製罐等方法。蠔油是以牡蠣為原料製成的最普遍的產品，受到中國福建、廣東、港澳地區以及東南亞、日本、西歐、美國等國內外地區人民的廣泛歡迎。

【適宜人群】

1.體質虛弱兒童及肺門淋巴結核、頸淋巴結核、瘰癧患者。
2.陰虛煩熱失眠、心神不安者。
3.癌症患者，特別是放療、化療後的癌症患者。
4.糖尿病、乾燥症候群患者。
5.高血壓、動脈硬化、高脂血症患者。
6.更年期症候群婦女和孕婦。

【藥食的相互作用】

1.與龍骨配伍，兩者均有鎮驚安神、平肝潛陽、收斂固澀之功，臨床上常須同時使用，性味上互補互用，功效上相互促進，常用於治療汗證、心悸失眠、頭暈目眩、帶下及遺精等症。
2.與浙貝、玄參等配伍，能軟堅以散結塊，適用於瘰癧、痰核等症。
3.與丹參、澤蘭、鱉甲等配伍，可治肝脾腫大。
4.與烏賊骨、浙貝母共用，可治胃及十二指腸潰瘍。
5.與天花粉配伍，共奏清熱養陰瀉火、化痰軟堅散結之功效，用於治療痰火鬱結之頸部腫塊、癭瘤、瘰癧等症。

【禁忌及注意事項】

雖然很多人對牡蠣的美味及其眾多功效無法抵抗，但急、慢性皮膚病患者忌食，因為這類人群吃牡蠣很有可能會發生皮膚過敏。同時牡蠣肉性微寒，多食、久食會導致脾胃虛寒，加重消化系統慢性疾病的病情，凡因脾虛所致的慢性胃炎、慢性腸炎、消化不良症、慢性腹瀉者均忌多食。清代著名醫學家黃宮繡認為：「脾虛精滑者忌。」

值得注意的是，美國食品藥品監督管理局（ＦＤＡ）認為生牡蠣居高風險食物之首，因其含有兩種破壞力極大的病原體：諾羅病毒和霍亂弧菌。諾羅病毒可能引起胃腸炎，霍亂弧菌可引發高熱、感染性休克、皮膚潰爛性水泡，甚至可引起致命性的敗血症。

（周忠輝）

紅豆

《神農本草經》

【生物特性及藥源】

紅豆，又稱赤豆 *Phaseolus angularis*（Willd.）W. Wight 或赤小豆，豆科，一年生半攀緣草本，莖長可達1.8公尺，密被倒毛；花黃或淡灰色，莢果無毛，種子橢圓形，一般為赤色；花期5～8月，果期8～9月。原產於亞洲，中國栽培較廣，分布於浙江、江西、湖南、廣東、廣西、貴州、雲南等南方各地。

【功效概述】

本品俗名赤豆、紅飯豆、米赤豆，性平味甘酸，歸心、小腸經。因其甘酸偏涼，性善下行，能下通水道，利尿消腫，利溼退黃，清熱解毒，故適用於水腫、腳氣、小便不利、黃疸、瘡毒諸症。一般常規劑量為30克。

本品因皮層色紅而命名，有赤豆和赤小豆之分。赤豆當食物，赤小豆屬藥物，故古代本草只載赤小豆。但由於赤小豆產量低，歷來都將兩者混用，臨床作用大致相同。

【典故及歷代名家點評】

本品是古今常用的藥食兩用食物。歷代名家對此多有稱讚。

《神農本草經》：「主下水，排癰腫膿血。」

《名醫別錄》：「利小便……下脹滿。」

《日華子本草》：「赤豆粉，治煩，解熱毒，排膿，補血脈。」

《唐本草》：「赤小豆堅筋骨，抽肌肉，久食瘦人。」

《本草綱目》：「赤小豆小而色赤，心之穀也。其性下行，通乎小腸，能入陰分，治有形之病。故行津液，利小便，消脹除腫止吐，而治下痢腸澼，解酒病，除寒熱癰腫，排膿散血，而通乳汁，下胞衣產難，皆病之有形者。久服則降令太過，津血滲泄，令人肌瘦身重也。」

《飲食須知》：「花叫腐婢，解酒毒，食之令人多飲不醉。」

《隨息居飲食譜》：「蛇咬者百日內忌之。」

據傳，宋仁宗患痄腮（類似現代醫學的急性腮腺炎），當時道士贊寧應用赤小豆70粒研成細粉，外敷其患處，之後宋仁宗的病就好轉了。爾後，中貴人（皇帝近侍或太監）任承亮患惡瘡危疾，尚書傅永也用本品治好了他；還有位僧人，患背部瘡瘍，潰爛，經用本品後也得以治癒。其用法是將本品研末，用水調後外敷，稍加苧麻根後就容易被揭下。

【藥用價值】

紅豆作為藥用歷史悠久。早在漢代，著名醫學家張仲景在《傷寒論》中就已用有促利尿作用的紅豆治療水腫，其優點是在利尿的同時保鉀，不影響水電解質平衡，就像現代藥螺內酯。由此可見，中醫藥也同樣重視預防低鉀血症的重要意義。

總之，本品無明顯副作用，臨床藥用多在以下幾個方面：

1.治療感染性疾病：凡屬中醫的癰疽瘡毒疾患，諸如乳腺炎、腮腺炎、丹毒、溼疹等疾病，都可用本品，不拘量，研末，水調或加苧麻根後外敷患處，乾則換藥，可獲良效。

2.治療各種類型的水腫：不論是心性、腎性水腫，還是營養不良性水腫、不明原因的特發性水腫、肝硬化腹水等，均可使用本品內服。

3.本品富含皂角苷，有促進排尿的良好作用，可用於治療尿道炎和尿路結石；並含有大量鉀鹽，在利尿的同時，還可以保鉀，有助於調節水、電解質平衡。

4.本品含有豐富的膳食纖維，有良好的通便排毒作用；同時，還有降低血壓、降低血脂、降低血糖的效果。

5.本品有催乳作用，產婦少乳者可煮汁飲用。《本草綱目》記載：「陳自明《婦人良方》云，予婦食素，產後七日，乳脈不行，服藥無效。偶得赤小豆一升，煮粥食之，當夜遂行。」可見用它煮粥吃有極好的通乳效果。

【食療保健】

本品富含澱粉、蛋白質、維生素B群及微量元素等營養成分，可作為糧食和副食品，除供藥用外，還是一種進補之物。其食療養生保健功效有以下幾點：

養心：自古就認為如心火過旺，則易引起口瘡癤腫、頭暈、心悸、煩躁等症狀，本品具有清熱祛溼、消腫解毒、補血安神之功。

預防低鉀血症：夏季氣候炎熱，易因大量出汗而導致鉀離子流失，從而可能出現低鉀狀態，如不注意補充，就會發生水、電解質紊亂而致心肌麻痺，甚至危及生命。本品除能增進食慾外，還具有給人體補充鉀離子的作用，從而能預防低鉀血症的發生。

消水腫：夏日酷熱，人體常因大量出汗而致尿量減少，心、腎功能不全的人很容易出現下肢水腫。平時多食用本品，可防止水腫的出現。

【適宜人群】

紅豆富含蛋白質、醣類、維生素B群和微量元素等營養成分，並有抗氧化作用。一般來說，紅豆可適合以下人群食用，以發揮其防病治病、養生保健的作用：

1.各種類型水腫及妊娠水腫者。

2.產後乳汁分泌不足者。

3.高血壓患者：赤小豆富含葉酸，可用於防治高血壓、腦中風及腦中風後遺症。

4.平時出汗較多者或患有重症肌無力、週期性麻痺、慢性腹瀉等易發生低鉀血症的疾病者：紅豆富含維生素及微量元素，能排尿保鉀，常用於膳食，可預防低鉀血症。

5.飲酒過度而出現中毒症狀者或因嗜酒而致酒精肝、脂肪肝者：可服用本品以解酒毒。

6.想養生保健、延緩衰老的人群：紅豆可提高超氧化物歧化酶（SOD）水平，能清除氧自由基及脂氧化物。

7.缺鐵性貧血者：本品含有大量鐵質，是補血佳品。

【藥食的相互作用】

1. 紅豆和鯉魚煮湯食用，可緩解水腫、腳氣、小便不利等症，還能治療肝硬化腹水及腎性或心性水腫，並有補益體虛的功效。
2. 紅豆與冬瓜同煮後的湯汁是消除全身水腫的食療佳品。
3. 紅豆與扁豆、薏苡仁同煮可治腹瀉。
4. 紅豆可與中藥相搭配，如和麻黃、連翹配伍組成的方劑可起平喘化飲的效果，與當歸、連翹配合可治肝膿腫，與蒲公英、甘草煎服可治腹痛等疾病。

總之，應用得當，就可起相輔相成之效。本品的營養成分與綠豆相似，某些成分含量甚至超過綠豆。因此，多吃本品對身體健康大有裨益。

【禁忌及注意事項】

1. 凡陰虛虛熱、津液耗傷者慎用或忌用。
2. 應予注意的是，這裡所稱的紅豆，並非相思子。雖然相思子亦稱紅豆，屬豆科木質藤本植物，種子半粒紅、半粒黑，與赤小豆外形相似，均有「紅豆」之別名，但其實相思子學名雞母珠，有劇毒，不可食用。

據文獻記載，相思子原產於印尼，廣泛分布於熱帶和亞熱帶地區，中國的兩廣、雲南等南方地區也有分布。使用相思子時應將其與人們日常生活中食用的區分開來。相思子的葉、根、種子均含毒，以種子毒性最大。其種子中含有相思子毒蛋白（占2.8%～3%），並含有相思子鹼、海巴佛林、葫蘆巴鹼及相思子酸等成分。

相思子毒蛋白是一種劇毒性高分子蛋白毒素，成年人攝入致死劑量為每千克體重5～7克。在非常低的濃度時這種蛋白毒素即可使紅血球發生凝集和溶血反應，對黏膜有強烈刺激性，對其他細胞也具有細胞毒性作用。相思子因有劇毒，一旦誤食（嚼碎2～3粒咽食），輕者可發生噁心、嘔吐、腹瀉、腸絞痛等症狀，重者數日後可出現溶血、呼吸困難、發紺、脈搏細弱、心跳乏力等症，甚至可因昏迷、呼吸循環衰竭、腎功能衰竭而死亡。

由於相思子顏色豔麗，不少人把它串成首飾作為工藝品出售，有報導說有位製作工人在串首飾時不小心被相思子外殼扎破了自己的手指，之後就中毒身亡了。中國相思子中毒救治案例報導極少，由於無特效解毒劑，大量服用者短時間內即可斃命，少量服用者如相思子在胃腸道內外殼破裂可使病情發展難以控制，也可能導致患者病情加重而死亡。一旦中毒，其急救措施與普通毒物急救方案相似：清除毒物、保護消化道、保持臟器功能和維持有效循環血量。

3. 紅豆杉屬於紅豆杉科，為常綠喬木，非屬豆科，與紅豆無關。紅豆杉目前常用於治療惡性腫瘤，雖有增強免疫功能，但有肝毒性，不能用於食療，一般只用於腫瘤的治療。有人認為紅豆杉與紫杉醇有相似的效果，但應用時需注意用藥劑量，一般不超過10克，粉劑不超過6克，且不宜長期服用，同時需要監測肝功能變化。本品為中國特有樹種，分布於甘肅、陝西、湖北、四川、雲南等地。

（周忠輝　王會仍）

黑豆

《名醫別錄》

【生物特性及藥源】

黑豆，又稱黑大豆，為豆科植物大豆 *Glycine max*（Linn.）Merr. 的黑色種子。本品呈橢圓形或類球形，稍扁，長6～12公釐，直徑5～9公釐；表面黑色或灰黑色，光滑或有皺紋，具光澤，一側有淡黃白色長橢圓形種臍，質堅硬；種皮薄而脆，子葉2片，肥厚，黃綠色或淡黃色；氣微，味淡，嚼之有豆腥味。秋季採收成熟果實，曬乾，打下種子，除去雜質。原產於中國黑龍江、遼寧，現各地均有種植。

【功效概述】

本品味甘，性微寒，歸脾、腎經。腎色為黑，中醫歷來認為，黑豆為腎之穀，具有補腎益陰、健脾利溼，以及除熱解毒的作用，適用於腎虛津虧、消渴多飲，或頭暈目眩、鬚髮早白、脫髮等症。一般用量為15～30克。本植物的葉、花、黃色的種子、黑色的種皮均可入藥。

【典故及歷代名家點評】

本品是古今常見的食物，李時珍言其「入腎功多，故能治水，消脹，下氣，制風熱而活血解毒」，常食黑豆，可百病不生。

《名醫別錄》：「炒黑豆熱投酒中飲之，治風痺癱緩口噤，產後頭風……久服，好顏色，變白不老。」

《本草匯言》：「煮汁飲，能潤腎燥，故止盜汗。」

《本草綱目》：「服蓖麻子者忌炒豆，犯之脹滿，服厚朴者亦忌之，動氣也。」

《本草綱目》：「古方稱大豆解百藥毒，予每試之，大不然，又加甘草，其驗乃奇。」

《本草蒙筌》：「黑白種殊，唯取黑者入藥；大小顆異，須求小粒煎湯……和桑柴灰汁煮，下水蠱腫脹，瘀血積脹如神；同生甘草片煎，解飲饌中毒、丹石藥毒立效。合飯搗，箍癰疽消腫，婦人陰戶腫，亦可納之；煎水飲，殺鬼　止疼；腰膝筋攣疼，勿各服也。」

明代醫藥學家李時珍在《本草綱目》中記載：大豆有黑、白、黃、褐、青、斑數色：黑者名烏豆，可入藥及充食，作豉；黃者可作腐、榨油、造醬；餘者可作腐及炒食也。黑大豆活血、利水、祛風、解毒，首載於宋代藥學家蘇頌的《本草圖經》，常用於水腫脹滿、風毒腳氣、黃疸浮腫、風痺筋攣、產後風痙、癰腫瘡毒等症。大豆品種眾多，但只有烏豆可入藥。烏豆為豆中上品，其顆粒大小有異，最好選小粒者煎湯服用。

【藥用價值】

古時黑豆僅作為牲畜的飼料，可使其體壯、有力、抗病能力強，而人們因崇尚白色食品而不喜食。後醫家與養生家逐漸發掘其特性，《本草綱目》中以黑豆作單方治病的處方就達59條。黑豆藥用大致有以下特點：

高蛋白低熱量：黑豆因蛋白質含量高達36%~40%，被譽為「植物蛋白肉」，且所含的植物固醇具有抑制人體吸收膽固醇、降低血液中膽固醇含量的作用。

防止大腦老化：本品含有2％的卵磷脂及微量元素，可健腦益智，防止大腦因老化而遲鈍，延緩機體衰老，降低血液黏滯度。

預防便祕：黑豆含有4％的粗纖維，具有很好的通便作用，對於易受便祕困擾的老年人來說是不錯的養生之品。

美容：宋代文豪蘇東坡曾記載過京城宮廷內外少男少女為了美容爭吃黑豆。李時珍在《本草綱目》中亦提到有兩人每日服食黑豆，達到老而不衰的奇效，可見黑豆亦有一定的美容功效。研究發現其含有豐富的維生素E，能清除體內的自由基。

此外，大豆皮嚼爛敷塗可治小兒痘瘡，花可治目盲，大豆衣能治蛇咬傷。

現代營養學已證實，每天堅持食用豆類食品，只需要2週的時間，就可以減少脂肪含量，增強免疫力。作為「化血栓第一豆」的豆豉便是以黑豆或黃豆為原料的食物。

【食療保健】

現代藥理學和營養學研究表明，黑豆富含蛋白質、脂肪、醣類、胡蘿蔔素、維生素B群、菸鹼酸、維生素E、粗纖維和鈣、磷、鐵、硒、鉬、鋅等多種無機鹽，還含有異黃酮、皂素、膽鹼、葉酸等物質。黑豆含有多種營養成分，不但能促進雌激素的分泌和新陳代謝，還可提高機體的免疫功能，是一種良好的藥食兩用食物。

補腎：黑豆為腎之補，常食本品可補腎、養血、益精，肝血得養則眼明目俏，腎精充盈則耳聰目明，筋骨強健。

健脾：本品入脾經，可健脾補氣，利水滲溼，四肢倦怠乏力、食少納呆，或是面部晨起水腫者較適宜食用。

降膽固醇：研究發現，本品中含有異黃酮及豐富的卵磷脂，具有抗動脈硬化和降膽固醇的作用。

養血：浙江大學王福俤教授團隊研究發現，黑豆皮提取物能夠促進人體對鐵的吸收，因此帶皮食用本品能夠改善貧血症狀。

黑豆自古以來就是食療藥膳的上品，中醫一向有黑入腎之說。明代食療專家汪穎的《食物本草》一書指出，以黑豆入鹽煮，常時食之，能補腎。據傳，宋代文學家、書法家、蘇門四學士之一的黃庭堅，因他的侄子牛兒夭折後，心情久鬱，食不知味，頭昏眼痛，後用黑豆煮食而見效。嗣後，這位大文學家遂發出「世間不強學力行，自致於古人者，不可不畜此方」的感慨。

【適宜人群】

1. 體虛、脾虛水腫者宜食用，本品可健脾滲溼。
2. 小兒盜汗、自汗者宜用，因本品可養陰除熱。
3. 老人腎虛耳鳴、夜尿頻多者宜用。

【藥食的相互作用】

本品與多種藥食配伍均有不錯效果：

1. 本品與浮小麥共煮，可收斂止汗，治療陰虛盜汗。
2. 溫水煮黑豆，水煮盡微乾後，配細鹽服用，可預防脫髮。
3. 本品配紅花、紅糖有調衝任、祛瘀血、養肝血之效，對婦女經閉較為適宜。

4.與豬肉相配，收斂之力更強，對於老人腎虛耳聾、小兒夜尿頻多者尤為適宜。

中醫歷代方藥書中，有不少黑大豆入藥的方劑，皆簡便實用。唐代醫家許仁則的《子母祕錄》一書中記載，治療小兒湯火傷，可煮黑豆汁外塗，癒後無瘢痕。孫思邈的《千金要方》也記載，用黑豆煮汁外用，可治療小兒丹毒，癒後也不留瘢痕。明代朱橚《普濟方》中的「救活丸」，就是由黑豆與天花粉共為丸，用於治療腎虛消渴難治者。明代兒科專家寇平在其《全幼心鑒》中，記載用黑豆與燈心草、淡竹葉、甘草水煎服，可治小兒胎熱。黑豆還可用作植物色素，是天然的植物染髮劑。《千金要方》中就記載有用醋煮黑大豆，去豆煮濃後染髮這一天然的染髮方法。

【禁忌及注意事項】

1.炒熟後的黑豆熱性大，多食易上火，而小兒「陽常有餘，陰常不足」，不宜多吃。

2.《本草綱目》及《隨息居飲食譜》均認為，本品忌與蓖麻子、厚朴同服。

（楊德威）

火麻仁

《神農本草經》

【生物特性及藥源】

火麻仁為桑科大麻 *Cannabis sativa* Linn. 的乾燥果實。大麻為一年生高大草本植物，高1～3公尺，莖粗壯直立，有縱溝，密生短柔毛，掌狀複葉互生或下部對生；夏季開花，排列成長而疏散的圓錐花序，頂生或腋生；瘦果扁卵圓形，灰褐色，有細網狀紋，為宿存的黃褐色苞片包裹；果實呈卵圓形，長4～5.5公釐，直徑2.5～4公釐；表面灰綠色或灰黃色，有微細的白色或棕色網紋，兩邊有稜，頂端略尖，基部有一圓形果梗痕，果皮薄而脆，易破碎；種皮綠色，子葉2片，乳白色，富油性；氣微，味淡。秋季果實成熟時採收，去雜質，曬乾備用。

本品主產於中國東北、華中、西南等地，多分布於廣西巴馬、黑龍江、遼寧、吉林、四川、甘肅、江蘇、浙江等地，以色黃、無皮殼、飽滿者最佳。廣西巴馬村是世界長壽之鄉，為世界的五大長壽村之一。村民長年食用當地生產的火麻仁。人們認為這是巴馬人長壽的主要原因，並以巴馬主產者為全國第一良品。

【功效概述】

火麻仁，原名麻子，又稱大麻仁、火麻、麻子仁，入藥始見於《神農本草經》，並被列為上品。它在中國已有上千年的藥食兩用歷史。歷代醫家認為，本品具有養陰止燥、補中益氣及潤肺通便的功效，在臨床上主要用於治療便祕。由於火麻仁通下作用緩和，去邪汙而不傷正，特別適用於治療老年人及體弱多病者的習慣性便祕。據稱，火麻仁油富含營養，所含的不飽和脂肪酸水平已達到國際推薦的標準。中醫認為，其味甘，性平，歸脾、胃、大腸經。推薦用量內服為10～15克，打碎入煎或入丸、散亦可。

火麻仁為大麻種子的仁，可榨油，又可藥食兩用，是緩下輕劑。明代李時珍在其《本草綱目》中有記載：「麻仁極難去殼。取帛包置沸湯中，浸至冷出之。垂井中一夜，勿令著水。次日日中曝乾，就新瓦上挼去殼，簸揚取仁，粒粒皆完。張仲景麻仁丸，即此大麻子中仁也。」

【典故及歷代名家點評】

火麻仁在《神農本草經》中被列為上品，藥用始於《傷寒論》，以生火麻仁為主組成治療便祕的「麻仁丸」。後代臨床上作為湯劑時麻仁常炒用，認為炒後可提高煎出率。嗣後，歷代醫家對火麻仁的應用已不限於治療便祕，對其炮製及不良反應均有論述。

《本草求真》：「性生走熟守，生用破血、利小便，搗汁治難產、胎衣不下，熟用治崩中不止。」

《本草綱目》：「大麻，即今火麻，亦曰黃麻。處處種之，剝麻收子。」

《本草經疏》：「麻子，性最滑利。甘能補中，中得補則氣自益，甘能益血，血脈復則積血破，乳婦產後餘疾皆除矣。」

《日華子本草》：「補虛勞，逐一切風氣，長肌肉……下乳，止消渴，催生，治橫逆產。」

《藥品化義》：「能潤腸，體潤能去燥，專利大腸氣結便閉。凡年老血液枯燥，產後氣血不順，病後元氣未復，或稟弱不能運行皆治。」

【藥用價值】

火麻仁藥用價值很高，臨床應用非常廣泛，特別適用於防治心腦血管疾病，不但能降低血壓、降低血脂和血糖，而且能糾正心律失常，增加腦血流量，改善心、腦供血不足。此外，火麻仁還能增強腸蠕動功能而起到緩瀉作用，常用於治療習慣性便祕，更適用於老年人及產後婦女便祕的防治。此外，火麻仁還具有鎮痛、祛痰、抗生育及延緩衰老等多種療效。

【食療保健】

廣西巴馬是舉世聞名的世界長壽之鄉，多所研究機構對巴馬的地理位置、人員結構、膳食結構、人的心態等一些長壽因素進行了多項深入的研究，對巴馬人的飲食和心態給予了充分的肯定，尤其是巴馬人所特有的食譜，得到了聯合國的推薦。他們作息規律，日出而作，日落而息，飲食清淡，長期保持著平和樂觀的心態。更為重要的是，他們常年吃一種含火麻仁油的被稱為「長壽火麻湯」的特色食品。而國內外大量的研究和調查證實，此湯在修復大腦神經、改善睡眠、促進心腦血管及胃腸道健康方面具有令人矚目的功效。

火麻仁含蛋白質34.6％，脂肪46.5％，醣類11.6％，能提供人體所需要的必須脂肪酸（EFAs）、α-亞麻酸。火麻仁蛋白質的突出成分是精胺酸（每克蛋白質含123毫克）和組胺酸（每克蛋白質含27毫克），這兩種成分都對兒童生長發育非常重要。此外，火麻仁含有含硫胺基酸胱胺酸（每克蛋白質16毫克），可用於合成生長發育必須的酶，並含有相對高水平的對骨骼肌代謝非常重要的支鏈胺基酸。

火麻仁油中不飽和脂肪酸占80％以上，其中包括豐富的ω-3多不飽和脂肪酸和ω-6多不飽和脂肪酸，兩者的比值達到小於或等於1：4的國際推薦標準（均衡的比值使不飽和脂肪酸的功效可以得到最大的發揮）。還含有一定量的ω-9多不飽和脂肪酸，這在植物性油脂中是極為罕見的。

火麻湯中的火麻仁油，經現代研究顯示，其不但含有全部8種人體必須胺基酸，同時含有豐富的ω-3、ω-6、ω-9多不飽和脂肪酸且其比值達到國際推薦標準，這些營養成分是起到獨特功效的關鍵因素。眾所周知，必須胺基酸是人體不能自身生成，必須依靠外界攝取的重要物質。必須胺基酸缺乏將導致人體代謝出現異常，疾病多發，健康大受影響。

ω-3多不飽和脂肪酸能促進心腦血管健康，抗氧化，延緩衰老，改善睡眠。如果ω-3多不飽和脂肪酸缺乏，則會導致阿茲海默症、癌症、心腦血管疾病、高血壓、高脂血症、糖尿病等疾病。ω-3多不飽和脂肪酸是人體視力和智力的基礎物質，占大腦固體總品質的10%，在腦神經及視網膜的磷脂中占50%。它能使細胞充滿活力，對大腦神經分裂、增殖及神經傳導極為重要，具有健腦益智和改善睡眠品質的作用，也是促成巴馬地區令世人稱奇的長壽現象的重要物質之一。

除上述營養價值之外，火麻仁油是世界上唯一溶於水的植物油，因而更有利於人體的吸收。同時，火麻仁還能提高人體的免疫功能，調整人體內環境，是養生保健的佳品。

【適宜人群】

1.經常感覺疲勞乏力者。
2.嗜好菸酒，體內毒素多，給身體造成負擔者。
3.有三高傾向，需要及早調整者。
4.便祕者。
5.失眠或睡眠品質差者。

6.欲保護心腦血管健康者。

7.腦力勞動過度者，或防治帕金森氏症及阿茲海默症者。

8.肥胖及體重指數超重者。

9.欲保持皮膚彈性、清除皮下色素沉著者。

10.維持男女生殖系統健康者。

11.素食或飲食清淡者。

12.眼疲勞者。

13.腫瘤患者。

【藥食的相互作用】

1.常與當歸、黑芝麻同用，可潤燥通便，用於治療老年人的體虛便祕症狀；與大黃、枳實同用，多用於治療腸有實熱的患者。

2.與益氣生津類藥同用，可滋陰補虛，常用於消渴陰虛腸燥者的治療。

3.與郁李仁配伍，可互補不足。郁李仁質潤苦降，其瀉下作用較火麻仁強，但下後易使人津液虧損，燥結更甚，火麻仁潤腸通便，急下而不傷津。兩者相合，既可增強瀉下效果，又能制其傷津耗液，一剛一柔，相互為用，用於津枯腸燥、大便祕結及習慣性便祕等有良效。

【禁忌及注意事項】

1. 本品可潤燥通便，治血虛津虧、腸燥便祕之症，凡脾腎不足之便溏、陽痿、遺精、易於滑胎、帶下者不宜食用。
2. 火麻仁含有毒蕈鹼及膽鹼等成分，其含量極少，但如果大量食入火麻仁（60～120克）則可發生中毒，臨床表現為噁心、嘔吐、頭暈、胸悶、腹瀉、四肢麻木、煩躁不安、精神錯亂、手舞足蹈、譫語、狂躁、脈搏增速、瞳孔散大、昏睡甚至昏迷等症狀，於食後30分鐘至2小時內發生，最長12小時，中毒程度與進食量成正比。但其病理變化是可逆的，預後良好。火麻仁果皮中可能含有麻醉性樹脂成分，故用時宜除淨果皮，以防中毒。
3. 用火麻仁製作涼茶時，須先將火麻仁和芝麻用慢火炒至金黃色，再將兩者放入攪拌機，加水打至幼滑，再用紗布過濾去渣，加糖調味後煮沸，即可飲用。

（周忠輝　王會仍）

桑葉

《神農本草經》

【生物特性及藥源】

桑葉，為桑科植物桑 *Morus alba Linn.* 的乾燥葉，是蠶的主要食物，又名家桑、荊桑、桑葚樹、黃桑葉等。完整葉片呈卵形或寬卵形，葉片基部心臟形，頂端微尖，邊緣有鋸齒，葉脈密生白柔毛。老葉較厚，暗綠色。嫩葉較薄，黃綠色；質脆易，握之扎手；氣淡，味微苦澀；花期4～5月，果期6～7月。

桑樹原產於中國和朝鮮，其栽培歷史已有5000多年。全球約有16種桑樹，分布於北溫帶、亞洲熱帶和非洲熱帶及美洲地區，中國各地都有栽培，其中長江流域有11種桑樹屬植物。中國的桑葉產量豐富，以江蘇、浙江一帶為多。

【功效概述】

桑葉，又稱家桑、荊桑、黃桑等，首載於《神農本草經》，列為中品。桑樹多分布於長江以南，桑葉以經霜後採收為佳，稱為霜桑葉或冬桑葉。採收後除去雜質，曬乾，切碎，生用或蜜炙用，以色黃綠者為佳，中醫稱其為「鐵扇子」。本品性甘、苦、寒，歸肺、肝經，具有疏散風熱、清肺潤燥、清肝明目、平抑肝陽的功效，常用於風熱感冒、發熱頭痛、咽癢咳嗽、乾咳少痰、肝陽上亢、目赤眼花等病症的治療。脾胃虛弱者用量宜少。

【典故及歷代名家點評】

桑葉是蠶的「糧食」。早在3000多年前的商代甲骨文中，就有「桑」與「蠶」的字樣。可見「桑」歷史悠久，與中國文化的發展緊密聯繫。

《神農本草經》：「除寒熱，出汗。」

《本草綱目》：「汁煎代茗，能止消渴」、「治勞熱咳嗽，明目長髮」。

《本草從新》：「滋燥，涼血，止血。」

《得配本草》：「清西方之燥，瀉東方之實，去風熱……止汗。」

《丹溪心法》：「青桑第二葉，焙乾為末，空心米飲調服，最止盜汗。」

《證類本草》：「主除寒熱出汗，汁解蜈松毒。」

《本草拾遺》：「主霍亂腹痛吐下，冬月用乾者濃煮服之。細銼，大釜中煎取如赤糖，去老風及宿血，降糖。」

《日華子本草》：「利五臟，通關節，下氣，煎服；除風痛出汗，並補損瘀血，並蒸後署；蛇蟲蜈松咬，鹽挼敷上。」

據傳桑葉還能解食積。民國時期，江南名醫金子久，有一次外出行醫，被太湖強盜騙到洞庭山上，要他為盜首治病。金子久一問病症，原來是盜首喝了慶功酒，吃了很多牛羊肉而致食積。盜首請了當地多位名醫，均未奏效，一氣之下，就殺了醫生，並把人頭掛在樹上。金子久一看，頗為恐懼，再看以前的醫生開的藥方，都是消食導滯之藥，用藥思路並沒有大錯，一時尚難應對，於是對盜首說，容他睡一個晚上，細細思量後再開個好方。

金子久臥在床上，翻來覆去睡不著覺，到了後半夜，在迷迷糊糊中夢見一頭羊在桑樹林裡吃桑葉。一覺醒來，金子久忽有所悟，一大早就開一味枯桑葉，囑其煎湯內服，3天後見效。盜首覺得枯桑葉俯拾皆是，將信將疑，但還是照之煎湯服用，不料服後果然有效，深為佩服。金子久以一味桑葉既治癒了盜首，也為自己解除了危險。其實，桑葉解食積是有道理的，因為桑葉味苦、性寒，具有清熱解毒、化滯消積的功效。古代也稱桑葉為「神仙草」，認為其具有補血、疏風、散熱、益肝通氣、降圧利尿等作用。

《本草摘要》中記載，以之代茶，常服止汗，有除熱止汗之良效。明末清初的名醫傅青主尤擅用桑葉止汗，他先後用桑葉作為主藥，製成的「止汗神丹」、「遏汗丸」及「止汗定神丹」等方藥，譽桑葉為「收汗之妙品」。

【藥用價值】

人參熱補，桑葉清補。現代醫學研究表明，桑葉中含有豐富的鉀、鈣、鐵和維生素C、維生素B_1、維生素B_2、維生素B_3、維生素A、葉酸以及銅、鋅等人體所需的微量元素，對人體有著良好的保健作用。

現代藥理研究證明，桑葉具有以下藥理作用：

降血糖：桑葉的降血糖作用是通過兩個途徑實現的，一是通過桑葉生物鹼1-脫氧野尻霉素（DNJ）對二醣類分解酶活性產生抑制作用，從而抑制小腸對雙醣的吸收，降低食後血糖的高峰值；二是桑葉生物鹼及桑葉多醣促進B細胞分泌胰島素，而胰島素可以促進細胞對糖的利用、肝糖原合成以及改善糖代謝，最終達到降血糖的效果。

抗高脂血症：桑葉中含有的異槲皮苷、黃芪苷、東莨菪苷及苯甲醇的醣苷可以抑制動脈粥樣硬化及血清脂質的增加。

降血壓：桑葉中的槲皮素可擴張冠狀血管，改善心肌循環，有降血壓的作用。桑葉中的γ-氨基丁酸能改善腦部血液流動，增強血管收縮素轉換酶的活性，促使血壓下降。

抗腫瘤：桑葉含有多種黃酮類化合物、1-脫氧野尻霉素、γ-氨基丁酸，能有效防止癌細胞的生成。

抗氧化：桑葉提取物具有顯著清除1,1-二苯基-2-三硝基苯聯氨（DPPH）自由基、超氧陰離子能力，並具有良好的還原能力，還能夠抑制FeSO 誘導的脂質過氧化。

抗炎：桑葉水提物減弱了白血球介素-1β（IL-1β）誘導的一氧化氮和前列腺素E_2的產生，並能減少一氧化氮合酶和環氧合酶-2（COX-2）蛋白的表達。

抗衰老：桑葉中的多酚類化合物、超氧化物歧化酶（SOD）、黃酮類化合物具有清除自由基、抗衰老等功效。

桑葉的益處多多，《保生要錄》還說它有駐容顏、烏鬚髮的功效。近年研究證實，桑葉確是物美價廉的天然美容護膚佳品，尤其對臉部的痤瘡、褐色斑、妊娠斑有較好療效。有學者認為，服用桑葉對皮膚褐色斑有良好的療效，可能與其對機體分泌功能的改善和有清熱解毒的功效有關。桑葉能抑制腸內有害細菌繁殖和過氧化物的生成，起到整腸、清腸、排毒的作用。藥理研究證明，桑葉富含黃酮苷、酚類、胺基酸、有機酸、胡蘿蔔素、維生素及多種人體必須的微量元素，這對改善和調節皮膚組織的新陳代謝，特別是抑制色素沉著的發生和發展均有積極作用。

【食療保健】

自古以來桑葉就是藥食同源之物，有養生保健的作用，被民間稱為「神仙葉」。2003年「非典」期間，桑葉作為一種藥材持續受到大家的關注。同年，搜狐健康網論壇發布了一則熱帖《現在流行吃桑葉》，人們開始將桑葉作為輔料做成桑葉菜餅、桑葉麵點等。2013年《湖州晚報》的一篇新聞《桑葉上餐桌價格比肉貴》，報導了湖州輯里村人沉建棟開發出了桑葉菜，可以用於火鍋連鎖店、養生美食館、高級會所、星級酒店、農家樂等場所，於是桑葉正式成為各界人士的焦點，桑芽菜孕育而生。2014年，桑芽菜成為中國大部分地區的一個常見菜式，以其豐富的營養價值、綠色純天然的特點風靡市場。

桑葉代茶飲用在中國民間已有1000多年歷史，目前，中國及韓國、日本都加強了對桑葉茶的研究和開發。日本中央蠶業研究所已開發出有保健功能的桑茶，茶色碧綠，富含優質蛋白質、必須脂肪酸、粗纖維、醣類及鈣、磷、鐵、鋅、錳等營養成分，飲用方便，營養成分吸收快，具有促進新陳代謝、血液循環，消除疲勞，降血脂，減肥，預防感冒、便祕等功用。

【適宜人群】

桑葉不僅適用範圍非常廣泛，且不含茶鹼、咖啡因，胃痛和失眠者也能放心食用，尤其適合以下人群使用：

經常用眼的上班族：桑葉具有清肝明目的作用，尤其在秋冬季節，氣候乾燥，可以用桑葉來清肺潤燥，效果很好。

「三高」人群：桑葉中有多種生物鹼、胺基酸、多醣等成分，具有明顯的降血糖、降血壓、降血脂等作用，非常適合「三高」人士食用，有很好的保健功效。

便祕者：桑葉中含有的1-脫氧野尻霉素（DNJ）能潤腸通便、改善便祕，有效減少體內的毒素。

肥胖者：桑葉有利水的作用，與利尿作用不同，利水作用不僅可以促進排尿，還可以使積在細胞中的多餘水分排走。同時桑葉還能幫助機體將血液中過剩的三酸甘油酯和膽固醇排清。

愛美人士：桑葉富含黃酮類化合物、酚類、胺基酸、有機酸、胡蘿蔔素、維生素及多種人體必須的微量元素，對改善和調節皮膚組織的新陳代謝，特別是抑制色素沉著的發生和發展均有積極作用。

【藥食的相互作用】

1. 桑葉與菊花配伍，能疏風散熱，可用於風熱感冒及目赤腫痛的治療。
2. 桑葉與黑芝麻配伍，能清肝明目，可用於風火目疾（如急性結膜炎）及肝陰不足、肝陽上亢引起的頭暈、視物昏花的治療。
3. 桑葉與杏仁、沙參、貝母等同用，具有清肺潤燥作用，可用於肺熱燥咳的治療。

【禁忌及注意事項】

桑葉性寒，凡外感風寒、內無實熱、脾胃虛寒、大便溏瀉者不宜長期服用。另外，血糖、血壓偏低人群最好不要服用。

將桑葉泡水喝時應注意如下事項：

1. 桑葉茶雖然對身體有著諸多好處，能夠治療上火、胃疼以及失眠等症，但是並不適合多喝。《本草綱目》中有詳細的記載，桑葉茶過量飲用會導致精血受損，同時脾胃也會變冷，長期如此體質會愈來愈差，臉色也會愈來愈差，精神也會變得萎靡不振，甚至會患病。
2. 桑葉茶過量服用的壞處除了上面介紹的情況之外，也可能導致食慾不振、噁心想吐；也有可能導致身體出現渴症。如果空腹過量飲用桑葉茶，茶水會直接經過我們的腎經部位，這對腎臟非常不利。
3. 桑葉性寒涼，具有止血的作用，這對於月經具有一定的阻礙作用，甚至還可能導致月經停止的嚴重後果。

（周忠輝）

菊花

《神農本草經》

【生物特性及藥源】

菊花為菊科菊屬多年生宿根草本植物菊 *Chrysanthemum morifolium* Ramat. 的乾燥頭狀花序，外層為數層舌狀花，呈扁平花瓣狀，中心由多數管狀花聚合而成，基部有總苞，系由3～4層苞片組成。菊花氣清香，味淡微苦，以花朵完整、顏色鮮豔、氣清香、無雜質者為佳。

菊花按產地和加工方法分為亳菊、滁菊、貢菊、杭菊等，以亳菊和滁菊品質最優。由於花的顏色不同，菊花又有黃菊花和白菊花之分。菊花遍布中國各地，主要分布於浙江、安徽、河南等地。其中亳菊主產於安徽亳州、太和，滁菊主產於安徽滁州、全椒，貢菊主產於安徽歙縣、黃山，杭菊主產於浙江桐鄉、海寧。河南焦作地區（所產菊習稱懷菊）、河北、四川等地也產。菊花多栽培。9～11月花盛開時分批採收，陰乾或焙乾，或熏、蒸後曬乾。生用。

【功效概述】

菊花在中國具有悠久的栽培歷史，其最早的典籍記載距今已有3000多年。菊花不僅可供藥用，而且還是中國傳統名花之一。文人墨客把它與梅、蘭、竹並列，號稱「四君子」。菊花的性味就如文人所描述的那般高貴，它味辛、甘、苦，性微寒，歸肺、肝經，有疏散風熱、平抑肝陽、清肝明目、清熱解毒之功，可治風熱感冒、溫病初起、肝陽眩暈、肝風實證、目赤昏花、瘡癰腫毒等。

宋代是藥菊人工栽培的繁華期，出現了《菊譜》、《菊志》等專著和賞菊、詠菊的詩詞名篇。詩人兼醫藥學家范成大的《菊譜》記載了36種菊花，如黃菊、白菊和雜菊等。茶菊發源於浙江，原產於餘杭的白茶菊逐漸移至桐鄉，形成了現在的杭白菊；原產於德清的德菊被引入安徽歙縣，形成貢菊；原產於海寧的茶菊被引入江蘇射陽，形成射陽菊。藥菊發源於河南，原產於焦作的懷菊逐漸南移至安徽亳州，形成亳菊；亳菊被引入山東嘉祥，形成濟菊等。中國的茶菊和藥菊品種眾多，品質各具特色，已成為菊文化中一道靚麗的風景線。

宋朝文豪蘇軾不僅是個養生學家，而且還喜愛人工栽培菊花。他的詠菊詩更是體現了其高尚的情操。他以甘菊自比，「孤根蔭長松，獨秀無眾草」，一生雖屢遭貶謫，卻有著令人讚嘆的獨特人格魅力。其實，最早用詩讚菊花的高士應屬於戰國時期楚國的詩人屈原，他留下一句名辭：「朝飲木蘭之墜露兮，夕餐秋菊之落英。」其後的文學家陶淵明也有一名句「採菊東籬下，悠然見南山」，歷代流傳。這都是菊文化與中醫藥不可分割的明證。

【典故及歷代名家點評】

作為一味常用中藥材，菊花背後的傳說、故事也不勝枚舉。

黃山貢菊原是徽商從浙江德清縣作為觀賞藝菊引進的，當時這種菊花還默默無聞。一年大旱期間，很多人出現紅眼、頭痛等症狀，服用菊花茶後好轉。從此，徽州便開始家家戶戶栽種菊花，為了久藏還特製成乾菊花。至清光緒年間，紫禁城內流傳紅眼病，徽州知府聞訊獻上徽州菊花，使京人眼疾即癒。從此菊花聲名大振，徽菊還被冠以「貢」字。

懷菊原產於南陽（即懷慶府）的山谷田野中，當地谷水甘甜，山中有很多菊源，水自山上流下，形成滋液。谷中村落是有名的長壽村，村民祖祖輩輩都飲用此水。時任南陽太守聽聞，命縣令每日送水飲用，其原本的風眩症治癒。隋朝初年，皇帝將此縣改名為菊潭。

春秋戰國時，《呂氏春秋·十二紀》和《禮記·月令篇》均有「鞠有黃華」的相關記載。東晉陶淵明讚美「秋菊有佳色」。而屈原的《離騷》中有「夕餐秋菊之落英」一句，說明當時菊花已有食用價值。

《神農本草經》：「主諸風頭眩、腫痛，目欲脫，淚出，皮膚死肌，惡風溼痺，久服利血氣。」

《本草綱目拾遺》：「專入陽分。治諸風頭眩，解酒毒疔腫」、「黃茶菊，明目祛風，搜肝氣，治頭暈目眩，益血潤容，入血分；白茶菊，通肺氣，止咳逆，清三焦鬱火，療肌熱，入氣分」。

《本草衍義補遺》：「菊花，能補陰，須味甘者，若山野苦者勿用，大傷胃氣。」

《本草經疏》：「專制風木，故為去風之要藥。」

《藥品化義》：「取白色者，其體輕，味微苦，性氣和平，至清之品。」

《本草新編》：「甘菊花，氣味輕清，功亦甚緩，必宜久服始效，不可責以近功，惟目痛驟用之，成功甚速，餘則俱於緩始能取效也。」

《神農本草經百種錄》：「凡芳香之物，皆能治頭目肌表之疾。但香則無不辛燥，惟菊不甚燥烈，故於頭目風火之疾，尤宜焉。」

《本草正義》：「凡花皆主宣揚疏泄，獨菊花則攝納下降，能平肝火，熄內風，抑木氣之橫逆。」

【藥用價值】

現代藥理研究認為，菊花含揮發油，主要為龍腦、樟腦、菊油環酮等。此外，它還含有菊苷、腺嘌呤、膽鹼、黃酮、水蘇鹼、維生素A、維生素B_1、維生素E、胺基酸及刺槐素等，具有抗菌、抗病毒、解熱、抗衰老等作用。菊花的藥理作用主要包括以下幾個方面：

抗病原微生物：菊花在體外對革蘭氏陽性細菌（金黃色葡萄球菌及β-溶血性鏈球菌）、人型結核桿菌有抑制作用。其水浸劑（1：4）對某些常見皮膚致病性真菌亦有些抑制作用。高濃度水浸劑在體外還有抗病毒（PB8株）及抗螺旋體作用。給鼠腹腔注射菊花提取物，可使皮內注射組織胺的局部台盼藍擴散較小，顯示其能抑制毛細血管的通透性，從而有抗炎作用。

對心血管系統的作用：菊花製劑有擴張冠狀動脈、增加冠脈血流量、提高心肌耗氧量的作用。對菊花水提醇沉製劑以乙酸乙酯、氯仿提取分為不同部分，各部分對增加冠脈流量等均有作用，但其作用強度均不及菊花水提醇沉製劑原製劑。有關菊花酸性成分的研究發現，杭白菊酚性部分可以增加豚鼠離體心臟冠脈流量，提高小鼠對減壓缺氧的耐受能力。

其他作用：菊花還具有降壓、縮短凝血時間、解毒、抗炎、鎮靜作用。臨床上，以玄參2克、麥門冬2克、桔梗2克、菊花1克、甘草0.5克等組成玄菊甘草茶，熱水沖泡飲用，1次1包，每日2～3次，10天為1療程，用於治療慢性咽炎；以菊黃湯（菊花4克，黃連2克，金銀花3克，連翹4克，梔子2克，荊芥3克，甘草4克）加減治療新生兒黃疸，溼熱重者加茵陳、車前子、茯苓，口唇乾燥者加麥門冬、沙參，夜啼者加鉤藤、蟬蛻，嘔吐加法半夏；大鼠口服菊花水煎劑3週，可抑制其肝微粒體羥甲基戊二醯輔酶A還原酶的活力，並能激活肝微粒體膽固醇7a-羥化酶。

【食療保健】

菊花茶飲：菊花茶本身就能解渴生津；菊花山楂茶能化瘀消脂、清涼降壓、減肥輕身，適用於肥胖症、高脂血症和高血壓患者；三花茶（菊花、金銀花、茉莉花）可清熱解毒，適用於防治風熱感冒、咽喉腫痛、癰瘡等，常服更可降火，有寧神靜思的效用；菊花蜜飲具有養肝明目、生津止渴、清心健腦、潤腸等作用。菊花桑葉枇杷葉茶可防秋燥，適用於因秋燥犯肺引起的發熱、咽乾唇燥、咳嗽等病症，且還有預防流感、流行性腦脊髓膜炎、日本腦炎、腮腺炎、水痘等作用。

不同的菊花茶作用不同。貢菊具有清肝明目的作用；白菊疏散風熱的效果最強，可降火，對肝火上亢、頭昏腦漲等有緩解作用；杭菊清熱利咽的效果最強，咽喉腫痛時可選用；野菊花清熱解毒、消腫的作用最強，對緩解上火導致的口腔潰瘍、牙痛、口臭都有效，但因其寒涼作用較強，建議少喝，以免造成胃部不適、大便稀溏等不良反應。

菊花菜食：菊花蝦仁由蝦仁、鮮菊花、青豆及雞蛋清熱炒而成，其中蝦肉有養血固精、化瘀解毒、益氣滋陽、通絡止痛、開胃化痰的功效，雞蛋清具有清熱解毒的作用，再加上養肝明目的菊花，使得這道菜有養肝的功效；菊花滾豬瘦肉片具有平肝明目、清熱除煩之功；菊花肉絲中菊花能祛風清熱、養肝明目，豬瘦肉含有豐富的維生素B_1、較多的鋅，雞蛋含維生素A、維生素B_1，故此菜有祛風熱、平肝明目的功效；菊花鱔魚可補虛損、除風溼、強筋骨、養肝護肝，尤其適合體虛乏力、風寒溼痺者。

菊花粥湯：菊花荷葉燉豬腳有滋陰潤燥、養肝明目、益肺生津的功效，為秋燥時的家庭養生靚湯；菊花枸杞粥有益腎養肝明目的功效。

【適宜人群】

菊花雖是秋季花卉，但四季均可作為藥食服用。適合頭昏、目赤腫痛、嗓子疼、肝火旺以及血壓高的人群。應煎服，每日5～9克。疏散風熱宜用黃菊花，平肝、清肝明目宜用白菊花。

【藥食的相互作用】

1. 與性能功用相似的桑葉相須為用，並常配伍連翹、薄荷、桔梗等，如桑菊飲，用於治療風熱感冒，或溫病初起、溫邪犯肺、發熱、頭痛、咳嗽等症（《溫病條辨》）。
2. 與石決明、珍珠母、白芍等平肝潛陽的藥同用，能清肝熱、平肝陽，常用於治療肝陽上亢、頭痛眩暈。
3. 可與羚羊角、鈎藤、桑葉等清肝熱、息肝風藥同用，如羚角鈎藤湯，可用於治療肝火上攻而眩暈、頭痛，以及肝經熱盛、熱極動風者（《通俗傷寒論》）。
4. 與蟬蛻、木賊、白僵蠶等疏散風熱明目藥配伍，既能疏散肝經風熱，又能清泄肝熱以明目，可用於治療肝經風熱。
5. 與石決明、決明子、夏枯草等清肝明目藥同用，用於治療肝火上攻所致的目赤腫痛。
6. 與枸杞子、熟地黃、山茱萸等滋補肝腎、益陰明目藥配伍，如杞菊地黃丸，用於治療肝腎精血不足、目失所養、眼目昏花、視物不清（《醫級寶鑒》）。
7. 與金銀花、生甘草同用（如甘菊湯），清熱解毒，可用於治療瘡癰腫毒（《揣摩有得集》）。

【禁忌及注意事項】

氣虛胃寒、食少泄瀉者，宜少用之。凡陽虛體質或頭痛而畏寒者均忌用，若一味喝具有清熱瀉火功效的菊花茶，容易損傷正氣，尤其是脾胃虛寒的人，多喝性涼的菊花茶還容易引起胃部不適，導致反酸。可見，用菊花茶來降火清熱也是因人而異的，不能千人一方。

（徐儷穎）

金銀花

《名醫別錄》

【生物特性及藥源】

金銀花，又名忍冬花、銀花、雙花、二寶花，是忍冬科植物忍冬 *Lonicera japonica* Thunb.、菰腺忍冬 *Lonicera hypoglauca* Miq.、山銀花 *Lonicera confusa* DC. 或毛花柱忍冬 *Lonicera dasystyla* Rehd. 的乾燥花蕾或初開的花；花蕾呈棒狀，上粗下細，略彎曲，長2～3公分，上部直徑約3公釐，下部直徑約1.5公釐；表面黃白色或綠白色，儲久色變深，密被短柔毛；花萼綠色，萼筒類球形；開放者花冠筒狀，先端2唇形；其氣清香，味淡微苦，以花未開放、色黃白、肥大氣香者為佳；花期4～6月，果期7～10月。中國各省均有分布，主要集中在山東、陝西、河南、河北、湖北、江西、廣東等地，朝鮮和日本也有分布。

【功效概述】

金銀花是中國傳統道地藥材，其藥用歷史悠久，早在3000多年前，中國祖先就開始用它防治疾病，它在《名醫別錄》中名忍冬，被列為上品。金銀花作為藥名首見於南宋的《履巉岩本草》。由於忍冬花初開為白色，後轉為黃色，因此得名金銀花。

金銀花味甘、性寒，入心、胃、肺經，具有清熱解毒、疏散風熱的作用，主治風熱感染、溫病發熱、喉痺丹毒、痔漏便血、熱毒血病寺症狀，臨床多用於治療外感咳嗽發熱、敗血症、腮腺炎、痲疹、菌痢、腸炎、闌尾炎、中暑感冒、外傷感染、腸道傳染疾病等。

【典故及歷代名家點評】

《名醫別錄》：「主治寒熱、身腫，久服輕身，長年，益壽。」

《本草綱目》：「一切風溼氣，及諸腫毒、癰疽疥癬、楊梅諸惡瘡。散熱解毒。」

《本經逢原》：「解毒祛膿，瀉中有補，癰疽潰後之聖藥。」

《滇南本草》：「清熱，解諸瘡、癰疽發背、丹瘤瘰癧。」

相傳在丁香河邊有一對名叫金花和銀花的孿生姐妹。一天她倆見一個遍體鱗傷的瘦弱女子被人追殺，就奮力解救了這位女子。可是女子傷勢過重，周身紅斑，發熱。金花為尋求一仙草而遇難，銀花接著找到此草。後來女子終於康復，銀花卻因過勞而死。被救女子在這對姐妹墳墓前種下此草以示紀念。每到夏天此草開花，先白後黃，交相輝映，被人們稱為金銀花。因金與銀皆寶，故又名二寶花。

宋代張邦基的《墨莊漫錄》中記載著這樣一則故事：崇寧年間，平江府天平山白雲寺的幾位僧人從山上採回一籃野蕈，煮食。不料野蕈有毒，僧人們飽餐之後便開始上吐下瀉。其中三位僧人由於及時服用鮮品金銀花，結果平安無事，而另外幾位沒有及時服用金銀花的僧人則都身亡。可見，金銀花的解毒功效非同一般。

【藥用價值】

金銀花自古以來就以它廣泛的藥用價值而廣受青睞。其功效主要是清熱解毒，主治溫病發熱、熱毒血痢、癰疽疔毒等。金銀花在「非典」和禽流感等重大疫情防治中發揮了巨大作用，故享有「中藥中的青霉素」的美譽。金銀花的主要化學成分有揮發油、黃酮、有機酸、皂素類等多種化學成分，現代研究證明其具有以下藥理作用：

抗病原微生物作用：金銀花所含的綠原酸具有較強的抗菌功效，對人體內外多種疾病具有抗菌、抑菌等功效。金銀花還能夠明顯抑制溶血性鏈球菌、霍亂弧菌、葡萄球菌、副傷寒桿菌、傷寒桿菌與肺炎桿菌等細菌的生長和繁殖，對綠膿桿菌、肺炎球菌、腦膜炎球菌與結核桿菌等細菌也能夠發揮出一定的抑制作用。

抗炎作用：金銀花提取物中含有多種酚酸類成分，具有抗炎活性，能抑制多種炎症介質導致的水腫。

加強免疫機能：金銀花有效增的白血球的吞噬能力。

解熱作用：金銀花所含的綠原酸和異綠原酸具有退熱功能，對不同原因導致的發熱均存在明顯的解熱功效。

利膽保肝：金銀花中具有很多綠原酸物質，該類物質有利於膽汁分泌，具有很好的保肝護膽作用。

止血：金銀花中含有綠原酸和咖啡酸，這兩種物質是金銀花止血的主要藥物基礎。

降血糖：金銀花水提取物可有效抑制 α-葡萄糖苷酶以及 α-澱粉酶的活性，改善胰島素抵抗，進而降低血糖。

【食療保健】

金銀花自古被譽為清熱解毒的良藥。它性甘寒、氣芳香，甘寒清熱而不傷胃，芳香透達又可袪邪。金銀花的食用方式多種多樣，可用開水沖泡當茶飲，也可製作成飲料、粥、羹及甜食等。民間就有這樣一個習慣，在炎夏到來之際，給兒童喝幾次金銀花茶，可以預防夏季熱癤的發生；在盛夏酷暑之際，喝金銀花茶能預防中暑、腸炎、痢疾等症。將金銀花和菊花製成的「銀菊飲」當茶喝，可治療高血壓、動脈硬化症。

下面列舉幾款含金銀花的藥膳食療方：

金銀花露：金銀花50克，加水1500毫升，浸泡半小時，再用猛火煮沸，然後轉小火煎熬30分鐘，加冰糖調味後放入冰箱備用，味甜清香，是夏季的上乘保健飲料。此茶有清熱解暑、解毒、涼血止渴的作用，可治療暑熱口渴、熱毒瘡腫、小兒熱癤、痱子等症。

銀花薄荷飲：金銀花30克，薄荷10克，鮮蘆根60克。先將金銀花、蘆根加水500毫升，煮15分鐘，再下薄荷煮3分鐘。過濾後加適量白糖溫服。此飲料有清熱涼血解毒、生津止渴的功效，適合風熱感冒、溫病初起、高熱煩渴的患者服用。

銀花蓮子羹：金銀花25克，蓮子50克，白糖適量。先將金銀花洗淨，蓮子用溫水浸泡，去皮芯，用旺火燒沸，再轉小火煮熬至蓮子熟爛。放入金銀花煮5分鐘後加白糖調勻即成。此羹具有清熱解毒、健脾止瀉的功效。

金銀花山楂飲：金銀花30克，山楂20克，蜂蜜適量。將金銀花、山楂放入鍋內，加水，用旺火燒沸15分鐘，過濾後加入蜂蜜，代茶飲，能清熱消食，通腸利便。

金銀花粥：取金銀花20克，加水煮汁，去渣。粳米100克加水煮半熟時，兌入金銀花汁，繼續煮爛成粥。此粥有清熱解毒之功效，適合風熱感冒、慢性支氣管炎、菌痢及腸道感染等症患者服用。

【適宜人群】

本品老少皆宜，尤其適合感染性疾病患者，如腸炎、菌痢、痲疹、肺炎、日本腦炎、流行性腦脊髓膜炎、急性乳腺炎、敗血症、闌尾炎、外傷感染、急慢性扁桃體炎、牙周炎、皮膚感染、熱毒瘡癰患者服用。

【藥食的相互作用】

1.常與連翹配伍，兩者皆能清熱解毒，配伍後可使清熱解毒、抗菌消炎作用更強，為治療溫病、急性炎症、瘡癰腫毒的常用藥對。

2.與蒲公英配伍，常用於熱毒瘡癰、紅腫熱痛之症。

3.與敗醬草配伍，金銀花善於涼血解毒，敗醬草長於祛瘀排膿，尤善療內癰，故臨床常將兩者合用以治療腸癰。

4.與地榆合用，可涼血止血止痢，用於治療細菌性痢疾。

5.與黃芪同用，能清熱解毒消腫，扶正托膿生肌，可用於治療氣血不足之癰疽不潰或潰久不斂。

【禁忌及注意事項】

1.金銀花性寒，服用過量很容易導致腸胃出現不適。有些人為了增強金銀花對於身體的功效，一次性大量服用金銀花，這對於身體沒有好處只有壞處。

2.經期禁止服用。經期是所有女性最為特別的一段時間，在這個階段女性一定要好好保養自己，少吃或者是少接觸一些冰冷、寒涼的食物或者是物體。金銀花性寒，所以在經期最好別服用，以免對身體造成不利的影響。

3.脾胃虛寒者要慎用。金銀花性寒，虛寒體質而且體弱多病者用金銀花泡水喝不僅不能夠達到調養身體以及保健的功效，甚至還會加重脾胃負擔，這對健康非常不利。

4.並不是一年四季都適合服用金銀花。專家建議，想要獲得最好的保健功效，那麼最好選擇在夏季服用金銀花。由於夏季天氣炎熱，身體很容易出現中暑以及乾渴的情況，這個時候服用金銀花能夠很好地起到生津止渴、清熱解毒的作用。

5.需要特別注意的是，日常將金銀花泡水喝的時候最好不要冷飲，因為這樣很容易腹瀉。正確的服用方法是用開水沖泡之後趁熱服用，這樣才能夠更好地發揮金銀花的藥效。

6.老中醫認為，B肝患者不能長期用金銀花泡水喝，否則很容易導致出現腸胃不適（如拉肚子、腸鳴或者胃納欠佳等情況）。

除此之外，在購買金銀花的時候也一定要特別注意，不能僅看其外表。有些商人為了保持金銀花的色澤，在製作的時候喜歡加入一定量的硫黃。這樣的金銀花雖然好看，但對身體健康有害，購買時須加以注意。

（周忠輝　徐儷穎）

淡竹葉

《本草綱目》

【生物特性及藥源】

淡竹葉為禾本科植物淡竹葉 *Lophatherum gracile* Brongn. 乾燥全草的地上部分。本品長25～75公分，莖呈圓柱形，表面淡黃綠色，有節，斷面中空；葉片披針形，表面黃綠色或淺綠色，多為皺縮捲曲。葉脈平行，並具明顯的小橫脈，呈長方形的網路狀，背部尤為明顯，長5～20公分，寬1～3.5公釐，葉鞘開裂；體輕，質地柔韌；氣弱，味淡。於每年5～6月未開花時採收，切除鬚根，曬乾。以色綠、完整、無枝梗者為佳。

淡竹葉本種植物源自印尼，後印度、斯里蘭卡、緬甸、馬來西亞、新幾內亞島及日本均有分布。在中國主要分布於浙江、福建、廣東、香港、廣西、河南、安徽、江蘇、江西、湖南、湖北、四川、貴州、雲南等地。性喜陰涼氣候，耐貧瘠，多長於林地、林緣、山坡、道旁蔽蔭處等地。亦有人工栽培，於春季選用成熟種子以直播法播種，或秋季隨採隨播。

【功效概述】

淡竹葉藥用之名始載於《名醫別錄》，「主胸中痰熱，咳逆上氣」，但所記載的為禾本科竹亞科植物淡竹之葉，相當於現在的竹葉，而本種植物為禾本科禾亞科植物淡竹葉，始載於《本草綱目》。

淡竹葉又名竹葉麥門冬、山雞米、碎骨子、迷身草等，味甘、淡，性寒，具有清心除煩、利尿通淋的功效，可用於熱病心煩口渴、神疲乏力、小便赤澀、口舌生瘡等症。煎服6～10克，不宜久煎，入食以鮮品為佳，煮粥時宜稀薄，不宜椆厚。

【典故及歷代名家點評】

淡竹葉作為中藥材使用的歷史至少有2000多年。相傳東漢建安年間，曹操在朝中權勢日甚，漢獻帝已成傀儡。此時，劉備也已取得了漢中，羽翼漸豐。在諸葛亮的建議下，劉備派張飛發兵討伐曹操。曹操令大將張郃迎敵，雙方在巴西宕渠山相遇。張郃深知自己不是張飛對手，便築寨拒敵。張飛急攻不下，令軍士在陣前叫罵。張郃依舊不予理睬，堅守不戰。眼看已對峙數日，張飛急得火冒三丈，口舌生瘡，眾兵士也多煩躁不安，急火攻心。諸葛亮聞知後，急派人送來五十甕佳釀，並如此這般地囑咐張飛依計行事。「酒」抬到了陣前，張飛吩咐軍士們席地而坐，打開酒甕，大碗飲用，划拳行令，自己更是把甕狂飲。張郃登高眺望，暗暗心喜道：「酒醉之軍焉能打仗！」傳令當夜趁張飛醉酒時下山劫營，結果卻遭到張飛埋伏，大敗而逃。原來，張飛使的是一條誘敵之計，他們白天在陣前喝的不是什麼佳釀美酒，而是一種湯藥——淡竹葉水，是諸葛亮專為張飛和眾軍士瀉火除煩的藥湯。

歷代名家對淡竹葉也是讚譽不止。

《本草綱目》：「去煩熱，利小便，清心。」

《生草藥性備要》：「消痰止渴，除上焦火，明眼目，利小便，治白濁，退熱，散痔瘡毒。」

《握靈本草》：「去胃熱。」

《本草再新》：「（治）小兒痘毒，外症惡毒。」

《草木便方》：「治煩熱，咳喘，吐血，嘔噦。」
《分類草藥性》：「治咳嗽氣喘，眼痛。」
《廣西中藥志》：「治鼻衄。」

【藥用價值】

淡竹葉中的成分主要是三萜類、黃酮類、揮發油類、酚酸類、胺基酸多醣及微量元素。近年來現代藥理研究證明，淡竹葉有以下藥理作用：

抑制細菌：淡竹葉的醇提物對金黃色葡萄球菌、溶血性鏈球菌、綠膿桿菌、大腸桿菌有一定的抑制作用。

護肝：韓國藥師協會的 Choi、Jin Gyu 發現，由淡竹葉提取物構成的混合物有抑制C型肝炎的作用。

利尿：淡竹葉的利尿作用較弱，但能明顯增加尿中氯化鈉的含量，對於由高鈉引起的高血壓、水腫等病症有輔助治療作用。

調節免疫：淡竹葉中含有砷、鈣、鎘、鈷、鉻、銅、鐵、鉀、鎂、錳、鈉、鎳、鉛、鋅等元素，而這些金屬元素對人體的生長發育、造血功能、免疫功能有著重要的作用。

降血脂：動物實驗證明，30％醇浸膏、香豆酸具有降低血脂的作用。

抗氧化：淡竹葉中的黃酮類物質能有效抵抗自由基，具有類 SOD 活性，對亞硝化反應具有良好的阻斷能力，有較強的抗氧化功能。

抗腫瘤：葉綠素是許多綠葉植物抗誘變作用的重要成分，具有抗腫瘤、防癌變的功效，淡竹葉中的葉綠素可以抵抗腫瘤。

【食療保健】

淡竹葉在中國乃至東南亞的廣大地區有著長期的食用和藥用歷史，為國家認可並批准的藥食兩用的天然植物。民間多用其莖葉製作夏日消暑的涼茶，不僅可以用它解暑，而且其味道清香恰人，令人凝神靜氣，心境平和。

本品含有多種元素，如鈣、鉀、鐵、錳、鋅、鎂、硒等，並含有15種胺基酸，有7種是人體必須胺基酸，其中天門冬胺酸、麩胺酸含量較高。淡竹葉作為食療保健品具有以下作用：

消水腫：《本草綱目》指出淡竹葉能「去煩熱，利小便，清心」，而利尿的藥物都有消腫作用，實踐證實本品對特發性水腫療效明顯。

治口腔潰瘍：自古以為心火亢盛者易口舌生瘡、潰爛疼痛，淡竹葉能清心除熱，可用於口腔潰瘍的輔助治療。

預防中暑：淡竹葉有清熱利溼、養陰止渴、除煩安神之功，夏季用本品作茶飲或煮粥，既可治療熱盛津傷之症，又可作為夏季預防中暑之用。

抗疲勞：竹葉中所含有的黃酮能夠有效降低身體中蛋白質的分解速度，同時還可以降低身體中糖原的消耗速度，令身體的運動耐力獲得明顯提高，具有非常明顯的抗疲勞作用。

【適宜人群】

一般人群均可食用。C型肝炎、急性腎炎、高血壓、高脂血症、口腔潰瘍、牙周炎患者，以及易水腫人群尤為適宜。

【藥食的相互作用】

1.本品泡酒能治關節痛。取淡竹葉30克，白酒500克，把淡竹葉洗好瀝乾，切成2公分長的段，用紗布包起來，然後泡入白酒中密封保存，3天後取出，每次飲用20克，會使關節疼痛和風溼骨痛好轉。

2.本品煮粥能清熱除煩，預防口舌生瘡。煮製時需要30克淡竹葉和50克粳米，還需要適量的冰糖。把淡竹葉洗好以後加清水煎製，取藥汁，加入粳米一起煮，最後加入冰糖調味即可。

3.本品與白茅根同用可治血尿。取淡竹葉與白茅根，洗淨、切碎，沖入開水，蓋杯蓋半小時後飲用，具有很好的清熱、止血以及利尿的作用。

【禁忌及注意事項】

1.無實火、溼熱者慎服，體虛有寒者禁服。

2.本品性寒，故孕婦不宜服用。據文獻記載，淡竹葉的根能破血墮胎，故孕婦禁用。

3.因本品有很好的利尿清熱作用，故腎虧尿頻者忌服。

4.不宜久煎，入食以鮮品為佳，煮粥時宜稀薄，不宜稠厚。

5.腸胃功能比較弱的人謹慎服用，因淡竹葉中所含有的纖維比較粗，在進入腸胃後並不容易被消化。

6.應予注意的是，淡竹葉並非淡竹之葉。淡竹葉一藥始載於《本草綱目》，它不是淡竹或苦竹的葉（鮮竹葉），而是另一種草本植物「淡竹葉」的莖葉。由此可知，在明代以前一些常用的由竹葉等藥所組成的方劑中所用的竹葉，都是鮮竹葉，而不是淡竹葉。鮮竹葉與淡竹葉兩藥都能清心除煩、利小便，但鮮竹葉清心熱的效果較好，且能涼胃，又能治上焦風熱；淡竹葉的利尿作用較好，以滲溼泄熱見長。

（周忠輝）

馬齒莧

《本草綱目》

【生物特性及藥源】

馬齒覽，又叫五方草、瓜子菜、獅子草、螞蟻菜、長命草，為馬齒莧科一年生肉質草本植物馬齒莧*Portulaca oleracea* Linn. 的乾燥全草。本品多皺縮捲曲，常結成團，莖圓柱形，長可達30公分，直徑0.1～0.2公分，表面黃褐色，有明顯縱溝紋。葉對生或互生，易破碎，完整葉片倒卵形，長1～2.5公分，寬0.5～1.5公分；綠褐色，先端鈍平或微缺，全緣。花小，3～5朵生於枝端，花瓣5片，黃色。蒴果圓錐形，長5公釐，內含多數細小種子。由於其葉小而肥，頗似馬的牙齒，其性滑利似莧，故名。氣微，味微酸。

馬齒莧多生於田野、菜園、路邊及庭院廢墟向陽處。馬齒莧適應性很強，耐熱、耐旱、耐澇，弱光、強光下均能正常生長，對光照要求並不嚴格。原產於南亞，後傳播至世界各地。中國各地均有分布，多為野生型。馬齒莧在歐洲、南美洲、中東地區有野生型，但在英國、法國、荷蘭及美國多為栽培種植。夏、秋二季採收，除去殘根、雜質，洗淨，鮮用；或略蒸燙後曬乾，切段入藥。由於喜歡與韭菜共生，所以人們又親切地稱之為「韭菜園裡的雜草」。

【功效概述】

馬齒莧味酸，性寒，歸肝、大腸經，具有清熱解毒、涼血止血、止痢的功效，為治痢疾的常用藥物，單用水煎服即效。臨床可治療熱毒血痢、熱毒瘡瘍、崩漏、便血等病症。

馬齒莧有清熱解毒、消腫利溼之功，適用於溼熱或熱毒所致的痢疾、癰腫和淋症。因其性寒滑利，長於解血分及大腸熱毒，為治療痢疾的要藥，也常用於炎症性腸病的治療，可單用或與其他中藥配伍應用。同時，也常用於泌尿系統感染性疾病以及蚊蟲咬傷、癰腫瘡毒等症的治療。明代著名醫藥學家李時珍的《本草綱目》中記載其有「散血消腫，利腸滑胎，解毒通淋，治產後虛汗」的作用；《滇南本草》記載：「入胃益氣，清暑熱，寬中下氣，潤腸，消積滯，殺蟲，療瘡紅腫疼痛。」；《生草藥性備要》則云：「治紅痢症，清熱毒。」藥理研究顯示，馬齒莧有抗菌作用，對志賀氏、宋內氏、斯氏及費氏痢疾桿菌有抑制效果；對傷寒桿菌、大腸桿菌及金黃色葡萄球菌也有一定的抑制作用，這與中醫治痢相類似，因此它有「痢疾剋星」、「夏季最廉價的抗生素」、「天然抗生素」等美譽。另外，馬齒莧對心血管也有保護作用，流行病學調查發現，地中海的居民由於經常食用本品，心臟病和癌症發病率明顯低於其他地區居民；經常食用馬齒莧調和沙拉油的法國人，心臟病發病率也很低。英國科學家研究發現，馬齒莧中含有ω-3多不飽和脂肪酸，這種成分能抑制血小板聚集，降低血脂水平，抗動脈粥樣硬化，有助於保護心血管健康。

近年發現，本品富含維生素E，具有較好的延緩衰老作用，還能調節糖代謝過程，促進胰腺分泌胰島素而起到降血糖效果，適合糖尿病患者食用。美國科學家研究發現，馬齒莧含有高濃度的去甲腎上腺素和二輕基苯乙胺（去甲腎上腺素前體），能夠延長糖尿病鼠、兔的壽命。其機理是它所含的去甲腎上腺素能促進胰腺分泌胰島素，調整體內糖代謝過程，從而達到降低血糖濃度的作用。馬齒莧種子或不同馬齒莧提取物可改善糖尿病患者或實驗動物的症狀，提高機體對胰島素的敏感性，甚至可以減輕糖尿病的併發症，如血管病變、糖尿病腎病、胃輕癱等。

【典故及歷代名家點評】

傳說遠古時期，天上有十個太陽，大地被烤得一片焦黃，民不聊生。後來太陽被后羿射殺了九個，剩下一個嚇得無處可逃，驚慌失措地潛藏在了馬齒莧的莖葉底卜，最終躲過一劫。因此，現在即使將馬齒莧連根拔起、曝曬三五日，它們還能生長。

《唐本草》：「主諸腫瘺疣目，搗揩之；飲汁主反胃，諸淋，金瘡血流，破血癖症瘕，小兒尤良。」

《本草綱目》：「散血消腫，利腸滑胎，解毒通淋，治產後虛汗。」

【藥用價值】

馬齒莧含三萜醇類、黃酮類、胺基酸、有機酸等，還有鈣、磷、鐵、硒等元素及其無機鹽，以及維生素B_2，維生素B_1、維生素A、β-胡蘿蔔素、蔗糖、葡萄糖、果糖等。本品尚含有大量的L-去甲基腎上腺素和多巴胺及少量的多巴。近年來現代藥理研究證明，馬齒莧有以下藥理作用：

抗感染：馬齒莧乙醇提取物及水煎液對痢疾桿菌有顯著的抑制作用，對大腸桿菌、傷寒桿菌、金黃色葡萄球菌、杜盎氏小芽孢癬菌也均有一定抑制作用。據報導，馬齒莧是治療細菌性痢疾、急性胃腸炎、腹瀉的常用藥，對多種化膿性皮膚病和外科感染，如乳癰、癤腫、丹毒、蜂窩組織炎、足癬感染等也均有較好的療效。此外，馬齒莧還可治療鈎蟲病、泌尿系統感染、帶狀皰疹等。

調節腸蠕動：本品鮮汁和沸水提取物可增加動物離體迴腸的緊張度，促進腸蠕動，又可劑量依賴性地鬆弛結腸、十二指腸；口服或腹腔注射其水提物，可使骨骼肌鬆弛。用馬齒莧、砂仁、枳實、白朮等可治療慢性萎縮性胃炎合並腸上皮化生、不典型增生；用鮮馬齒莧搗取鮮汁，加蜂蜜兌服，可治療膽道蛔蟲所導致的劇烈腹痛、噁心、嘔吐等；王倩等用馬齒莧多醣早期調控IL-6／STAT3訊號通路，發現馬齒莧能有效減少潰瘍性結腸炎癌變，降低結腸癌發病率。

防治皮膚病：本品提取液具有較明顯的抗氧化、延緩衰老和潤膚美容的功效。用鮮馬齒莧為主，配伍苦參、紫草、土茯苓等藥，隨證加減，水煎服，再用鮮馬齒莧煎水洗患處，可治療銀屑病；馬齒莧單藥洗劑有清熱解毒、除溼止癢之效，主治急性溼疹、過敏性皮炎、接觸性皮炎（溼毒瘍）、丹毒、膿疸病（黃水瘡）等皮膚病（《趙炳南臨床經驗集》）。

防治心臟病：本品能升高血鉀濃度，並對心肌收縮力呈劑量依賴性的雙向調節。通過實驗發現，馬齒莧中含有一種豐富的ω-3多不飽和脂肪酸，它能抑制人體內血清膽固醇和三酸甘油酯的生成，促進血管內皮細胞合成的前列腺素增多，抑制血小板形成血栓素A_2，使血液黏度下降，促使血管擴張，可以預防血小板聚集、冠狀動脈痙攣和血栓形成，並可顯著降低高脂飲食的動物或肥胖病人的血脂水平，改善脂質過氧化，從而減少高脂膳食對人或實驗動物的損傷，起到防治心臟病的作用。此外，馬齒莧還有利尿和降低膽固醇等作用，從而保護心臟。

【食療保健】

馬齒莧是一種常見的野菜，長久以來已成為城鎮居民的美味佳餚，是一種可食、可入藥的植物。早在唐代，著名醫藥學家孟詵所著的《食療本草》一書就記載了馬齒覽。

《品匯精要》記載馬齒莧「能肥腸，令人不思食」。現代研究認為，馬齒莧營養豐富，含熱量極低，是一種良好的減肥食品，是一味可供選用的預防肥胖症的藥食兩用佳品。本品含有大量的維生素和脂肪酸，因屬於野菜，所以不受農藥、化肥汙染和病蟲害侵襲，是名副其實的綠色食品。此外，食用本品還有明目之功效。

作主食：馬齒莧肉末粥營養豐富，易消化，其豐富的膳食纖維和優質蛋白特別適合中老年人日常食用，可以改善負氮平衡和胃腸動力不足的狀態；馬齒莧雞蛋餅清香適口，老少皆宜，含有豐富的膳食纖維，尤其適合糖尿病患者和減肥人群食用；馬齒莧三鮮大蒸餃非常健康，特別適合「三高」患者，尤其是糖尿病患者日常食用；馬齒莧雜糧菜團子鬆軟且有嚼頭，含有豐富的鉀和膳食纖維，非常適合「三高」患者和肥胖人士食用。

做羹湯：馬齒莧雞蛋湯營養豐富，易於消化，能加速潰瘍面癒合，特別適合口腔潰瘍和胃潰瘍患者食用；肉末馬齒莧湯可清熱解毒、降低血脂，是一款適合高脂血症患者食用的保健菜餚。

涼拌：馬齒莧適合涼拌，其中含有較多草酸，和鈣結合會形成不被人體吸收的草酸鈣，因此要把新鮮馬齒莧灼水後切段食用。馬齒莧是寒性食物，吃時可以拌些蒜泥，再加上醋和薑，這樣可起到驅寒的作用。

【適宜人群】

適合細菌性痢疾、細菌性腸炎、皮炎、肥胖、高脂血症、高血壓、糖尿病、冠狀動脈粥樣硬化性心臟病患者食用。

【藥食的相互作用】

1.馬齒莧與仙鶴草等藥合用，可增清熱解毒之功。周麗霞等採用棋盤試驗法測定藥對的不同濃度、不同溶媒提取物對各菌株的最低抑菌濃度，計算部分抑菌濃度指數並判定聯合效應。觀察發現仙鶴草、馬齒莧藥對提取物對福氏志賀菌、宋內志賀菌、大腸埃希菌、痢疾志賀菌等致病菌株具有聯合抗菌作用。

2.馬齒莧與粳米煮粥，空腹服食，可治療熱毒血痢，如馬齒莧粥（《太平聖惠方》）。

3.馬齒莧與黃芩、黃連等藥配伍，可治療大腸溼熱，腹痛泄瀉或下痢膿血、裡急後重。

4.馬齒莧與地榆、槐角、鳳尾草等同用，可治療大腸溼熱、便血痔血。

5.馬齒莧與白茯苓、地黃、澤瀉、卷柏、人參、松脂、肉桂等同用，可用於溼熱淋證、帶下等（《太平聖惠方》）。

【禁忌及注意事項】

煎服，9～15克；鮮品，30～60克。外用適量，搗敷患處。馬齒莧性寒，不宜多食，脾胃虛寒、腸滑作瀉者以及老年體弱者忌服。其注射液對子宮平滑肌有明顯的興奮作用，故孕婦、習慣性流產者禁服。需要注意的是，馬路邊的馬齒莧不要採，因為它們很容易受汽車尾氣和殺蟲劑的汙染。最好採郊外新鮮的、有光澤的馬齒莧。另外，採回來的馬齒莧要先用清水泡兩小時以上，以求安全、衛生。

（徐儷穎）

羅漢果

《嶺南採藥錄》

【生物特性及藥源】

羅漢果 *Siraitia grosvenoril*（Swingle）C. Teffrey ex Lu et Z. Y. Zhang，葫蘆科多年生藤本植物的果實，別名拉汗果、假苦瓜、光果木鱉、金不換、羅漢表、裸龜巴，被人們譽為「神仙果」。其葉心形，雌雄異株，夏季開花，秋天結果。果實球形或長圓形，長6～11公分，直徑4～8公分，初密生黃褐色草毛和混生黑色腺鱗，老後漸脫落而僅在果梗著生處殘存一圈茸毛，果皮較薄，乾後易脆。氣微，味甜。廣西永福縣和龍勝縣是羅漢果之鄉，種植歷史比較悠久，其中永福縣種植羅漢果已經有300多年歷史，龍勝縣種植羅漢果已經有200多年歷史，中國90％的羅漢果產於永福縣和龍勝縣。羅漢果是桂林名貴的土特產，也是中國首批批准的藥食兩用藥材之一。

【功效概述】

羅漢果味甘性涼，歸肺、大腸經，具有清熱涼血、生津止咳、滑腸排毒、嫩膚益顏、潤肺化痰等功效，適用於治療肺熱或肺燥咳嗽、百日咳及暑熱傷津口渴等，此外還有潤腸通便的功效。羅漢果為原衛生部首批公布的藥食兩用名貴中藥材，其所含的羅漢果甜苷比蔗糖甜300倍，產生熱量少，是飲料、糖果行業的名貴原料，是蔗糖的最佳替代品。常飲羅漢果茶，可預防多種疾病。現代醫學證明，羅漢果對支氣管炎、高血壓等疾病有顯著療效，還可起到防治冠心病、血管硬化、肥胖症的作用。羅漢果營養價值高，有清熱解暑、化痰止咳、涼血舒骨、清肺潤腸和生津止渴等功效，可治急、慢性氣管炎以及咽喉炎、支氣管哮喘、百日咳、胃熱、便祕、急性扁桃體炎等症，糖尿病患者亦宜服用。

【典故及歷代名家點評】

從前，廣西有一個姓羅的樵夫，他的母親患了風寒症，整日咳喘不已，因為家境貧困，他只得每日上山砍柴貼補家用。有一天他上山砍柴時不小心砍到了馬蜂窩，被馬蜂螫傷了手臂，只能強忍疼痛下山。下山途中，他看到青藤上有一些不知名的形似葫蘆的野果，便摘下一隻吃了起來。沒想到野果香甜可口，清涼宜人，隨後他便將它塗在了傷口上，傷處的疼痛得到緩解。後來，他每日給母親採摘這種野果吃，如此連續吃了一個月後，其母親的咳喘病竟不治而癒。恰逢此時，一位人稱漢郎中的醫生經過此地，覺得這事十分奇妙，於是對這種野果進行了一段時間的研究和試用。漢郎中發現此野果性味甘、涼，具有清肺止咳、化痰平喘、利咽潤喉和潤腸通便之功效，於是便將其當作藥材廣泛用於民間。由於樵夫姓羅，郎中名漢，後人為緬懷他們的功績，便把這種不知名的野果稱為羅漢果。

《嶺南採藥錄》：「理痰火咳嗽，和豬精肉煎湯服之。」

《廣西中藥志》：「止咳清熱，涼血潤腸。治咳嗽、血燥、胃熱、便祕等。」

《本草綱目》：「甘而涼，清肺止咳，潤腸通便。」

《中國藥典》稱羅漢果「味甘，性涼，無毒」、「入肺、脾二經，止咳清熱，涼血潤腸，治咳嗽、血燥、胃熱、便祕等」。

【藥用價值】

羅漢果中主要含三萜苷類（包括賽門苷Ⅰ，羅漢果苷ⅡE、Ⅲ、ⅢE、Ⅴ、Ⅵ，羅漢果新苷），黃酮類成分山柰酸-3,7-O-α-L—鼠李糖苷和羅漢果黃素、D-甘露醇。

止咳作用：羅漢果水提物有較明顯的鎮咳、祛痰作用，其所含的D-甘露醇有止咳作用。

對消化道作用：羅漢果種仁含油脂成分，其中脂肪酸有亞油酸、油酸、棕櫚酸等，經過各種研究和試驗，發現羅漢果對腸管運動機能有雙向調節作用。

抗糖尿病作用：羅漢果還能加強胰臟功能，促進胰島素分泌，而其所含的維生素E能加強細胞膜的滲透，更有助於胰島素的分泌。同時，羅漢果含有大量粗纖維，能減輕飢餓感，讓人產生飽腹感。羅漢果中存在一種甜味物質，其甜度比蔗糖約甜300倍。這種新物質是糖尿病患者的最理想的食用藥物，因此羅漢果可謂是糖尿病患者的恩物，堪稱果中奇品。

免疫力調節作用：羅漢果含有人體需要的多種營養元素，如維生素C、維生素E等，可以提高人的免疫力，同時對於肌膚能夠起到很好的滋養作用，令容顏更加年輕。羅漢果水提物可降低血清谷丙轉氨酶活力，能顯著提高實驗動物外周酸性α-醋酸萘酯酶陽性淋巴細胞的百分率，增強機體細胞免疫功能。大劑量羅漢果能提高脾特異性玫瑰花環形成細胞的比率，對外周血中粒細胞吞噬率無明顯作用。

對心血管系統作用：羅漢果中含有亞油酸、油酸等多種不飽和脂肪酸，可降低血脂、減少脂肪在血管內的沉積，對防治高脂血症、動脈粥樣硬化有一定療效。

【食療保健】

羅漢果有清熱潤肺的功效，但中醫文獻中未記載羅漢果有養陰之功效。現代醫學研究證實，羅漢果含一種比蔗糖甜300倍的甜味素，但它產生熱量少，所以是糖尿病患者或肥胖者的理想替代飲料。羅漢果含豐富的維生素C，有抗衰老、抗癌及益膚美容作用。羅漢果還有降血脂及減肥作用，可輔助治療高脂血症，改善肥胖者的形象，是愛美女性的必選水果。羅漢果可以做成羅漢果茶、羅漢果飲、羅漢果紅棗茶、羅漢果魚腥草湯、羅漢果益母草湯、羅漢果粳米粥、羅漢雪梨飲、羅漢無花果茶、羅漢夏枯茶、羅漢五梅茶、羅漢果薄荷茶，還可作為調味品用於燉品及糕點、糖果、餅乾的製作。除乾果外，製品尚有沖劑、糖漿、果精、止咳露和濃縮果露等。

羅漢果茶飲：如羅漢果茶及羅漢果養肺茶等。將羅漢果敲碎，放入水杯或水壺，沖入沸水，數分鐘後即可飲用。可清咽潤肺、化痰止咳，用於治療慢性咽炎，亦可在其中加入點生甘草、胖大海。羅漢果蜂蜜水，可以用於減肥、健身，還可防止血管硬化。羅漢果山楂茶特別適合長期抽菸者、過度用嗓的人以及經常熬夜有肺熱的人。

羅漢果湯粥：如羅漢果瘦肉湯，具有清熱涼血、生津止咳、滑腸排毒、嫩膚益顏、潤肺化痰等功效，可用於益壽延年、駐顏悅色及治療痰熱咳嗽、咽喉腫痛、大便祕結、口渴煩躁諸症。羅漢果豬肺湯可滋補肺陰，輔助治療咳嗽。羅漢果益母草湯則用於婦女咳嗽、月經不調。羅漢果川貝鵪鶉湯中，川貝、羅漢果都有理痰清火、潤肺止咳的作用，和鵪鶉一起燉湯食用，可起到清肺燥、除痰火、止咳等功效。

【適宜人群】

適合吸菸及被動吸菸人士、教師、廣播員、工作環境塵度大者、腸燥便祕者。

【藥食的相互作用】

1.羅漢果和綠茶搭配泡茶，具有生津止渴、清利咽喉的功效，適合咽喉炎、失音、暑熱煩渴等病症患者。

2.與冰糖、蜂蜜合用，可養陰生津、潤肺止咳、清肺潤燥、潤腸通便，同食對百日咳、痰火咳嗽、血燥便祕等病症患者有一定的療效。

3.與百部、桑白皮、菊花等合用，有清熱去火、疏散風熱、清肝明目的作用，對治療傷風感冒、咳嗽痰多、便祕、慢性咽喉炎、支氣管炎、口乾舌燥等病症有一定作用。

【禁忌及注意事項】

體質寒涼者、風寒感冒者、脾胃虛弱者不宜食用，外感者慎服，肺寒咳嗽者慎服。羅漢果泡水不能隔夜服用。

（徐儷穎）

枳椇子

《唐本草》

【生物特性及藥源】

枳椇子 *Hovenia dulcis* Thunb. 又稱拐棗、雞爪梨、萬壽果，鼠李科落葉喬木，樹皮灰色，小枝紅褐色；葉互生，葉片卵形或卵圓形，邊緣有粗鋸齒；腋生或頂生復聚傘花序，花淡黃綠色；種子扁圓形，紅褐色，有光澤。分布廣泛，遍及河北、河南、湖北、浙江、廣東、雲南等19個省。

原植物枳椇子喜陽光充足的溝邊、路邊或是山谷中，其根、樹皮、樹幹中的液汁、葉、果實均可入藥。本篇論述的枳椇子是其成熟種子或帶花序軸的果實。

【功效概述】

本品始載於《荊楚歲時記》。收集果實，碾碎果殼，取種子曬乾即可入藥。帶柄的枳椇子，果柄膨大，肉質肥厚，分枝散多，彎而不直，在分枝或彎曲處常膨大，如關節狀，且分枝多呈「丁」字或相互垂直，故歷代著作將其稱作雞距子、雞爪子、雞橘子等，便是以其外形尤似雞爪而名之。有醫家因其形似筋，言其可通筋絡，故用於關節不利等症。孟詵曾記載，古時建房常用枳椇木，因不小心，誤把枳椇木掉落於酒甕之中，酒化為水，其解酒之力可見一斑。《本草綱目》也有類似記載：「子著枝端，噉之甘美如怡，八九月熟，江南特美之，謂之木蜜。能敗酒味，若以其木為柱，則屋中之酒皆薄也。」就是說建房子時不要用枳椇子樹木，否則家中所藏的酒就會失去酒味。蘇東坡對本品亦有所記載：「眉山揭穎臣病消渴，日飲水數斗，飯亦倍常，小便頻數，服消渴藥逾年，疾日甚，自度必死。予令延蜀醫張肱診之，笑曰：『君幾誤死。』乃取麝香、當門子以酒濡溼，作十許丸，用棘枸子煎湯吞之，遂癒。問其故，肱曰：「消渴消中，皆脾弱腎敗，土不制水而成疾。今穎臣脾脈極熱而腎氣不衰，當由果實、酒物過度，積熱在脾，所以食多而飲水。水飲既多，溺不得不多，非消非渴也。麝香能制酒果花木，棘枸（即枳椇子）亦勝酒，屋外有此木，屋內釀酒多不佳，故以此二物為藥，以去其酒果之毒也。」

由此看來，本品煎湯內服可治療飲酒過度引起的尿頻。本草常言「木能敗酒」，朱丹溪則善用枳椇子治酒病。

本品味甘，性平，歸心、脾經，具有解酒毒、除煩止渴、止嘔、利尿通便的功效，適用於酒色過度、煩熱口渴、嘔吐、二便不利的患者，且具有舒筋通絡的作用，故亦可用於小兒驚風、手足抽搐。本品煎湯內服，入酒或丸劑均可，臨床常用量為6～15克。

枳椇的果序軸可治療風溼；其果梗健胃、補血，可用於滋養補血；葉用於死胎不出；葉液用於除狐臭。

【典故及歷代名家點評】

歷代醫家對本品主要有以下論述：

《唐本草》：「主頭風，小腹拘急。」

《本草拾遺》：「止渴除煩，潤五臟，利大小便，去膈上熱，功用如蜜。」

《滇南本草》：「治一切左癱右瘓，風溼麻木，能解酒毒；或泡酒服之，亦能舒筋絡。小兒服之，化蟲，養脾。」

《本草綱目》：「止嘔逆。」

《本草綱目》：「枳椇木高三四丈，葉圓大如桑拓，夏月開花，枝頭結實，如雞爪形，長寸許，扭曲，開作二三歧。儼若雞之足距，嫩時青色，經霜乃黃，嚼之味甘如蜜。」

【藥用價值】

本品的主要化學成分為生物鹼、黃酮、皂素、有機酸及葡萄糖類等。其中黃酮類化合物是枳椇子最重要的化學成分之一，具有廣泛的生理活性，不僅可用作防治高血壓及動脈硬化的輔助治療劑，而且具有抗炎、抗菌、抗病毒及很強的保肝作用。具體藥理作用敘述如下：

解酒保肝：枳椇子的解酒功效最為突出，現代醫學對此藥的研究亦主要集中在該方面。中國研究已證實枳椇子具有明確的抗肝纖維化作用，其可能的機理包括減輕有毒物質對肝細胞的損傷、穩定細胞等。有實驗結果表明，枳椇子提取液可抵抗因長期攝入酒精導致的肝臟乙醇脫氫酶（ADH）、超氧化物歧化酶（SOD）活性降低；同時中國學者通過動物實驗研究枳椇子單味藥的作用，發現大劑量枳椇子具有預防酒精性肝硬化的作用。韓國已將枳椇子活性提取物混合其他藥物成分製成藥片、飲料等，作為解酒和保肝用的保健品投入市場。

抗疲勞、**抗氧化**：枳椇子提取物能明顯增加機體的抗氧化能力，並能增加腦組織超氧化物歧化酶，同時減少肌酸激酶，達到消除疲勞的作用。其主要起效成分可能為黃酮。

抗腫瘤：動物實驗研究發現枳椇子水提取物在小鼠體內有抑制腫瘤生長的作用。目前臨床上將其用於治療垂體腫瘤。

利尿：本品的利尿作用主要與枳椇皂素有關。實驗數據顯示，小劑量的枳椇皂素無利尿作用，但劑量達400毫克／千克體重時，能明顯減少尿量及鉀、鈉的含量。

【食療保健】

枳椇子是頗有助益的食療保健佳品。凡由酒精肝、脂肪肝所致的肝硬化患者，有酒癮者或肥胖、超重者，可以食用枳椇子以解酒、護肝、減肥。

【適宜人群】

1.過度飲酒者必生內熱而陰虛，本品可清熱除煩止咳，故尤適宜長期飲酒者食用。

2.飲酒兼有大小便不通者可服用本品，有助於二便的通利。

3.關節不利、風溼痲木者可服用本品。

【藥食的相互作用】

1.枳椇子豬肺湯：本品與紅甘蔗、豬心、豬肺燉服，可消胃中積熱，除煩止渴，同時具有養心的功效，適用於因沉湎於酒色而致的消渴症。

2.枳椇子丸：由枳椇子和麝香組成，是有名的解酒方，適用於因飲酒過度導致的內熱津虧、小便頻多等症。現代麝香價格昂貴，且藥物稀少，故可用石菖蒲與白芷同用來代替。

3.枳椇子酒：取2枚乾枳椇子浸入500毫升燒酒中，密封1週，每週3次，每次飲用20毫升，具有通筋活絡的作用。

4.枳椇子雞肝：先將雞肝切十字刀花，然後將枳椇子切成碎末，撒於雞肝之上，放入調料，蒸熟即可食用，具有健脾消食的保健作用，適用於小兒疳積。

【禁忌及注意事項】

1. 脾胃虛寒者禁服。
2. 本品食之甘膩，故多食發蛔蟲，亦能損齒。

（楊德威）

蓮子

《神農本草經》

（附：荷梗、蓮房、蓮鬚、蓮子心、荷花、荷葉）

【生物特性及藥源】

蓮子，又叫蓮子肉、蓮蕊、湘蓮子，為睡蓮科植物蓮 *Nelumbo nucifera* Gaertn. 的乾燥成熟種子。本品略呈橢圓形或類球形，長1.2～1.8公分，直徑0.8～1.4公分；表面淺黃棕色至紅棕色，有細縱紋和較寬的脈紋。一端中心呈乳頭狀突起，深棕色，多有裂口，其周邊略下陷；質硬，不易剝離；子葉2片，黃白色，肥厚，中有空隙，具綠色蓮子心；氣微，味甘、微澀；蓮子心味苦。

蓮子原產於亞洲熱帶地區和大洋洲。中國第一部詩歌集《詩經》中就有荷名。中國長江以南各省均出產蓮子，產於湖南者稱為湘蓮，產於福建者稱為建蓮，產於江蘇、浙江及南方各地者多稱為湖蓮，8～9月採收成熟蓮房，取出果實，除去果皮，曬乾，生用。其中以湖南湘蓮最為著名，顆粒肥大，肉質細嫩，清香味美。屈原《離騷》中就有美辭：「製芰荷以為衣兮，集芙蓉以為裳。」因此湖南也被稱為芙蓉國。

【功效概述】

蓮子是生命力最強的種子之一。一顆成熟的蓮子，經過幾百年甚至上千年，在適當的條件下，仍然能發芽生長，這種驚人的生命力，是植物界絕無僅有的。

中醫認為，蓮子益氣、健脾、止瀉，可用於脾虛泄瀉等症。作為食療養生保健佳品，蓮子往往製成粥膳食用，是民間常吃的八寶粥、臘八粥中不可缺少的食材。此外，蓮子還能補腎固精，常用於肝腎虧虛所致的腰膝痠軟、遺精早洩等的治療。

有一個民間傳說，曾有一位美麗、善良的仙女，過不慣天上孤寂乏味的生活，化為蓮於六月二十四日降臨人間，把自己的一切奉獻給人類。為了紀念這位可敬的仙女，人們便把農歷六月二十四日定為荷花生日。每逢這個日子，人們便開船搖櫓，到湖中觀賞荷花，泛舟採蓮，延續至今，故荷花也被稱為「六月花神」。南宋著名詩人楊萬里，把西湖的蓮荷讚美得出神入化：「畢竟西湖六月中，風光不與四時同。接天蓮葉無窮碧，映日荷花別樣紅。」西湖蓮荷從此名揚天下。

蓮荷一身是寶，其葉、蒂、梗、花、蓮子、蓮心、蓮鬚、蓮蓬殼、藕、藕汁、藕節等均可藥食兩用，其中以蓮子入藥最早。

蓮子：《神農本草經》將蓮子列為上品，認為它是能「補中養神，益氣力，除百疾；久服，輕身耐老，不飢延年」的良藥。李時珍所著的《本草綱目》中稱蓮藕「稟清芳之氣，得稼穡之味，乃脾之果也」。對蓮子的功效李時珍說得很透徹：「交心腎，厚腸胃，固精氣，強筋骨，補虛損，利耳目，除寒溼，止脾泄久痢，赤白濁，女人帶下崩中諸血病。」

荷梗：具有解暑清熱、理氣化溼、通氣寬胸、和胃安胎等功效，常用於暑溼所致的胸悶、泄瀉、痢疾、泌尿系統感染、帶下、妊娠嘔吐等病症。

蓮房：即蓮的成熟花托，能祛瘀、化溼、止血，凡有月經過多、崩漏、血瘀、腹痛、血淋、皮膚溼瘡等表現者，均可選用。

蓮鬚：即蓮的雄蕊，能清心益腎、澀精止血，可用於夢遺滑泄、吐血、衄血、崩漏等症的治療。「應為洛神波上襪，至今蓮蕊有香塵」，蓮鬚又名金櫻草、蓮花鬚、蓮花蕊、佛座頂，每年6～8月採收，是治療「男子腎泄」的良藥，李時珍云「蓮鬚甘澀、清心止血、通腎固精」，「治夢遺精滑最良」。

蓮子心：即成熟種子的綠色胚芽，其味極苦，但能清心火、鎮靜安神，對心火亢盛所致的口角生瘡、失眠等病症有治療作用。

蓮蒂：味苦性平，具有清暑祛溼、和胃安胎、和血止血的功效，可用於赤痢、泄瀉、妊娠胎動不安等症的治療。

荷花：又叫蓮花、藕花。荷花的藥用歷史十分悠久，是中醫藥寶庫中的一枝奇葩。在古代，未開放的蓮花稱為菡萏，已經開放的荷花稱為芙蓉；唐代以後，逐漸將木芙蓉稱為芙蓉，將蓮花稱為水芙蓉。荷花是常用的中藥，其性味苦、甘、平，歸肝、胃經，具有散瘀止血、祛溼消風的功效，常用於損傷嘔血、血淋、崩漏下血、天泡溼瘡、濟瘡瘙癢等症的治療。荷花善治婦科疾病，《滇南本草》記載能「治婦人血逆昏迷」；能治男子遺精滑精，《日用本草》謂其能「澀精」。此外，荷花也是一種美容養顏藥材，《日華子本草》認為其有「鎮心，益色駐顏」效果。

歷代文人墨客對荷花頗為鍾愛和讚賞，描寫荷花的詩詞更是數不勝數。南宋著名詩人楊萬里詩《曉出淨慈寺送林子方》中把荷花寫得別樣美麗：「畢竟西湖六月中，風光不與四時同。接天蓮葉無窮碧，映日荷花別樣紅。」宋代著名詞人李清照的《如夢令》將荷花也寫得別有一番意境：「常記溪亭日暮，沉醉不知歸路，興盡晚回舟，誤入藕花深處。爭渡，爭渡，驚起一灘鷗鷺。」自北宋著名文學家周敦頤寫下名句「出淤泥而不染，濯清漣而不妖」後，荷花被譽為「君子之花」，成為聖潔、清廉、正直、吉祥等的化身。

據傳，南宋著名大思想家、大教育家朱熹小時候因父去世，投靠南宋愛國名將劉子羽。當地依山傍水，以盛產建蓮而聞名天下。每逢炎夏，蓮田便散發出陣陣清香，令人心曠神怡。少年朱熹常常喜歡到林蔭道旁看書，面對蓮田高聲朗誦先師周敦頤的《愛蓮說》。有一年夏天，烈日當頭，酷熱難當，朱熹像往常一樣在林蔭道旁看書，其母手拿一碗蓮子湯，遞了過去。朱熹接了蓮子湯，又將它端到母親面前，愧疚地說：「母親，您一天操勞到晚，非常辛苦，還是您喝吧。」望著這聰明懂事的孩子，母親說道：「孩兒，蓮乃花中君子，渾身是寶，蓮藕是人們喜愛的佳餚，還可製成藕粉，荷葉雖味苦，但清熱解暑，並可供觀賞。做人也應如此，像蓮花一樣做一個正人君子。」朱熹接過母親的蓮子湯，細細地品味慈母這番意味深長的話語，沉思良久，終於悟出此中之意。於是他發奮讀書，19歲時就榮登進士，且名揚海內外。

荷葉：味苦澀、性平，以葉大、整潔、色綠者為佳。荷葉的莖上面布滿了小刺，似一把傘柄，如把莖折斷，莖上層有許多連著的絲，這就是成語「藕斷絲連」的由來。荷葉具有清暑利溼、升陽止血的功效，可用於夏季暑熱病證、脾虛泄瀉及多種出血證。荷葉是一種藥食兩用的中藥，可以治療一些產科疾病，並有解毒的功效。《本草拾遺》云：「主血脹腹痛，產後胞衣不下，酒煮服之；又主食野菌毒，水煮服之。」《日華子本草》則記載荷葉能「止渴，並產後口乾，心肺燥，煩悶」。有產後諸症或中魚、蟹毒者，均可服用。

荷葉也可用於一些出血證的治療。《日用本草》指出，荷葉可用於治嘔血、吐血，《本草綱目》中記載荷葉能「生發元氣，裨助脾胃，澀精滑，散瘀血，消水腫、癰腫，發痘瘡，治吐血、咳血、衄血、下血、溺血、血淋、崩中、產後惡血、損傷敗血」。凡是出血疾患，均可選用。

荷葉的功效很多，《滇南本草》記載其還可以「上清頭目之風熱，止眩暈」；《本草通玄》認為荷葉能「開胃消食，止血固精」。

現代研究顯示，荷葉含有蓮鹼、原荷葉鹼和荷葉鹼等多種生物鹼及維生素C、多醣等成分。現代研究證明，荷葉確實能降低三酸甘油酯、膽固醇，有良好的減肥作用，其優點是無須節食，又不反彈、無腹瀉，且無明顯不良反應。當代人多用荷葉做成代茶飲或食療藥膳，用於理氣化溼、降脂減肥，確有一定療效。荷葉以曬乾去水分者良，晾乾易霉變。飯前飲用，不可過燙，用量15～30克。

【典故及歷代名家點評】

蓮子鮮者味甘、澀、平，無毒；乾者甘、溫、澀，無毒。入脾、腎、心經。最怕受潮、受熱。受潮易蟲蛀變質，受熱則蓮子心的苦味會滲入蓮肉而變味。蓮子自古以來就是常用的藥食兩用中藥材，備受歷代名家讚譽。

《神農本草經》：「主補中，養神，益氣力。」

《本草綱目》：「交心腎，厚腸胃，固精氣，強筋骨，補虛損，利耳目，除寒溼，止脾泄久痢，赤白濁，女子帶下崩中諸血病。」

《日華子本草》：「益氣，止渴，助心，止痢。治腰痛、洩精。」

《玉楸藥解》：「甚益脾胃，而固澀之性，最宜滑泄之家，遺精便溏，極有良效。」

《本草備要》：「清心除煩，開胃進食，專治噤口痢、淋濁諸證。」

《醫林纂要》：「去心連皮生嚼，最益人，能除煩、止渴、澀精、和血、止夢遺、調寒熱。煮食僅治脾泄、久痢、厚腸胃，而交心腎之功減矣。更去皮，則無澀味，其功止於補脾而已。」

【藥用價值】

治遺精、滑精：本品味甘而澀，入腎經而能益腎固精。治腎虛精關不固之遺精、滑精。

治帶下：本品既補脾益腎，又固澀止帶，其補澀兼施，是治療脾虛、腎虧所致的帶下常用的藥食兩用食物。

治泄瀉：本品甘可補脾，澀則止瀉，是治脾虛久瀉、食慾不振的常用食物。

治心悸、失眠：本品入心、腎，能養心血、益腎氣，交通心腎而寧心安神，凡虛煩不得眠者可以選用。

【食療保健】

蓮子不僅是一種良藥，還是較好的食材。古人認為，吃蓮子能返老還童，這固然不可信，但其養心安神、健腦益智、固精止遺、固澀止帶、延緩衰老等食療養生功效則古來有之。

蓮子清香可口，人人喜愛食用。大暑前後採收者稱為伏蓮、夏蓮，顆顆飽滿，肉質鮮嫩、爽口；立秋以後採收者稱為秋蓮，其顆粒細長，膨脹性略差，入口梗硬。蓮子藥食兩用，不但可供食用，而且還能改善睡眠，增強記憶力，防止失智，預防阿茲海默症。蓮子煮粥膳食，對改善疲勞症候群功效顯著。

【適宜人群】

蓮子清香適口，老少咸宜，藥食俱佳，凡男子遺精、女子赤白痢、有睡眠障礙者、健忘者、「三高」人群及疲勞症候群者均可適用。本品可做菜、做羹、燉湯、製餞、製糕點等，深受人們歡迎。

【藥食的相互作用】

1. 蓮子與芡實、龍骨同用，能治腎虛精關不固所致的遺精、滑精。
2. 蓮子與茯苓、白朮同用，為治脾虛、腎虧所致帶下的常用佳品。
3. 蓮子與酸棗仁、茯神、遠志合用，對失眠、心悸有較好的寧心安神作用。

【禁忌及注意事項】

中滿、痞脹、大便燥結者忌食，要注意不能與牛奶同用，否則會加重便祕症狀。

（駱仙芳 周忠輝）

蓮藕

《藥性本草》

【生物特性及藥源】

蓮藕，為睡蓮科植物蓮 *Nelumbo nucifera* Gaertn. 的地下莖，為蓮的一部分，形態肥大有節，故也稱藕節。內有管狀小孔，分為紅花藕、白花藕、麻花藕。紅花藕瘦長，外皮褐黃色，粗糙，水分少，不脆嫩；白花藕肥大，外表細嫩光滑，呈銀白色，肉質脆嫩多汁，甜味濃郁；麻花藕呈粉紅色，外表粗糙，富含澱粉。

蓮藕原產於印度，《爾雅．釋草》稱：「荷，芙蕖……其實蓮，其根藕。」蓮藕在中國中南及南方地區早有栽培。藕是蓮的根莖，藕有兩個品種，即七孔藕和九孔藕。江蘇、浙江一帶多栽培七孔藕，該品種質地優良，根莖粗壯，肉質細嫩，鮮脆甘甜，潔白無瑕，極受人們喜愛。

【功效概述】

蓮藕不僅是佳蔬美果，而且是一味良藥，在華夏大地已有3000多年栽培史。生蓮藕味甘涼入胃，可化瘀涼血、清煩熱、止嘔渴；熟蓮藕性味甘溫，有健脾益胃、養血補虛、除煩止渴的效果。清代王士雄的《隨息居飲食譜》記載，藕「以肥白純甘者良，生食宜鮮嫩，煮食宜壯老，用砂鍋桑柴緩火煨極爛，入煉白蜜，收乾食之，最補心脾」。由此可見，藕兼有果蔬功能，為果者宜生吃，生津止渴，偏於清暑解熱；若為蔬熟食，則可健脾養胃、清心除煩，偏於美食補虛。烹調變性味，生熟有同異，這是藕的特色所在，因而食藕應知其吃法。

中國著名的藕品為蘇州的荷藕，品質優良，早在唐代就被列為貢品御膳，擁有「雪藕」之稱。其色白如雪，嫩脆甜美，生食堪媲鴨梨，大文學家韓愈曾讚不絕口，稱之「冷比霜雪甘比蜜，一片入口沉痾痊」。中國各地所產的藕品各有特色。湖南的白臂藕白如玉，壯如臂，汁如蜜，吃起來嫩脆脆、水汪汪的，落口消融，食而無渣；山西的大紅蓮藕，身莖粗大，生吃尤甜，熟吃尤綿。湖北產的蓮藕富含澱粉、蛋白質及維生素等營養成分，藕品鮮美爽口，早已馳名海內外，被譽為「水中之寶」。杭州的白藕，其臂色白如玉，故有「西施藕」之美名。此外，還有安徽的貢藕、江蘇的美人紅、南京的大白花等品種，各有特色，均受人們喜愛。

此外，藕還可製成風味誘人的糕點，如冰糖雪藕、糯米藕、蝦肉藕餃；也可製成藕絲羹、蜜餞、果脯等食品，特別是以藕加工而成的藕粉，可用沸水沖泡成糊而食，晶瑩透亮、香滑爽口，也常為美食家所津津樂道。

同時，古代醫學家把藕節視為止血藥中的佼佼者，將鮮藕榨汁用開水沖泡能防治急性腸胃炎，直接飲用鮮藕汁可止血，用於治療咳嗽和肺炎等呼吸系統疾病也有一定效果。

【典故及歷代名家點評】

蓮藕是中國著名的特色蔬菜佳餚之一，是一種藥食兩用的食物。歷代美食家及文人雅士都對蓮藕有不少讚譽之詞。元代的陳高吟詩讚藕稱：「曉食盤中蓮，忽思水中藕。蓮菂苦如茶，藕甘能爽口。」而以藕寓情的詩，則如唐代孟郊在《去歸》所敘：「妾心藕中絲，雖斷猶牽連。」至於對蓮藕食療、食養的讚譽更是隨手可拾：

《神農本草經》：「補中養神，益氣力，除百病，久服輕身耐老。」

《本草綱目》：「四時可食，令人心歡，可謂靈根矣。」

《本草經疏》：「藕實得天地清芳之氣，稟土中沖和之味，故味甘氣平。」

《本草拾遺》：「消食止泄，除煩，解酒毒，壓食及病後熱渴。」

《本草綱目拾遺》：「調中開胃，補髓益血，通氣分，清表熱，常食安神生智慧，解暑生津，消食止瀉。」

鮮藕汁有良好的止瀉效果。相傳南宋隆興元年，孝宗繼位後，非常貪戀口腹之欲，天天大魚大肉、海參燕窩，居然還以湖蟹為主食。沒想到吃了一段時間後，忽而脘腹陣陣作痛，繼而持續腹痛腹瀉，御醫診治無效。

宋高宗為救孝宗，遂化妝出了皇城，微服私訪尋醫求藥。一日，他來到繁華之地的一間藥坊，坊前擺放著幾大擔新鮮蓮藕，人們蜂擁而至，紛紛搶購。高宗看此情景甚為不解，於是上前詢問究竟。從藥師口中得知，近期患腹瀉者與日俱增，而服食新鮮藕汁非常有效。高宗獲悉後，急忙拉了藥師進宮。一路上，藥師懷著忐忑不安的心情隨著高宗來到了皇宮。入宮後始知孝宗皇帝病於腹瀉，於是耐心詢問病因、病情，詳細診查後稟告道：「皇上因過食湖蟹厚膩之味，損害了脾胃而生痢疾，用新鮮蓮藕汁治之可癒。」高宗聽罷大悅，即命取來新鮮蓮藕榨汁給孝宗服用。果然飲服幾日後康復如初。

【藥用價值】

蓮藕不僅是人們常食的美味，也是一種具有藥用價值的藥材。作為中藥，蓮藕多用於以下幾個方面：

清熱涼血：蓮藕生用性寒，有清熱涼血的作用。蓮藕味甘多汁對熱性病症所致的口渴、衄血、咳血、下血的治療尤為有益。值得指出的是，藕節中有豐富的單寧酸、維生素K，具有收縮血管的作用，其優點是散瘀止血而不留瘀。

益血生肌：蓮藕含有豐富的銅、鐵、鉀、磷、鋅、鎂、錳等微量元素，而蛋白質、維生素和澱粉的含量也較高，這對增強機體免疫功能、改善缺血性貧血非常有益，故它是補中養神、益氣補血的佳品。

健脾止瀉、開胃消脂：蓮藕含有黏液蛋白和膳食纖維，能與人體中的膽酸鹽及食物中的膽固醇、三酸甘油酯結合，並將之從糞便中排出以減少脂類的吸收。同時，蓮藕所含有的鞣質和獨特的清香，有較好的健脾止瀉的作用，並能增強食慾，促進消化，開胃醒脾，對食慾不振及食而乏味有較好的療效。

【食療保健】

蓮藕營養價值高，除含有水、蛋白質、脂肪、醣類等外，還富含膳食纖維，多種維生素，鐵、鈣、磷等元素和胡蘿蔔素等。生、熟食方法不同，其食療作用也有區別。生食鮮藕能清熱除煩、生津解渴、止嘔通便；煮熟則能健脾醒胃、益血補心，故主補五臟，有消食、生肌止渴的效果。

蓮藕是一種常見的食療佳品，常用於養生保健。

治「三高」（高脂血症、高血壓、高血糖）：蓮藕富含膳食纖維、熱量不高，因而能用來控制體重。食用本品有助於降低血壓、血脂和血糖水平，可用於防治高血壓、高脂血症、糖尿病等疾病。

護心臟：蓮藕富含維生素B群，對減少煩躁、緩解頭痛、鎮靜安神、改善心情、清除心臟負荷和保護心臟功能極有裨益。

防止出血：蓮藕有清熱涼血功效，富含維生素K，具有止血作用。鮮藕榨汁服用，有助於防止出血，凡有各種出血證的人，平時多吃蓮藕或各類藕品都有一定的預防作用。

抗衰防癌：蓮藕的糖含量不高，但含有豐富的維生素C和胡蘿蔔素，具有抗氧化、清除自由基的效果。因此，多吃蓮藕及其製品，有延緩衰老和抑癌防癌的作用。

益腸止瀉：蓮藕含有豐富的鞣質和黏液蛋白，煮熟食用對慢性腸炎、胃腸功能紊亂而致大便常溏或慢性腹瀉等症有固澀止瀉的功效。

【適宜人群】

一般人群均可食用。老幼婦孺、體弱多病者，特別是高熱患者，或吐血、高血壓、肝病、食慾不振、缺鐵性貧血、營養不良等症患者，尤為適宜。

【藥食的相互作用】

1. 鮮藕汁與鮮梨汁、鮮荸薺汁、鮮蘆根汁、鮮麥門冬汁配後組成五汁飲，具有甘涼生津、清熱止渴的功效，對熱性疾病更具有解渴退熱的輔助作用。
2. 蓮藕與綠豆搭配，具有健脾開胃、疏肝利膽、清熱解暑、生津止渴、降血壓等良好效果，適用於肝膽疾病和高血壓患者。

3.蓮藕與薑配合燉湯，可防治夏季胃腸道疾病，如腸炎、嘔吐、泄瀉等病症。

【禁忌及注意事項】

1.蓮藕生吃性偏涼，產婦不宜過早食用；脾胃功能不良或大便溏薄者，生食蓮藕有礙消化、吸收，甚至導致泄瀉。

2.食用蓮藕要挑選外皮呈黃褐色、肉質肥厚而潔白者，如果發黑、有異味，則不宜食用。選擇藕節短、藕身粗的為好，從藕尖數起第二節藕最佳。

3.沒切過的蓮藕可在室溫下放置1週的時間，切過的蓮藕容易氧化變黑，切面孔的部分多會霉爛，所以應在切口處覆以保鮮膜，這樣可冷藏保鮮1週左右。

蓮藕是一種營養價值很高的低脂食物，可生吃，也可煮熟食用。其頂部的第一節稱為荷花頭，味道最好，適合生食，維生素含量豐富，纖維素含量低。生吃蓮藕有清潤功效，特別適合身體燥熱且常有暗瘡者食用；蓮藕的第二節、第三節較老，最宜燉用，其餘各節，肉質太粗，只適合煲湯。煮熟的蓮藕含鐵質，體弱貧血者可常用、多用。

（駱仙芳　周忠輝）

積雪草

《神農本草經》

【生物特性及藥源】

積雪草，又稱崩大碗、馬蹄草、雷公根、連錢草、落得打等，為傘形科植物積雪草 *Centella asiatica*（Linn.）Urban 的乾燥全草。本品常捲縮成團狀，根圓柱形，長2～4公分，直徑1～1.5公釐，表面淺黃色，莖細長彎曲，黃棕色，有細縱皺紋，節上常生鬚狀根，葉片多皺縮，破碎，完整者展平後呈近圓形或腎形，直徑1～4公分，灰綠色，邊緣有粗鈍齒；葉柄長3～6公分，扭曲，傘形花序腋生，短小雙懸果，扁圓形，有明顯隆起的縱稜及細網紋，果梗甚短；氣微，味淡。夏、秋採收，祛除雜質，洗淨、切段，曬乾。

本品分布於中國陝西、江蘇、安徽、浙江、江西、湖南、湖北、福建、廣東、廣西、海南、四川、雲南等地，喜生於海拔200～1900公尺陰溼的草地或水溝邊。在世界各地也分布很廣，台灣、印度、斯里蘭卡、馬來西亞、印尼、大洋洲群島、日本、澳洲、南非及中非等地區均有分布。

【功效概述】

積雪草味苦、辛，性寒，無毒，歸肝、脾、腎三經，具有清熱利溼、解毒消腫的功效，常用於溼熱黃疸、中暑腹瀉、石淋、血淋、咳血、吐血、衄血、目赤、喉腫、癰腫瘡毒、風疹、疥癬和跌打損傷等症的治療。一般用量為15～30克，且呈劑量依賴關係。中國最早的藥典《神農本草經》將之列為中品，認為積雪草主治大熱、惡瘡、癰疽、浸淫、赤熛、皮膚赤、身熱，這表明自漢代起中國就將積雪草入藥了。《千金翼方》、《唐本草》、《證類本草》、《本草衍義》、《本草綱目》、《本草綱目拾遺》和《植物名實圖考》等均有關於積雪草的記述，可見其在中國已有悠久的藥用歷史，並因具有益壽延年的作用而被譽為「長壽草」。香港曾於2001年10月發行了《香港草藥》郵票，其中就可見到積雪草的「倩影」。現代的中醫藥學界通過不斷的研究，才真正認識到積雪草的功效，並作出了積極的評價。

【典故及歷代名家點評】

積雪草，人們稱之為植物膠原蛋白，並譽其為「長壽草」。傳說在中國古時，一位草郎中因服用積雪草而活了200多歲，並用這味草藥挽救了很多人的生命，因而積雪草也被稱為「生命的奇跡之藥」。

《藥性論》：「治瘰癧鼠瘻。」

《唐本草》：「搗敷熱腫丹毒。」

《日華子本草》：「以鹽挼貼腫毒，並風疹疥癬。」

《本草綱目》：「研汁點暴赤眼。」

【藥用價值】

早在《神經本草經》中就有關於積雪草的記述，明代醫藥名家李時珍的《本草綱目》一書中也有「莖葉，氣味苦寒無毒，主治大熱，惡瘡癰疽，浸淫赤，皮膚赤，身熱」的記載，但歷代以來積雪草很少被廣泛利用。

目前認為，本品具有滋補、消炎抑菌、癒合傷口、利尿、通便和鎮定作用，對麻風病、潰瘍等均有顯著的效果，亦可用於血液淨化、益智健腦。近年的研究發現，積雪草具有明顯的抑制纖維組織增生、促進皮膚細胞生長、鎮靜安定等作用，已用於慢性腎炎、狼瘡性腎炎的治療。特別引人關注的是，積雪草在治療硬皮病、皮肌炎、皮膚肌肉纖維化和肺間質纖維化等疾病中也發揮了重要的防治作用。積雪草還是慢性肝病、肝部分纖維化的常用藥，目前認為長期使用有望使纖維化得到逆轉。

隨著科學技術的不斷進步，對積雪草的研究不斷深入，由其所含的天然活性物質、抑菌成分與其他潤膚劑配製而成的祛痘產品不斷被開發，在抗菌祛痘，抑制皮膚表面有害細菌、螨蟲的生長及增強皮膚免疫調節功能方面具有良好效果。此外，本品還有止血作用，常用於尿血、便血、衄血、痔瘡出血、胃出血及外傷出血等出血證的治療，是一味能有效止血的中藥。

【食療保健】

積雪草目前已列入國家藥食兩用的食物名單。本品除了上述的藥用價值外，其提取物含有多種α-香樹脂醇型的三萜類，其主要成分為積雪草苷、羥基積雪草苷、異參枯尼苷、玻熱米苷以及馬達積雪草酸。此外，它還含有內消旋肌醇、積雪草寡醣、胡蘿蔔素、葉綠素、槲皮素、山柰酚、葡萄糖和鼠李糖的黃酮苷、谷甾醇、維生素C、綠色揮發油及樹脂狀物質等，這些成分具有抗氧化，清除自由基，促使癌細胞凋亡，促進皮膚細胞新陳代謝和再生，增強創傷癒合，提高記憶力，減輕疲勞，改善睡眠障礙，延緩衰老，促進手術創傷、燒傷和瘢痕疙瘩的康復等作用。本品用於食療養生，既可做粥膳、涼拌、做湯，也可榨汁茶飲。

【適宜人群】

老少咸宜，特別是中老年人尤為適宜。凡高血壓、高脂血症、高血糖、慢性肝病、慢性腎炎、尿路結石、硬皮病、間質性肺病、痲風病、習慣性便祕、視力下降、皮膚濟癬、智力下降、精神壓力過大及一些亞健康人群均可食用。

【藥食的相互作用】

一般而言，積雪草與大多藥食兩用中藥都可合用，人們常稱之為「萬金油」樣食物。

1.與接骨木同用，能降低蛋白尿、肌酐、尿素、尿酸含量，有助於改善腎功能。

2.與鬱金、丹皮、丹參合用，對結締組織病所致的繼發性肺間質纖維化有較好療效，對部分病灶的吸收及逆轉有效。

3.與平地木、絞股藍、黃芪合用，有降酶、退黃、調節免疫以及抑制肝炎病毒複製作用，有助於抑制肝纖維化的進展，並有望產生逆轉效果。

4.本品與生菜或圓生菜同食，會降低藥效。

【禁忌及注意事項】

在食用本品的過程中，要注意以下幾點：

1.保持良好的作息時間，盡量避免熬夜。

2.少吃辛辣或刺激性食物。

3.積極參加戶外運動，保持心情舒暢。

4.虛寒者忌用。
5.大量食用會引起眩暈，食應有度。

（周忠輝　王會仍）

枇杷

《本經逢原》（附：枇杷葉《名醫別錄》）

【生物特性及藥源】

枇杷為薔薇科植物枇杷 *Eriobotrya japonica*（Thunb.）Lindl. 的果實。葉呈披針形、倒披針形、倒卵形或橢圓狀矩圓形，長12～30公分，寬3～9公分，先端尖，基部楔形，邊緣上部有疏鋸齒，基部全緣；上表面灰綠色、黃棕色或紅棕色，有光澤；下表面淡灰色或棕綠色，密被黃色茸毛。主脈於下表面顯著突起，側脈羽狀；葉柄極短，被棕黃色茸毛。革質而脆，容易折斷；微有清香氣，味微苦。以完整、色灰綠者為佳。枇杷原產於中國，全國大部分地區均有栽培，主產於廣東、江蘇、浙江、福建、湖北等地。枇杷葉全年均可採收，曬乾，刷去毛，切絲生用或蜜炙用。

【功效概述】

枇杷在中國栽種歷史悠久，東漢時期就已有關於枇杷的記載，至少在1800多年以前，枇杷已被中國人民作為果樹栽植了。到了唐代，枇杷已被列為貢品，產地逐漸擴展到大江南北。唐朝大詩人白居易曾有「淮山側畔楚江陰，五月枇杷正滿林」的詩句，形容當時枇杷栽培的盛況。之後枇杷又傳往國外，如日本、法國、英國、印度、阿爾及利亞、智利、澳洲、墨西哥、阿根廷等許多國家，但中國仍是世界上最主要的枇杷生產國之一。

枇杷，因其葉形似琵琶而得名，與櫻桃、梅子同稱為「初夏三友」。別看枇杷個頭不大，但一身是寶。有人說「五月枇杷滿身金」，這「金」不僅指其寓意豐收喜悅的金黃色，更指其價比黃金的食療作用。枇杷果皮呈淡黃色或橙黃色，因而有「黃金果」之譽。它的胡蘿蔔素含量在各類水果中位居第三，而胡蘿蔔素在體內可轉化為維生素A，多攝入胡蘿蔔素可保護視力、養護眼睛。枇杷還含有豐富的醣類、維生素B群、維生素C以及脂肪、蛋白質、鉀、納、鐵、磷等對人體有益的成分，為具有良好養生保健功效的春季水果。枇杷果實多不入藥，但可作為果品入食。本品早在商周時期就已是一種藥食兼用的佳果，可輔助治療肺熱咳喘、吐逆、煩熱等疾病。枇杷花茶具有潤喉、潤肺、化痰止咳、清火解熱等功效。用枇杷花製作的蜜因花期短而量少，故而十分珍貴。枇杷核味苦、性平，入肺、胃經，通過專業處理，有生津止渴、祛痰止咳、和胃降逆的良好功效。枇杷最主要的用途是治療咳嗽，適用於熱咳、燥咳，屬於陰虛內熱者尤宜。

枇杷葉味苦能降，性微寒能清，歸肺、胃經，具有清肺止咳、降逆止嘔之功。可單用製膏服用，即枇杷膏，常用於肺熱咳嗽、氣逆喘急及胃熱嘔吐、噦逆等。近來盛傳美國用之治療流感，且療效卓著。藥理研究證實，枇杷葉具有鎮咳平喘及抗菌抗炎作用，臨床研究亦證實其有生津止渴作用，可治口乾消渴、肺風面瘡、粉刺。

【典故及歷代名家點評】

《名醫別錄》：「主卒啘不止，下氣。」

《本草綱目》：「治肺胃之病，大都取其下氣之功耳。氣下則火降痰順，而逆者不逆，嘔者不嘔，渴者不渴，咳者不咳矣。」

《重慶堂隨筆》：「凡風溫、溫熱、暑、燥諸邪在肺者，皆可用以保柔金而肅治節，香而不燥，凡溼溫、瘟疫、穢毒之邪在胃者，皆可用以澄濁而廓中州。本草但云其下氣治嗽、啘，而偉績未彰，故發明之。」

《食療本草》：「煮汁飲，止渴，治肺氣熱嗽及肺風瘡，胸、面上瘡。」

《滇南本草》：「止咳嗽，消痰定喘，能斷痰絲，化頑痰，散吼喘，止氣促。」

【藥用價值】

枇杷葉在臨床應用中具有高效、低毒的優點。現代技術已從枇杷葉中分離出多種有效成分，如橙花椒醇、金合歡醇等揮發油及酒石酸、熊果酸、齊墩果酸、苦杏仁苷、鞣質、維生素B群、維生素C、山梨醇等。枇杷葉中有效成分的藥理作用及其臨床良好療效已引起人們廣泛關注，並給人們帶來了較高的社會和經濟效益。

鎮咳、平喘、祛痰作用：本品所含苦杏仁苷在體內水解產生的微量氫氰酸有止咳作用，水煎劑或乙酸乙酯提取物有祛痰和平喘作用。其葉所含之揮發油有輕度祛痰作用，但相比而言，枇杷葉止咳作用強，祛痰作用較差。臨床研究發現，枇杷葉與茄梗等配伍口服或雙側定喘穴野枇杷葉注射液穴位注射，對慢性支氣管炎有明顯療效。

抗感染作用：枇杷葉水煎劑或乙酸乙酯提取物在體外對金黃色葡萄球菌有抑制作用，對白色葡萄球菌、肺炎雙球菌及痢疾桿菌亦有抑制作用。亦有研究證實枇杷葉的水提取液在雞胚外對A型流感病毒PR_8具有一定程度的抗病毒作用。

抗炎作用：枇杷葉乙醚冷浸提取物及所含熊果酸對大鼠角叉菜膠所致局部用藥有抗炎作用，溫浸提取物局部用藥或灌胃給藥、冷浸提取物灌胃給藥均無抗炎作用。

降血糖：在對降糖植物資源的調查中發現，枇杷葉常用作民間偏方，用於治療糖尿病，療效可靠。動物實驗證實，枇杷葉粗提物對四氧嘧啶對糖尿病小鼠的降糖作用優於西藥苯乙雙胍及格列本脲。藥理研究則證實是枇杷葉中的黃酮成分通過清除氧自由基，起到降糖作用。

【食療保健】

枇杷葉粥湯：枇杷葉粥清肺和胃，降氣化痰。枇杷葉潤肺養胃化痰，稻米補中益氣，尤適宜氣陰兩虛而發熱的患者食用。枇杷葉蜜棗湯（蜜棗、杏仁、桔梗、冰糖同煮），可用於熱性咳嗽。

枇杷葉茶飲：如桑葉枇杷茶中，桑葉、菊花清肝瀉火，祛風化痰解表，適用於肝陽上亢，肝火犯胃所致的頭重腳輕、口乾口苦以及血壓升高等症狀。且本品兼具解表功效，對風熱感冒之咽喉疼痛、發熱、咳嗽氣喘、略吐黃痰等亦有效。但此三味均是寒涼之品，飲茶後若出現脘腹、少腹冷痛，泄瀉，應即刻停用；素體陽虛怕冷之人慎用。枇杷葉淡竹葉茶亦適用於風熱咳嗽，風寒咳嗽者忌用。

枇杷藕：蓮藕健脾止瀉而能清心火。心為五臟六腑之大主，心火清，則全身火熱之勢退，本品先苦後甜，回味無窮，適合夏季冰鎮後使用。

【適宜人群】

適合肺熱咳嗽、陰虛勞嗽、咳血、衄血、胃熱嘔噦患者及糖尿病患者。

【藥食的相互作用】

1.與桑白皮、人參、黃連、甘草、黃柏等藥物同用。如枇杷清肺飲（《外科大成》），具有清泄肺熱的功效。臨床在它的基礎上進行了改進，在原藥方的基礎上去掉人參，加入黃芩和梔子，可以清泄肺胃之熱、通利腑臟、散結痰溼、消除粉刺，對肺經風熱引起的痘痘、痤瘡療效確切。

2.與桑葉、麥門冬、阿膠等同用。如清燥救肺湯，可宣燥潤肺、清肺止咳，治療燥熱咳喘、略痰不爽、口乾舌紅者（《醫門法律》）。

3.與陳皮、竹茹等同用。能清胃熱、降胃氣而止嘔吐、呃逆。

4.配生薑煎服，可治妊娠嘔吐。

5.配母丁香為末，棗湯調下，如枇杷葉散，可治小兒吐乳不止（《太平聖惠方》）。

【禁忌及注意事項】

胃寒嘔吐及肺感風寒咳嗽者慎用。另外需要注意的是，新鮮的枇杷葉一定要將其絨毛刷乾淨，否則不但治不了咳嗽，而且還會加重症狀。

（徐儷穎）

無花果

《滇南本草》

【生物特性及藥源】

無花果，又稱天生子、映日果、文仙果、密果、奶漿果，因雌雄異花，隱於囊狀總花托內，外觀只見果而不見花，故名無花果。中國自唐代前引入，已有1000多年栽培歷史。本品為桑科榕屬植物無花果 *Ficus carica* Linn. 的果實。果實呈球根狀，尾部有一小孔，雌雄異株，花粉由黃蜂傳播，果實入藥。原產於地中海沿岸，分布於土耳其至阿富汗，中國於唐代從波斯傳入，現南北均有栽培，新疆南部尤多。

無花果樹優雅，是庭院公園的觀賞樹木，一般不用農藥，是一種純天然無公害樹木，具有吸塵的良好效果，能抵抗一般植物不能忍受的有害氣體和大氣汙染，是綠化環境的好樹種。其大部分品種在夏、秋兩季結果，果實在6～11月陸續成熟時採收。

【功效概述】

無花果性平味甘，入脾、胃、大腸經，具有清熱生津、健脾開胃、解毒消腫、通乳化結之功，可治咽喉腫痛、燥咳聲嘶、乳汁稀少、腸熱便祕、消化不良、食慾不振、癰疽癬疥、泄瀉、痢疾等病症。《群芳譜》對無花果功效的介紹最為詳盡：「一是實甘可食，營養豐富；二是可製乾果；三是常供佳食，採摘供食可達三月之久；四是大枝桿插，本年結實；五是葉為醫痔聖藥；六是未成熟果實，可做糖漬蜜果；七是得土則活，隨地可種。」

作為人類最早栽培的果樹之一，無花果可謂家喻戶曉。然而，要說最青睞它的地區還應屬北非阿拉伯國家，其最早的種植地就是阿拉伯地區。無花果在很多國家被稱為「聖果」，常用作祭祀用的果品，象徵著和平和繁榮。據說，沙烏地阿拉伯和葉門是無花果的原產地，而地中海沿岸國家因具有得天獨厚的氣候優勢，也頗適宜無花果生長。炎熱乾燥的夏季和溫和多雨的冬季為無花果的生長提供了所需要的充足陽光和水分。

北非的無花果在自然條件下生長，不使用任何化學添加劑，味道濃厚，甘甜可口。成熟的無花果經過嚴格的篩選，採用傳統工藝自然乾燥製成乾果。與鮮果比起來，北非的阿拉伯人更傾向於食用曬乾處理後的無花果乾，當地人認為陽光「加工」過的果香更加純粹。

無花果乾獨特的滋味，尤其適合作為肉類的配菜進行食用。在飽嚐了油水之後，拿起小小的一顆無花果放入嘴裡，感覺清香襲人，和脂肪的肉香味混在口中，更是相得益彰。

【典故及歷代名家點評】

古希伯來早就有關於無花果的記載，在《聖經》中，無花果被稱為「天堂之果」。古羅馬時代有一株神聖的無花果樹，因為曾庇護過羅馬創立者羅穆盧斯王子，使他躲過了凶殘的妖婆和啄木鳥的追趕，被命名為「守護之神」。《聖經．新約》中也有無花果與耶穌的故事（四福音）。更有趣的是，古今中外專家學者考察推斷，無花果正是《聖經．舊約》中亞當、夏娃偷吃的智慧果；而無花果那美麗寬大的葉片，則自然成為《聖經》裡描述的人類第一套衣服。

無花果乾不僅是一種常見食品，更是一種古老文化的象徵，其民間傳說不勝枚舉。在提及無花果的著作中，恐怕最著名的就是《一千零一夜》了。此外，中國古籍中對無花果的記載也不少。

《滇南本草》：「敷一切無名腫毒，癰疽疥癩癬瘡，黃水瘡，魚口便毒，乳結，痘瘡破爛；調芝麻油搽之。」

《食物本草》：「開胃，止泄痢。」

《本草綱目》：「治五痔，咽喉痛。」

《生草藥性備要》：「洗痔瘡。子，煲肉食，解百毒。蕊，下乳汁。」

《醫林纂要》：「益肺，通乳。」

《隨息居飲食譜》：「清熱，潤腸。」

【藥用價值】

無花果除了能助消化、止腹瀉、治咽喉腫痛及防治神經痛外，還有潤膚美容的效果。不過，其最重要的作用還是在於具有顯著的抑制癌症作用，其抗癌效果已獲得世界各國的公認，被譽為「21世紀人類健康的守護神」。無花果古時曾被譽為「仙人果」和「人參果」，還被稱為「樹上結的糖包子」。

對於無花果的藥理研究表明，無花果含有多種醣類、有機酸、多種酶類維生素C以及鈣、磷、鐵等元素。此外，研究還發現無花果乳汁中含有一種抗癌成分，能抑制大鼠移植性肉瘤、小鼠自發性乳癌，且能延緩腺癌、白血病、淋巴肉瘤的發展，或使之退化，具有明顯的抗癌、防癌的作用，並能增強人體免疫功能。無花果的藥理作用主要包括以下幾個方面：

夏季消暑：無花果富含鉀元素，隨著氣溫的升高，人體在大量排汗的同時，身體也會流失大量鉀元素。而鉀是保護心臟、腎臟和肌肉功能所必須的營養元素，也有益於骨骼發育。

增強機體抵抗力：無花果含蛋白質、多種維生素以及鈣、磷、鐵、鎂、錳、銅、鋅、硼等元素，對增強機體健康和抵抗癌症有良好作用。目前已經發現無花果含有18種胺基酸，其中尤以天門冬胺酸（1.9%乾重）含量最高，有抗白血病、恢復體力、消除疲勞等作用。

助消化：無花果可促進食慾，具有潤腸通便的效果，也可降低血脂，分解血脂，可減少脂肪在血管內的沉積，進而起到降血壓、預防冠心病的作用。

可幫助人體排毒：無花果富含食物纖維，其中的果膠和半纖維素吸水膨脹後能吸附多種化學物質，使腸道內各種有害物質被吸附排出，淨化腸道，促進有益菌類在腸道中繁殖，能起到抑制血糖上升、維持正常膽固醇含量、排除致癌物質的作用。

【食療保健】

無花果不但有很高的藥用價值，而且營養豐富，是一種營養價值很高的水果，其在飲食中的地位，特別是在北非地區，可謂是不可或缺。它味道甘甜，有獨特的香氣，熟透後綿甜糯軟，口感甚好，且營養豐富而全面，既適合單獨食用，亦可與其他食物同食。它所含的酚類有緩瀉作用，同時還有降血壓及降低血脂的功效，尤為老年人、婦女、兒童所青睞，早已成為暢銷的保健食品。無花果可鮮食，可做果茶、果酒，又可加工製成乾果、果脯、果汁等食療佳品。

無花果飲品：將無花果打成汁，與蜂蜜或其他水果混合，或與青果同用代茶飲，不但透著獨有的香氣，還能生津止渴，尤其適合夏天解暑。無花果含有多種脂類，有潤腸通便的效果，故女子常喝無花果汁，能清毒潤腸、減肥瘦身。

無花果粥：具有健脾益氣、養血通乳之功效，適用於產後元虛血虧導致的乳汁不下或無乳且伴有面色蒼白、氣短自汗、乏力怠惰、食慾減弱等症。

無花果湯：無花果蘑菇湯具有防治癌症之功效，適用於肺癌、胃癌、腸癌以及白血病的治療或輔助治療；無花果百合湯，其中百合有潤肺止咳、養陰消熱、清心安神的功效，再加上抗氧化的蘋果與蟠桃，使該湯甘中帶甜，可以起到很好的防癌抗癌、美容潤肺、止咳養顏的功效。

【適宜人群】

適用於消化不良者、食慾不振者、高脂血症患者、高血壓患者、冠心病患者、動脈硬化患者、癌症患者及便祕、乳汁不足、咽喉腫痛、熱痢、咳嗽多痰者。

【藥食的相互作用】

1. 無花果葉單用，煎湯熏洗，可止痛，可治痔瘡（《洞天奧旨》）。
2. 無花果與小茴香合用，可治疝氣。
3. 無花果與金銀花合用，可治咽痛（《山東中草藥手冊》）。
4. 炒無花果與炒山楂、炒雞內金、厚朴合用，可治消化不良性腹瀉（《安徽中草藥》）。

【禁忌及注意事項】

脾胃虛寒者慎服，中寒者忌食。

（徐儷穎）

參考文獻

1. 康景軒《吃出健康的智慧》[M]，北京：化學工業出版社，2009。
2. 王緒前《廚房裡的本草綱目》[M]，北京：中國醫藥科技出版社，2016。
3. 孟昭泉《食物藥物相宜相克大全》[M]，北京：金盾出版社，2007。
4. 原所賢、暴連英《中醫文化論稿》[M]，北京：科學技術文獻出版社，2012。
5. 胡獻國《看三國說中醫》[M]，濟南：山東畫報出版社，2010。
6. 孔令謙《粥膳養生堂》[M]，北京：中國華僑出版社，2007。
7. 顏正華《顏正華中藥學講稿》[M]，北京：人民衛生出版社，2009。
8. 薛濱《路邊的本草記》[M]，北京：中國醫藥科技出版社，2018。
9. 尚雲青、陳飛松《保健藥物食物全圖鑒》[M]，南京：江蘇科學技術出版社，2016。
10. 駱仙芳《健康之路從肺開始》[M]，杭州：浙江科學技術出版社，2014。
11. 駱仙芳《實用方劑現代臨床解惑》[M]，北京：中國中醫藥出版社，2017。
12. 陳芳、駱仙芳《慢性咳嗽中西醫診治》[M]，北京：中國中醫藥出版社，2015。
13. 王振月、關楓、鄧偉哲《常用中藥詳解歌訣》[M]，哈爾濱：黑龍江科學技術出版社，2008。
14. 王倩、范文濤《馬齒莧多醣對潰瘍性結腸炎相關性結腸癌IL-6/STAT3信號通路的影響》[J]，世界中醫藥，2013，8（10）：1256-1257，1260。
15. 劉玲豔《野菜馬齒莧有哪些花樣吃法》[J]，醫食參考，2017，（3）：49。
16. 周麗霞、張娜娜《仙鶴草—馬齒莧聯用治療細菌性痢疾的實驗研究》[J]，中醫學報，2017，32（6）：1000-1004。

17. 謝萬宗、余友芩《全國中草藥名鑒》[M]，北京：人民衛生出版社，1996：554。
18. 何濤、杜瀛琨、藍倫禮，等《枳椇子的研究概況》[J]，雲南中醫中藥雜志，2009，30（5）：64－66。
19. 葉麗萍、張洪、劉秀琳《枳椇子提取物對肝纖維化保護作用的形態學研究》[J]，武漢大學學報（醫學版），2005，26（3）：293－296。
20. 黃豔霞、李冀、胡曉陽，等《櫻桃及其活性物質的研究進展》[J]，湖北中醫藥大學學報，2014，16（2）：115－116。
21. 李思佳、耿劍亮、張悅，等《銀杏藥理作用研究進展》[J]，藥物評價研究，2017，40（6）：731－741。
22. 肖朝霞、蔣萌蒙、王向軍《杏仁的功能性及其藥理研究進展》[J]，農產品加工，2011，（11）：71－73。
23. 穆靜《苦杏仁甙的研究進展》[J]，中醫藥信息，2002，19（3）：19－21。
24. 陳雙厚《西洋參化學成分及藥理作用研究概況》[J]，西北藥學雜誌，1990，5（4）：43－45。
25. 包文芳、李保樺、楊寶雲《西洋參藥理作用的研究進展》[J]，天然產物研究與開發，1998，10（3）：103－108。
26. 王筠默《西洋參藥理作用研究的最新進展》[J]，中藥藥理與臨床，2001，13（4）：2-6
27. 黎明《太子參的藥理研究及臨床應用》[J]，亞太傳統醫藥，2010，6（6）：35－36。
28. 鄧霞、馮凌燕、靳素萍，等《曾倩主任醫師臨床應用太子參擷要》[J]，福建中醫藥，2008，39（1）：56－57。
29. 郭立忠《補益藥黨參的藥理作用與臨床應用研究》[J]，中國衛生標準管理，2015，6（22）：130－131。
30. 熊山、葉祖光《楮實子化學成分及藥理作用研究進展》[J]，中國中醫藥信息雜誌，2009，16（5）：102－103。

31. 龐素秋、王國權、秦路平，等《楮實子紅色素體外抗氧化作用研究》[J]，中藥材，2006，29（3）：262－265。

32. 黃寶康、秦路平、張朝暉，等《中藥楮實子的臨床應用》[J]，時珍國醫國藥，2002，13（7）：434－435。

33. 宋育秋《杜仲在大健康產業中的作用與價值》[C]，吉安：2014中國杜仲產業發展高峰論壇論文集，2014.10。

34. 蘇彩霞、奕春榮、顧和平《扁豆栽培技術及應用價值研究進展》[J]，安徽農業科學，2016，44（6）：58－61。

35. 盧金清、蔡君龍、戴藝，等《白扁豆的研究進展》[J]，湖北中醫雜誌，2013，35（12）：77－79。

36. 魯利民、陸錦銳《白扁豆解毒作用探析》[J]，中國中醫藥現代遠程教育，2014，12（16）：98－99。

37. 沉奇、王顯生、高文瑞，等《扁豆的研究概況》[J]，金陵科技學院學報，2012，28（2）：72－77。

38. 劉振啟、劉傑《白扁豆的鑒別與藥食研究》[J]，首都醫藥，2014（9）：48。

39. 柳琪、滕葳、王磊《食用大蒜及其製品的醫療保健作用探討》[J]，食品研究與開發，2005，26（6）：172－174。

40. 王芳、勵建榮《桑葉的化學成分、生理功能及應用研究進展》[J]，食品科學，2005，26（s1）：111－117。

41. 金藥《桑葉多妙用，經霜效更佳》[J]，家庭中醫藥，2016（11）：66－68。

42. 王赤兵《金銀花的配伍及臨床應用》[J]，雲南中醫學院學報，2001，24（4）：16－17。
43. 陳繼明、洪超群《金銀花藥理作用分析》[J]，亞太傳統醫藥，2015，11（5）：43－44。
44. 宋秋燁、吳啟南《中藥淡竹葉的研究進展》[J]，中華中醫藥學刊，2007，25（3）：526－527。
45. 陸維承《竹葉和淡竹葉考辨》[J]，中醫藥學刊，2005，23（12）：2268-2269。
46. 梁丹、陳奇蘭、陳清霞《竹葉藥理作用研究進展》[J]，臨床合理用藥雜志，2014，7（11）：89－90。
47. 王磊、王安、徐文慧，等《竹葉與淡竹葉之源流效用辨析》[J]，中國醫藥導報，2016，13（13）：73－76。
48. 陳惠源、蔡俊鵬《牡蠣的營養藥用價值及其開發利用》[J]，中藥材，2005，28（3）：172－174。
49. 楊韻、徐波《牡蠣的化學成分及其生物活性研究進展》[J]，中國現代中藥，2015，17（12）：1345-1349。
50. 馮麗、趙文靜、常惟智《牡蠣的藥理作用及臨床應用研究進展》[J]，中醫藥信息，2011，28（1）：114－116。
51. 趙思遠、吳楠、孫佳明，等《近10年牡蠣化學成分及藥理研究》[J]。吉林中醫藥，2014，34（8）：821－824。
52. 李建華《蘆薈的藥理作用》[J]，中國實用醫藥，2012，7（15）：245－247。
53. 何玲、甄漢深、潘翠柳《蘆薈的研究進展》[J]，中國民族民間醫藥，2016，25（6）：47－48。
54. 李洋、陸燕《蘆薈藥用的最新研究進展》[J]，中國藥物應用與監測，2005，2（5）：27－29。
55. 潘苗苗、劉學華《蘆薈的本草考源及其在古方中功用初探》[J]，江蘇中醫藥，2011，43（2）：75－76。

56. 楊泉海《多功能的健康衛士—大蒜》[J]，首都醫藥，2002，（8）：31。
57. 陳能煜、伍睿、陳麗，等《大蒜研究進展》[J]，天然產物研究與開發，2000，12（2）：67－74。
58. 金燕、劉桂潔《大蒜藥理作用的研究進展》[J]，中醫藥信息，2000，17（6）：33－35。
59. 姚連初《大蒜的開發利用研究概況》[J]，中國藥業，2002，11（6）：78－79。
60. 趙亮《神奇的大蒜》[J]，家庭醫藥，2015，（1）：86。
61. Ellen, Tattelman《大蒜的治療作用》[J]，張樂，譯，中國實用鄉村醫生雜誌，2008，15（5）：42－43。
62. 秦明《大蒜的食療保健作用及其在烹飪中的應用》[J]，東方食療與保健，2016，（4）：126。
63. 張雅利、郭輝、田忠民《柿子的藥理作用研究及臨床應用》[J]，中成藥，2006，28（5）：720－722。
64. 齊敏、張豔玲《柿子的食療藥膳》[J]，中國民間療法，1998（2）：42－43。
65. 鄧可丹、程道梅《桑葚的營養成分與食療功效》[J]，飲食保健，2016，3（7）：250－251。
66. 肖更生、徐玉娟、劉學銘，等《桑椹的營養、保健功能及其加工利用》[J]，中藥材，2001，24（1）：70－72。
67. 夏英傑、譚振鵬、王柳萍，等《藥食兩用中藥桑椹的研究進展》[J]，中國醫藥科學，2013，3（1）：52－54。
68. 陳奇《中藥藥理研究方法學》[M]，北京：人民衛生出版社，2006。
69. 北京電視台《我是大醫生》欄目組，醫生不說你不懂》[M]，南京：江蘇科學技術出版社，2016。

附錄

中國衛生部公布的《既是食品又是藥品的物品名單》

丁香、八角茴香、刀豆、小茴香、小薊、山藥、山楂、馬齒莧、烏梢蛇、烏梅、木瓜、火麻仁、代代花、玉竹、甘草、白芷、白果、白扁豆、白扁豆花、龍眼肉（桂圓）、決明子、百合、肉豆蔻、肉桂、餘甘子、佛手、杏仁（甜、苦）、沙棘、牡蠣、芡實、花椒、紅豆、阿膠、雞內金、麥芽、昆布、棗（紅棗、酸棗、黑棗）、羅漢果、郁李仁、金銀花、青果、魚腥草、薑（生薑、乾薑）、枳椇子、枸杞、梔子、砂仁、胖大海、茯苓、香櫞、香薷、桃仁、桑葉、桑葚、橘紅、桔梗、益智仁、荷葉、萊菔子、蓮子、高良薑、淡竹葉、淡豆豉、菊花、菊苣、黃芥子、黃精、紫蘇、紫蘇子、葛根、黑芝麻、黑胡椒、槐花、蒲公英、蜂蜜、榧子、酸棗仁、鮮白茅根、蝮蛇、橘皮、薄荷、薏苡仁、薤白、覆盆子、藿香、人參、山銀花、芫荽、玫瑰花、松花粉（馬尾松、油松）、粉葛、布渣葉、夏枯草、當歸、山柰、西紅花、草果、薑黃、蓽茇

中國衛生部公布的《可用於保健食品的物品名單》

人參、人參葉、人參果、三七、土茯苓、大薊、女貞子、山茱萸、川牛膝、川貝母、川芎、馬鹿胎、馬鹿茸、馬鹿骨、丹參、五加皮、五味子、升麻、天門冬、天麻、太子參、巴戟天、木香、木賊、牛蒡子、牛蒡根、車前子、車前草、北沙參、平貝母、玄參、生地黃、生何首烏、白及、白朮、白芍、白豆蔻、石決明、石斛、地骨皮、當歸、竹茹、紅花、紅景天、西洋參、吳茱萸、懷牛膝、杜仲、杜仲葉、沙苑子、牡丹皮、蘆薈、蒼朮、補骨脂、河子、赤芍、遠志、天門冬、龜甲、佩蘭、側柏葉、製大黃、製何首烏、刺五加、刺玫果、澤蘭、澤瀉、玫瑰花、玫瑰茄、知母、羅布麻、苦丁茶、金蕎麥、金櫻子、青皮、厚朴、厚朴花、薑黃、枳殼、枳實、柏子仁、珍珠、絞股藍、胡蘆巴、茜草、蓽茇、韭菜子、首烏藤、香附、骨碎補、黨參、桑白皮、桑枝、浙貝母、益母草、積雪草、淫羊藿、菟絲子、藜、蜂膠、酸角、墨旱蓮、熟大黃、熟地黃、鱉甲

藥食同源

出　　版／楓書坊文化出版社
地　　址／新北市板橋區信義路163巷3號10樓
郵政劃撥／19907596 楓書坊文化出版社
網　　址／www.maplebook.com.tw
電　　話／02-2957-6096
傳　　真／02-2957-6435
主　　編／蔡宛如
企劃編輯／陳依萱
校　　對／周佳薇、周季瀅
港澳經銷／泛華發行代理有限公司
定　　價／550元
初版日期／2021年9月

國家圖書館出版品預行編目資料

藥食同源 / 蔡宛如主編. -- 初版. --
新北市：楓書坊文化出版社, 2021.09
面；　公分

ISBN 978-986-377-707-6（平裝）

1. 食療　2. 中醫

418.91　　110010748